근거기반 자연출산의 이론과 실제

The Labor Progress Handbook

Early Interventions *to* Prevent & Treat Dystocia

4th edition

The Labor Progress Handbook:
Early Interventions to Prevent and Treat Dystocia, 4th Edition
by Penny Simkin, Lisa Hanson and Ruth Ancheta
ISBN: 9781119170464

Published by John Wiley & Sons, Inc., Hoboken, New Jersey Published simultaneously in Canada

Library of Congress Cataloging–in–Publication Data

Names: Simkin, Penny, 1938– author. | Hanson, Lisa, 1958– author. | Ancheta, Ruth, author.
Title: The labor progress handbook : early interventions to prevent and treat dystocia /
Penny Simkin, Lisa Hanson, Ruth Ancheta ; with contributions by Wendy Gordon,
Suzy Myers, Gail Tully ; Illustrated by Shanna dela Cruz and Dolly Sundstrom.
Description: Fourth edition. | Hoboken, New Jersey : John Wiley & Sons Inc., [2017] |
Includes bibliographical references and index.
Identifiers: LCCN 2016039438| ISBN 9781119170464 (pbk.) | ISBN 9781119170471
(Adobe PDF) | ISBN 9781119170501 (epub)
Subjects: | MESH: Dystocia–prevention & control | Birth Injuries–prevention & control |
Labor, Obstetric | Handbooks
Classification: LCC RG701 | NLM WQ 39 | DDC 618.5–dc23
LC record available at https://lccn.loc.gov/2016039438

Set in 9/11pt Plantin by SPi Global, Pondicherry, India

10 9 8 7 6 5 4 3 2 1

근거기반 자연출산의 이론과 실제

Penny Simkin · Lisa Hanson, Ruth Ancheta 공저
박현순 · 문길남 · 김희경 외 공역

The Labor Progress Handbook

Early Interventions *to* Prevent & Treat Dystocia

4th edition

Penny Simkin, BA, PT, CCE, CD(DONA)
Senior Faculty, Simkin Center for Allied Birth Vocations at Bastyr University
Independent Practice of Childbirth Education and Labor Support, USA

Lisa Hanson, PhD, CNM, FACNM
Professor and Director, Midwifery Program
Marquette University, USA

Ruth Ancheta, BA, MA, ICCE, CD(DONA)
DONA-Approved Doula Trainer
Independent Practice of Childbirth Education and Labor Support, USA

with
contributions by
Wendy Gordon, LM, CPM, MPH
Suzy Myers, LM, CPM, MPH
Gail Tully, BS, CPM, CD(DONA)

Illustrated by **Shanna dela Cruz** and **Dolly Sundstrom**

WILEY Blackwell

학지사메디컬 HAKJISA MEDICAL

근거기반 자연출산의 이론과 실제

The Labor Progress Handbook Early Interventions to Prevent & Treat Dystocia 4th ed

2022년 10월 5일 1판 1쇄 인쇄
2022년 10월 15일 1판 1쇄 발행

지은이 | Penny Simkin · Lisa Hanson · Ruth Ancheta
옮긴이 | 박현순 · 문길남 · 김희경 외
펴낸이 | 김진환
펴낸곳 | 학지사메디컬 HAKJISA MEDICAL
04031 서울특별시 마포구 양화로 15길 20 마인드월드빌딩
대표전화_ 02-330-5188 팩스_ 02-326-0338
등 록 | 2010년 2월 8일 제313-2010-36호
메 일 | hakjisamd@hakjisamd.co.kr
홈페이지 | http://www.hakjisamd.co.kr

ISBN 978-89-6069-976-2 93510

가 격 | 28,000원

역자 소개

대표저자

박현순 구미대학교 간호학부 교수

문길남 (前) 일신기독병원 간호부원장

김희경 공주대학교 간호학과 교수

편집위원

김상진 열린가족조산원 원장

김순선 김순선 조산원 원장

박정숙 고신대학교 간호대학 교수

양현주 창신대학교 간호학과 교수

오은주 진주보건대학교 간호학부 교수

이선옥 신라대학교 간호학과 교수

정미혜 일신기독병원 간호동문회 회장

역자 서문

WHO는 "자연분만관리의 목적은 최소한의 중재만으로 산모와 아기가 건강하고 안전하게 분만할 수 있게 하는 데 있다."고 명시하고 있습니다.

자연분만으로 태어난 아기에게는 좁은 산도를 통과하면서 변화하는 자궁 진입에 적응능력이 생겨 출산과 동시에 폐로 활발히 호흡하며, 산도를 통해 생긴 자연면역력은 비염과 아토피 등 질병에 노출될 확률을 낮추어 줍니다. 산모에게 자연분만은 제왕절개분만보다 회복 속도가 빠르며, 출혈이 적고, 마취 문제 등의 위험 노출도 매우 낮으며, 아기와의 조기 관계 형성에도 기여함을 장점으로 볼 수 있습니다. 또한 항생제 및 마취제를 사용하지 않기 때문에 안전한 모유수유 형성 과정이 이루어진다고 볼 수 있습니다. 자연분만은 출산 후에도 산모의 자연적인 자궁수축 촉진으로 산전처럼 회복에 이로운 영향을 미치며, 출산 양육에도 긍정적인 영향을 미친다고 볼 수 있습니다. 자연분만은 사랑의 질서를 획득하게 만드는 또 다른 생명의 질서입니다.

이러한 자연분만의 장점이 많음에도 불구하고 최근 우리나라의 제왕절개분만율이 높아지고 있는 것이 현실입니다. 이에 자연분만에 대한 교육과 홍보 및 실무적용을 위해 『근거기반 자연출산의 이론과 실제』를 번역하기로 결정하게 되었습니다. 이 작업에는 자연출산 전문 조산사 6명의 간호학과 교수와 4명의 실무 전문 조산사가 수고해 주셨습니다.

이 책은 국내 의료현장에서 출산을 담당하고 있는 조산사 및 간호사, 의료진들께 근거기반 자연분만 과정에서 활용 가치가 있는 도서로 추천드립니다. 또한 대학원 및 조산사 수련과정, 조산원 운영자 등 자연출산 관련 전문지식과 기술이 필요한 분들께도 도움이 될 것으로 사료됩니다. 아울러 이 책의 출판으로 자연분만에 관한 전문지식을 공유하길 원하는 자연출산 대상자 및 자연분만을 위해 임산부 곁에서 애쓰시는 배우자 및 가족분들에게 출산 전 도서로도 추천드리며, 산전 출산 관리에 많은 도움이 될 것으로 생각합니다.

끝으로 본 도서를 국내판으로 탄생할 수 있게 연구비를 아끼지 않고 지원해 주신 일신기독병원 간호동문연구회 및 학지사메디컬에게 깊은 감사를 드립니다.

2022년 9월

일신기독병원 간호동문회장 정미혜

헌정

본 도서가 이상분만 시 난산 가능성을 낮추어 제왕절개 분만율을 낮추는 데 도움될 수 있길 바란다. 자연출산을 위한 산모와 배우자, 돌봄제공자 뿐만 아니라 이 책을 쓰는 데 많은 도움을 주신 현명하고, 인내심 많은, 조산사, 간호사, 가정의, 산과 전문의에게 이 책을 받친다.

저자 서문

조산사 전문 로얄 칼리지 회장은 지난 몇 년간 특히 자연분만율이 낮고 제왕절개율은 높은 전 세계 여러 곳을 방문하다 보니, 전문성이나 이해도, 지식이 부족한 상황에서도 많은 이들이 원활한 질식분만(자연분만, vaginal birth)을 위해 노력하는 것을 볼 수 있었다. 많은 이들은 자연분만이 가능하려면 어떤 시스템이 갖추어져야 하는지 궁금해 했다. 또한, 분만을 긍정적인 경험으로 여기고, 중재가 필요함을 인지하면서도, 자연분만의 성공률을 높이며, 분만 시 산모를 도울 수 있는 방법을 알고자 했다.

『근거기반 자연출산의 이론과 실제(The Labor Progress Handbook)』는 원활한 분만을 위한 정보 제공에 초점을 맞추고 있다. 초판이 출간된 후, 지식 기반과 전문성의 범위가 기하급수적으로 넓어졌다. 분만 방식에 상관없이 분만 결과에 기반이 되는 생리학·심리학의 섬세한 균형 유지가 중요하다는 것을 절감하였다. 임신과 분만 과정의 신경생리학적 결과에 대한 인식이 달라졌을 뿐만 아니라, 산모와 아이와의 관계, 장기적인 웰빙에도 많은 관심이 쏟아지고 있다.

하지만 안타깝게도, 제왕절개율은 꾸준히 증가하는 추세이다. 비율을 낮추고자 하는 움직임은 있지만, 낮아지고 있지는 않다. 반면, 자연분만율은 낮아지고 있다. 조산사 인력 규모가 큰 영국에서 조차 현재 자연분만율은 여전히 낮고, 제왕절개율이 25%를 넘는 실정이다. 자연분만을 하겠다는 의지만 보여 줄 것이 아니라 구체적인 방안을 논의할 시기이다.

4차 개정판은 이러한 필요성에 의해 쓰여졌다. 자연분만을 어떻게 하면 안전하고, 긍정적으로 여길 수 있는지가 중요하다. 『근거기반 자연출산의 이론과 실제』는 자연분만율을 높이려는 이 시점에 우리가 겪을 수 있는 까다로운 문제들에 관해 이야기하고 있다. 분만을 어떻게 인지하고, 도울 수 있고, 분만과정을 보다 더 좋게 향상시킬 수 있는지에 대한 논의가 나오고 있다. 산모, 아이, 가족과 조산사, 의사, 간호사, 둘라, 동료 등 출산에 관련된 이들에게 필요한 정보를 이 책에 담았다. 근거, 스킬, 해부학적 설명, 생리학적 설명, 지시, 이해하기 쉬운 도표뿐만 아니라, 신경호르몬의 생리, 심신의 관계, 두려움과 다양한 감정들의 영향, 환경의 영향, 편안함의 중요성, 확신, 지원 등 전체론적인 접근 방식으로 이해하기 쉽게 쓰였다.

이 분야에 막 입문한 의료진뿐만 아니라, 전문가들도 이 책을 유용하다고 생각할 것이다. 새로운 정보들이 빠르게 이 시점에, 간략하지만 많은 내용을 담고 있는 이 책은 모든 이로 하여금 생각하고, 기존의 지식 또한 새로운 방식으로 접근할 수 있도록 도와줄 것이다.

수많은 요소가 임신과 출산에 영향을 주고, 어떤 결과를 마주하든 긍정적인 분만 경험을 유도해야 하기 때문에 전체론적이고 포괄적인 접근 방식은 중요하다. 이 포괄적인 접근 방식은 방대한 근거 자료에 기반하고 있다. 읽기 쉽도록 간략한 포맷을 사용해 자료들을 요약하고, 적용하고, 평가했다는 점은 괄목할 만한 부분이다.

출산 전문가들은 이상적인 환경에서만 일을 할 수는 없고, 일상 진료가 언제나 근거 기반으로 이루어지지 않는다는 점을 인지하는 게 매우 중요하다. 새로운 정보가 끊임없이 나오다 보니, 이상적인 환경에서 일하는 이는 상대적으로 적다. 물론 본 도서를 통해 도움이 되지 않는 진료방식에 대처하는 충분한 정보를 얻을 수 있지만, 어려운 분만 환경 속에서도 적합한 일상 케어를 제공할 수 있어야 한다. 이에 개정판에서는 경막외마취 비율이 매우 높은 나라들의 경우, 분만과정을 어떻게 도울 수 있는지에 대해 설명하고 있다.

2000년 초판 이후, 트라우마까지도 유발할 수 있는 분만과정에 대한 연구가 많이 이루어지고, 이에 대한 사람들의 인식 또한 높아졌다. 개정판에서는 트라우마와 관련된 케어를 위한 장도 추가되었다. 출산을 돕는 이들은 본 도서를 모두 읽기를 바란다. 마지막 두 장을 할애한 "툴킷"은 느린 분만이나 통증과 관련된 문제들을 빠르게 대처할 수 있는 방안들에 대해 기술하고 있다. 난산은 제왕절개 시 주의 깊게 관찰해야 하는 징후이다.

부유한 국가에서 제왕절개분만이 쉽게 이루어지다 보니 분만과정을 사정하고, 산모를 편안하게 해주고, 안심시키면서 분만과정을 도울 수 있는 능력이 사라져 버렸다. 긴 잠행기나 분만 전, 지연분만 때 나타나는 문제를 다루는 이들은 여성의 건강은 안전하고, 여성이 편안하다고 느끼도록 도와야 한다.

특히, 선행 제왕절개를 하지 않으려는 노력의 중심에 『근거기반 자연출산의 이론과 실제』가 자리하고 있다. 여전히 많은 나라에서 제왕절개나 조력분만은 쉽게 선택할 수 없다는 사실을 알고 있어야 한다. 부유하지 못한 나라의 분만 도우미(birth attendant)들이 본 도서를 통해 전문성을 넓히길 바란다.

자, 이제 책을 훑어보고, 자세히도 보고, 찾아보고, 다시 읽어도 보면서, 실력을 확인해 보자. 항상 지니고 다니며 책을 즐기시길 바란다. 어떤 수련 과정에 있든 건강하고 안전한 분만을 위한 지식을 얻을 수 있도록 본 도서를 집필하였다. 항상 원하는 진료를 제공하지 못하더라도, 최선을 다했음을 잊지 말기를 바란다.

Lesley Page CBE
PhD, MSc, BA, RM, RN, Honorary DSc, HFRCM
President Royal College of Midwives UK
Visiting Professor in Midwifery, King's College London UK, and Adjunct Professor of Midwifery, University of Technology Sydney and Griffith University Australia

감사의 글

우리는 이 책을 쓰는 데 많은 훌륭한 사람들에게 다음과 같은 도움을 받았다.

- John Carroll, Alicia Huntley, Shauna Leinbach, Jenn McAllister, Sara Wickham이 전판의 일부를 검토하고 유용한 피드백을 제공해 주었다.
- Diony Young의 도움과 지원을 받았다.
- 조산사이자 Holistic Midwifery의 저자인 Anne Frye는 활발한 대화, 관대한 아이디어 공유, 3장과 4장에 대한 피드백을 주었다.
- 헌신적이고 꼼꼼한 일러스트레이터인 Shanna dela Cruz와 이번 판의 새로운 삽화를 추가한 Dolly Sundstrom
- 표지 사진 속 엄마와 아이의 모습
- Robin Block, Asela Calhoun, Valerie Catton, Vic dela Cruz, Helen Vella Dentice, Carissa and Zsolt Farkas, Bob Meidl, and Lori Meidl Zahorodney, Katie Rohs, Maureen Wahhab, Celia Scouten, Susan Steffes 등 삽화를 위해 포즈를 취한 여성들과 남성들, 아동학급 직원들 그리고 Penny Simkin's childbirth 멤버들. 미국 위스콘신주 밀워키의 Waukesha Memorial 병원, Aurora Sinai 병원, St Mary's 병원의 직원들과 미국 캘리포니아 노스리지의 the Northridge 병원의 의료 도서관 직원들
- Celia Bannenberg는 deBy 분만 의자를 다시 그릴 수 있도록 허락해 주었다.
- 전판의 원고 작성에 대해 지원해 준 Jan Dowers, Lesley James, Tracy Sachtjen, Heather Snookal, Tanya Baer, Candace Halverson, Molly Kirkpatrick
- 광범위한 편집 및 참조를 지원해 준 Leona VandeVusse PhD, CNM, Dolly Sundstrom CD
- 3단계 노동 자료의 전문가 검토를 도와준 Marvis Schorn PhD, CNM, FACNM

- Ann Neal과 Kimberly Belanger는 『근거기반 자연출산의 이론과 실제』의 내용과 관련하여 대화를 나누었다.
- 인내심이 강하고 유능한 편집자 Robert Hine
- 이번 판의 준비를 통해 Penny Simkin에게 특별한 둘라였던 Kathy Wilson과 Katie Rohs에게 특별히 감사를 드린다.
- 마지막으로, 우리가 예상보다 더 큰 일에 헌신하면서 수없이 많은 도움을 준 가족들에게 감사하고 싶다.

차례

CHAPTER 1 서론

CHAPTER 2 자연분만과 난산: 일반적인 고려사항

CHAPTER 3 분만진행 사정

CHAPTER 4 분만 전기와 분만 1기(잠재기) 지연

CHAPTER 5 지연된 활동기

CHAPTER 6 지연분만 2기 예방과 치료

CHAPTER 7 최적의 신생아 이행기와 분만 3기와 4기 관리

CHAPTER 11 분만진행 도구 툴킷 파트 2: 안위를 위한 조치

CHAPTER 1

서론

Introduction

Penny Simkin, BA, PT, CCE, CD(DONA) and Ruth Ancheta, BA, MA, ICCE, CD(DONA)

주요용어

- 난산 Labor dystocia
- 둘라 Doula
- 선진부 Fetal presentation
- 이상분만 Dysfunctional labor
- 제왕절개 후 질분만 Vaginal births after previous cesareans, VBAC
- 태향 Position

임부(Gravida) : 임신한 여성
산부(In labor gravida): 분만(진통) 중인 여성
산모(-para): 분만 후 여성

CHAPTER 1

난산의 원인과 예방: 체계적 접근

CAUSES AND PREVENTION OF LABOR DYSTOCIA: A SYSTEMATIC APPROACH

난산(labor dystocia), 기능부전성 분만(dysfunctional labor), 분만진행 실패, 분만정지, 하강정지 등의 용어들은 진행이 되지 않는 상태로 분만과정이 길어지거나 분만과정 중 가장 두렵고, 복잡하고, 예측 불가능한 합병증 중 하나이다. 난산은 예정 제왕절개분만을 하게 되는 가장 흔한 의학적 지표이다. 난산은 특히, 제왕절개 후 질분만(vaginal births after previous cesareans, VBAC)이 낮은 나라의 경우 반복 제왕절개분만 횟수에도 간접적인 영향을 준다. 미국 산부인과학회(American College of Obstetricians and Gynecologists, ACOG)에서는 난산의 60%가 제왕절개분만(예정과 반복 제왕절개분만 포함)의 원인으로 이루어진다고 발표하였다. 난산 예방은 비용과 위험이 따르는 산과적 처치를 줄일 수 있고, 복잡하고, 길어지는 분만과정에서 산부(in labor gravida)의 좌절감과 실망감으로부터 해방시킬 수 있다.

난산의 원인은 다양하다.

■ **내적 원인**

- 만출력(자궁수축의 강도)
- 산도(생식기 크기와 형태, 골반관절운동, 질 신전과 회복력)
- 태아(아두 크기와 모양, 선진부와 태향)
- 통증[산모(−para)가 견딜 수 있는 정도]
- 심리적 반응(긴장, 산부의 정서 상태)

■ **외적 원인**

- 환경(분만환경이나 사람들 사이에서 산부가 느끼는 신체적 · 정서적 안정감)
- 문화적 요인(여성의 문화중심적 욕구와 선호도의 민감성과 존중 정도)
- 병원 또는 돌봄제공자의 정책(얼마나 유연한지, 가족 또는 여성중심적인지, 얼마나 근거기반적인지)
- 정서심리적 관리(출산경험의 비의학적인 측면에 부여된 우선순위)

이 책은 난산 예방, 진단, 초기 관리에 초점을 두고 있다. 자연분만 과정을 돕거나 심각한 관리가 요구될 정도로 산부의 상태가 심각해지기 전 경증의 합병증을 관리하거나 교정하기 위해 상대적으로 단순하면서도 민감한 처치나 관리가 시행되어야 한다. 이런 접근방식은 의학적 관리를 최소화하려는 전 세계적인 노력과 일치한다. 세계보건기구(World Health Organization, WHO)는 "자연분만의 목적을 최소한의 관리만으로 산부와 아기가 건강하고, 안전하게 분만할 수 있게 하는데 있다."고 말한다.

이 책의 조언은 다음과 같은 전제를 기반으로 한다.

- 분만과정 – 분만 전, 분만 초기, 분만 활동기, 분만 2기 또는 3기는 언제든지 다양한 이유로 인해 느리게 진행되거나 중지될 수 있다.
- 관리방법을 선택할 때나 문제의 원인을 파악할 때 분만지연 시간을 중요하게 고려해야 한다.
- 여러 원인이 동시에 발현될 수도 있다.
- 돌봄제공자나 의료인은 분만과정을 원활하게 유지하기 위해 간단한 비수술적 · 비약리적 · 신체적 · 심리적인 관리방법을 수행할 수 있다. 이러한 관리방법은 다음과 같은 이점이 있다.
  - 난산과 관련된 다른 산과적 관리방법을 비교해 볼 때 산부 또는 아기에게 미치는 부작용이 적다.
  - 산부관리를 할 때 문제를 문제로 접근하기보다 해법을 찾아내는 관점으로 접근한다.
  - 산부와 지지체계(배우자, 둘라), 돌봄제공자 간의 유대감을 형성하고 강화시킨다.
  - 상대적으로 위험하고, 비용부담이 크고, 복잡한 관리방법을 사용하지 않도록 도와준다.
  - 산부의 분만경험에 관한 정서적 만족감을 향상시킬 수 있다.
- 원인에 따라 해결책도 달라진다. 그러나 원인이 불분명하다면 시행착오가 있을 수 있다. 가장 큰 문제점은 산부가 여러 가지 관리를 원하지 않을 수 있다는 것이다. 시간이 걸릴 수도 있고, 문제가 해결되지 않을 수도 있다.
- 시간은 적이 아니라 득이 될 수 있다. 시간이 경과하면 자연스럽게 분만과정에서 나타나는 문제가 해결된다. 명확한 의학적 또는 정신적 금기 사항이 없는 상황에서는 인내하고 산모를 안심시키면서 낮은 위험도 범위에서 관리하는 것이 가장 적절하다.
- 돌봄제공자는 문제의 원인을 다음 방법에서 찾을 수 있다.
  - 객관적 관찰: 산부의 활력징후, 태아의 심박동 패턴, 태아 선진부(fetal presentation), 태향(position), 태아 크기, 질 사정, 수축강도 사정, 수축 빈도와 기간, 양막 상태, 시간

- 주관적 관찰: 산부의 노력, 통증, 피로도, 자가 안정 기술을 활용한 대처능력
- 산부 처치에 관한 결정 시 함께 주도적으로 참여하도록 직접 질문하기
  "자궁수축 동안 어떤 생각이 드시나요?"
  "지난 자궁수축 시 통증강도를 말씀해 주세요."
  "분만이 서서히 진행되는 이유는 무엇이라고 생각하십니까?"
  "어떤 처치방법이 편하시겠어요?"

• 산부의 생각이 정리되고 합리적인 원인이 도출되었다면, 적절한 일차 관리를 수행하고, 분만과정을 관찰한다. 추가 관리 없이 문제가 해결될 수도 있다.

차트 1.1은 이 교재에서 다루는 단계별 접근방식이다. 단계별 관리방법을 수행하여 느리게 진행되거나 중단된 분만과정을 파악하고 문제를 해결한다.

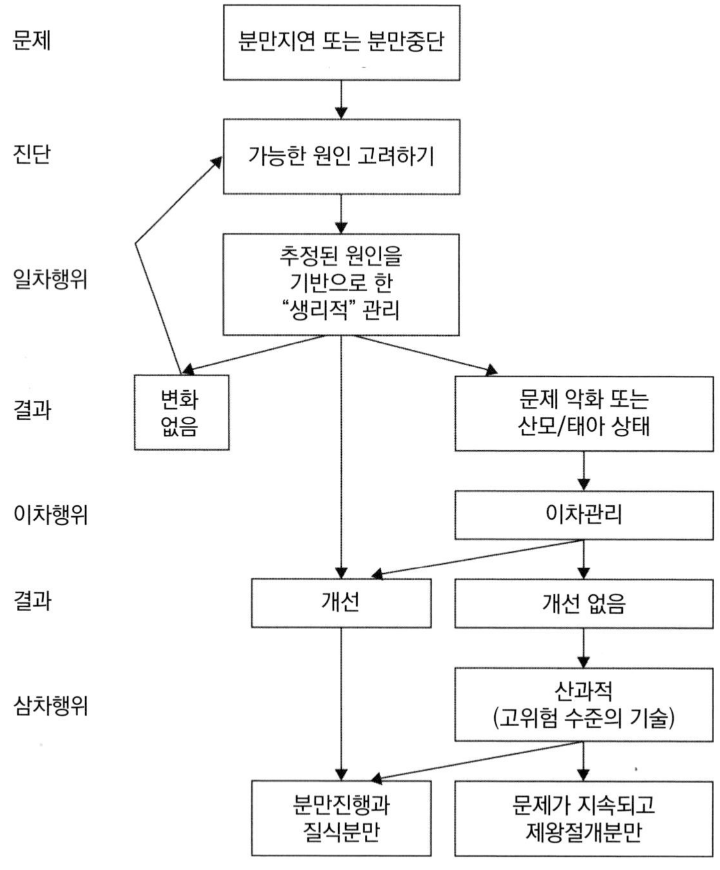

차트 1.1 "분만지연 또는 분만중단 과정"의 문제해결을 위한 관리계획

만약 일차적인 생리적 관리가 의학적으로 금기 사항에 속하거나 관리가 성공적이지 못하다면 상대적으로 저위험 수준의 기술 관리가 유용하다. 그리고 이 또한 성공하지 못하면 고위험 수준의 기술인 3차 산과적 관리가 의사나 조산사의 지도 아래 수행되어야 한다. 다양한 비정상분만의 원인에 대한 접근방식에 대해서는 다른 비슷한 표를 제시할 것이다.

책에 소개된 다양한 중재 방식들은 의학, 조산학, 간호학, 산부인과 문헌과 심리학, 사회학, 인류학 문헌에서 발췌하였고, 출처 표기가 가능한 경우 출처를 표기하였다. 또한 간호사, 조산사, 물리치료사, 둘라(doula)의 방대한 경험과 지혜를 책에 담았다. 책의 내용은 물리치료 원칙과 치료에도 적용시킬 수 있다. 치료 목적, 마사지나 지압법은 분만 과정을 방해하는 연조직의 긴장과 불균형을 사정하고 교정할 수 있다. 책의 일부 내용은 "전통적 지혜"라는 주제로 소개하였다. 출처는 확실하지 않지만 널리 알려진 당연한 지식이므로 책에 담았고, 출처를 혹시 밝히지 못했더라도 이해를 구한다. 마지막으로 숙련된 저자들의 생각과 경험 또한 수록하였다.

비의학적 · 비약리적 치료를 과학적으로 평가하기에는 이에 대한 자료가 드물고, 평가가 결론을 내기에는 미흡하였다. 지난 50년 동안 원만한 분만을 위해 시행된 의학적 관습, 정책, 치료방법을 과학적으로 평가해 본 결과, 많은 처치의 효과가 미흡하거나 결과가 해롭기까지 하였다. 관장, 음모 제거, 지속적인 초음파 검사, 분만 2기 동안의 앙와위, 절석위, 회음절개, 탯줄의 즉시 절단, 지속적인 신생아 기도흡인, 산부와 신생아의 분리 등 일상적인 관리는 제대로 된 과학적 평가가 이루어지기 전에 널리 사용되었다. 통제된 실험처치에서 치료의 안정성과 효과성을 평가하고, 메타분석을 통해 검토한 결과에 따르면 이러한 방법들이 도리어 비효율적이고, 위험성이 높다는 결과가 나왔다.

가능한 과학적 근거를 기반으로 관리에 대한 제안과 출처를 표기하였다. 과학적으로 연구된 적은 없지만 간단하고 위험성이 낮아보이는 관리방법은 그 분야의 전문가들이 여전히 많이 시행하고 있다. 산부의 요구도, 선호도, 가치관 또한 관리 시 중요하게 고려되어야 한다.

이 책은 연구가 필요한 다양한 분야에 대해서도 서술하였다. 책에 나온 전략 중 무작위 대조군 실험연구를 필요로 하는 전략이 있을 수도 있고, 그렇지 않을 수도 있다. 책을 읽으며 추후 과학적 연구에 대한 방향성을 찾을 수도 있고, 제언할 수도 있다.

영국, 미국, 캐나다의 모성관리제공자와 실무의 차이

DIFFERENCES IN MATERNITY CARE PROVIDERS AND PRACTICES IN THE UNITED KINGDOM, THE UNITED STATES, AND CANADA

이 책은 모성관리 접근법의 차이를 보이는 북미와 영국에서 동시 출간되었다. 영국의 경우, 조산사나 일반의사가 2014년 전체 777,600명의 분만 중 80%를 참여하였다. 미국의 경우, 400만 명의 분만 중 조산사의 도움을 받는 경우는 10% 이내였다. 대부분의 여성은 저위험군 임신임에도 불구하고, 산부인과 의사를 택하고 있다. 또한 미국의 경우, 분만 직전 관리는 간호사가 일반적으로 담당하고, 실제 분만과정과 산후관리는 의사가 담당한다.

캐나다의 경우 2015년 390,000명의 분만 중 가정의가 참여한 분만은 대략 2,100명, 산부인과 의사는 1,650명, 조산사는 1,300명이었다. 저위험군의 경우 산모 70%가 산부인과를 찾았고, 22%는 가정의를 찾았다. 2013년 조산사를 찾는 경우는 10%에 불과하였다.

저위험군은 임신 시부터 다양한 돌봄제공자와 분만에 대한 다른 접근방식을 통해 중재 횟수와 제왕절개분만율에 영향을 미친다. 산부인과 의사가 저위험군 산부관리를 하는 경우, 배란유도, 제왕절개분만, 입원, 신생아집중치료실 이용 등의 서비스가 흔히 시행되며, 고위험 임부(gravida) 관리 서비스도 제공하게 된다. 반면 조산사나 가정의에 의한 관리 서비스는 상대적으로 덜 침습적인 방법을 사용한다. 이런 차이 때문에 돌봄제공자가 새로운 실무를 받아들이는 정도는 나라마다 다를 수 있다.

따라서 문제를 발견했거나, 심각한 문제 발생 시 복잡한 관리보다는 가장 단순하고, 최소한의 위험을 동반하는 관리를 수행하길 권장한다. 그리고 끊임없이 학습하여 적절한 관리방법을 강구한다.

교재에 관한 참고 사항 NOTES ON THIS BOOK

이 책은 복잡하지 않고, 비용부담이 적고, 위험한 관리를 시행하지 않는 생리적 측면의 분만을 옹호하는 조산사, 간호사, 의사 등 돌봄제공자를 위해 작성되었다. 산부인과학, 조산학, 여성건강간호학을 공부하는 학생들에게도 유용할 것이다. 또한 예비 부모에게 정보를 제공할 수 있는 출산교육자나 비치료적 의료행위를 기반한 분만 전문 도우미인 둘라에게도 이 책이 유용할 것이다. 책 내용은 분만 단계와 과정에 따라 순차적으로 정리하였다.

분만시기별 나타나는 문제들을 다양한 산모 체위나 움직임으로 해결할 수 있기 때문에 같은 체위라도 여러 장을 삽입하였다. 따라서 실제 산부를 관리할 때 다양한 체위를 손쉽게 찾아볼 수 있다. 마지막 장인 10장과 11장의 "툴킷(toolkit)"에는 모든 체위와 움직임 등 종합적인 설명이 수록되어 있다.

4판의 변경 사항 CHANGES IN THIS FOURTH EDITION

간호-조산사(certified nurse-midwives, CNM)인 Lisa Hanson 박사가 제2저자로 4판에 참여하였다. 이 책에 새로운 조언, 예시, 참고 사항을 추가하면서 개정하였다. 2장에는 출생전후기 외상치료(trauma-informed care approach)에 관한 내용이 새롭게 추가되었다. 3장에서는 Wendy Gordon(LM, CPM, MPH)과 Lisa Hanson 박사가 산모와 신생아의 건강과 경과 사정에 관한 내용을 새롭게 조명하였다. 4장에서는 분만과 분만 전기를 구분하고 분만개시의 예상을 평가하는 비숍 점수(Bishop score)를 사용하는 방법에 관한 내용을 담았다. 또한 분만 초기에 사용하는 보완대체의학(complementary and alternative medicine, CAM)에 관한 내용도 추가하였다.

5장에서는 분만 활동기의 시작을 재정의하는 새로운 가이드라인에 대한 내용을 담았고, Friedman, Zhang과 NICE 모델을 비교하는 자세한 표를 첨부하였다. 6장은 오타와 병원의 2기 프로토콜(Ottawa hospital second stage protocol)에 대한 설명을 담았고, 7장은 신생아의 미생물 관련 건강을 도울 수 있는 정보로 구성하였다. 8장에서는 양막파열과 후방두정위(occiput posterior, OP) 또는 측방두정위(occiput transverse, OT) 자세에서 태아의 인위적 회전과 손가락을 이용한 회전 및 제왕절개분만과 분만 후 출혈 위험을 낮출 수 있는 인위적 회전에 대한 내용도 포함하고 있다.

Penny Simkin은 9장에서 널리 사용되는 경막외마취와 관련해 경막외마취(epidural analgesia)와 척수신경부위마취(neuraxial analgesia, NA)에 대해 서술하였다. 경막외마취 시 분만과정 지연이 빈번하게 일어나므로 옥시토신 투여, 유도분만, 회음절개 또는 제왕절개분만 등을 동반하는 경우가 많다. 그러나 이러한 관리의 필요성을 줄이기 위한 전략을 기술하고 있다.

척수신경부위마취를 사용한 산부의 경우, 다양한 체위나 움직임에 대한 관리를 진행할 수 없지만 동일한 기술적 원칙하에 치료는 진행 가능하다. 본 장은 척수신경부위마취를 통해 어떻게 분만속도를 높일 수 있는지에 대해 기술하고 있다. 원하는 결과를 위해 간단하고, 위험도가 낮은 방법을 소개하며, 난산 예방을 위해 척수신경부위마취를 사용했을 경우 척수신경부위마취의 적절한 관리방법은 무엇인지, 어떻게 긍정적인 생리적 결과를 유도해 낼 수 있는지에 대해 설명하고 있다.

추가로 툴킷을 개정하여 본문 내용을 참고할 수 있도록 함으로써 독자들이 더 빠르게 정보를 획득할 수 있도록 노력하였다.

젠더 특유 언어 사용에 관한 저자의 참고 사항

A NOTE FROM THE AUTHORS ON THE USE OF GENDER-SPECIFIC LANGUAGE

다양한 가족 구성 방식에 대한 이해와 인식이 높아지는 시대적 흐름에 발맞추어 나아가고자 한다. 동성애자 부모와 한부모 가정, 재혼 후 통합된 가정, 게이, 레즈비언, 트랜스젠더 부부들의 분만과정을 이해하고 지지한다. 다양한 가족 구성 방식이 있다는 것을 인지하지만 그 다양한 방식의 가족 형태를 무시해서는 안 된다. 이에 이 책에서는 출판사와 토의 후 임신한 사람을 "모성" 또는 "여성"이라고 칭하는 한쪽 성에 국한된 언어를 사용하고자 한다.

결론 CONCLUSION

현재 산부인과 초점은 효과적인 난산치료를 목적으로 하고 있다. 이 책은 예방과 적절한 관리 단계에 대해 초점을 맞추고 있다. 안전한 분만을 위해 침습적 방법을 최소화하려고 한다.

다양한 상황에서 각기 다른 직업군의 돌봄제공자가 참고할 수 있도록 분만 단계별로 내용을 정리한 책은 이 책이 처음일 것이다. 이 책에 기술된 방법들은 병원, 가정, 출산센터 등 다양한 곳에서 사용 가능하다.

산부를 돌볼 수 있길 바란다. 이 책을 통해 효과적으로 분만 초기에 적절한 관리를 시행할 수 있다면 많은 산부가 길고, 우울하고 때로는 지치는 분만과정을 겪지 않을 수 있다. 또한 심각한 중재의 필요성을 줄이고, 안전하고, 만족한 결과를 가져오는데 기여할 수 있다. 산부들은 여러분의 노고를 인식하지 못할 수도 있지만, 여러분의 관심과 전문성, 지원을 감사하고 항상 기억할 것이다. 이는 그들의 출산에 대한 만족도와 긍정적인 장기적 기억에 크게 기여하기 때문이다.

귀하의 중요한 업무에서 많은 성공과 성취를 기원한다.

참고문헌

1. ACOG (American College of Obstetricians and Gynecologists). (2003) Dystocia and augmentation of labor. ACOG Practice Bulletin Number 49. Obstetrics & Gynecology 102(6),1445–54.
2. World Health Organization. (1996) Care in Normal Birth: A Practical Guide. Geneva: WHO, Chapter 1. Available from: http://apps.who.int/iris/bitstream/10665/63167/1/WHO_FRH_MSM_96.24.pdf
3. Hofmeyr GJ, Neilson JP, Alfirevic Z, et al. (2008) Care during childbirth. In: A Cochrane Pocketbook: Pregnancy and Childbirth. Chichester: John Wiley & Sons, Ltd, Chapter 7; doi: 10.1002/9780470994627.ch7
4. Block J. (2007) Pushed: The painful truth about childbirth and modern maternity care. Cambridge, MA: Da Capo Lifelong.
5. Hamilton B, Martin J, Osterman M, et al. (2015) Births: Final Data for 2014. National Vital Statistics Reports 64(12).
6. Statista: The Statistics Portal. Number of births in Canada from 2000 to 2015 (in 1,000). Available from: http://www.statista.com/statistics/443051/number–of–births–in–canada/ (retrieved on May 19, 2016).
7. Aubrey–Bassler K, Cullen RM, Simms A, et al. (2015) Outcomes of deliveries by family physicians or obstetricians: a population–based cohort study using an instrumental variable. Canadian Medical Association Journal 187(15), 1125–32.
8. Osborne K, Hanson L. (2014) Labor down or bear down. Journal of Perinatal & Neonatal Nursing 28(2), 117–26.
9. Hodnett E. (2002) Pain and women's satisfaction with the experience of childbirth: A systematic review. American Journal of Obstetrics and Gynecology 186(5), S160–S172.
10. Simkin, P. (1992) Just another day in a woman's life? Part 11: Nature and consistency of women's long–term memories of their first birth experiences. Birth 19(2), 64–81. doi: 10.1111/j.1523–536X.1992.tb00382.x

CHAPTER 2

자연분만과 난산: 일반적인 고려사항

Normal Labor and Labor Dystocia: General Considerations

Penny Simkin, BA, PT, CCE, CD(DONA) and Ruth Ancheta, BA, MA, ICCE, CD(DONA)

자연분만이란?

난산이란?

분만과정이 지연되거나 중지되는 이유

프로스타글란딘과 호르몬이 분만진행과 감정에 미치는 영향

분만 시 고통과 두려움에 대한 "투쟁–도피"와 "돌봄–도움" 반응

분만을 위한 이상적인 환경

산부의 심리–정서적 상태: 웰빙 또는 스트레스?

통증/고통

- 분만 시 통증과 고통 사정
- 통증에 대응할 수 있는 산부의 능력 사정

고통, 두려움, 긴장 완화를 도울 심리–정서적 조치

- 진통 전: 돌봄제공자가 해야 하는 일
- 진통 중: 특히 처음 임산부를 만나는 경우 돌봄제공자와 둘라를 위한 팁

트라우마 생존자를 위한 간호 철학

- 트라우마 이력: 왜 중요한가
- 아동 성적 학대와 성인 트라우마
- 트라우마적 출산

보편적 예방 조치로서의 트라우마 기반 케어

편안한 분만을 위한 신체적 · 심리적 방안

진통 중: 신체적 안전을 위한 조치

진통 중: 심리적 조치

왜 산모 체위에 초점을 맞추는가?

더 강한 수축을 유도하는 요법

수축 상태를 모니터링하면서 산모 움직임과 태아 심박 유지

청진
태아감시장치가 필요한 경우: 산부 움직임 향상을 위한 옵션
- 지속적인 태아감시장치
- 간헐적인 태아감시장치
- 무선 원격 장치

결론

참고문헌

주요용어

- 균형 Balance
- 기능부전성 분만 Dysfunctional labor
- 부동고정위 Asynclitism
- 분만진행 실패 Failure to progress
- 스피닝베이비 Spinning babies
- 아두골반불균형 Cephalopelvic disproportion, CPD
- 아두 굴곡 Deflexed head
- 움직임 Exercise
- 유연성 Flexibility
- 자궁수축미약 Uterine inertia
- 자연진통 Normal labor
- 중력 Gravity
- 지속적 태아위치이상 Persistent malposition
- 지연분만 Protracted labor
- 태아감시장치 Electronic fetal monitoring, EFM

자연분만이란? WHAT IS NORMAL LABOR?

자연분만(normal labor)은 분만기간(길거나 짧음), 통증 정도(강함, 약함), 위험(고위험, 저위험), 태아체중(과체중, 저체중), 출산장소(병원, 기타 장소) 등 다양한 상황이 영향을 미친다.

모든 분만은 이러한 다양성에도 불구하고 WHO는 자연분만을 다음과 같이 정의한다.

- 자연진통을 시작으로 임신 37~42주 사이에 분만한 경우
- 임신, 분만, 출산 과정 모두 저위험에 속한 경우
- 분만 시 태아의 선진부가 두정위(vertex presentation)인 경우
- 출산 후 산부와 태아가 모두 건강한 상태

자연분만에 대한 기준은 1996년 처음 기준이 발표된 해부터 지금까지 그 기준은 바뀌지 않고 있다. 문제는 이 기준을 사용할 때 출산이 끝나기 전까지 분만 중에는 자연분만을 진단하기 불가능하다는 것이다. 이와 같은 불확실성은 출산 후 고위험군이 아니라는 검증이 있을 때까지 모든 분만을 고위험 분만의 치료로 이끈다는 것이다. 즉, 자연분만의 진단은 후향적으로 이루어진다는 것이다. WHO는 분만 초기 70~80% 정도의 산부가 저위험이라고 추정하고 있다. 모든 분만에서 고위험에 대한 치료는 비용 증가, 돌봄제공자들에 대한 강도 높은 훈련, 치료법 자체에 내재된 위험이 따르므로 분만과정을 방해하는 타당성이 있을 때만 가능하며, 임신과 분만의 모든 단계에서 지속적으로 반드시 위험 사정이 이루어져야 한다고 말한다. 언제라도 초기합병증이 명백해지면 상급병원으로 보내는 의사결정이 요구되고, 분만과정과 출산의 불확실성으로 초래되는 걱정들(concerns), 즉 고위험을 줄이기 위해서는 산부와 태아의 안녕에 대한 지속적인 감시를 강조하고 있다.

북미나 유럽의 저명한 기관 및 돌봄제공자들(전문성 있는 조산사, 산부인과 전문의, 가정의)은 자연분만의 정의를 새로이 내리고자 한다. 표 2.1은 이러한 노력의 결과를 보여준다. 출산을 돕는 돌봄제공자들이 자연분만을 잘 진행하고 있는지 측정할 수 있는 도구(tool)도 개발하고 있다.

표 2.1에서 분만과정의 특징적인 속도와 양상으로 자연분만을 정의하기는 어렵지만 권위 있는 수많은 전문가들은 자연분만의 특징을 분만과정의 적절성으로 보며, 주요 초점은 분만과정에 대한 돌봄과 산부와 태아의 안녕에 있다고 보고있다. 자연분만의 정의가 확장되다 보니, 비정상적인 과정에 대한 의견과 예방, 확인, 교정에 대한 의견도 다양하다.

표 2.1 "자연분만"에 대한 다양한 정의

개인 또는 단체	정의	견해
세계보건기구 (WHO, 1996)	"자연진통 시작, 저위험군 분만, 출산. 태아가 37~42주 사이에 산도를 통해 자연스럽게 나오는 경우. 출산 후 산모와 태아 모두 건강한 상태"	이 정의는 건강한 결과가 도출되어야만 자연분만이라 말한다. 따라서 출산 후 후향적으로 자연분만인지를 판가름할 수 있다.
캐나다 산부인과의사협회(SOGC); 캐나다 여성건강, 산과 및 신생아간호협회(AWHONN); 캐나다조산사협회(CAM), 캐나다 가정의학회(CFPC); 캐나다 지방 의사협회(SRPC)	WHO와 정의가 비슷하며, 추가적으로: • "출산 후 한 시간 이내 산모와 태아의 애착형성, 모유수유가 가능해야 하며, 산후출혈, 회음부 열상 및 재봉합, 신생아 중환자실 입원 등 합병증을 동반하지 않아야 한다." • 자연분만은 질식분만을 촉진하기 위해 시행되는 근거 기반 중재를 포함할 수 있다. 예를 들면 다음과 같다. - 의학적 유도분만이 아닌 경우 분만 촉진을 위해 인공양막파열(ARM) 진행 - 비약리학적, 약학적 진통완화제 사용(아산화질소, 오피오이드, 경막외마취) - 관리된 분만 3기 - 간헐적 태아청진 • 자연분만은 다음의 경우를 포함하지 않는다. - 41주 이상 선택적 유도분만 - 척추마취, 전신마취 - 기계분만 - 제왕절개분만 - 일상적인 회음절개 - 저위험 출산을 위한 지속적인 태아감시장치 - 이상 태위	이 정의는 자연분만을 전향적 과정 중심으로 정의하였다. 자연분만했지만 결과가 안 좋아지는 경우도 있다. 자연분만의 정의에 따르면 다음과 같다. • 자연진통 시작 • 움직임에 대한 자유 • 지속적인 지지 • 정규화된 중재 배제 • 산부가 선호하는 자세로 자연스러운 힘주기 • 청진기로 태아상태 감시 • 산부를 위한 정확한 정보제공 • 의료진과 돌봄제공자들을 위한 자연출산 교육
영국 산모간호단체(MCWP, 2007), 왕립산부인과대학(RCM), 영국 왕립산부인과학회(RCOG), 국립출산신탁(NCT), 호주 조산사대학, 국가산파지원 및 의뢰 가이드라인(2008)	• "자연분만"은 자연스럽게 분만과정을 시작하고 약물의 도움 없이 만산을 한 경우 • 배재 기준을 충족하지 않는다는 가정하에 다음과 같은 경우를 경험한 경우 - 분만 유도에 포함되지 않는다면 분만 촉진, 인공양막파열 - 아산화질소/산화질소 - 오피오이드 - 태아감시장치 - 관리된 분만 3기 - 산전, 분만 시, 분만 후 합병증(산후출혈, 회음열상, 회음부 열상 치료, SCBU 또는 NICU로 입원)	앞선 SOGC 정의와 비슷하게, 과정 기반의 정의로 경막외마취는 자연분만에 포함시키지 않으며, 태아감시장치는 사용하더라도 자연분만 정의에 포함시킨다.

표 2.1 "자연분만"에 대한 다양한 정의(계속)

개인 또는 단체	정의	견해
영국 산모간호단체(MCWP, 2007), 영국 왕립산부인과대학(RCM), 왕립산부인과학회(RCOG), 국립출산신탁(NCT), 호주 조산사대학, 국가산파지원 및 의뢰 가이드라인(2008)	• "자연분만"은 다음의 경우를 포함하지 않음 - 유도분만(프로스타글란딘, 자궁수축제 또는 인공양막파열) - 경막외 또는 척추, 전신마취 - 겸자 또는 흡인 분만 - 제왕절개술 또는 회음절개 "일부 MCWP 관계자들은 정보센터의 정의를 더 협의적으로 분만 촉진, 오피오이드, 인공양막파열 또는 관리된 분만 3기까지 포함시키길 원하며, 이는 주기적으로 수집된 통계가 뒷받침되어야 한다. 대안적인 협의의 정의로 '심리적' 또는 '자연적'인 분만 측면에서 정의가 달라질 것이다."	
미국 전국공인조산사협회(NACPM, 2012)	• "자연 생리적 분만과 출산은 산모와 태아의 내재된 능력으로 이루어진 것을 의미한다." • "자연 생리적 분만" - 자연진통 시작으로 분만진행 - 효과적인 분만과정 촉진을 위해 생물학적, 심리학적 조건 충족 - 질식분만으로 태아와 태반 만출 - 생리적 혈액 손실의 결과 - 산후 신생아 변화과정을 이상적으로 수행하기 위해 모자동실을 통해 애착형성 하기 - 초기 "모유수유" 지지 • 자연 생리적 출산(NPC)에 영향을 준 연구의 요소는 다음과 같다. - 산모의 경우: 건강, 자율성, NPC의 가치에 대한 지식과 자신감, 공유된 의사결정, NPC 케어 접근성 - 의료진의 경우: 교육, 능력, 실력, NPC를 지원할 자신감, 산모가 진통에 대처할 수 있는 능력, 산모의 자신감 향상, 두려움 감소, 의사결정을 함께 해 나감 - NPC를 위해 필요한 환경을 구축하여 안전한 출산 장소 구성	NPC 정의에 기반해서 규범적인 생리적 케어에 대한 실습과 정상적인 출산 결과를 포함한다.

표 2.1 "자연분만"에 대한 다양한 정의(계속)

개인 또는 단체	정의	견해
Debbie Gould(영국 조산사, 2000)	• WHO 정의를 포함하며, 추가적으로: - 출산과 분만은 산부의 신체적 활동에 의해 일어남 - 산부의 움직임(편안함과 분만진행을 추구하는 산부의 노력) - 과 산도를 통해 만출하려는 태아의 힘 포함 - 조산사는 자연분만을 이해하는데 "움직임과 부지런한 신체활동"이 필수적임을 알아야 함 • 심리사회적 결과 - 건강한 산부와 태아란 자신들의 새로운 역할을 받아들이고 함께 조화를 이루는 준비가 되어 있음 산부의 자긍심 향상 출산 단계에서 수동적이기보다 적극적으로 분만 과정에 임했다는 성취감을 갖게 됨	포괄적인 정의는 산모와 태아의 신체적 노력과 출산, 산후 적응 시 함께 노력하고 있는 역할 강조, 산부의 심리적 만족감도 자연분만에 포함한다.
조산학 학자인 Gould는 이 정의를 통해서 산부가 더 향상된 케어를 받을 수 있게 하고, 수동적이고, 의료에 의존했던 현재 트렌드를 변화시킬 수 있기를 바란다. Gould의 정의와 이 도서에서의 지향점은 동일하다.		

난산이란? WHAT IS LABOR DYSTOCIA?

"난산"이란 분만 활성기 때 자궁경부가 개대된 상태에서 분만이 지연되거나 중지된 모든 상태를 의미하며, 분만 2기가 지연되거나 중지된 상태를 뜻한다. 이를 "기능부전성 분만(dysfunctional labor)", "자궁수축미약(uterine inertia)", "지속적 태아위치이상(persistent malposition)", "아두골반불균형(ephalopelvic disproportion, CPD)", "분만과정 실패(failure to progress)", "지연분만(protracted labor)" 등으로도 불린다. 심지어 몇몇 의료진은 좌절, 즉 "WCO(won't come out, 나올 기미가 보이지 않는다!)"라는 표현까지 써가며 난산을 정의하기도 한다. Friedman은 실제로 65개의 용어로 난산을 정의하고 정리하였다. 돌봄제공자 중에는 난산 진단을 남들보다 빠르게 결정하는 경우도 있다.

난산 진단과 관리는 돌봄제공자의 철학에 따라 상이하다. 예를 들어, "난산의 적극적인 관리"를 지지하는 의료진은 2시간 동안 자궁경부가 1cm/h 미만으로 개대했다면, 초임부에게 분만 시기와 관계없이 고용량의 옥시토신을 투여한다. 1950년 중반에서 1970

년대 Friedman이 발표한 분만 곡선은 수십 년간 미국뿐만 아니라 다른 나라의 산부인과 학회에도 많은 영향을 미쳤다. Friedman의 정의에 따르면 초임부의 경우 활성기 동안 (3~10cm까지 개대라고 정의) 자궁경부 개대가 1.2cm/h 미만인 경우를, 경산부의 경우 1.5cm/h 미만을 난산이라고 정의한다. 자궁경부 개대의 평균속도가 눈에 띄게 느려졌다는 최근의 연구에도 불구하고 그의 연구는 지금까지 영향력을 가지고 있다.

1990년 후반 연구진은 Friedman의 연구 결과에 의구심을 품으며, 현재까지도 그의 연구가 적용 가능한지 연구하기 시작했다. Albers 등은 조산사가 진행한 4,000명의 분만 사례를 연구했다. 그 결과 옥시토신이나 경막외마취가 사용되지 않았음에도 건강한 아기를 출산했다. 활성기는 초산부의 경우 19.4시간, 경산부의 경우 13.8시간 정도가 소요되었다. Friedman의 난산 정의보다 긴 시간이 소요되었다.

Zhang 등은 안전한 분만을 위한 컨소시엄(consortium on safe labor)을 미국의 19개 병원에서 단일 두정위로 질식분만 한 산모 62,000명을 조사했고, 산모들은 건강한 아이를 출산했다. Friedman이 정의했던 시기보다 훨씬 느린 활성기를 보였으며, 초산부와 경산부는 자궁경부 개대가 4~6cm 정도로 비슷한 수치를 보였다. 더 나아가 자궁경부 개대가 때로는 6cm까지 가속화되지 않는 경우도 있었다. 따라서 연구진들은 자궁경부 개대가 6cm 개대될 때까지는 지연분만이나 분만 중지라고 정의 내리지 않아야 한다는 결론을 내렸다(그림 2.1) .

Friedman과 컨소시엄이 다른 연구 결과를 보이는 건 연구방법과 분만관리, 산부 자신의 출산 방법 차이에서 비롯된다. 요즘은 옥시토신과 경막외마취가 일상적으로 이루어지며, 현재 여성들이 Friedman 시대의 여성들보다 체격도 크고, 더 큰 아이를 출산한다.

2014년 3월, 미국 산부인과학회(ACOG)는 "컨소시엄 연구진들의 기준이 Friedman의 기준보다 더 최신 지견이기 때문에 근거기반 분만관리를 제공해야 한다."고 제안하였다. "6cm의 자궁경부 개대가 일반적인 분만의 임계치로 여겨져야 하며, 자궁경부가 6cm 개대되기 전에는 활성기 분만진행 기준으로 적용해서는 안 된다."라고 주장하고 있다.

분만 소요 시간을 유연하게 적용한 이 정의는 산부와 태아에게 위험을 가하지 않는 선에서 일차 제왕절개율과 반복 제왕절개율을 낮추려고 하고 있다. 적어도 자궁경부 개대가 4시간 이상 지연되기 전까지는 난산진단을 연기하고자 한다. 산부와 태아의 상태가 안정적이라면 시급한 분만 촉진은 불필요하다. 안타깝게도 비임상적 요인들은 중재 시기와 방법, 돌봄제공자의 결정에 영향을 끼친다. 이런 요소에는 지원 적절성, 돌봄제공자 이용

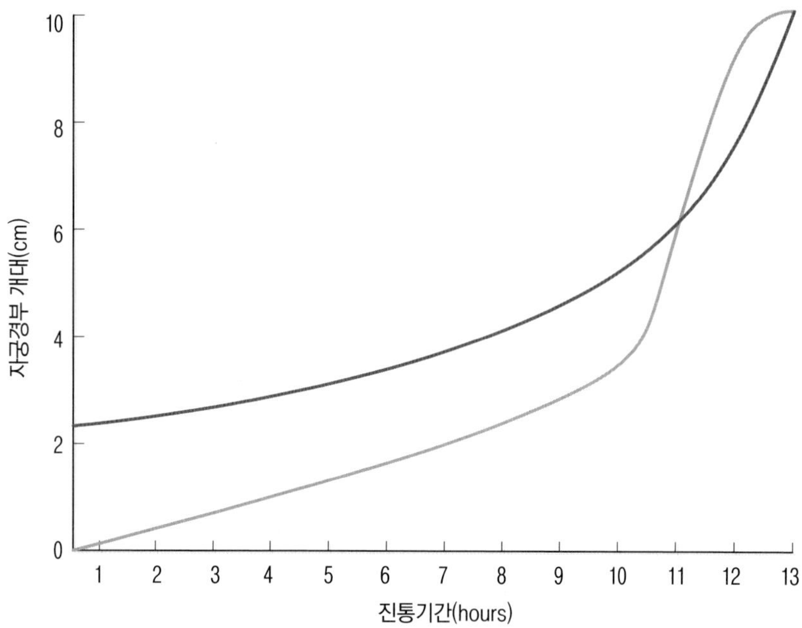

그림 2.1 분만 소요 시간

출처: F. Gary Cunningham, Kenneth J. Leveno, Steven L. Bloom, Catherine Y. Spong, Jodi S. Dashe, Barbara L. Hoffman, Brian M. Casey, Jeanne S. Sheffield: *Williams Obstetrics*, 25th Edition

성, 산부의 참을성, 산부의 요구 등이 있다.

새로운 활성기 정의가 도입되려면 "자연분만의 다양한 형태를 받아들일 수 있어야 하며", 산부와 가족들의 중요성, 진통을 참아낼 수 있는 방법, 영양, 비약리학적 중재(목욕, 운동 등), 인내심, 자신감, 돌봄제공자 등 모든 이들에 대한 지속적인 관심이 필요하다. 이런 요소들이 있다면 산부는 자신에게 맞는 속도로 분만진행을 할 수 있을 것이다.

분만과정이 지연되거나 중지되는 이유
WHY DOES LABOR PROGRESS SLOW DOWN OR STOP?

새로운 ACOG 가이드라인을 적용하고, 난산의 제왕절개율이 낮아져도, 분만은 지연될 수 있다. 지연분만과 분만 중지의 원인은 다음과 같다.

난산의 원인은 하나이거나 복합적이다(표 2.2). 분만과정이 진행되면서 자연스럽게 원인이 사라지거나 숙련된 진단과 적절한 치료에 따라 원인이 제거될 수 있다. 그러나 시간과 노력에도 불구하고 치료되지 않을 경우 산과적 중재가 필요할 수 있다.

분만진행과 난산 예방을 위해서는 심리적 · 신체적 · 대인관계적 · 생리적 요인이 조화롭게 작용해야 한다. 당연한 이야기지만 산부가 존중받고, 안전하다고 느끼며, 의료진에게 적절한 케어를 받았을 때 분만진행이 잘 된다. 산부가 외롭고, 평가당하고, 불안정하고, 존중받지 못하고, 중요한 사람이 아니라고 느낄 경우 이런 부정적인 감정들은 안전한 분만을 방해하는 요소로 심리 생리학적 반응을 불러일으킬 수 있다.

표 2.2 난산의 병인론과 위험 요소

병인론	설명	견해
자궁경부 조건	진통 시작 시 후방에 위치한 자궁경부와 덜 숙성된 자궁경부, 자궁경부의 상흔, 섬유화된 자궁경부, 단단한 os, 긴장된 자궁경부, 두꺼운 자궁하부	덜 숙성된 자궁경부는 잠재기를 지연시킬 수 있으며, 외과적 반흔, 과거 질환, 구조적 이상은 자궁 저항을 증가시킨다.
정서적 스트레스 요인	임산부의 고통, 두려움, 탈진, 심한 통증	증가된 카테콜아민 분비는 옥시토신 효과와 경쟁하여 수축을 제한한다.
태아 특징	태아위치이상(malposition), 부동고정위(asynclitism), 아두가 큼(large head), 아두굴곡(deflexed head), 진입이 힘든 경우	복부하수, 골반 크기와 모양, 아두는 태아 위치 이상에 영향을 줄 수 있다.
의원성 사건	산통 시작, 활성기, 분만 2기 또는 “지연” 분만의 오진; 선택적 유도(초임부), 적절치 않은 옥시토신 투여, 모성 부동, 약물, 탈수, 심한 고통의 소란	오진 또는 필요치 않은 중재, 제한은 분만 진행을 지연시키고 방해할 수 있다.
골반 특징	기형, 여성형 골반과 다른 형태의 골반, 협골반	임산부 움직임, 서 있고, 앞으로 숙이거나, 비대칭적 자세는 골반경선의 길이를 증가시킨다.
자궁 요인	부적절하고, 비효율적인 수축, 고긴장 자궁수축 기능장애	두려움, 금식, 탈수, 앙와위 자세, 아두골반불균형, 자궁근층의 젖신증 또는 구조적 이상이 2차적으로 발현될 수 있다.
연조직 특징(자궁, 자궁경부, 골반과 척추 인대, 근막)(Box 2.1)	근육 긴장도나 탄력의 불균형(산부의 습관적 자세나 상해로 발생)은 골반구조의 유연성과 균형에 악영향을 끼치며, 자궁활동, 태위에도 영향을 미침	척추와 골반 관절의 이동성(mobility)이 적고, 자궁이 꼬이게 되거나 불균형한 압력이 주어질 때 산도를 통과하는 최적의 태아 자세를 방해한다.

Box 2.1 스피닝베이비 접근법: 난산 예방과 해결책

스피닝베이비(spinning babies) 접근법은 태아의 회전 관점에서 분만과 출산을 보기 때문에 "스피닝"이란 이름이 붙여졌다. 연조직의 영향, 골반 유동성, 태아 회전과 하강에 기반한 접근법이다. 스피닝베이비는 연조직과 골격에서 어떤 힘이 사용되는지와 이것이 어떻게 분만을 돕는지를 설명하기 위해 텐세그리티(tensegrity: 건축 골격구조의 특징)의 구조적 개념을 빌려왔다.

스피닝베이비의 "스피닝"이란 "회전하다"의 뜻을 의미한다. 즉, 아기가 출산을 위한 최적의 자세를 취하도록 권장하는 최상의 자세와 운동을 의미한다. Gail Tully의 스피닝베이비 원칙은 균형(balance), 중력(gravity), 움직임(exercise)의 3요소로, 골반근육을 유연(flexibility)하게 하여 편안하고 부드러운 출산을 유도함을 목적으로 하고 있다. 이는 분만 촉진을 위해 중력과 움직임을 이용해 균형을 찾는 방식으로 분만을 돕는다. 예를 들어, 임산부를 일으켜 세우고, 움직이는 것이 효과적이라도 항상 이로운 것은 아니다. 근육, 인대, 결합조직 등 연조직이 과도하게 긴장했거나 이완되어 있거나 돌아가 있을 수 있다는 것이 문제이다. 골반 직경을 축소시키거나 저항과 통증을 불러일으킬 수 있다. 이 방식은 이런 문제를 해결하려고 한다.

근육, 인대, 결합조직을 이완해 골반 유연성을 증진시킨다. 현재 분만 중재는 자궁경부 개대, 태아의 크기, 골반 크기에 초점을 두고 있다. 스피닝베이비는 골반 위치(pelvic station)와 태세를 살펴봄으로써 진통 관리를 원활하게 하거나 난산을 해결하려고 하는데 있다. 태아의 움직임이 더딜 때 골반의 높이(위, 중간, 아래)를 조정해 문제를 해결할 수 있다. 이런 기술적인 이점과 더불어 위치이상으로 임산부들을 걱정시키기보다 안심시킬 수 있다.

문제 해결을 위해 물어보는 질문

현재 질문

- 자궁경부 개대가 얼마나 이루어졌나요?
- 아기가 너무 큰가요?
- 골반이 너무 작은가요?
- 기다리면 중재를 하지 않아도 되나요?

아기 질문

- 골반 안 어디에 아기가 위치해 있나요?
- 아두 굴곡과 회전을 하면 공간이 더 생기나요?
- 골반 관절의 유연성을 증가시키면 골반강이 최대로 확장될까요? 천골을 움직일 수 있나요?
- 분만 패턴이 정말 좋아지나요? 균형, 중력, 움직임을 통해 해결될 수 있나요?

표 2.3 스피닝 운동 교육 프로그램 [예시 ①]

<table>
<tr><th>구분</th><th>소요 시간</th><th colspan="3">교육내용</th><th>교육 방법</th></tr>
<tr><td rowspan="5">1주</td><td rowspan="5">50분</td><td rowspan="2">스피닝 운동</td><td>1차 시기</td><td>• 매일 바른 자세로 4~5km 빨리 걷기
• 앞으로 기울기(forward-leaning inversion): 매일 30초(호흡 세 번 쉬는 양) 정도
• 스쿼트와 런지: 매일 30개
• 짐볼 운동(앞뒤/좌우/위아래/원 그리기): 매일 30분 이상
• pelvic tilt(고양이/폴라베어 자세): 매일 20~40회/1회당 2~3분씩</td><td rowspan="3">PPT,
시범,
유인물,
동영상</td></tr>
<tr><td>2차 시기</td><td>• 매일 바른 자세로 4~5km 90분 계단 오르내리기와 걷기
• 옆으로 편히 눕기(side-lying release): 좌우 매일 5분
• 스쿼트와 런지: 매일 30개
• 짐볼 운동(앞뒤/좌우/위아래/원 그리기): 매일 30분 이상
• pelvic tilt(고양이/폴라베어 자세): 매일 20~40회/1회당 2~3분씩</td></tr>
<tr><td>진통 조절 및 이완요법</td><td colspan="2">• 아로마요법, 음악, 최적의 휴식(rest smart), 온찜질, 긴장완화 마사지, 수중입욕 활용
• 진통제(근육주사) 투여: 산모 원할 시
• 어두운 조명: 산모가 선호하는 조도(이른 아침 새벽 4시 정도)</td></tr>
<tr><td>출산 계획서 작성</td><td>체크 리스트</td><td>분만 시 임부와 함께 할 사람, 출산 시 입을 옷, 유도분만, 분만 전 처치, 양막파열, 통증완화, 태아모니터, 촉진제 사용, 내진, 태아만출기 시 원하는 내용, 출산 후 아기 관리 및 모유수유, 제왕절개 분만, 기타 등 13개 항목 구성</td><td>유인물</td></tr>
<tr style="display:none"></tr>
<tr><td rowspan="5">2주</td><td rowspan="5">50분</td><td rowspan="3">호흡법</td><td colspan="2">‘기본 복식호흡’이라 칭하며 편안한 자세에서 흡기/호기를 자연스럽게 개인이 필요한 만큼 반복하는 호흡</td><td rowspan="5">PPT,
시범,
유인물,
견학</td></tr>
<tr><td>흡기</td><td>코로 숨을 천천히 깊게 복부의 복근이 앞으로 불룩 나오도록 10~12초 정도 개인차에 따라 들이쉼</td></tr>
<tr><td>호기</td><td>입으로 복부의 복근이 등에 붙는 듯한 느낌으로 깊이 들이쉰 만큼 길게 천천히 내쉼</td></tr>
<tr><td>이완법</td><td colspan="2">• ‘최적의 휴식’ 방법과 옆으로 편히 눕기 자세 취하기
• 진통 완화: 수중입욕</td></tr>
<tr><td>출산 리허설</td><td colspan="2">분만실 견학과 교육 중 시범을 통해 출산 장면을 직접 체험하기</td></tr>
<tr><td>가정 상담 교육</td><td>60분</td><td>출산전 자가교육</td><td colspan="2">• 교육 후 가정으로 돌아가서 워킹, 짐볼 운동 실시: 1회/1일
• 운동 시작 시기: 28주부터 가능하나 개인차에 따라 활동적인 운동량은 출산 안정기인 36주 이후부터 권장
• 교육 종료 후 ‘운동 체크리스트’ 교부
• 전화 상담: 2~3일마다 지속적인 운동법 체크와 코칭 및 격려</td><td>운동 체크 리스트,
전화 상담</td></tr>
</table>

출처: 박현순, 문길남, & 이신영. (2018). 스피닝 교육 프로그램이 자연주의 출산과 간호중재에 미치는 의미 탐색. *교육문화연구, 24*(5), 609–627.

표 2.4 매일 운동 체크리스트 [예시 ②]

스피닝베이비 방법 및 장점 → 최적의 아기 위치를 만들어 주는 방법이다.

엄마 이름 : **태명 :**

운동 종류	운동방법	장점
매일 빨리 걷기 계단 오르기	• 바른 자세로 하루 4~5km 정도를 빠른 걸음으로 걷기 • 적어도 5회/1주(1시간 30분 정도) • 무리되지 않게 2층부터 시작하여 10층까지 오르기	골반의 움직임을 유연하게 해주고 장요근을 이완시켜 준다.
옆으로 편히 눕기	매일 5분	허리통증을 완화하고, 골반 균형을 잡아준다.
스트레칭(런지, 스쿼트)	각 매일 30개	허벅지 안쪽 근육을 강화시켜 준다.
짐볼 운동(앞뒤, 좌우, 둥글게 그리기, 위아래)	매일 30분 이상	태아의 좋은 자세 잡는 것을 도와주고 자세를 도는 것을 도와준다.
pelvic tilt(고양이자세, 북극곰자세)	매일 20~40회(매일 20분 정도)	아래 허리가 아플 때, 엉덩이가 뻣뻣할 때

출처: 박현순, 문길남, & 이신영. (2018). 스피닝 교육 프로그램이 자연주의 출산과 간호중재에 미치는 의미 탐색. *교육문화연구, 24*(5), 609-627.

표 2.5 스피닝베이비 체크리스트 [예시 ③]

운동 종류		주/날짜 방법	1	2	3	4	5	6	7	8	9	10	11	12	13	14
매일 빨리 걷기 계단 오르기		바른 자세로 4~5km(1시간 30분)														
옆으로 편히 눕기(좌우)		매일 5분														
스트레칭	스쿼트	매일 30개														
	런지	매일 30개														
짐볼 운동(동영상 참고)	앞뒤	매일 30분 이상														
	좌우															
	위아래															
	둥글게 그리기															
pelvic tilt(고양이자세, 북극곰자세)		매일 20~40회 (매일 20분 정도)														

출처: 박현순, 문길남, & 이신영. (2018). 스피닝 교육 프로그램이 자연주의 출산과 간호중재에 미치는 의미 탐색. *교육문화연구, 24*(5), 609-627.

프로스타글란딘과 호르몬이 분만진행과 감정에 미치는 영향

PROSTAGLANDINS AND HORMONAL INFLUENCES ON EMOTIONS AND LABOR PROGRESS

표 2.2에 명시된 요소 이외에도, 다양한 호르몬이 분만에 영향을 준다. 옥시톡신, 엔도르핀, 카테콜아민, 프로락틴 등의 호르몬은 다른 호르몬의 영향을 촉진하거나 제어하며 분만에 각기 다른 영향을 준다. 호르몬의 균형이 분만과정과 산후 정신 건강, 산부-태아 상호작용, 모유수유 등을 좌우한다. 분만과 산후 초기에 관여하는 내인성 호르몬에 대한 내용은 Box 2.2를 참고한다.

Box 2.2 분만 시와 초기 분만 후 프로스타글란딘과 다른 호르몬의 기능

다음에 나온 주요 호르몬에 대한 내용은 저명한 연구진들의 연구들에서 발췌했다.

- 프로스타글란딘: 분만 후기, 프로스타글란딘은 자궁경부를 부드럽고 유연하게 한다. 또한 다른 호르몬들과 함께 관절 유동성을 높인다고 흔히 알려져 있다. 하지만 어떻게 호르몬이 이런 역할을 하는지에 대해는 많이 알려진 바가 없다. 4장부터 6장에서 임부의 자세와 유동성을 설명하며, 태아 회전과 하강 유연성에 도움이 된다.
- 옥시토신: 산모의 자궁을 수축시켜 분만을 유도하는 호르몬이다. 뇌하수체 후엽 가운데 있는 신경전달 물질로, 출산 때 자궁 수축을 촉진해 진통을 유발하고 힘주고 싶어 하는 욕구, 태아방출반사(ejection reflex)로 분만이 쉽게 이루어지게 한다. 진통 강도를 낮추고, 안 좋은 기억이나 고통 완화에도 효과적이다. 엄마가 아기에게 평온과 친밀, 모성애로 정서적 유대감을 느낄 때 활발히 분비돼 '사랑의 호르몬'이라고 알려져 있다. 카테콜아민과는 신체에 반대의 영향을 미친다. 옥시토신은 임신 중 프로게스테론의 영향으로 자궁에 작용하지 않고 있다가 출산 때 황체호르몬의 양이 급격히 감소하면서 젖분비 자극 호르몬인 프로락틴과 함께 분비되어 모유수유를 돕는다. 옥시토신은 분만 시 분비가 최고조에 달하는데 이를 '옥시토신 샤워(oxytocin shower)'라고 부른다.
- 엔도르핀: 모르핀과 비슷한 이 호르몬은 진통, 스트레스, 두려움을 겪을 때 분비되며, 안 좋은 감정에 대응한다. 분만 중 활성기 산부들에게서 많이 관찰되며 안정되고 편안하고, 본능적이며 몽환적인 상태에 들어가게 도움을 준다. 분만 중 약물 투여가 없었던 경우에도 출산직후 산부와 아기는 "고차원적인 감정" 일종의 모르핀(엔도르핀)의 영향하에 있게 된다.
- 카테콜아민: 스트레스 호르몬으로서 adrenaline (epinephrine), noradrenaline (norepinephrine), cortisol 등이 있다. 스트레스성 호르몬은 산부가 두려거나 화가 날 때 분비된다. 또한 산부나 태아가 위험에 처했다고 느낄 때도 분비된다. 이 호르몬은 "투쟁-도피 반응"의 호르몬이다. 산모는 위험으로부터 자신의 몸을 지켜내고 고통을 견딘다. 카테콜아민의 높은 수치는 분만 1기 대부분의 시간 동안 옥시토신과 엔도르핀에 반하는 영향으로 작용한다. 분만 1기 시, 과도하게 분비된 카테콜아민은 순환하는 모체혈액에서 "투쟁-도피 반응"에 필요하고 심장, 폐, 뇌, 골격 근육 등 생존에 필수적인 기관 이외에 자궁이나 태반으로 모체혈액이 공급되지 않게 한다. 자궁이나 태반으로 공급되는 혈액

이 감소하며, 자궁 수축이 지연되고, 태아에게 가는 산소량도 적어진다(그림 2.2). 산부는 심리적으로 근긴장, 과민반응, 두려움, 태아 보호반응을 경험한다. "투쟁-도피 반응"은 모든 포유류가 위험에 마주했을 때 느끼는 심리학적 반응이다. 연구에 따르면 여성들이 위험에 처했을 때는 "돌봄-도움" 반응을 보인다고 알려져 있다. 도움을 요청하고 자식을 보호하려고 한다는 것이다. 아래 "돌봄-도움" 반응에 대해 구체적으로 알아보고자 한다. 분만 2기 때는 카테콜아민 수치가 높아지면서, 태아가 나오도록 힘을 주고, 준비하는 데 도움을 준다.

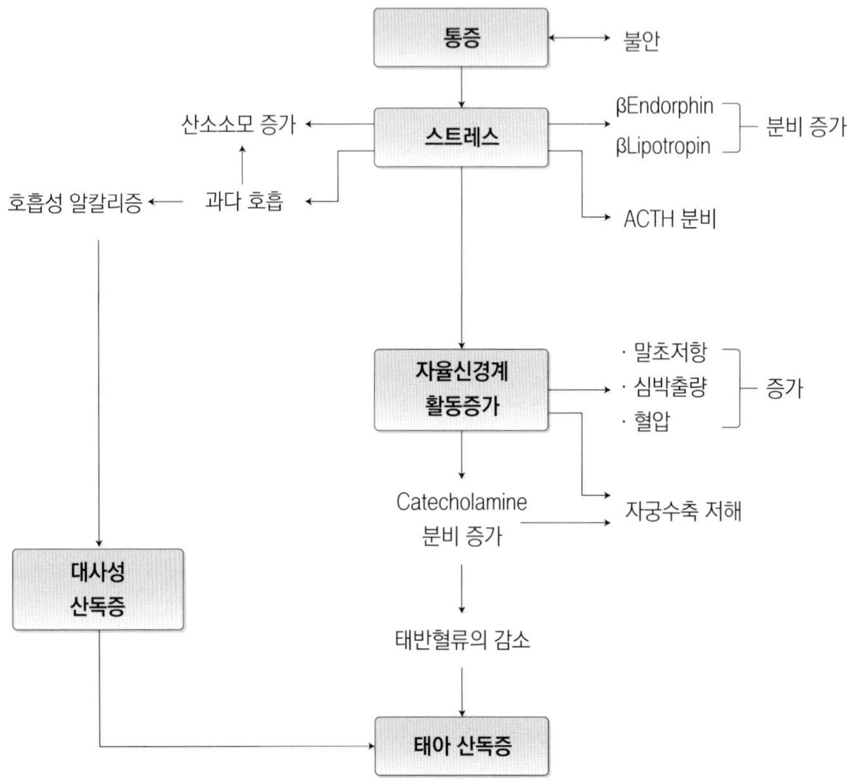

그림 2.2 **분만통증으로 인한 2차적인 생리변화**

- 프로락틴: "보금자리 호르몬"으로 임신과 산후 모유수유를 돕는 호르몬이며, 원활한 수유를 돕고, 산부가 편안하고, 기분 좋은 상태에 있기를 돕는다. 태아 욕구를 자신보다 우선적으로 두며, 이타적인 행동을 하는 데 큰 영향을 미친다. 태아와 신생아들도 이런 호르몬을 분비하며, 호르몬의 균형이 태아의 안녕, 신생아 적응, 모유수유 시작 등에 영향을 준다.

1960년부터 자연분만에 대해 관찰하고 연구한 산부인과 의사 Michel Odent은 산부가 "본능적으로 다른 포유류와 비슷한 방식으로" 분만을 진행할 시 어려움 없이, 호르몬 균형을 유지하며 안정적인 분만을 할 수 있다고 주장한다. 그러나 뇌의 신피질이 과도하게

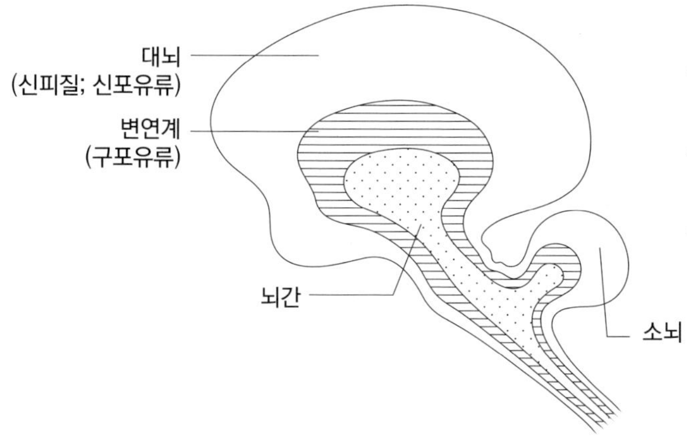

- 뇌간: 뇌의 줄기(기초), 신경, 호흡, 운동 중추, 숨 쉬고, 걷고, 뛰는 감각에 관여
- 변연계: 감정. 기억 담당, 포유동물 이상에만 존재
- 대뇌(신피질): 고등 생물의 뇌, 이성적 사고, 판단에 관여

그림 2.3 **뇌의 구조**

분비되면 분만과정이 방해를 받을 수 있다. 왜냐하면 분만과정은 내분비계와 뇌 활동 간 협동으로 이루어지기 때문이다.

분만 중 산부의 기억은 분만 장소나 환경, 돌봄 등에 영향을 받아 사실적 내용이 감정 상태에 따라 왜곡될 수 있다. 뇌의 구조는 그림 2.3과 같다. 대뇌(necortex, 신피질)는 인간에게만 독특하게 존재하는 것으로 사고 능력과 인지에 관여한다. 변연계(older, 구피질)는 포유동물 이상에만 존재하며 감정과 기억을 담당하는 중추로 자가보존과 동족보존에 필요한 행동을 유도하는 감정형성과 표출에 관계한다. 뇌의 줄기인 뇌간은 생명과 직결된 중추(신경, 호흡, 운동 중추)로 숨 쉬고 걷고 뛰는 감각을 담당한다.

다시 말하면 뇌간이 현재 생존을 조율한다면, 변연계는 과거 정보에 감정을 입혀 저장하고, 이를 토대로 신피질은 미래 전략과 행동을 결정한다고 볼 수 있다(강봉균 외, 뇌-brain, 휴머니스트, 2016). 예를 들면, Michel Odent(Michel Odent 저, 김태언 역, 농부와 산과의사, 녹색평론사, 2005)는 산부가 분만 시 사지를 땅바닥에 대고 고개를 아래로 향한 채 양쪽 팔에 머리를 껴안은 닫힌 슬흉위 자세를 취할 경우(그림 2.4), 머리가 아래로 향해 있기 때문에 주변 사물은 아무것도 보지 않게 되어 시각정보를 차단하게 된다. 동시에 대뇌(신피질)의 의식도 외계로부터 차단되어 활동이 저하된다. 분만과정에서 현실적인 시공간 감각을 넘어 가는 데는 대뇌(신피질)의 활동저하가 불가피하다.

따라서 Michel Odent은 현재 분만 센터나 진료 장소에 변화를 주어 신피질의 자극을 최소화해야 한다고 주장한다. 다른 포유류들은 편안하고, 조용하고, 약간의 불빛만 있는 장소에서 분만한다. 이런 장소는 신피질이 과도하게 분비되는 것을 막아 중뇌와 뇌간이 분만을 원활하게 할 수 있도록 돕는다.

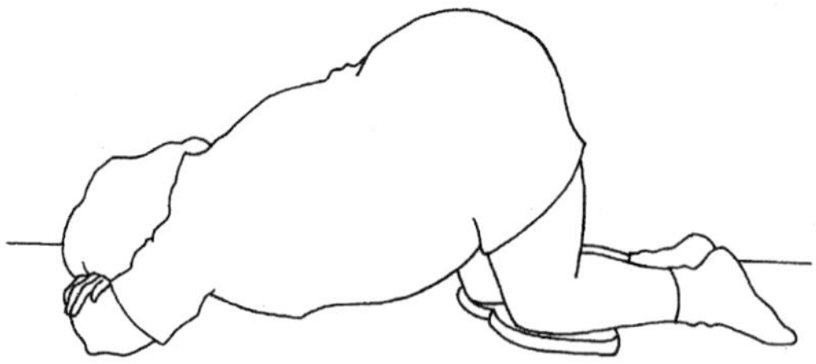

그림 2.4 닫힌 슬흉위

요즘 산부인과에서는 밝은 빛, 이방인, 소음 등 다른 방해 요소들 때문에 신피질이 자극받는다고 말한다. 그리고 이런 요소들 때문에 원초적인 뇌의 기능을 방해하고, 옥시토신과 엔도르핀을 분비하며, 분만 1기 시 난산을 야기할 수 있는 분만 억제 작용을 돕는 카테콜아민의 분비를 증가시킨다.

분만 시 고통과 두려움에 대한 "투쟁-도피"와 "돌봄-도움" 반응

"Fight-or-flight" and "tend-and-befriend" responses to distress and fear during labor

투쟁-도피 반응(fight-or-flight response)은 동물이나 인간이 스트레스 환경에 노출되거나 공격 또는 생존 위협에 대한 반응이다. 투쟁-도피 반응은 동물이나 인간이 위기에 처했을 때 생존을 위해 적과 맞서는 심리학적 과정이며, 스트레스 호르몬이나 카테콜아민이 과도하게 분비될 시 나타난다. 실제적인 위험, 두려움, 걱정, 스트레스 등이 원인이 될 수 있고, 분만과정을 지연시킬 수도 있다(그림 2.5). 분만 1기 시, 과도하게 분비되어 순환하는 카테콜아민은 모체혈액에서 심장, 폐, 뇌, 골격, 근육 등 생존에 필수적이고, 그 외 기관 자궁이나 태반으로 모체혈액이 공급되지 않게 한다. 혈액 공급이 줄면 자궁 수축이 느려지고, 태아에게 산소 공급이 원활하지 않을 수 있다.

남성과 여성 모두 생리적으로 투쟁-도피 반응을 보이지만, 성 간에서 행태적 차이를 보인다. 투쟁-도피 반응은 스트레스에 대항하는 원초적이고 생리학적 반응이다. 행태적으로 남성은 투쟁-도피 반응에서 투쟁으로 자신과 가족, 지역사회, 나라를 보호하며, 투쟁의 확률이 적다면 도피하는 성향을 보인다. 여성의 경우, 돌봄-도움 반응(tend-and-befriend response)을 보인다. 위험으로부터 어린이를 보호하고, 도움을 청하거나 다른 이와 함께 자신과 자식들을 지켜내는 성향을 보인다.

신뢰를 주는 돌봄제공자가 태아가 위험해 처해 있다고 하면 모성은 보호본능을 발휘한다. 모성은 이전 선호하던 치료 방식이 아니더라도, 태아를 위해서라면 어떤 치료도 동

산부의 불안에 대한 영향

- 분만 1기 카테콜아민의 과도한 분비
  - 산부의 생리학적 반응: 자궁으로의 혈액 감소, 옥시토신 영향 억제, 자궁 수축 감소, 분만 1기 지연, 태반으로의 혈액 공급 감소
  - 산부의 심리학적 반응: 타인의 말이나 경험들에 대해 부정적, 비관적으로 바라봄, 지지와 태아 보호에 대한 요구 증가
  - 태아에 대한 심리적 반응: 태아의 카테콜아민 분비 증가, 태아의 산소 보존 요구 증가, 태아심박수 감소
- 분만 2기 높은 수치의 카테콜라민 영향
  - 산부 영향: 경각심, 새로운 힘과 에너지가 나옴
  - 태아 영향: 위 내용과 동일

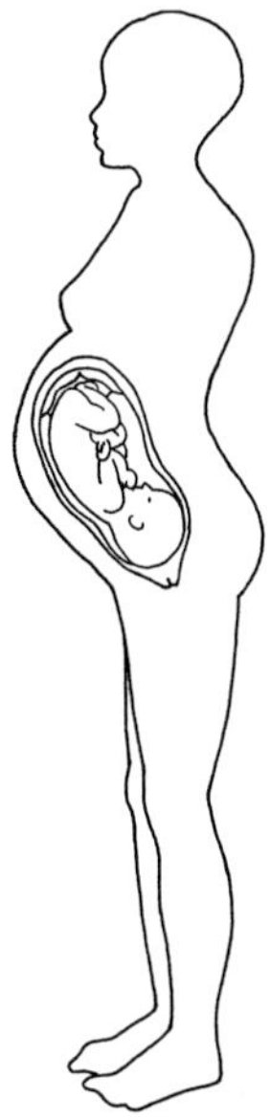

그림 2.5 **분만 시 산부와 태아가 느끼는 심리적 · 신체적 불안 반응**

의할 것이다. 이렇게 함으로써 모성은 태아를 돌본다. 반면, 모성은 돌봄제공자를 신뢰하지 않으면 치료를 거부함으로서 태아를 지켜내는 노력을 기할 것이다.

산부는 분만 시 돌봄제공자를 필요로 하고 찾게 되며, 위기 상황의 경우 도움을 요청한다. 이런 지원 체계가 없다면 분만은 불만족으로 이어질 가능성이 높고, 분만 후 "외상 후 스트레스 장애(posttraumatic stress disorder, PTSD)"를 겪을 수 있다.

돌봄제공자의 조언이 두려움과 불안 때문에 위협적이라고 여길 수 있다. 위험을 크게 느끼지 않는 산부는 공격적인 반응을 보이지 않을 수 있지만, 두려움과 불안 때문에 돌봄제공자의 조언을 위협이라고 느끼는 산부도 있을 수 있다. 따라서 예측 가능한 위험으로부터 자신을 보호하려고 하고 예민해지고, 경계를 늦추지 않을 수 있다. 두려움과 불안은 새로운 정보를 받아들이고, 이해하는 데도 장애물이 될 수 있다.

분만 시 높은 카테콜아민 수치는 일반적으로 산부의 인지를 변화시키고, 엔도르핀을 억제해 본능적인 영역 상태로 돌아가려는 작용을 하게 한다.

산부가 겪는 심리학적 고통을 완화시키거나 피하게 하면 생리학적 분만진행을 원활하게 할 수 있고, 산부가 더욱 본능적이고, 편안한 상태에서 분만할 수 있게 한다. 산모가 편안한 상태에 있더라도 스스로 이런 상태가 있음을 인지하며, 필요시 올바른 결정을 할 수 있다는 것을 알아두어야 한다.

흥미롭게도 분만 2기가 다가올수록 일반적으로 카테콜아민은 많이 분비되며, 이는 "태아방출 반사"를 일으켜 분만진행 속도를 높일 수 있다. 카테콜아민은 분만 전이나 직후 산부들이 경험하는 두려움, 분노, 희열 등의 감정적 반응을 불러일으킨다.

분만을 위한 이상적인 환경 Optimizing the environment for birth

많은 임부들이 처음으로 병원 입원을 하게 되는 이유는 대부분 첫 아이의 탄생 때문이다. 이 의미는 많은 임부들이 분만 환경에 대해 익숙하지 않을 수 있다는 점을 시사한다. 많은 병원들이 효율성과 안전에 만전을 기하며 산부와 태아를 위해 일정한 케어 프로토콜을 마련하고, 의료진에 의한 진단적 · 치료적 중재를 하고 있다. 최근까지도 병원의 감각적인 환경, 사생활 보호, 침대 밖을 자유롭게 돌아다닐 수 있는 자유 등에 많은 관심을 가지지 않았다. 하지만 임부는 주변 환경이 익숙치 않으면 두려움과 불안을 느낄 수 있다. 많은 임산부들은 병원, 규범화된 일정, 사생활 침해 등이 익숙하지 않기 때문에 통제하기 어렵다.

사생활을 보호하고, 환경을 감각적으로 개선시킨 분만 환경은 보통 "대안적 환경"이라고 불린다. 2012년 12,000명의 임산부를 대상으로 한 10개의 Cochrane 실험에 따르면 일반적 환경과 비교했을 때 대안적 환경은 의료적 중재율을 낮추고, 자연 질식분만 가능성을 높였다. 임산부나 태아에게 위해를 끼치지 않으면서도 임산부의 만족도를 높이고, 분만 후 1~2달 정도 모유수유를 지속할 수 있게 돕는 것으로 나타났다.

호주와 영국의 산부인과 전문가들은 앞서 나온 이상적인 분만 장소 개발에 앞장서 왔다. 분만실 디자인 공간 평가도구(birth unit design spatial evaluation tool, BUDSET)를 이용해 병원이나 기관이 각자의 분만 환경을 평가하고 향상시킬 수 있도록 장려했다. 체계적인 도구를 이용해 객관적으로 산부와 태아의 생리학적 요구에 부응할 수 있는 환경인지를 평가할 수 있다. 긍정적인 Cochrane 결과는 이상적인 분만 장소를 위해 동기를 부여했다.

산부의 심리-정서적 상태: 웰빙 또는 스트레스?
THE PSYCHO-EMOTIONAL STATE OF THE WOMAN: WELLBEING OR DISTRESS?

통증/고통 Pain versus suffering

산부의 건강은 다양한 요소와 관련이 있다. 산부와 태아의 건강은 그 무엇보다도 중요하다. 이 책은 안전한 치료 방식을 통한 최상의 결과 창출에 그 목적을 둔다. 안전 외에도 분만통증, 외상에 대한 두려움은 산부와 돌봄제공자가 건강 다음으로 고민하는 부분이다. 통증이 무엇이길래 이런 고민들을 만들어 내는 걸까?

산부의 정서적 안녕에 대한 이해를 높이기 위해 통증과 고통(suffering)의 차이를 알아야 한다. 이 저서는 분만 시 느끼는 통증(진통)은 자궁수축과 관련 있는 강력하고, 불쾌한 신체의 감정으로 정의하고 있다.

반면 고통은 무력감, 두려움, 패닉, 통제력 상실, 외로움 등의 감정을 포함한 정서적 괴로움으로 표현하고 있다. 고통은 통증을 수반할 수 있지만, 통증은 고통을 수반할 수도 있고, 그렇지 않을 수도 있다.

산부들은 통증 자체보다 통증을 대처하지 못하는 상태가 더 힘들다. 사실, 산부들은 분만과정 시 진통이 걱정된다기보다, 통증으로 변화되는 자신의 모습을 더 두려워한다. 통제력을 잃고, 울음을 터트리고, 기가 빠지고, 고통스러워하고, 약점을 보이거나 수치스러워하는 등 통증 속에서 행복을 찾든 고독하든 고통이 언제 끝나는지, 이 고통을 어떻게 관리해야 하는지 방법을 모르기 때문에 불안감을 더 느낀다고 볼 수 있다. 즉, 고통을 두려워하는 것이다. 트라우마와 비슷하며, 고통은 분만 후에도 느낄 수 있는 정서적 고통과도 연관이 있다.

다음 두 가지 방식을 통해 통증을 관리할 수 있다.

- 회피: 약물을 통해 통증 완화 또는 제거
- 수용: 비약리학적 방법을 통해 통증을 관리하며, 통증 제거보다는 통증 예방이 일차적 목적

다음은 통증과 고통을 구별하기 위해 돌봄제공자가 사용할 수 있는 방법과 고통, 두려움, 불안감을 완화시켜 산부가 안전하고 편안함을 느낄 수 있도록 돕는 제안들이다.

분만 시 통증과 고통 사정 Assessment of pain and distress in labor

많은 병원에서 분만 중인 여성 및 다른 모든 병원 환자들의 통증을 주기적으로 평가, 검토한다. 현재 흔히 사용되는 통증 사정 평가 도구 및 척도는 다음과 같다(그림 2.6).

NRS + VAS Pain Intensity Scale

통증 없음	0점
경도	1-4점
중등도	5-6점
중증	7-10점

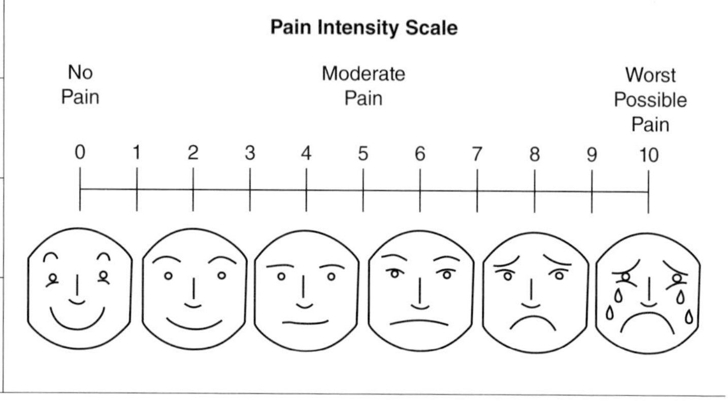

그림 2.6 Pain intensity scale

통증에 대응할 수 있는 산부의 능력 사정 Assessment of women's ability to cope with the pain

산부의 통증을 사정하는 것보다 통증에 대응하지 못하는 고통을 헤아리는 것이 더 중요하다(그림 2.7).

■ PCS(Pain Coping Scale)-임산부를 위한 시각아날로그 평가 척도

PCS는 임산부를 대상으로 분만진행 시 사용 가능하다.

분만 통증에 대응하는 산부의 상태를 파악할 수 있는 두 가지 툴이 있다. 그림 2.8에 나온 통증 평가 척도(그림 2.6과 유사)는 0(통증 없음)에서 10(극심한 통증) 정도를 도구에 표시한다. 중간 정도 통증인 경우 중재 없이 통증에 대처할 수 있다. 수축과 이완 사이 "이완요법(relaxation), 리듬(rhythm), 의례적인 일(ritual)" 3R을 통해 운율적인 방법으로 관리할 수 있다(5장 참고). 돌봄제공자, 둘라, 배우자는 척도 표에 있는 숫자로 통증 정도를 파악하는 것보다 수축 시 산부의 반응을 관찰하며, 때로는 수축 후 "수축 당시 어떤 생각을 하고 있었나요?"라고 물어볼 수도 있다. 산부의 답변에 따라 통증에 대체하고 있는지 또는 아닌지, 참을 만한지를 알려줄 것이다. Wuitchik(1989)와 그의 동료들에 의한 연구를 통해 질문과 답변을 해석할 수 있다. 연구에 따르면 분만 잠재기 때 극심한 통

PCS	범주형 척도		
• Offer praise • Offer food and drink • Stay close and available	• 칭찬 제공 • 음식과 음료 제공 • 가까이 있는 곳 이용 가능	아주 잘 대응	9-10점
• Offer encouragement • Minimize distractions • Keep environment calm	• 격려 제공 • 산만함 최소화 • 환경 평온하게 유지	잘 대응	7-8점
• Offer reassurance • Offer massage • Move or walk	• 안심시키기 • 마사지 제공 • 움직임 또는 걷기	대응	5-6점
• Give specific instruction: (i.e. relax your shoulders) • Try a new position	• 구체적인 지시 (즉, 어깨를 이완하십시오) • 새로운 자세 시도	고군분투	3-4점
• Use eye contact • Speak calmly and firmly • Focus on breathing	• 눈 맞춤 • 침착하고 단호하게 말하기 • 호흡에 집중하기	대응 불가	0-2점

NRS + VAS Pain Coping Scale

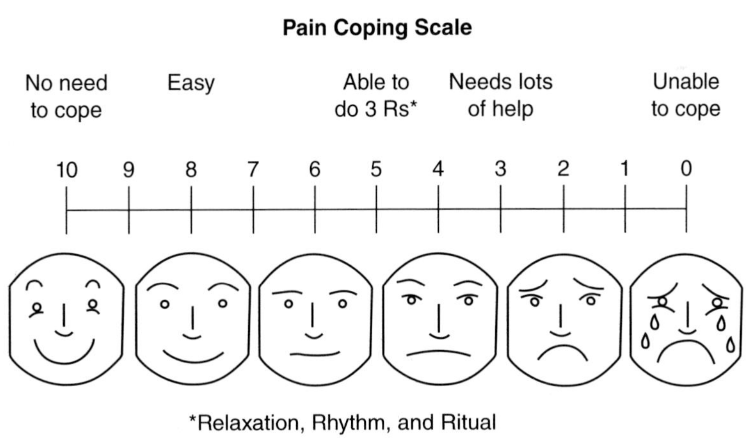

그림 2.7 Pain coping scale

증을 겪는 산부들의 경우 지연분만이나 기계분만으로 아이를 낳거나 태아절박가사가 나타날 수 있다. 하지만 산부가 통증에 잘 적응할 수 있다면 인내심과 격려만으로도 분만과정을 잘 견뎌낼 수 있다고 한다. 그러나 통증을 겪고 있거나, 울거나, 앓거나, 고통스러워하거나, 포기하거나, 움직임의 대처 방안에 적응하지 못하거나, 극심한 고통을 겪고 있다고 느끼거나, 생각보다 진행이 힘들어지는 경우 더 버틸 여력이 부족할 것이다. "나한테 이래라 저래라 하지마. 나도 잘 모르겠다. 너무 싫다. 이젠 못 버틴다." 등의 고통 상태가 되면 분만이 곧 임박함을 뜻한다. 이런 경우, 정서적 또는 신체적 지원과 도움으로 산부를 진정시킬 수 있다. 이런 방법이 통하지 않을 경우 약물 처방도 가능하다. 어떤 경우에도 산부가 고통을 겪게 해서는 안 된다. 10장과 11장은 비예측성 통증과 분만에 대해 산부의 대처 방안에 대해 서술하였다.

둘째 툴인 대처 알고리즘(the coping algorithm)은 Roberts와 그의 동료들이 통증평가척도의 대안으로 산부 통증을 파악하기 위해 개발한 툴이다. 통증을 판단하는 자체가 산부의 정서적 안녕을 평가할 수 있는 것은 아니다. 통증과 대응을 더 넓은 관점에서 바라보고자 한다. 일부 의료진들이 이 접근법을 채택하기도 했다. 정기적으로 산부에게 질문을 한다. "임신 과정을 어떻게 바라보고 있는가요?" 산부가 잘 대처하지 못한다고 관찰되면(울거나, 집중 불가, 패닉, 침대를 흠뻑 적시거나), 사정 결과와 산부의 선호에 따라서 아래의 통증 대처 약물, 비약리적 방법의 의료 행위를 진행할 수 있다. 대처를 잘 하고 있는 경우 지속적으로 산부를 도와줄 수 있다.

앞서 말한 바와 같이 분만진행과 난산 예방을 위해 심리적 · 신체적 · 대인관계 · 생리적 요인이 조화롭게 작용해야 한다. 당연한 이야기지만 산모가 의료진에게 존중받고 안전하고 적절한 케어를 잘 받았다고 느낄 때, 산부가 활동적이고 자유롭게 움직일 수 있으며, 통증이 적절하고 안전하게 관리될 때 분만이 잘 진행될 것이다. 또한 산부의 웰빙은 따뜻하고, 사려 깊은 반려자 또는 가족들에 영향을 많이 받는다. 능력 있고, 자신감 있는 돌봄제공자나 둘라와의 안전, 편안한 분만 장소도 필수적이다. 만약 이런 요건들이 충족되지 않는다면 산부는 창피하고, 외롭고, 평가당하고, 불안정하고, 존중받지 못하고, 중요하지 않은 사람으로 느낄 것이다. 이런 부정적인 감정들은 안전한 분만을 방해하는 심리 생리학적 반응을 불러일으킬 수 있다.

고통, 두려움, 긴장 완화를 도울 심리-정서적 조치

Psycho-emotional measures to reduce suffering, fear, and anxiety

진통 전: 돌봄제공자가 해야 하는 일 Before labor: what the caregiver can do

분만 전, 돌봄제공자는 산부의 심리사회적 병력을 검토해 분만 시 문제가 될 수 있는 정신적 · 정서적 건강 문제들을 파악하고 있어야 한다. 초기 트라우마에 관한 자세한 설명, 분만에 영향을 줄 요소, 상황에 맞는 적절한 케어 등에 관한 내용은 다음과 같다.

출산교실, 산전 상담에서는 배우자와 함께 무엇이 산부를 편안하게 할 수 있는지 파악하고 있어야 한다. 예를 들어 둘라, 좋아하는 음악, 향기, 그림, 사랑하는 이들, 분만 시 입을 옷, 시각 효과, 아로마테라피, 마사지, 이완요법 등이다. 이런 지지를 통해 산부와 배우자는 낯선 환경에 쉽게 적응할 수 있다. 물론 가정출산이나 병원에서 둘라와 함께 어디서나 출산할 수 있도록 미리 짐을 챙기는 등 준비가 필요하다.

산전에 출산계획을 임산부 및 배우자와 함께 검토하고 논의하도록 한다. 임산부와 배우자가 의료진에게 "출산계획서"나 편지를 쓰도록 장려하며, 자신에 대해 소개하고, 무엇이 걱정인지, 어떤 방식을 선호하고, 어떤 선택을 하고 싶은지 기록하도록 한다. 상담은 대상자의 관점에서 같은 눈높이로 정체성을 주고, 이해되지 못한 부분을 명확히 알려주어야 한다. 무엇보다 신뢰감 형성이 중요하다. 대상자는 간호사, 조산사, 의사들이 낯선 존재이다. 따라서 대상자의 심리 사회적 병력, 출산계획, 의학적 병력을 미리 확인한다. Box 2.3의 출산계획서 – 공유된 의사결정 과정 모델을 참고한다.

Box 2.3 출산계획서 – 공유된 의사결정 과정 모델

출산계획서는 문서로 작성된 내용으로 자신(부부)에 대한 소개, 그들의 최우선 순위, 분만에 대한 걱정들을 표현하고, 태아 간호에 대한 선호 요인을 기술하는 계획서이다. 부부는 옵션들에 대해 학습하고, 우선순위를 정하며, 돌봄제공자, 육아전문가 등 전문가들과 상의한다. 그 다음 확정된 출산계획서는 의무기록으로 남겨 출산 시 반영한다. 출산계획서의 이점은 미리 출산계획서를 작성함으로써, 진통에만 신경쓸 수 있으며 분만 시 어떤 결정을 내리지 않아도 된다. 분만 시 스트레스 없이 결정을 내릴 수 있고, 이는 만족감으로 이어진다. 출산계획은 그들이 요구할 때 또는 상황에 따라 변경할 수 있다. 선호요인과 관련된 연구에 의하면 출산계획이 있는 경우 원하는 요소가 없더라도 케어 방식은 더 존중 받는다. 항상 임산부가 처음 선택된 케어 방식으로 케어가 진행될 수는 없다. 하지만 변경된 상황에 대한 정당한 이유를 임산부와 배우자에게 설명한다면 이들은 만족할 것이다.

북미에서 출산계획서 작성은 일반적인 것이지만 의료진이 항상 이를 반기는 것은 아니다. 실제로 출산계획이 없는 경우보다 더 안 좋은 결과를 내기도 하기 때문이다. 한 설문조사에 따르면 약 55~65% 의료진은 출산계획이 있는 경우 분만 결과가 안 좋다고 응답했고, 대상자는 3~10%에서 출산계획이 있는 분만과정을 선호한 것으로 나타났다. 제왕절개분만, 융모양막염 등의 결과는 산부와 돌봄제공자 사이의 관계에도 영향을 미친다. 두려움과 불안 때문에 부정적인 용어들로 작성된 긴 출산계획은 분만 전 내용을 명확히 하지 않는다면, 오히려 분만과정에 방해를 줄 수 있다.

이런 경우 산전관리에서 미리 출산계획에 대해 임산부와 조산사, 의사가 서로 치료적 의사소통을 하는 것이 유익하다. 임산부의 두려움과 걱정에 대해 시간에 쫓기지 않게 대화하고, 분만과정을 자세히 설명하면 두려움이 줄어들 수 있다. 먼저 돌봄제공자가 제공할 분만 술기를 구체적으로 설명하고 위험과 이점, 대안적 방법에 대한 다양한 접근법 및 중재에 대해 소통한다. 중재에 대한 적응증과 이론적 근거도 제시한다. 도표로 된 결정 도구들은 산부들이 양적 정보를 쉽게 이해할 수 있도록 돕고, 위험과 이점을 이해하는 데 도움을 준다. 또한, 두려움을 완화시키고, 산부와 돌봄제공자 사이의 신뢰감도 구축할 수 있다.

지식을 요하지 않는 체크리스트보다 예비 부모의 우선사항, 문제, 고민거리에 대한 간단하면서도 자세한 출산계획 작성을 추천한다. 분만과 출산 관리에 대한 선호도, 케어, 모유수유 등 예비부모가 중요하게 생각하는 문제들을 기록한다. 다른 상황에 대비해 출산계획은 변경 가능해야 한다. 돌봄제공자나 병원은 임산부 케어에 다른 안전한 옵션들이 존재한다는 것을 알려줘야 하고, 부모마다 가치와 요구가 다르다는 것을 인식해야 한다. 출산과 케어의 만족도는 의료진이 출산계획에 따라 어떻게 케어를 했는지에 따라 달렸다.

다음은 출산계획서에 대한 예시이다(표 2.6).

표 2.6 출산계획서 및 체크리스트

출산계획서

산모가 분만 시 같이 있길 원하는 사람

진통의 긴 시간 동안 심적, 육체적으로 힘이 되는 사람입니다.
□ 남편 □ 그 외 ( )

산모가 분만 시 입을 옷

□ 병원 옷 □ 본인이 준비한 옷

유도분만

예정일을 기준으로 41주가 지나면 태반의 기능이 저하되기 때문에 그전에 수축이 올 수 있도록 하는 방법들이 있습니다.
□ 선택적 유도분만 □ 41주까지 기다림
□ 의료진의 판단에 따름

분만 전 처치

□ 관장(유, 무) □ 제모(유, 무)
□ 회음절개(유, 무)

양막 열림

□ 통상적 인공양막 파열술은 원하지 않음
□ 의료진의 판단에 따름

통증완화(복수응답 가능)

□ 약물을 쓰지 않고 분만하길 원함
□ 꼭 필요시 진통제 및 경막외마취 사용
□ 수중 진통완화
□ 출산 중 다양한 자세

태아모니터

진통 중 태아의 건강상태를 사정하기 위하여 주기적으로 태아모니터링은 필요합니다.
□ 의료진의 판단에 따름

촉진제 사용(복수응답 가능)

진통이 약할 때 촉진제 사용이 필요합니다.
□ 가능한 기다려 보기를 원함
□ 의료진의 판단에 따름

내진(복수응답 가능)

내진은 태아의 위치나 자궁경부 상태 등의 진행과정을 알기 위해 시행합니다.
□ 꼭 필요한 경우 외에는 하지 않기 원함
□ 의료진의 판단에 따름

출산2기(아기 머리 나올 때) (복수응답 가능)

□ 남편이 계속 함께 있기 원함
□ 직접적인 출산 장면을 보지 않기를 원함
□ 출산 장면을 보기 원함
□ 아기 나올 때 복부 누르기 금지

출산 후 아기 관리 및 모유수유(복수응답 가능)

□ 아빠와 캥거루 케어를 원함
□ 태어난 직후 아기가 부모와 함께 있는 시간을 가진 후 씻기를 원함
□ 태맥이 멎고 탯줄을 자르기 원함
□ 필요 시 젖병, 분유, 고무젖꼭지를 사용
□ 완전 모유수유

제왕절개분만

태아나 산모의 안전을 위하여 불가피하게 제왕절개를 하게 되는 경우
□ 경막외마취(척추마취)
□ 전신마취
□ 경막외마취 후 수면유도 원함
□ 비타민 K, 안연고 사용

그 외 추가적인 요구가 있으면 적어주세요.

이상의 모든 사항은 산모나 아기 상태에 따라 변경될 수 있습니다.

출처: 박현순, 문길남, & 이신영. (2018). 스피닝 교육 프로그램이 자연주의 출산과 간호중재에 미치는 의미 탐색. *교육문화연구, 24*(5), 609–627.

진통 중: 특히 처음 임산부를 만나는 경우 돌봄제공자와 둘라를 위한 팁

During labor: tips for caregivers and doulas, especially if meeting the laboring client for the first time in labor

- 돌봄제공자의 이름을 소개한 후 임신부의 이름을 호명한다. 서로 인사하고, 의료진과 인사를 나눈 후, 병실로 안내한다. 방, 조명, 침대 사용법, 목욕 또는 샤워, 호출하기, 온도 조절, 부엌, 간호사 스테이션, 라운지를 안내하고, 친절과 존중을 담아 간호하고, 안전에도 힘쓴다.
- 산부의 출산계획과 선호도에 대해 질문하며, 요구에 귀 기울인다. 출산계획 또는 선호 리스트가 있을 수 있지만, 비현실적일 수 있다. 이런 경우 친절하게 문제에 대해 소통하고, 가능한 선택지를 제공한다. 구체적이거나 부정적인 출산계획은 의료진을 신뢰하지 못함으로 두려움이 발생할 수 있어 라포형성 후 출산계획에 대해 다시 한번 논의한다.
- 친밀감, 사생활, 편안함을 유지할 수 있는 환경 구축
  - 병실에 입실 전 노크하고, 문을 닫는다.
  - 산부의 몸을 노출시키지 않게 개인 프라이버시를 존중한다.
  - 산부의 안정에 도움이 될 만한 물건들 아이스팩, 핫팩, 따뜻한 담요, 출산 볼, 빈백, 목욕, 샤워, 의자, 출산 스툴, 오디오, 음료, 음식 등을 소개한다.
  - 배우자와 안거나, "슬로우 댄싱"을 장려한다.
  - 산부를 안심시키고, 원하는 범위 내에서 편안하게 해주고, 산부의 요구에 응한다.
- 모든 의료 과정이나 검사를 설명하고 결과를 공유한다. 검사 결과, 활력징후, 분만과정이 비정상 상태, 즉 때론 태아검사 시 탯줄이 관찰되었거나, 의료진으로부터 제대로 설명을 듣지 못했거나, 아기가 위험에 빠진 줄 알고 걱정하고 있다면 안정시킨다. 만약 문제가 심각하다면 거짓으로 위로하지 말고, 과장하여 말하지도 않는다.
- 문제를 파악하고 분만과정 징후들을 공유한다(4장 "분만진행 6단계 – 산전에서 출산까지" 참고).
- 산부가 진통에 대처할 수 있는 조치들을 제안한다.
- 말뿐만 아니라 문화적으로 적합한 칭찬, 웃음, 터치, 손잡기 등을 통해 따뜻함과 존중을 담아 산부를 안심시킨다.

이러한 조치를 통해 산부와 의료진은 안전한 환경을 구축할 수 있고, 비용과 시간을 절약할 수 있는 이점이 생긴다.

트라우마 생존자를 위한 간호 철학

An integrated philosophy on caring for trauma survivors

하나 또는 연속된 사건, 환경이 만들어 낸 트라우마는
개인에게 신체적 · 정서적 해를 끼치며, 개인의 생명에 위해를 가하고,
정신적 · 신체적 · 사회적 안녕에 악영향을 끼친다.

미국 물질남용 및 정신보건 서비스국(2014)

트라우마 이력: 왜 중요한가 Trauma histories: why they matter

본 장의 앞부분에서는 분만 1기 시 나타나는 두려움과 불안의 부정적 영향에 대해 이야기했다. 아동기나 성인 초기 트라우마를 겪은 산부는 분만 시 높은 수준의 두려움과 긴장을 겪는다.

아동 성적 학대와 성인 트라우마 Childhood sexual abuse (CSA) and trauma in adulthood

아동기 시절 겪었던 학대 중 성적 학대 경험은 임산부에게 가장 큰 부정적 영향을 줄 것이다. 임신, 출산, 모유수유는 성 본능과 연관되어 노출, 삽입, 통증 등 불가피한 이슈로서 이러한 경험이 성기 손상으로 느끼게 할 가능성이 있으며 성적 학대 경험과 연관되어진다.

상당수의 나라에서 진행된 메타분석을 기반으로 한 연구에 따르면 25%의 임산부들이 아동기부터 18세 사이에 성적 학대를 경험했다고 한다. 이 연구는 몇몇 나라에서 자행되는 여성 생식기 할례(female genital mutilation, FGM)의 경우를 포함시키지 않았다. 신체적 · 정서적 학대도 흔하게 발견되었다. 학대는 일시적이었거나 빈번하게 발생했거나 수년에 걸쳐 이루어졌다. 여성들은 가족들이나 이웃, 교사, 종교 집단 관련자, 코치들로부터 학대 당하여, 권위 있는 사람을 쉽게 신뢰하지 못한다. 이런 비정상적인 경험을 한 경우 이는 당연한 반응으로 생각된다.

강간, 배우자에게 당한 폭행 등 성인 시절에 경험한 트라우마 역시 임산부에게 큰 상처가 된다. 시간이 지나더라도, 외상후 스트레스를 겪을 수 있다.

성적 학대 피해를 입은 산부들은 쉽게 해결되기 어려운 문제들을 안게 된다. 따라서 본 장에서는 트라우마적 성적 학대 경험이 현재 산부에게 어떠한 영향을 주고, 얼마나 큰 두려움을 느꼈는지, 의료진이 트라우마와 관련된 두려움과 불안을 줄이고자 시행할 수

있는 방안은 무엇인지를 이야기하고자 한다. 더 나아가 다른 종류의 학대 역시 비슷한 어려움을 불러일으킬 수 있다는 점을 유념해야 한다.

삶의 경험은 개인의 지각에 큰 영향을 끼친다. 임산부는 낯선 장소, 사람, 사건의 영향을 받는다. 그것이 안전한지, 치료적인지, 합리적인지, 자신에게 도움이 되는지를 판단하는 데에는 과거 경험이 기반이 된다. 성적 트라우마 경험자들은 산전 혹은 분만 간호에서 본의 아니게 두려움이나 긴장을 느낄 수 있고, 옷을 벗거나, 눕거나, 질 검사를 진행하거나, 벨트 착용 등의 경험들에 자극을 받을 수 있다. 또한 분만의 자연스러운 자극에 크게 반응할 수 있으며, 트라우마와 관련된 회상, 긴장, 거슬리는 생각을 할 수 있다. 이는 산전, 분만, 산후의 두려움과 긴장도에 영향을 끼칠 수 있다.

많은 여성들이 아동기나 성인기에 트라우마를 겪으므로, 두려움을 줄이고, 신뢰를 높이는 조치들이 필요하다. 이때 외상정보관리(trauma-informed care, TIC)가 사용되며, 일반적인 환자들도 트라우마 기반 케어를 받는다.

트라우마 기반 케어는 "트라우마와 그 합병증을 기반으로 한다." 트라우마 기반 케어를 통해 의료진은 의료 환경을 좀 더 안전하게 구축할 수 있고, 환자들은 신뢰를 배우고, 돌봄제공자와 함께 분만과정을 진행하고, 트라우마적 경험을 치유할 수 있게 된다. 이 책에 나온 모든 조언들은 여성의 심리정서적 정서와 난산을 기반으로, 트라우마 기반 케어와 일치한다. 표 2.7은 트라우마 기반 산전 케어의 몇 가지 예이다.

표 2.7 트라우마 기반 주산기 간호의 예와 근거

조치	근거
트라우마 병력이 있는 여성을 위한 트라우마 기반 간호, 일상 검사, 이송	
산부의 트라우마 이력 검사. 트라우마 전문가에게 자문	여성의 특정 요구에 응하는 간호를 하고, 산전 두려움을 줄이고, 분만진행을 촉진하고, 산후 정신건강을 지지하는 기회, 치유, 성장, 부모가 되는 과정 등을 배운다.
경험 일반화하기. "여성의 아동기 20%가 성적 학대를 당한다. 이런 경험들은 건강에 영향을 끼칠 수 있기 때문에 어린 시절 원치 않는 성적 경험이 있는지 모두에게 물어보고 있다." 산부 스스로 정서적 방어를 할 수 있게, 무엇을 이야기하고, 언제 말할 지에 대해 통제권을 준다.	비난 없이 트라우마 경험을 나누는 시간으로, 트라우마 기반 케어는 비난 없이 여성들이 의료체계 속에서 안전함을 느끼게 도와준다.

표 2.7 트라우마 기반 주산기 간호의 예와 근거(계속)

조치	근거
침착하게 존중을 담아 과거 트라우마 경험에 대해 질문한다. 여성의 이야기에 대해 의문을 표하거나 결과를 축소시키거나 학대자에게 분노를 표하지 않는다.	산부의 솔직한 이야기에 믿음을 주고, 비난 없이 이야기를 들어준다면 요구에 맞는 간호를 할 수 있고, 돌봄제공자와 산부 사이에 신뢰가 쌓이게 된다.
신호, 증상, 신체적 불편함에 대해 배우고, 경험을 발설하지 않으며 여성의 안녕을 우선시한다.	산부의 요구를 들어주며 주산기 간호의 효과성을 높인다.
많은 트라우마 생존자들이 병력을 공개하지 않는다는 것을 인지하며, 선택에 의해서나 기억이 없는 초기 성적 트라우마의 영향으로 발현되는 증상들에 대해 미리 숙지하고 있으면, 산부의 트라우마 경험을 직접 듣지 않아도 두려움, 걱정, 특정 요구 사항에 대응할 수 있다.	산부의 일반적인 간호 과정에서 보이는 부정적인 반응이나 저항의 원인을 정확히 파악하지 못하더라도 감정이나 행동을 비난 없이 진지하게 받아들이면, 트라우마를 불러일으키지 않고, 존중받는 간호를 제공받을 수 있다.
존중을 보이고, 힘을 나누고, 협력하며, 학대 경험을 반복하지 않도록 돕는 방법	
학대자와 다르게 대상자에게 통제권과 선택권을 최대한 보장한다. "제가 어떻게 해야 안전하다고 느끼실까요?"	산부가 안정감을 느끼도록 도와주고, 돌봄제공자를 신뢰하게 한다.
대상자와 함께 노력하며, 자극을 피하거나 최소화한다. 학대자를 생각나게 하거나 걱정을 불러일으키는 행동이나 사건 또는 이에 대처할 수 있는 방안을 생각한다.	이런 협력은 전문가가 산부 자신의 요구에 귀 기울인다고 생각한다. 의료진은 산부의 이야기를 들어주고, 맞춤형 간호를 제공한다. 이에 산부는 존중받고 있다고 생각되면 예상치 못하고, 원하지 않는 상황이 나오더라도 더욱 안전하게 잘 적응할 수 있다.
결정도구를 사용해 대상자의 요구와 선호를 표현할 수 있도록 돕는다.	불안한 상황에서도 산부는 안전함을 느끼고, 보살핌을 받고 있다는 느낌을 가지는 것은 중요하다. 남에게 의지를 많이 하고, 자기주장을 자유롭게 펼치지 못해도 자신이 존중받을 존재임을 느끼게 한다.
검사 과정 전, 확실한 동의를 받고, 과정을 상세히 설명한다. 대상자가 멈추고 싶을 때, 신호를 주게 하고, 돕고, 다른 시간에 검사를 마무리한다.	산부의 안전감을 증가시키고, 스트레스를 잘 다룰 수 있도록 돕고, 돌봄제공자를 신뢰할 수 있도록 돕는다.
학대 상황을 연상시키는 자세를 고수하기보다는 출산 과정에서 편안한 자세로 있게 장려한다(본 장 뒷부분 "산부 움직임을 유지하면서 태아심박수와 수축 모니터링" 참고).	많은 산부들이 등을 대고 눕거나 손과 무릎을 땅에 댄 상태로 학대를 당한다. 서 있고, 돌봄제공자와 같은 선상에 위치해 있는 경우 여성은 안정감을 느낀다.
위급상황이 아닌 이상 세밀하게 상호작용하며 의사결정을 한다. 검사나 치료가 필요하다면 질문하고, 대안에 대해 설명하고, 위험과 효과에 대해 이야기하고, 충분히 시간을 준 후 결정하게 돕는다.	이런 상호 존중 대화는 법적 강제성을 띠지만, 여성의 동의 없이 발생된 학대 상황은 정반대의 환경을 만들어 준다. 여성에게 적극적으로 의사결정 과정에 참여할 것을 장려하며, 의료 과정들이 강제적으로 하고 있다는 느낌을 줄이도록 도와준다.

CHAPTER 2

표 2.7 트라우마 기반 주산기 간호의 예와 근거(계속)

조치	근거
여성 스스로 자아를 찾고, 힘을 기를 수 있도록 돕는 방법	
대상자가 보여주는 "용기"에 대해 사실적으로 이야기해주고, 잘하고 있다는 것을 말해준다. 따뜻하고, 존중을 담아 간호한다.	자신감과 능숙함을 키운다. 전문가로부터 얻은 자신감은 중요하며, 출산 후에도 산모가 강해질 수 있는 힘을 준다.
산후 병원을 떠나기 전, 부부를 칭찬해주는 것을 잊지 않는다. 어떤 점이 좋았는지 설명해준다. 전문가의 의견이 부부에게는 좋은 영향을 끼칠 수 있다.	부부에게 출산 경험이 긍정적인 경험으로 인식하기에 좋은 기회이며, 긍정적으로 새로운 역할 적응을 도와준다. 이런 행동들이 외상후 스트레스를 예방한다.
분만 시 벌어지는 일에 대한 여성의 이해도 사정과 피드백 얻기	
대상자를 만나거나 동료에게 물어 출산 직후 여성이 어떻게 출산을 받아들이는지 물어본다. 만약 여성이 받아들이는 경험이 당신이 본 "실제 경험"과 다를 경우, 현재 경험이 실제 경험이었다는 것을 유념한다. 반영적 듣기를 통해 공감해주고, 방어적으로 행동하며 교정시킬 필요는 없다. 대상자의 질문과 걱정에 대한 답을 준다. 위급상황이 발생했다면, 그 당시 어떤 감정이었는지, 설명 없이 조치가 이루어졌다면, 이 조치들이 왜 이렇게 빨리 이루어졌는지 설명해준다.	사람들이 여성의 이야기를 잘 듣고 있다고 느끼게 하는 것이 중요하며, 무섭고, 강력한 경험과 상황을 이해시키는 것이 중요하다. 배신당하거나 학대당했다는 느낌을 받지 않도록 신중히 간호하면, 돌봄제공자와 친밀감을 쌓을 수 있도록 한다. 대상자와 신뢰를 쌓고, 대화를 장려하고 유지한다. 그 이유는 특정분야의 전문가를 원할 때 팔로업(follow-up)이 필요할 수 있기 때문이다.
PRIME은 출산이 고통이라고 느낀 여성들을 위한 중재라고 보았다. 출산 후 72시간 이내에 면대면 한다. 상담과 함께 산후 6주 정도 상담이 진행된다.	
새로운 부모에게 서포트 그룹, 아동발달 수업, 트라우마 카운슬링에 대해 알려준다.	대상자의 경험과 비슷한 경험을 가지고 있던 여성과 연락을 취한다. 부모가 될 수 있도록 돕고, 트라우마를 극복할 수 있도록 돕는다. 문제를 혼자 해결해 나가지 않아도 된다는 것을 알려주고, 세대 간 연결된 학대 사이클을 끊도록 도와준다.
가능한 출산 트라우마에 대한 지식 있는 사람들이 되도록 좋다.	케어자의 입장에서 보람된 일이지만 대상자의 두려움을 없애고, 트라우마를 회복하는 일은 힘들고, 스트레스를 유발할 수 있다.

트라우마적 출산 Traumatic births

트라우마적인 출산을 경험하는 임산부도 있을 수 있고, 심지어 "외상후 스트레스 장애"의 증상을 분만 후 보이는 산모도 있다. 임상적 · 대인적 요소들은 산모의 출산 경험에 영향을 줄 수 있다. 타인이 산모를 어떻게 바라보는지보다 산모 스스로 출산을 어떻게 받아들이는지가 더 중요하다.

분만 당시 통증에 잘 대처하지 못했거나, 분만과정이 복잡했거나, 조산이거나, 응급 제왕절개술을 시행했거나, 태아에게 신체적 문제가 있거나, 사망했을 경우, 산모에게 분만은 트라우마적일 수 있다.

다양한 나라에서 진행된 연구 결과에 따르면 의료진의 케어가 부적절했다고 생각했거나, 산모가 존중받지 못한다고 느끼거나, 존엄성에 침해되었거나, 통제력을 상실했거나, 태아에게 시행되는 치료들에 대해 통제력이 없을 때 산모들은 분만이 트라우마였다고 생각한다. 많은 병원이나 시설에서 산모를 존중하지 않고, 심지어 폭력적인 치료들을 여전히 자행하기 때문에 WHO는 다음의 성명을 발표하였다(Box 2.4).

성적 트라우마 생존자들은 분만과정 속에서 위험을 더 느끼고, 다시금 트라우마를 겪을 수도 있다. 통증 완화를 위한 조치가 이루어졌어도 아동 성폭행 경험자들은 자신의 다리를 올리고, 생식기를 노출시키고, 의료진이 검진을 하는 것을 불편해할 수 있다.

Box 2.4 WHO 2014 성명서: 시설 및 기관 기반 출산에서 나타난 무시와 학대 예방 방지

"전 세계적으로 산모들은 의료기관에서 무시당했거나 폭력적인 치료를 경험하기도 한다.

이런 치료 방법들은 존중된 간호를 받아야 하는 권리를 위반하는 것으로 생명은 물론 건강, 신체 불가침(bodily integrity), 차별로부터의 자유를 침해당한다. 우리는 이제 행동하고, 이야기하고, 연구하고, 인권과 공중보건을 지지해야 한다."

공개적으로 알려지지는 않았지만 적대적이거나 폭력적인 치료는 개발도상국과 선진국에 만연하다. 수치심, 강요, 모욕, 사전동의 거부, 사생활, 비밀보장, 산부의 요구 거부 등 학대적인 치료가 많이 발생하고 있다. 신체적 · 심리적 위해는 물론, 이런 치료는 분만진행 과정을 방해하고, 태아가사를 발생시킬 수 있다.

가난하고 어리거나 미혼모, 소외계층 사람들이 이런 위험에 많이 노출되어 있지만, 교육받은 중산층도 예외는 아니다. WHO는 다음 정의를 내세워 존중받는 케어가 무엇인지 정의하고자 한다. "올바른 선택을 위한 조력, 이동성의 자유, 음식과 물 이용, 사생활 및 비밀보장, 여성 권리를 위한 정보제공, 정보에 입각한 선택, 임상간호의 전문적 기준 마련"

여성의 트라우마 경험 여부에 관계없이 트라우마적 분만 경험은 태아를 돌보고, 산후 조리를 할 가장 중요한 시기에 산모의 자신감을 낮출 수 있다. 반면, 산모가 존중받고, 도움받고, 교육받고, 모든 결정 과정에 참여하고, 모든 과정에 적당히 기여를 할 수 있는 상황이라면, 트라우마 없이 분만과정을 진행할 수 있다. 이런 따뜻한 지원 아래 산모는 자신의 의료진이 특별히 자신에게 많은 도움을 주고, 전문적으로 간호했다고 느낄 수 있다. 트라우마 관리는 이런 결과를 지향하며, "트라우마"와 "외상후 스트레스"를 겪지 않도록 예방에 힘쓰고 있다.

보편적 예방 조치로서의 트라우마 기반 케어

Trauma-informed care as a universal precaution

상당수의 산모들이 성적 트라우마를 경험했기에 많은 저자들은 트라우마 기반 케어가 출산 전후기 케어에서 "보편적인 예방책"이 되어야 한다고 주장한다. 이 말은, 즉 아직 치료되지 않은 트라우마가 있을 수 있다는 점을 인지하고, 산모의 상태를 고려해 치료를 진행해야 한다는 것이다.

근거는 다음과 같다.

- 산모들 중 의료진에게 트라우마 병력을 공개하지 않을 수 있고, 임신 기간 동안 트라우마에 대해 이야기하고 싶어 하지 않는다. 또 다른 경우, 해리 또는 기억 억제 때문에 트라우마를 기억하지 못할 수도 있다. 어떤 경우라도 트라우마는 산모들에게 영향을 준다.
- 만족스럽고, 맞춤형 케어를 받으며 진행된 분만은 산모에게 치유적이고, 자신감을 북돋아 줄 수 있는 경험이다.
- 산모가 어린 시절 폭력에 노출되었다면 트라우마 기반 케어는 아기에게 가해질 수도 있는 위험 요소를 제거할 수 있다.
- 트라우마 기반 케어는 필요로 하지 않는 사람들에게도 해가 가지 않는다. 모든 산모들은 맞춤화되어 있고, 결정을 함께 해 나갈 수 있는 케어를 선호한다.

편안한 분만을 위한 신체적 · 심리적 방안
PHYSICAL AND PHYSIOLOGIC MEASURES TO PROMOTE COMFORT AND LABOR PROGRESS

진통 중: 신체적 안전을 위한 조치 During labor: physical comfort measures

간단한 신체적 대책들은 산부에게 편안함을 느끼게 하고, 스트레스를 줄여주며, 적극적인 의지와 투쟁-도피 반응을 이해한다면 지연분만 가능성을 낮출 수 있다.

- 편안한 분위기 조성(사생활 보호, 갑작스러운 소음 방지, 어두운 조명)
  - 이완요법/율동적인 움직임
  - 안정감을 주는 발성[신음, 한숨, "후(horse lips)"]
  - 율동적인 심호흡(11장 참고)
  - 연상법/시각화
- 배우자가 시행할 수 있는 조치 제공(산부가 받아들일 수 있는 정도 선에서)
  - 마사지와 지압요법(11장 참고)
  - 수축 시 산부의 호흡을 세서, 수축 어디쯤에 왔는지 기록(정점, 중간, 끝)
  - 율동적인 움직임을 장려하고, 심호흡, 하품, 조용히 특정 단어를 반복해서 소리 내는 만트라 명상, 기도, 100부터 반대로 숫자세기 등 심신 안정에 도움을 주는 활동들 장려
  - 차가운 천으로 산부의 얼굴과 목 닦기
  - 칭찬과 격려
  - 낮은 목소리로 율동적이게 말함("운율적인 말")
- 편의물품 사용 장려(11장 참고)
  - 온 · 냉 팩
  - 샤워 또는 목욕
  - 샤워 볼
  - 따뜻한 음료나 차가운 음료, 얼음
  - 라운지
  - mp3, TV, 영상

이런 방법들을 쉽게 이용할 수 있는 프로토콜과 환경 조성은 산부의 신피질 이완과 본능에 충실하게 함으로써 자연스러운 분만과정을 경험할 수 있게 돕는다.

CHAPTER 2

진통 중: 심리적 조치 During labor: physiologic measures

난산으로 이어질 수 있는 잠재적 요소들을 예방할 수 있는 심리적 조치는 다음과 같다.

- 경막외마취를 한 산부를 포함한 건강한 여성들에게 분만과정 당시 가벼운 음식 섭취를 장려한다.
- 한두 시간마다 방광을 비우도록 한다. 방광이 차 있으면 통증을 증가시킬 수 있고, 태아하강에 방해를 줄 수 있다. 자궁수축은 방광이 차 있다는 것을 알아차리지 못하게 할 수도 있다. 따라서 산부에게 알려준다.
- 수분과다 상태는 지양하지만 충분한 수분섭취는 필요하다. 구강섭취는 갈증해소를 위한 안전하고 간단한 방법이다. 다양한 주스, 스포츠 음료, 얼린 주스 바, 차, 물을 준비한다. 과도한 양만 아니면 분만과정에서 구강섭취가 부정적이지 않다는 연구결과가 나왔다. 8~10시간 분만과정 당시 2.5L의 물을 섭취하거나, 더 긴 분만과정의 경우 300mL/h의 물을 섭취하도록 한다. 영국 국립보건임상연구소(National Institute for Health and Care Excellence, NICE)는 스포츠 음료수와 같은 등장액의 구강 음료가 산부에게 더 이로울 수 있으며, 저나트륨혈증을 예방할 수 있다고 주장하고 있지만, 이런 의료행위는 충분한 연구가 뒷받침되고 있지 않다.
- 탈수 예방을 위해 산부들에게 정맥투여가 필요로 하다는 뒷받침할 연구결과는 아직까지 나와 있지 않다. 전신마취 시 위의 팽창은 질식 위험으로 구강섭취를 피하는 데 타당한 이유가 되지 않는다. 하지만 북미나 영국의 많은 병원들은 구강으로 음식이나 액체 섭취를 금하고 있으며, 건강하고 합병증 없는 산부임에도 정맥투여를 선호한다. 이런 방식의 변화는 급히 정맥투여를 필요로 하거나 수분과다섭취를 예방하기 위함이다. 갈증을 느낄 때 액체를 섭취하면 탈수나 수분과다를 예방할 수 있다.
- 산부에게 편안한 자세를 취하도록 도와주고, 다양한 자세와 움직임을 통해 산부가 가장 편안함을 느끼는 자세를 찾는 것을 장려한다. 가장 편안한 상태에서만이 산부는 건강한 분만을 할 수 있다.
- 엉덩이, 골반기저근, 허벅지, 복부, 허리의 수의근을 이완시키도록 한다.

왜 산모 체위에 초점을 맞추는가? Why focus on maternal position?

임신 후기 호르몬의 변화는 인대와 골반관절, 연골을 이완시키기 때문에 천장관절과 치골결합의 유연성이 더욱 커진다. 골반 유연성은 골반의 모양과 크기에 미묘한 변화를 가져오고, 분만 1기 아두가 이상적인 위치에 자리 잡을 수 있도록 돕고, 기본적인 굴곡과 내회전, 분만 2기의 태아 하강을 돕는다.

임산부 자세 변화가 가져올 수 있는 긍정적인 영향은 다음과 같다.

1. 골반뼈 정렬과 골반 크기와 용량 결과
2. 수축의 빈도, 길이 효율성
3. "드라이브 각도"(그림 2.8): 태아 척추의 축과 산도 축의 각도
4. 중력의 영향
5. 태아에게 산소 공급

분만 시 지속적인 자세 변화는 태아와 산부의 골반 간 "좋은 균형"을 찾아가는 데 도움을 줄 수 있다. 후방두정위, 부동고정위, 반굴 해결 등 산부는 태아와 골반이 정렬되었을 때 고통이 덜 하다고 답했다. 지속적인 움직임은 골반뼈를 계속 움직이게 하고, 골반 모양을 변화시킨다. 이는 태아가 이상적인 자세를 잡는 데 도움을 준다. 기전에 상관없이

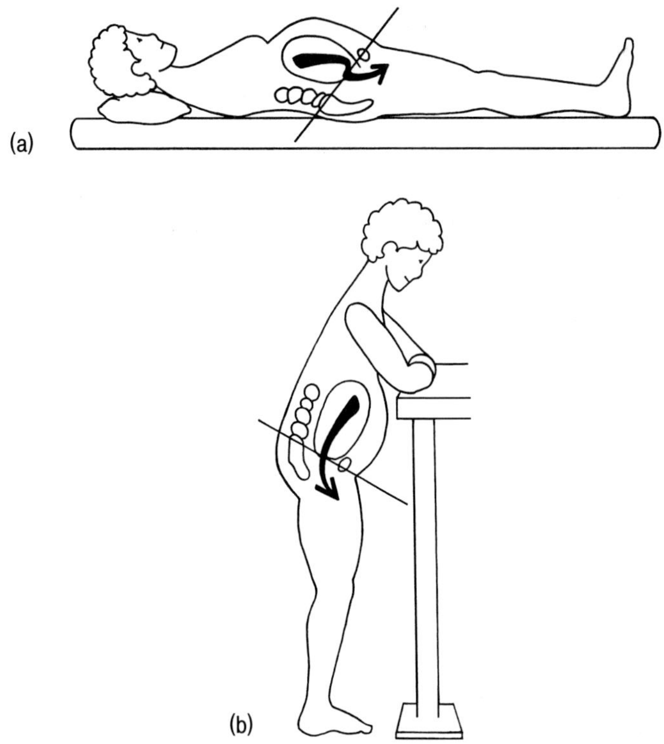

그림 2.8 **드라이브 각도. (a):** 앙와위, **(b):** 기립

출처: Fenwick & Simkin 1987. Reproduced with permission of Wolters Kluwer Health, Inc.

무작위 임상실험의 메타분석 연구와 최근의 코호트 연구에 따르면, 걷거나 서있는 산부들에서 분만 1기 주기가 짧다고 한다. 또한, 기대 있다고 해서 산부, 태아의 건강에 위해가 가지는 않는다. 따라서 산부가 편안하게 움직일 수 있도록 돕는 것이 중요하다.

분만 시 오로지 한 가지 자세만을 고집하는 것은 이상적일 수 없다. 산부들은 지속적으로 움직이며, 다양한 자세를 취해야 한다. 긴 시간 동안 분만진행에 큰 변화가 없다면 한 가지 자세만 고집하지 않아도 된다. 코호트 연구에서 산부들을 중심으로 분만 기간 중 50% 이상 서 있는 집단군과 50% 이상 누워 있는 집단을 대상으로 계획된 실험을 진행하였다. 침대에 머무는 선택과 움직임 사이의 관찰연구 결과, 서 있던 집단의 경우에서 분만시간, 통증강도, 마취주사 요구, 지속적인 후방두정위(persistent occiput posterior, POP), 난산, 비정상적적인 태아심박수, 질식분만, 제왕절개분만, 기계분만 등의 분야에서 모두 우세한 결과를 보였다.

이 책은 특정 상황에서 도움이 될 수 있는 산부 체위와 움직임에 대해 기술하였다.

더 강한 수축을 유도하는 요법
TECHNIQUES TO ELICIT STRONGER CONTRACTIONS

더 강하고, 빈도 높은 수축과 관련된 요법은 다음과 같다.

- 수분 섭취: 산부가 탈수나 수분과다를 보이지 않도록 한다. 수분에 대해서는 5장을 참고한다.
- 움직임과 자세: 분만이 지연된다면 산부에게 30분 정도 산보하고, 30분마다 자세 변경을 하며, 누워만 있지 않게 한다.
- 안위터치: 쓰다듬고, 등 마사지, 손잡기 등의 터치는 내재적인 옥시토신 분비를 촉진한다(그림 2.9).
- 온수욕: 활성기가 지연될 경우 산부에게 따뜻한 물에 복부가 충분히 담길 정도로 목욕을 장려한다. 30~90분 정도 몸을 담근다. 분만 시 수치료법에 대해서는 11장을 참고한다.
- 유두자극: 산부 스스로 진행하거나 배우자가 해주는 유두자극은 옥시토신 분비를 증가시켜 수축을 촉진할 수 있다. 산부나 배우자는 한쪽 유두를 먼저 자극하고, 결과를

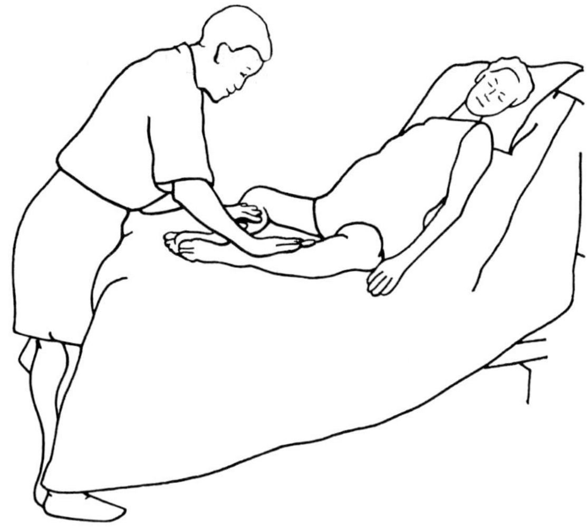

그림 2.9 산부 다리를 마사지해 주는 배우자

지켜본다. 반응이 없을 경우 양쪽 유두자극을 진행한다. 태아에게 이상적인 수축 강도나 기간보다 수축이 너무 길어지고 강해지면, 유두자극을 중지한다.

- 지압은 수축을 촉진하기 위해 사용된다. 전문가에 의해서만 이루어져야 하며, 참고한다. 일부 조산사는 분만 시 지압에 대한 교육을 받기도 한다.
- 찜질 또는 자궁저부 위에 따뜻한 물병을 올려놓는 것은 수축을 촉진할 수 있다. "열의 도움"을 참고한다.

수축 상태를 모니터링하면서 산모 움직임과 태아 심박 유지

MAINTAINING MATERNAL MOBILITY WHILE MONITORING CONTRACTIONS AND FETAL HEART

산부 움직임의 이점과 태아감시장치 검사를 위해 침대에 누워 있거나 반좌위 상태를 유지해야 하는 이점과는 태아감시장치와 상충관계에 있다. 이런 상충관계는 다양한 방식으로 상쇄될 수 있다. 첫째 방법은 정기적인 태아감시장치 사용을 중지하는 것이다. Cochrane 리뷰에 따르면 간헐적인 청진법과 비교해 태아감시장치는 뇌성마비나 신생아 사망률을 낮추지 않는다고 한다. 또한 제왕절개율을 60%로 상승시켰고, 기계분만율을 11% 상승시킨 것으로 나타났다. 지속적인 태아감시장치는 신생아 발작률을 1/500의 확률에서 1/250의 확률로 줄여줄 뿐이다. 즉, 신생아 발작이라는 단 하나의 병력을 예방하기 위해 661명의 산부가 태아감시장치를 정기적으로 사용해야 한다는 말이다. 또한 태아감시장치(electronic fetal monitoring, EFM)는 해석 시 상당히 많은 관찰자간 합의와 관찰자간의 변수가 존재하고, 용어정의 기준도 일정하지 않다.

청진 Auscultation

이러한 실험 결과를 기반으로 미국 산부인과학회(American College of Obstetricians and Gynecologists, ACOG), 캐나다 산부인과의사협회(The Society of Obstetricians and Gynaecologists of Canada, SOGC), 영국 왕립산부인과학회(Royal College of Obstetricians & Gynaecologists, RCOG)와 우수한 간호를 지향하는 국립 산부인과병원(National Institute for Care Excellence) 등은 저위험도의 산부 간호를 위해 태아감시장치와 간헐적 청진법을 동등하게 사용하거나 간헐적 청진법을 선호한다(그림 2.10). 3장에서는 청진법에 대한 프로토콜을 제공하고 있으며, 지속적인 태아감시장치 또는 태아두피혈액 샘플링을 필요로 하는 엄격한 가이드라인을 제공한다고 한다. SOGC는 자연분만의 경우 간헐적인 촉진법을 선호하는 편이다.

태아감시장치가 필요한 경우: 산부 움직임 향상을 위한 옵션

Dysfunctional Labor When EFM is required: options to enhance maternal mobility

간헐적인 청진법은 신뢰할 수 있는 방법으로 알려져 있고 태아감시장치는 이에 대한 별다른 과학적 근거가 불충분함에도 여전히 미국, 영국, 캐나다뿐만 아니라 다른 나라에서

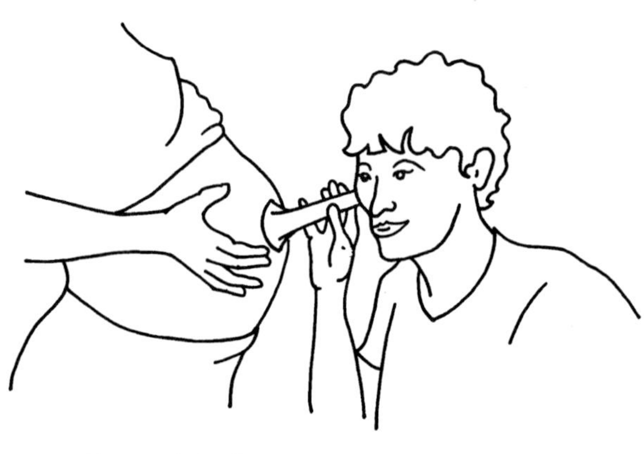

그림 2.10 피나드 청진기로 진행한 태아심음 사정

도 일상적으로 쓰이고 있다. 정기적인 태아감시장치는 저위험군 산부의 경우에도 "일상적인 진료"에 속하는 편이다. 태아감시장치 판독을 공부한 의사, 간호사, 조산사들은 촉진법을 사용하는 것을 꺼려한다. 더 나아가 사전 동의와 사전 선택의 원칙에도 불구하고, 많은 간호사 또는 조산사는 태아감시장치를 사용하라는 병원 정책과 의사들의 요구에 응할 수밖에 없다. 물론, 고위험군의 경우 지속적인 태아감시장치가 필요하다. 태아감시장치가 여전히 널리 사용되기 때문에 근 미래에 이 수요가 줄어들지는 않을 것으로 보인다.

지속적인 태아감시장치 Continuous EFM

산부는 한 가지 체위만 유지하거나 침대에 계속 누워 있지도 않는다. 옆으로 누울 수도, 무릎을 꿇을 수도, 앞으로 숙일 수도, 침대 밖으로 나가 흔들의자에 앉아 있을 수도 있고, 일어나 있거나 침대에 기댈 수도 있고, 침대 위에서 짐볼을 사용할 수도 있고, 흔들거릴 수도 있고, "슬로우 댄싱"을 출 수도 있고(그림 2.11), 무릎 꿇고, 런지하고, 목욕할 수도 있다. 다양한 기술은 10장 툴킷을 참고한다.

특정한 위치에서 태아심박수가 잘 잡히는 것은 사실이지만, 심박수를 기록하는 데 필요 이상의 시간으로 그 자세를 유지할 필요는 없다. 산부가 서 있거나 배우자에 기대어 무릎을 꿇고 있거나 다른 자세에 있을 때, 돌봄제공자가 변환기를 잡고 있으면 된다(그림 2.12). 내부 두피 전극은 일반적으로 산부가 어떤 체위로 움직여도 태아의 움직임을 찾을

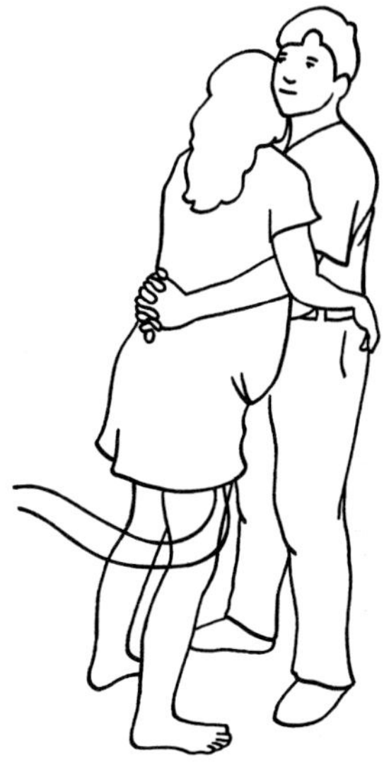

그림 2.11 태아감시장치를 하며 슬로우 댄싱

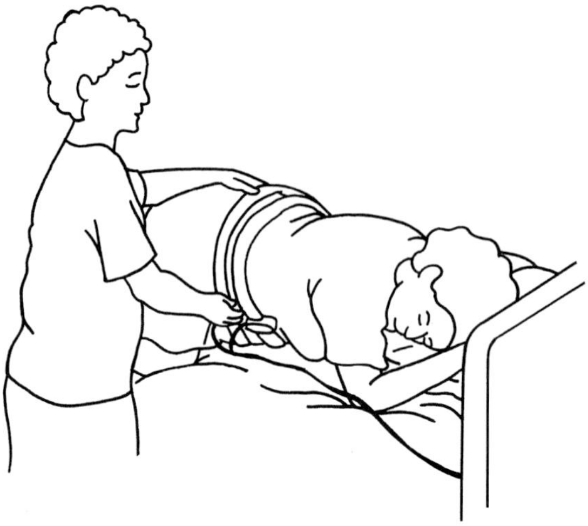

그림 2.12 **배우자가 변환기를 잡고 있는 모습**

수 있다는 점에서 외부 초음파 변환기보다 이점이 많다. 하지만 동시에 더 침습적이고, 파막과 동반되는 위험, 즉 오염물질의 수직 감염, 제대 압박, 지속적인 태아위치이상이 수반될 수 있다. 만약 신호가 약하거나 태아가 움직인다면 간호사나 조산사가 초음파 변환기의 위치를 조정할 수 있다. 요즘 초음파 기기들은 태아심박동수를 매우 잘 잡아낼 수 있다. 따라서 두피 전극은 거의 사용되지 않는다.

수축 강도를 정확하게 파악하고자 할 때 자궁내압력카테터(intrauterine pressure catheter, IUPC)를 사용한다. 바른 자세로도 검사받을 수 있지만 산부가 자세를 바꾸고자 한다면, 정확한 압력 수치를 얻기 위해 압박 밴드를 조정해야 한다. 자궁 내 압력 수치를 지속적으로 확인하는 것이 중요한지 고민해야 하며, 임상적인 필요성이 존재하지 않을 시 검사를 하지 않아야 한다.

간헐적인 태아감시장치 Intermittent EFM

일부 돌봄제공자는 촉진법을 잘하지 못할 것이라 생각해 간헐적인 태아감시장치를 선호하는 경우가 있다. 간호사 또는 돌봄제공자는 산부의 복부에 초음파 기기를 잠시 대고 일정 주기 동안 검사하면 된다. 모니터 요법은 3장을 참고한다. 시각적 · 청각적 결과가 나오기 때문에 이런 방식으로 검사 결과를 알고 싶은 산부들에게 유용할 수 있다. 수중분만을 원하는 경우 산부에게 사용할 수 있는 방수용 도플러 청진기가 있다(그림 2.13). 만약 기계가 미비할 시 전자 태아 모니터에 나오는 초음파 기기를 사용할 수도 있다. 기계 제

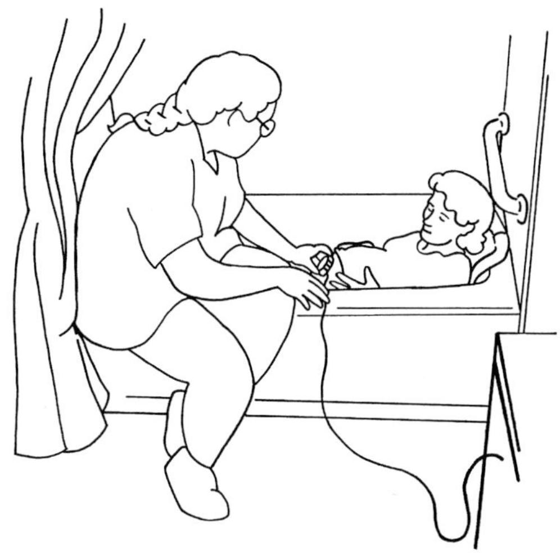

그림 2.13 손으로 잡을 수 있는 방수 도플러 기기로 모니터하기

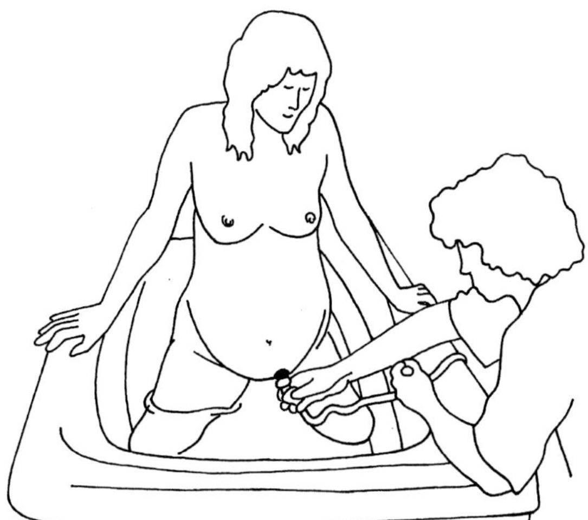

그림 2.14 물 밖에서 모니터하기

조사나 병원에 문의해 대상자에게 기계를 수중에 사용해도 괜찮은지 확인해야 한다. 만약 방수용 기계가 없다면, 산부는 물 밖으로 나와 검사를 받을 수 있다(그림 2.14).

무선 원격 장치 Wireless telemetry

산부가 검사를 주기적으로 받아야 하고, 분만 장소에 태아감시장치 원격 측정 요법 유닛이 있다면, 방에 들어가거나, 나가거나(그림 2.15a), 욕조에 앉거나(그림 2.16), 샤워(그

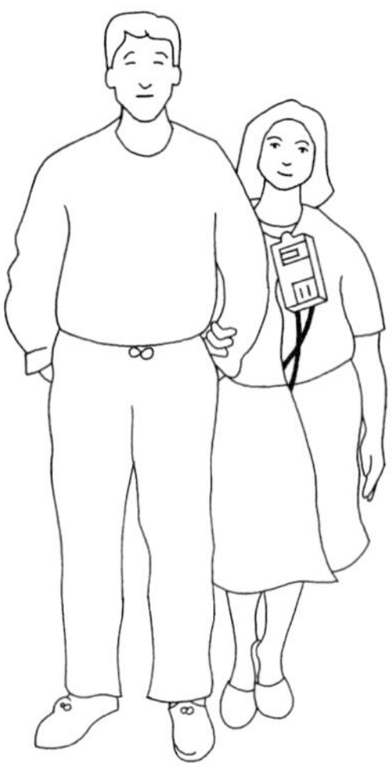

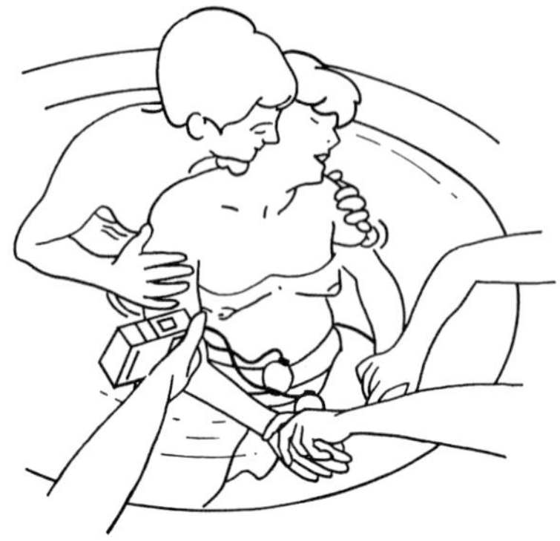

(a) (b)

그림 2.15 **(a)**: 무선 원격 측정 모니터와 함께 걷기, **(b)**: 욕조에서 무선 원격 장치 사용하기

림 2.17) 중에도 검사를 받을 수 있다. 원격 측정 요법 유닛은 내장된 라디오 변압기가 있어 산부의 속옷에 벨트로 걸쳐 착용할 수 있다. 그림 2.15과 그림 2.16에도 나와 있듯이 기기는 물이 새지 않도록 만들어져 욕조나 샤워 시에도 안전하게 사용할 수 있다. 구버전의 라디오 원격 측정 요법은 벨트와 변압기로 되어 있다. 이동 가능한 라디오 변압기와 연결되어 있어, 산부의 목에 걸치고, 가운에 고정시키거나 물 밖으로 기계를 위치할 수 있다. 제조사나 병원에 문의해 수중에서도 사용 가능한지 문의해야 한다.

지연분만 과정을 촉진시키고, 통증을 줄이는 데 자유로운 움직임과 다양한 자세, 수치료 등에서 나타난 연구결과를 고려해 볼 때 원격 측정 요법은 지속적인 모니터링을 할 수 있는 좋은 방법이다.

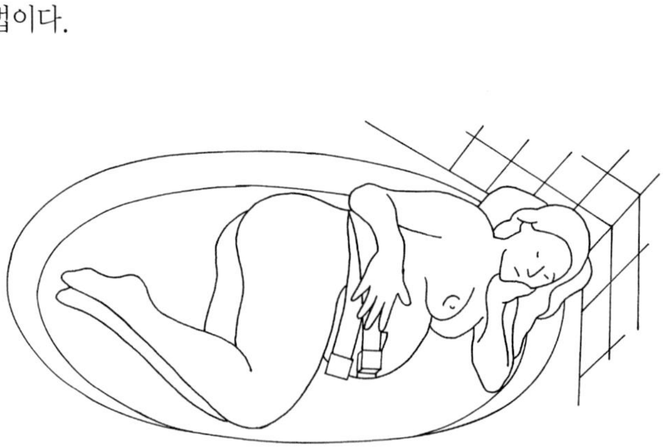

그림 2.16 **방수로 된 손으로 잡을 수 있는 도플러 기기로 모니터하기**

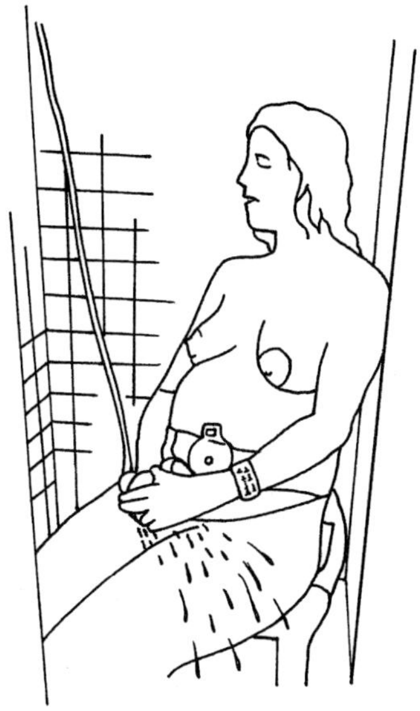

그림 2.17 **샤워할 때 무선 원격 장치 사용**

본 장은 태아감시장치와 관련된 일상적인 문제, 즉 태아자세이상, 지연분만, 극심한 고통 예방을 위해서는 입욕과 자세변경을 가능케 하는 방안에 대해 설명하고 있다.

결론 CONCLUSION

결론적으로 이 장에서는 자연분만과 난산을 구분하였다. 난산 예방을 위해 의료행위들을 기술하고, 산부의 정서적 고통을 최소화하고, 심리적인 방안을 통해 원활한 분만과 움직임을 장려하도록 하고 있다.

참고문헌

1. World Health Organization. (1996) Care in Normal Birth: A Practical Guide. In Safe Motherhood. Geneva: WHO, pp. 1–7.
2. Society of Obstetricians & Gynecologists of Canada, Association of Women's Health, Obstetric and Neonatal Nursing of Canada, Canadian Association of Midwives, College of Family Physicians of Canada, Society of Rural Physicians of Canada. (2008) Joint policy statement on normal childbirth. Journal of Obstetrics and Gynaecology Canada 30, 1163–1165. Retrieved from: http://sogc.org/guidelines/joint–policy–statement–on–normal–childbirth–policy–statement/
3. UK Maternity Care Working Party including the Royal College of Midwives, Royal College of Obstetricians & Gynecologists, and National Childbirth Trust. (2007) Making normal birth a reality: Consensus statement from the Maternity Care Working Party. Retrieved from: https://www.rcog.org.uk/en/guidelines–research–services/guidelines/making–normal–birth–a–reality/ (accessed September 2, 2016).
4. Australian College of Midwives. (2008) National midwifery guidelines for consultation and referral, 2nd edn. Canberra: Australian College of Midwives.
5. American College of Nurse–Midwives, Midwives Alliance of North America, National Association of Certified Professional Midwives. (2012) Supporting healthy and normal physiologic childbirth: a consensus statement. Journal of Midwifery and Women's Health 57(5), 529–532.
6. Gould D. (2000) Normal labour: A concept analysis. Journal of Advanced Nursing 31, 418.
7. Chalmers B, Porter R. (2001) Assessing effective care in normal labor: The Bologna Score. Birth 28, 79–83.
8. Sandin–Bojö AK, Kvist LG. (2008) Care in labor: A Swedish survey using the Bologna Score. Birth 35, 321–328.
9. Sandin–Bojö AK, Hashimoto M, Kanal K, Sugiura Y. (2012) Intrapartum care at a tertiary hospital in Cambodia: a survey using the Bologna Score. Midwifery 28(6), e880–5. doi: 10.1016/j.midw.2011.10.014
10. Low L, Miller J. (2006) A clinical evaluation of evidence–based maternity care using the Optimality Index. Journal of Obstetric, Gynecologic and Neonatal Nursing 35, 786–793.
11. American College of Nurse Midwives, Division of Research, Optimality Index Work Group. (2009) Measuring outcomes of midwifery care: The Optimality Index—US. Available from: http://www.midwife.org/Optimality–Index–US
12. Low LK, Seng JS, Miller JM. (2008) Use of the Optimality Index–United States in perinatal clinical research: a validation study. Journal of Midwifery and Women's Health 53(4), 302–309. doi: 10.1016/j.jmwh.2008.01.009
13. Kennedy HP. (2006). A concept analysis of optimality in perinatal health. Journal of Obstetrics, Gynecology and Neonatal Nursing 35, 763–769.
14. Friedman E. (1978) Labor: Clinical Evaluation and Management, 2nd edn. New York: Appleton–Century–Crofts.
15. O'Driscoll K, Meagher D, Boylan D. (1993) Active Management of Labour, 3rd edn. London: Mosby.
16. Albers L. (1996) The length of active labor in normal pregnancies. Obstetrics & Gynecology 87(3), 355–359. doi: 10.1016/0029–7844(95)00423–8
17. Albers LL. (1999) The duration of labor in healthy women. Journal of Perinatology 19(2), 114–119. doi: 10.1038/sj.jp.7200100
18. Zhang J, Landy HJ, Ware Branch D, et al. (2010) Contemporary patterns of spontaneous labor with normal neonatal outcomes. Obstetrics & Gynecology 116(6), 1281–1287. doi: 10.1097/aog.0b013e3181fdef6e

19. American College of Obstetrics and Gynecology and the Society for Maternal–Fetal Medicine. (2014) Safe prevention of the primary cesarean delivery. Obstetric Care Consensus Number 1. Obstetrics & Gynecology 123, 693–711.
20. Cunningham FG, Leveno KJ, Bloom SL, et al. (eds) (2014) Williams Obstetrics, 24th edn. New York: McGraw–Hill Medical.
21. Tully G, Holt L. (2016) Personal communication: The Spinning Babies Approach to Labor Progress. February 29, 2016.
22. Hodnett E. (2002) Pain and women's satisfaction with the experience of childbirth: A systematic review. American Journal of Obstetrics & Gynecology 186, s160–172. doi: 10.1016/S0002–9378(02)70189–0
23. Myers T. (2014) Anatomy Trains: Myofascial Meridians for Manual and Movement Therapists, 3rd edn. Edinburgh: Churchill Livingston Elsevier.
24. Odent M. (1999) The Scientification of Love. London: Free Association Books.
25. Odent M. (2014) Labor pain revisited. In: Childbirth and the Evolution of Homo Sapiens, 2nd edn. London: Printer & Martin, Chapter 14.
26. Buckley S. (2015) Hormonal Physiology of Childbearing: Evidence and Implications for Women, Babies, and Maternity Care (includes Executive Summary). Washington DC: Childbirth Connection Programs, National Partnership for Women and Families.
27. Uvnas–Moberg K. (2013). The Hormone of Closeness: The Role of Oxytocin in Relationships. London: Printer & Martin.
28. Casagrande D, Gugala Z, Clark S, Ronald W, Lindsey R. (2015) Low back pain and pelvic girdle pain in pregnancy. Journal of the American Academy of Orthopedic Surgeons 23(9), 539–549.
29. Odent M. (1987). the fetus ejection reflex. Birth 14(2), 104–105. doi: 10.1111/j.1523–536x.1987.tb01463.x
30. Lederman RP, Lederman E, Work BA, McCann DS. (1979) Relationship of psychological factors in pregnancy to progress in labor. Nursing Research 28(2), 94–98. doi: 10.1097/00006199–197903000–00012
31. Lederman E, Lederman R, Work B, McCann D. (1981) Maternal psychological and physiologic correlates of fetal–newborn health status. American Journal of Obstetrics & Gynecology 139, 956–960. doi: 10.1016/0091–2182(81)90178–6
32. Taylor SE. (2006) Tend and befriend: Biobehavioral bases of affiliation under stress. Current Directions in Psychological Science 15(6), 273–277. doi: 10.1111/j.1467–8721.2006.00451.x
33. Hodnett E. (2002) Pain and women's satisfaction with the experience of childbirth: A systematic review. American Journal of Obstetrics & Gynecology 186, s160–172. doi: 10.1016/S0002–9378(02)70189–0
34. Beck CT. (2004) Post–traumatic stress disorder due to childbirth. Nursing Research 53(4), 216–224. doi: 10.1097/00006199–200407000–00004
35. Olde E, Vanderhart O, Kleber R, et al. (2006) Posttraumatic stress following childbirth: A review. Clinical Psychology Review 26(1), 1–16; doi:10.1016/j.cpr.2005.07.002.
36. Ayers S. (2007) Thoughts and emotions during traumatic birth: A qualitative study. Birth 34(3), 253–256.
37. Garthus–Niegel S, Knoph C, Soest T, van Nielsen CS, Eberhard–Gran M. (2014) The role of labor pain and overall birth experience in the development of posttraumatic stress symptoms: A longitudinal cohort study. Birth 41(1), 108–115.
38. Lerner JS, Keltner D. (2001) Fear, anger, and risk. Journal of Personality and Social Psychology 81(1), 146–159. doi: 10.1037/0022–3514.81.1.146
39. Schacter CL, Stalker CA, Teram E, Lasiuk GC, Danilkewich A. (2008) Handbook on sensitive practice for health care practitioners: Lessons from adult survivors of childhood sexual abuse [originally published by the Public Health Agency of Canada]. Retrieved from: http://www.integration.samhsa.gov/clinical–practice/handbook–sensitivve–practices4healthcare.pdf

40. Royal College of Midwives (RCM). (2008) Birth environment. In: Evidence–Based Guidelines for Midwifery–Led Care in Labour. London: RCM, p. 2.
41. Hodnett ED, Downe S, Walsh D. (2012). Alternative versus conventional institutional settings for birth. Cochrane Database of Systematic Reviews CD000012. doi: 10.1002/14651858.CD000012.pub4
42. Jenkinson B, Josey N, Kruske S. (2013). BirthSpace: An evidence–based guide to birth environment design. Queensland Centre for Mothers & Babies, The University of Queensland.
43. Foureur M, Leap N, Davis DL, Forbes IF, Homer CE. (2010) Developing the Birth Unit Design Spatial Evaluation Tool (BUDSET) in Australia: a qualitative study. HERD: Health Environments Research & Design Journal 3, 43–57.
44. Foureur M, Leap N, Davis DL, Forbes IF, Homer CE. (2011) Testing the Birth Unit Design Spatial Evaluation Tool (BUDSET) in Australia: a pilot study. HERD: Health Environments Research & Design Journal 4, 36–60.
45. Sheehy A, Foureur M, Catling–Paul C, Homer C. (2011) Examining the content validity of the Birth Unit Design Spatial Evaluation Tool. Journal of Midwifery & Women's Health 56, 494–502.
46. Simkin P, Whalley J, Keppler A, et al. (2016) Pregnancy, Childbirth and the Newborn, 5th edn. Deephaven, MN: Meadowbrook Press.
47. Simkin O, Hull K. (2011) Pain, suffering, and trauma in labor and prevention of subsequent posttraumatic stress disorder. Journal of Perinatal Education 20(3), 166–176. doi: 10.1891/1058–1243.20.3.166
48. Roberts L, Gulliver B, Fisher J, Cloyes K. (2010) The coping with labor algorithm: An alternative pain assessment tool for the laboring woman. Journal of Midwifery & Women's Health 55(2), 107–116. doi: 10,1016/j.mwh.2009.11.002
49. Wuitchik, M. (1989) The clinical significance of pain and cognitive activity in latent labor. American Journal of Obstetrics & Gynecology 73(6), 1054.
50. Karlstrom A, Nystedt A, Hildingsson I. (2015) The meaning of a very positive birth experience: focus groups discussion with women. BMC Pregnancy and Childbirth 15, 251. doi: 10.1186/s12884–015–0683–0
51. Pennell A, Salo–Coombs V, Herring A, et al. (2011). Anesthesia and analgesia–related preferences and outcomes of women who have birth plans. Journal of Midwifery & Women's Health 56(4), 376–381. doi:10.1111/j.1542–2011.2011.00032.x
52. Simkin P. (2007) Birth plans: After 25 years, women still want to be heard. Birth 34(1), 49–51. doi:10.1111/j.1523–536x.2006.00126.x
53. Lothian J. (2006) Birth plans: the good, the bad, and the future. Journal of Obstetrics, Gynecology and Neonatal Nursing 35(2), 295–303. doi: 10.1111/j.1552–6909.2006.00042.x
54. Grant R, Sueda A, Kaneshiro B. (2010) Expert opinion vs patient perception of obstetrical outcomes in laboring women with birth plans. Journal of Reproductive Medicine 55(1–2), 31–35. doi: 10.3109/14767058.2012.678438
55. Stacey D, Legare F, Col N, et al. (2014) Decision aids for people facing health treatment or screening decisions. Cochrane Database of Systematic Reviews CD001431. doi: 10.1002/14651858.CD001431.pub4.
56. Substance Abuse and Mental Health Services Administration. (2014) SAMHSA's concept of trauma and guidance for a trauma–informed approach. HHS publication No. (SMA) 14–4884. Rockville, MD: SAMHSA. Retrieved from: http://store.samhsa.gov/shin/content/SMA14–4884/SMA14–4884.pdf
57. Simkin P. (1992) Overcoming the legacy of childhood sexual abuse: The role of caregivers and childbirth educators. Birth 19(4), 224–225.
58. Barth J, Bermetz L, Heim E, Trelle S. (2013) The current prevalence of child sexual abuse worldwide: A systematic review and meta–analysis. International Journal of Public Health 58, 469–483. doi: 10.1007/s00038–012–0426–1

59. Stoltenborough M, van Ijzendoorn MH, Euser EM, Bakermans–Kranenburg MJ. (2011) A global perspective on child sexual abuse: Meta–analysis of prevalence. Child Maltreatment 16(2), 79–101. doi: 10.1177/1077559511403920
60. Pereda N, Guilera G, Forns M, et al. (2009) The prevalence of child sexual abuse in community and student samples: A meta–analysis. Clinical Psychology Review 29(4), 328–338. doi: 10.1016/j.cpr.2009.02.007
61. Poote A, McKenzie–McHarg K. (2015) The experience of post–traumatic stress disorder following childbirth. Journal of Health Visiting 3(2), 92–98.
62. Möller AT, Bäckström T, Söndergaard HP, Helström L. (2014) Identifying risk factors for PTSD in women seeking medical help after rape. PloS One 9(10), e111136.
63. American Congress of Obstetricians and Gynecologists (ACOG). (2011, reaffirmed 2013). Committee Opinion #498: Adult Manifestations of Childhood Sexual Abuse. Obstetrics & Gynecology 118, 392–395.
64. Behrendt A, Moritz S. (2005) Posttraumatic stress disorder and memory problems after female genital mutilation. American Journal of Psychiatry 162(5), 1000–1002.
65. Beck CT, Driscoll J, Watson S. (2013) Traumatic Childbirth. New York, NY: Routledge.
66. Simkin P, Klaus P. (2004) When Survivors Give Birth: Understanding and Healing the Effects of Early Sexual Abuse on Childbearing Women. Seattle WA: Classic Day Publishing.
67. White AA. (2014) Responding to prenatal disclosure of past sexual abuse. Obstetrics & Gynecology 123(6), 1344–1347. doi: 10.1097/AOG.0000000000000266.
68. Seng J, Taylor J. (2015) Trauma Informed Care in the Perinatal Period: Protecting Children and Young People. Edinburgh: Dunedin Academic Press.
69. James S. (2015) Women's experiences of symptoms of post–traumatic stress disorder after traumatic childbirth: a review and critical appraisal. Archives of Women's Mental Health 18(6), 761–771. doi: 10.1007/s00737–015–0560–x
70. Beck CT. (2004) Birth trauma: in the eye of the beholder. Nursing Research 53(1), 28–35.
71. Kendall–Tackett K. (2005) Trauma associated with perinatal events: Birth experience, prematurity, and childbearing loss. In: K. Kendall Tackett (ed.), Women, Stress and Trauma. New York, NY: Brunner–Routledge, pp. 53–75.
72. U.S. National Institute of Mental Health. Post traumatic stress disorder (PTSD) (publication No. 08 6388). Washington DC: NIMH. Available from: https://www.nimh.nih.gov/health/publications/post-traumatic-stress-disorder-basics/ptsd-etr-web_38054.pdf (retrieved October 20, 2016).
73. World Health Organization. (2014) The prevention and elimination of disrespect and abuse during facility–based childbirth: WHO statement.
74. Erdman JN. (2015) Bioethics, human rights, and childbirth. Health and Human Rights 17(1), 43. doi: 10.2307/healhumarigh.17.1.43
75. Felitti VJ, Anda RF. (2008) The relationship of adverse childhood experiences and adult health, well–being, social function, and healthcare. In: RA Lanius, E Vermetten (eds), The Impact of Early Life Trauma on Health and Disease: The Hidden Epidemic. Cambridge, UK: Cambridge University Press, pp. 77–87.
76. Stacey D, Legare F, Col NF, et al. (2014) Decision aids for people facing health treatment or screening decisions. Cochrane Database of Systematic Reviews, Issue 1, Art. No.: CD001431. doi: 10.1002/14651858.CD001431.pub4
77. Oshima Lee E, Emanuel EJ. (2013) Shared decision making to improve care and reduce costs. New England Journal of Medicine 368(1), 6–8.
78. Gamble J, Creedy DK. (2009) A counseling model for postpartum women after distressing birth experiences. Midwifery 25(2), e21–e30. doi: 10.1016/j.midw.2007.04.004
79. Raja S, Hasnain S, Masnain M, Hoersch M, Grove–Yin S, Rajagopalan C. (2015) Trauma informed care in medicine: Current knowledge and future research directions. Family and Community Health 38(3), 216–226. doi: 10.1097/FCH.0000000000000071

80. Seng, J.S., Sperlich, M., & Low, L.K. (2008). Mental health, demographic, and risk behavior profiles of pregnant survivors of childhood and adult abuse. Journal of Midwifery and Women's Health. 53(6):511–521. DOI: 10.1016/j.jmwh.2008.04.013
81. Gaskin IM. (2003) Sphincter law. In: Ina May's Guide to Childbirth. New York: Bantam Dell, Chapter 4.
82. King R, Glover P, Byrt K, Porter–Nocella L. (2011) Oral nutrition in labour: "Whose choice is it any–way?" A review of the literature. Midwifery 27(5), 674–686. doi: 10.1016/j.midw.2010.05.006
83. American Society of Anesthesia (ASA) (2015) Press Release. Most healthy women would benefit from light meal during labor. Available from: https://www.asahq.org/about–asa/newsroom/news–releases/2015/10/eating–a–light–meal–during–labor (accessed August 11, 2016).
84. Moen V, Brudin L, Rundgren M, et al. (2009). Hyponatremia complicating labour—rare or unrecognised? A prospective observational study. BJOG 116(4), 552–561. doi: 10.1111/j.1471–0528.2008.02063.x
85. Paul SP, Basude S, Smith–Collins AP. (2013) Maternal over–hydration in labor can cause dilutional hyponatremia in neonates. Indian Journal of Pediatrics 81(7), 637–638. doi: 10.1007/s12098–013–1282–6
86. Kenyon S, Ullman R, Mori R, Whittle M. Care of healthy women and their babies during childbirth: summary of NICE guidance. (2014). BMJ 349. doi: 10.1136/bmj.g7542
87. Singata M, Tranmer J, Gyte GML. (2013) Restricting oral fluid and food intake during labour. Cochrane Database of Systematic Reviews, Issue 8. Art. No.: CD003930. doi: 10.1002/14651858.CD003930.pub3
88. Lawrence A, Lewis L, Hofmeyr JG, et al. (2013) Maternal positions and mobility during first stage labour (Editorial Group: Cochrane Pregnancy and Childbirth Group). Published Online: 20 AUG 2013. doi: 10.1002/14651858.CD003934.pub3
89. Russell JGB. (1969) Moulding of the pelvic outlet. Journal of Obstetrics & Gynaecology of the British Commonwealth 76(9), 817–820. doi: 10.1111/j.1471–0528.1969.tb06185.x
90. Michel SCA, Rake A, Treiber K, et al (2002) MR obstetric pelvimetry: effect of birthing position on pelvic bony dimensions. American Journal of Roentgenology 179(4), 1063–1067. doi: 10.2214/ajr.179.4.1791063
91. Reitter A, Daviss BA, Bisits A, et al. (2014). Does pregnancy and/or shifting positions create more room in a woman's pelvis? American Journal of Obstetrics & Gynecology 211(6), 662.e1–662.e9. doi: 10.1016/j.ajog.2014.06.029
92. Zwelling E. (2010) Overcoming the challenges. MCN, The American Journal of Maternal/Child Nursing 35(2), 72–78. doi: 10.1097/nmc.0b013e3181caeab3
93. Fenwick L, Simkin P. (1987) Maternal positioning to prevent or alleviate dystocia in labor. Clinical Obstetrics and Gynecology 30(1), 83–89. doi: 10.1097/00003081–198703000–00012
94. Gizzo S, Di Gangi S, Noventa M, et al. (2014). Women's choice of positions during labour: return to the past or a modern way to give birth? A cohort study in Italy. BioMed Research International 2014, 1–7. doi: 10.1155/2014/638093
95. Cluett ER, Burns E. (2009) Immersion in water in labour and birth. Cochrane Database of Systematic Reviews, Issue 2. Art. No.: CD000111. doi: 10.1002/14651858.CD000111.pub3
96. Kavanagh J, Kelly AJ, Thomas J. (2005) Breast stimulation for cervical ripening and induction of labour. Cochrane Database of Systematic Reviews (3) CD003392. doi: 10.1002/14651858.CD003392.pub2.
97. Alfirevic Z, Devane D, Gyte GML. (2013) Comparing continuous electronic fetal monitoring in labour (cardiotocography, CTG) with intermittent listening (intermittent auscultation, IA). Cochrane Database of Systematic Reviews, Issue 5. Art. No.: CD006066.
98. Bailey RE. (2009) Intrapartum fetal monitoring. American Family Physician 80(12), 1388–1396. doi: 10.1177/1541931214581156

99. American College of Obstetricians and Gynecologists (2009). ACOG Practice Bulletin No. 106: Intrapartum fetal heart rate monitoring: nomenclature, interpretation, and general management principles. Obstetrics & Gynecology 114(1), 192–202. doi: 10.1097/aog.0b013e3181aef106
100. Liston R, Sawchuck D, Young D. (2007) SOGC Fetal Health Surveillance Consensus Committee. Fetal health surveillance: Antepartum and intrapartum consensus guideline #197. Journal of Obstetrics and Gynaecology Canada 29(9, Suppl. 4), s29–s39. Retrieved from: http://sogc.org/guidelines/fetal–health–surveillance–antepartum–and–intrapartum–consensus–guideline/
101. Park H S, Moon G N, Lee S Y. (2018) Exploration of the Meaning of Spinning Education Program on Naturalistic Birth and Nursing Intervention. Journal of Education & Culture 24(5), 609-627.
102. Study cohort for the analysis of spontaneous labor in the Consortium on Safe Labor study. NICU = neonatal intensive care unit. (Data from Zhang, 2010)
103. williams obstetrics 25판, New York, McGraw-Hill , 2018, Fig 23–3, p157
104. 뇌(brain), 강경진, 권순주, 강봉균, 전중환, 신희섭, 김은준, 강웅구, 김종성 저, 재단법인 카오스, 휴머니스트, 2016. p
105. 농부와 산과의사 , 미셸오뎅 저 , 김태언 역 , 녹색평론사, 2005 , p194.
106. 간호조산학(매혜영), 김영자 편저, 글꼴기획, 2001, p157

CHAPTER 3

분만진행 사정

Assessing Progress in Labor

Wendy Gordon, LM, CPM, MPH, Suzy Myers, LM, CPM, MPH, with contributions by
Gail Tully, BS, CPM, CD(DONA) and Lisa Hanson, PhD, CNM, FACNM

CHAPTER 3

주요용어

- 가변성 하강 Variable decelerations
- 개대 Dilation
- 두위(아두) Cephalic
- 레오폴드 촉진법 Leopold's maneuvers
- 비두위 Non-cephalic
- 산류 Caput
- 소실 Effacement
- 기능부전성 분만 Dysfunctional labor
- 전방두정위 Occiput anterior, OA
- 제태연령 Gestational age
- 조기하강 Early decelerations
- 주형 Molding
- 진입 Engagement
- 측방두정위 Occiput transverse, OT
- 태아경 Fetoscope
- 태아심음 Fetal heart tones
- 태아위치이상 Malposition
- 태아 하강도 Fetal station
- 태위와 태향 Fetal presentation and position
- 후기하강 Late decelerations
- 후방두정위 Occiput posterior, OP

분만과정의 정상적인 진행 여부는 다양한 사정을 통해 확인할 수 있다. 이러한 사정들은 조산사와 의사에게 정보를 제공하고 가이드하는데 도움을 주며, 간호사가 정상 분만진행 과정을 촉진하고, 분만의 기능장애를 예방하며, 난산 발생 시 적절하게 치료할 수 있도록 돕는다. 이러한 사정기술 숙달을 위해서는 교육, 멘토링 및 실습이 필요하나, 3장에서는 사정기술에 대한 설명, 근거, 실질적인 팁을 소개하고자 한다.

산과간호, 조산, 의학에 대한 전문교육을 받지 않고 임신 또는 분만여성의 건강에 대한 임상적 책임이 없는 둘라 및 출산교육자는 이러한 사정기법들이 실무범위 밖에 있는 부분이므로 거의 사용하지 않는다. 그러나 3장은 둘라와 출산 교육자들에게 사정의 근거와 의미를 파악하는데 도움을 줄 수 있을 것이다.

본 장에서는 종위이고, 두위(아두, cephalic) (모체의 장축과 태아의 척추가 일치, 아두가 모체의 골반입구 위쪽에 위치)인 만삭의 단태아 분만진행 과정 사정에 대해 설명할 것이다.

분만 시작 전 BEFORE LABOR BEGINS

태위와 태향 Fetal presentation and position

태아의 태위(두위, 둔위, 견갑위) 사정은 출산 2개월 전에 이루어져야 한다. 질식분만은 두정위가 이상적이나, 둔위인 경우에는 다양한 근거기반기법으로 두정위 자세를 취하도록 돕거나, 횡위인 경우 체위 등을 통해서 신중하게 종위로 바꿀 수 있다. 아두가 아래로 향하고 있는 두위가 아니라면 다른 대안적 출산 계획이 필요할 수 있다.

숙련된 의사는 임신후기 산전방문 시 태아의 상태와 위치를 평가할 수 있어야 한다(그림 3.1). 산전 사정이 태아 등의 위치와 방향을 파악하는데 단서를 제공하기도 하나, 이것이 산모의 골반에서 아두 위치와 반드시 관련이 있는 것은 아닐 수도 있다.

사정은 다음을 포함한다.

1. 모체의 복부 윤곽 관찰
2. 청진을 통한 태아심음의 최대박동지점(PMI) 위치 파악
3. 레오폴드 촉진법을 사용한 복부 촉진 진행

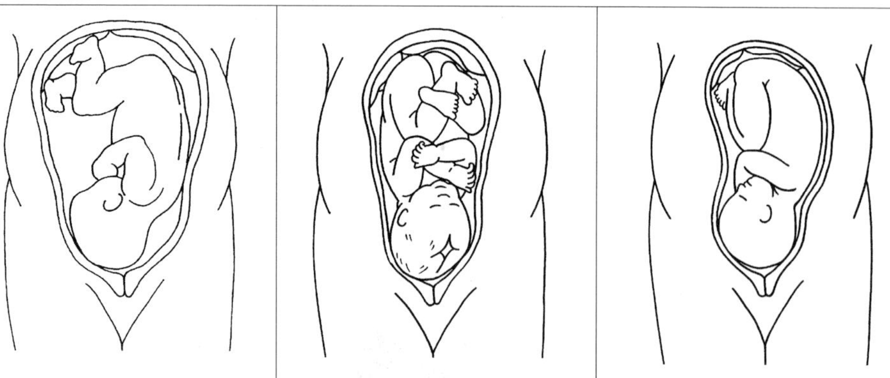

A. 좌전방두정위(LOA) 태아의 후두골이 모체 골반의 좌측과 전방에 위치	B. 우후방두정위(ROP) 태아의 후두골이 모체 골반의 우측과 후방에 위치	C. 좌측방두정위(LOT) 태아의 후두골이 모체 골반의 좌측과 측방에 위치

그림 3.1 **태향-복부면.** 태향은 후두의 위치와 모체 골반의 전후, 좌우 면과의 관계를 의미한다.

숙련된 조산사들은 태향 진단을 위해 이같은 사정기법을 많이 사용하지만, 모체의 복부 윤곽이나 태아심음의 최대박동지점 진단의 신뢰성에 대한 체계화된 연구는 아직까지 진행된 바가 없는 실정이다.

복부 윤곽 Abdominal contour

태아의 등이 전방(with the back anterior)을 향해 누워 있을 때(태아는 모체의 천골을 바라본다), 모체 복벽은 볼록해지고, 배꼽이 "튀어"나와 있는 것처럼 보인다(그림 3.2). 산부는 대부분의 태동이 태아의 등 반대쪽 사분면의 위쪽에서 느껴진다고 답한다.

태아의 등이 후방에 위치할 때(태아가 모체의 치골을 바라볼 때), 모체의 복부는 오목해지고, 특히 배꼽이나 더 아래 부분이 꺼져 있는 것처럼 보인다(그림 3.3). 산부는 복부

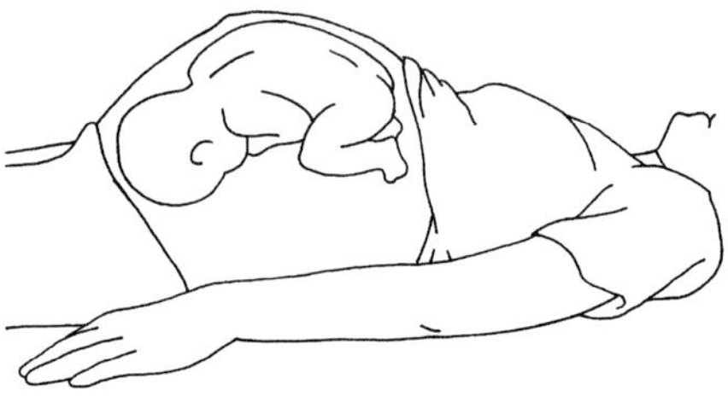

그림 3.2 **태아의 등이 전방에 위치할 때 복부 윤곽**

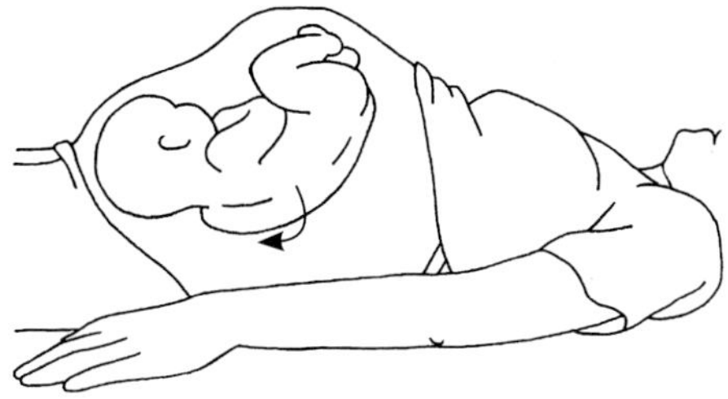

그림 3.3 태아의 등이 후방에 위치할 때 복부 윤곽

중간이나 “모든 곳에서” 태동이 느껴진다고 답할 것이다. 모든 산부가 이같은 태동을 느끼는 것은 아니다.

청진으로 태아심음의 최대박동지점(PMI) 파악하기

Location of the point of maximum intensity (PMI) of the fetal heart tones via auscultation

임신 말기 때에는 대부분 태아의 등 쪽에서 태아심음(fetal heart tones)이 가장 크게 들린다. 대략 어깨뼈 또는 어깨 부분 쪽이다. 태아심음의 최대박동지점을 찾게 되면 태아의 등이 전방에 위치하는지 후방에 위치하는지를 확인할 수 있다. 태아심음을 직접적으로 청진할 수 있기 때문에 위치 파악에는 도플러보다 태아 청진기가 더 이상적이다(예: Leff 또는 DeLee-Hillis 태아경, Pinard Horn)(그림 3.4)(도플러 기기는 초음파를 사용해 인공적인 소리를 만들어낸다. 소리의 크기는 심장판막 근접에 영향을 받지 않는다).

선진부가 두위인 만삭의 태아가 굽은 등을 모체의 복부 앞쪽으로 향하고 있을 때, 최대박동지점은 태아의 등이 위치하고 있는 모체의 복부 배꼽 아래, 정중선에서 몇 센티미터 떨어진 곳에서 명료하고 깨끗하게 잘 들린다. – 좌전방두정위(left occiput anterior, LOA) 또는 우전방두정위(right occiput anterior, ROA)(그림 3.5). 태아의 굽은 등이 모체의 척추 쪽(뒤쪽)으로 향하고 있으면, 최대박동지점은 모체 복부의 우측이나 좌측 측면에서 들린다. – 좌후방두정위(left occiput posterior, LOP) 또는 우후방두정위(right occiput posterior, ROP)(그림 3.5). 드물게 아두가 완전히 뒤로 젖혀진 상태에서 태아의 등이 오목하게 휘어져 있는 경우(안면위), 태아심음은 태아의 가슴을 통해 들을 수 있으며, 둔하고 멀리 있는 듯 느껴져 듣기 어려울 수 있다.

태아의 등 위치를 안다고 아두 위치를 모두 예측할 수 있는 것은 아니다. Peregrine 등 연구진들은 모체 복부와 태아의 등 위치가 골반에서 태아가 아두를 어떻게 위치시키느냐

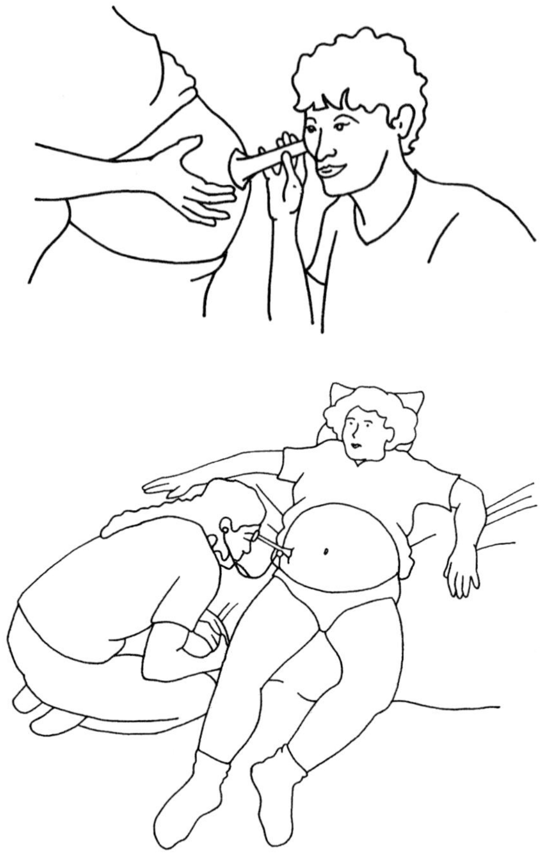

(a)

(b)

그림 3.4 **(a)**: Pinard Horn 청전기 사용, **(b)**: 태아경으로 태아심음 청진

에 따라 다를 수 있다고 주장하였다. 이는 모체의 골반에서 태아가 목을 돌려 아두를 다른 방향으로 바꾸는 것이 확인되었으므로 타당한 주장으로 인정된다.

앞선 연구결과는 분만 시에도 적용 가능하다. 태아의 척추가 전방에 위치해 있으나 머리가 후방두정위인 경우, 출산 전에 태아는 아두를 전방두정위로 돌릴 가능성이 높다. 그러나 척추와 아두가 둘다 후방에 위치해 있다면 후방두정위로 출산할 가능성이 크다. 태아의 척추와 후두의 위치를 파악하고 있는 것이 분만 중 후방두정위 위치에 있는 태아 관리에 도움이 된다.

태위와 태향 파악을 위한 레오폴드 촉진법

Leopold's maneuvers for identifying fetal presentation and position

태위 진단을 위한 레오폴드 촉진법(Leopold's maneuvers)의 정확성에 대한 연구들이 시

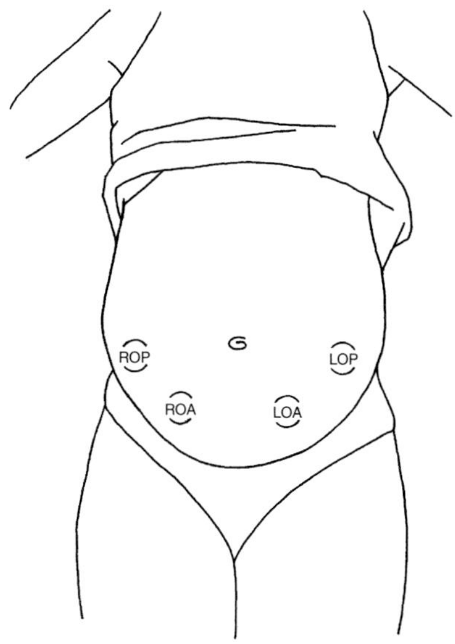

그림 3.5 **태아심음 위치:** 우후방두정위, 우전방두정위, 좌전방두정위, 좌후방두정위

행되어져 왔다. 임상의들은 두위 진단 정확도를 94~95%로 보고 있다(초음파와 비교하였을 때). 하지만 아두가 숙여지지 않았을 때에는 진단의 정확도가 의료진마다 달랐다. Thorp 등은 임상의 경우 레오폴드 촉진법을 통한 비두위(non-cephalic) 태아 진단의 정확도가 28% 정도임을 확인하였다. McFarlin 등과 Watson 등은 소규모 연구에서 레오폴드 촉진법의 정확성을 높이는 데에 의료진의 숙련도가 매우 중요하다는 사실을 발견했다. 연구결과에 따르면 진단의 정확도와 비두위 태아 진단의 정확도는 각각 53%와 57%였다. Lydon-Rochelle 등에 따르면 간호사와 조산사의 정확도는 다른 연구들의 수치와 유사했고, 두위인 경우 94%, 비두위인 경우 88%로, 이는 문헌에 나온 다른 의료진보다 높은 수치이다. 임신 35~37주차인 산부 1,633명에게 진행된 대규모 연구에서 Nassar는 레오폴드 촉진법을 통한 비두위 진단의 정확도가 70% 정도라고 발표했으나, 의료진에 관한 추가 정보는 수집하지 않았다. 숙련된 의료진의 복부 촉진은 태아위치이상 진단에 필요한 검사일 수 있으나, 초음파 확인은 조치를 취하거나 출산 방식 및 계획에 대한 결정을 내리기 전에 이루어져야 한다.

레오폴드 촉진법을 통해 아두 위치 파악에 대한 정확도를 조사한 경우는 거의 알려진 바가 없다. 한 연구에서 20명의 임상의가 초음파로 두위 진단을 받은 131명의 산부를 사정한 결과, 임상의 84%가 태아의 등 위치는 정확하게 식별했으나, 아두 위치에 대해서는 60%만 정확하게 진단하였다. 태위를 사정할 때 의료진의 숙련도, 재태기간이 정확성을 높이는 요인은 아니지만, 산부의 체중이 많이 증가되지 않은 경우에 정확도가 정확도는 향상된 것으로 확인되었다.

레오폴드 촉진법을 이용한 복부 촉진 Abdominal palpation using Leopold's maneuvers

레오폴드 촉진법은 태위, 태향, 선진부, 진입을 진단할 수 있는 4단계 촉진법이다. 자궁 긴장도 및 추정된 태아 체중과 같은 기타 정보는 임신말기 또는 분만 중 복부 촉진을 통해 얻을 수도 있다.

- **방법**: 산부는 방광을 비우고, 단단한 침대에 편안히 몸을 기대고, 복부를 노출시킨다. 무릎은 약간 구부리고 베개에 걸쳐 복부근육을 이완시킨다. 임상의는 손을 따뜻하게 한 후, 산부에게 검사과정을 설명하고, 불편한 점이 있을 시 말하라고 알려준다. 일반적으로 임상의는 서 있거나 무릎을 꿇은 자세로 검사를 진행하며, 오른손잡이는 산부의 오른쪽에, 왼손잡이는 산부의 왼쪽에서 검사를 진행한다. 레오폴드 촉진법은 브릭스톤 힉스(Braxton Hicks) 수축이 있을 때는 멈추어야 한다.

  레오폴드 촉진법의 4단계 순서를 반드시 지켜야 하는 것은 아니다.

  - 1단계(그림 3.6): 자궁저부에 위치한 태아의 부분을 확인하는데 도움이 된다. 산부의 머리 쪽을 향해 선 후 양손을 산부의 상복부에 놓고, 일정하고 단단한 압력을 사용해 자궁저부와 그 부위에 위치한 태아 부분의 높이, 크기, 모양, 부위의 부드러움(consistency)을 확인한다. 종위이고 선진부가 두위일 때, 자궁저부에서 둔부를 촉진할 수 있다. 뼈 같고, 상대적으로 크게 촉지되나 척추가 연결된 부분이 느껴지고 함께 움직이는 것이 느껴지므로 아두와는 구별된다. 반면, 자궁저부에 아두가 있다면(둔위), 부구감이 느껴지고, 태아의 등과 독립적으로 움직이기 때문에 양손 사이에서 “아두가 움직일 것”이다. 횡위인 경우에는 자궁저부에서 아두나 둔부가 촉진되지 않는다.
  - 2단계(그림 3.7): 태아의 등 위치를 결정하는데 도움이 된다. 산부의 머리를 향해 선 후, 손바닥을 산부의 양쪽 복부에 놓아, 복부의 어느 한쪽에 압력을 가하면서 반대쪽으로 태아를 밀어 태아 부분의 모양을 사정하고, 다시 반대쪽으로 압력을 가하여 태아 부분의 모양을 사정한다. 2단계에서는 매끈한 등과 울퉁불퉁한 사지(“소부분”)와 양수를 태아의 몸과 구별할 수 있다. 횡위인 경우에는 아두나 둔부가 산부의 복부 양측 어디에서나 촉진될 수 있다. 3단계와 4단계에서는 태위와 태향을 확인할 수

있고, 선진부 사정을 통해 골반으로의 하강정도를 평가할 수 있다.

- 3단계(그림 3.8): 주로 사용하는 손의 엄지와 중지를 이용해 치골결합 상부인 하복부를 촉진한다. 동시에 반대 손으로 자궁저부를 잡고 검사를 진행할 수도 있다. 종위이고 선진부가 두위라면 검사자는 큰 두개골을 촉진할 수 있고, 너무 깊이 진입되지 않았다면 두개골이 움직이기도 한다. 선진부가 둔부라면 뼈처럼 느껴지긴 하지만 아두보다는 작고, 몸과 따로 움직이지는 않는다. 횡위라면 태아 부분이 자궁저부와 같이 하복부에도 비어 있는 것처럼 느껴질 것이다.
- 4단계(그림 3.9): 산부의 발쪽을 향해 선 상태로, 산부의 복부 양측에 두 손을 이용하여 손가락 끝으로 선진부 주위를 산부의 척추 방향 쪽으로 점차적으로 강하게 눌러, 태아의 하강정도와 아두 상태를 측정한다.

임신 말기 골반입구 위에 위치한 아두는 촉진이 쉬우며, 둥글고, 크고, 움직이는 것처럼 촉진된다. 그러나 아두가 골반입구로 진입된 경우에는 촉진하기 어렵다. 분만 전에 아두가 골반입구로 깊이 진입되었다면 외부촉진으로는 쉽게 확인하기가 어려우므로 선진부가 두위인 것을 확인하기 위해서는 초음파나 내부 검진이 필요할 수도 있다.

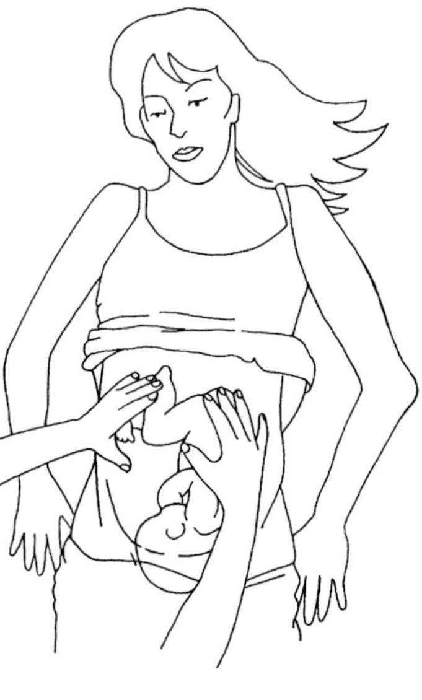

그림 3.6 **레오폴드 촉진법 1단계**

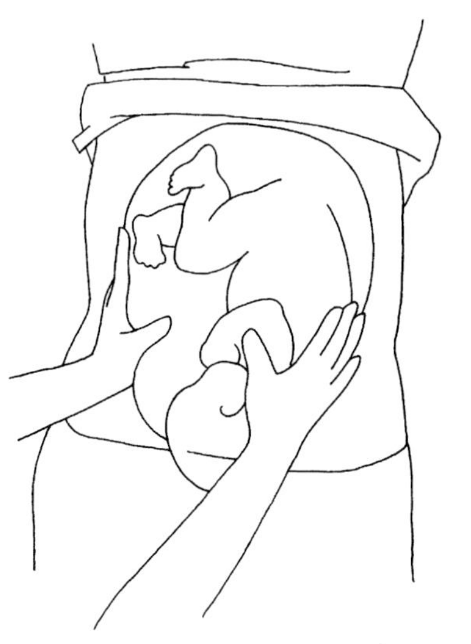

그림 3.7 **레오폴드 촉진법 2단계**

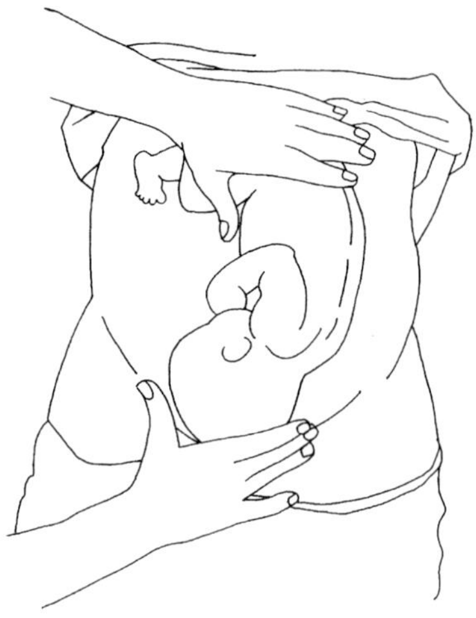

그림 3.8 레오폴드 촉진법 3단계

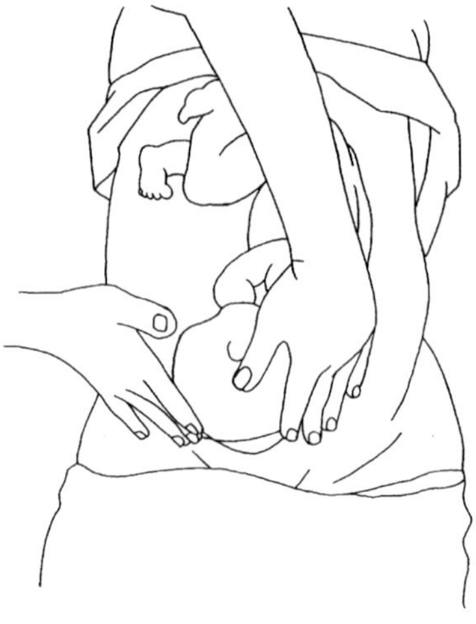

그림 3.9 레오폴드 촉진법 4단계

진입여부 추정 Estimating engagement

복부 촉진으로 아두의 진입(engagement) 정도를 사정하려면 검사자는 임의로 아두를 수평으로 5등분해야 한다. 한 등분의 대략적인 크기는 검사자의 손가락 중 하나의 너비에 해당하는 정도로 계산한다. 다음은 이 방법의 구체적인 예이다.

- 그림 3.10a와 같이 치골결합 위에 아두 전체가 위치해 있다면 그림 3.10b와 같이 다섯 손가락으로 촉진 가능하고, "5분의 5(5/5)"가 촉진된다(이 위치에서는 아두가 이동 가능하다).
- 치골 위에서 아두가 두 손가락 정도만 촉진된다면 "5분의 2(2/5)"로 촉진된다(그림 3.10c).
- 아두가 치골 아래에 위치했다면 "5분의 0(0/5)"으로 아두가 치골 위에서 촉진되지 않는다.

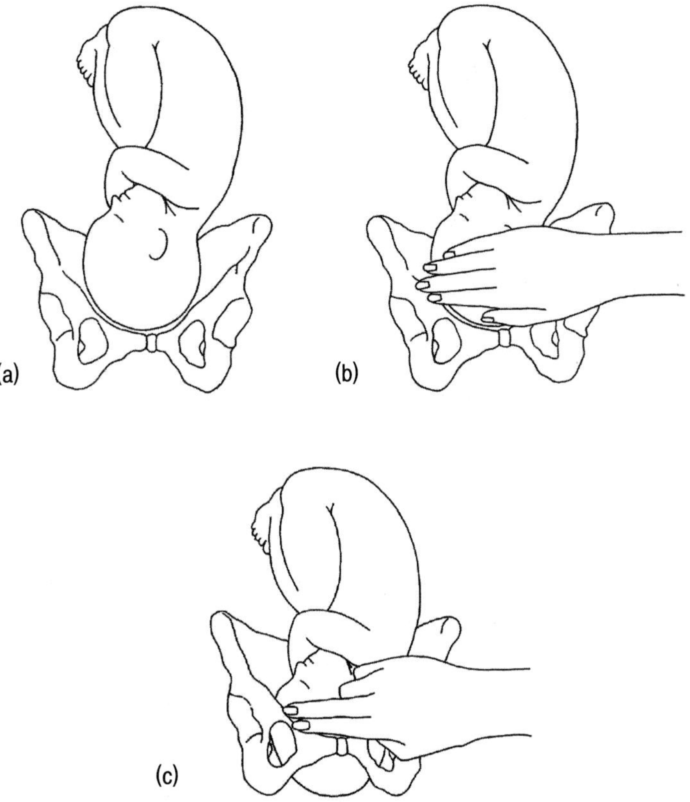

그림 3.10 **복부 촉진으로 태아하강 사정.**
(a): 치골결합 위 아두, **(b):** 5/5 지점에서 아두 촉진, **(c):** 2/5 지점에서 아두 촉진
출처: Adapted from World Health Organization 2003. Reproduced with permission of WHO.

Box 3.1 밸리 맵핑(belly mapping)

밸리 맵핑은 Gail Tully가 고안한 3단계 과정으로 산모 관찰, 촉진, 태아심음 청진으로 태향을 파악하는 방법이다. 이 방법은 산모 스스로 태향을 대략적으로 기록할 수 있도록 처음 고안되었다. 조산사, 의사, 간호사들도 레오폴드 촉진법과 더불어, 이 방법을 통해 산모 간호를 할 수 있고, 산모와 의사소통이 향상될 수 있다. 이 장에서는 Tully(2010)의 『태아 발차기와 움직임을 통해 태향 파악하기』의 요약본을 소개한다.

1단계: 파이 만들기

밸리 맵핑은 산부의 복부를 사분면("파이조각")으로 나누고, 그림 3. B1과 같이 종이에 그리는 것을 포함하는데, 이는 태아의 태향을 파악하는데 정보를 제공하기도 한다.

- 복부의 어느 측면이 더 단단한가? (둘 중 하나인 경우)
- 태아의 엉덩이 또는 아두가 "크게 부풀어 오른" 느낌이 드는 곳은 어디인가?

- 더 강한 발차기를 느끼는 곳은 어디인가? (태아의 발 또는 무릎)
- 어디에서 발차기가 느껴지는가? (태아의 발 또는 무릎)
- 산모가 작은 움직임을 느끼는 부위는 어디인가? (손, 팔꿈치)

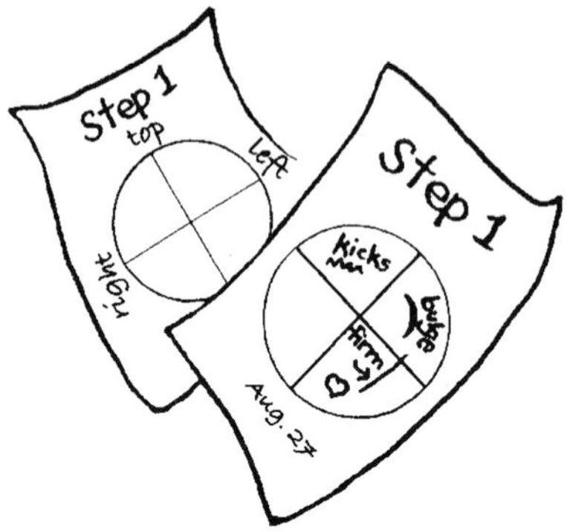

그림 3.B1 **"파이" 그림**

그림 3.B2는 산부에게 밸리 맵핑(복부 지도)을 보여주어 자신의 경험이 어떻게 나타나는지 재확인한다. 조산사, 의사 또는 간호사는 임상기술을 사용하여(레오폴드 촉진법, 청진법, 초음파) 태향에 대한 산부의 주관적인 정보를 뒷받침할 수 있으며, 밸리 맵핑에 새로운 정보들을 추가할 수 있다("심장"은 태아경 또는 Pinard Horn을 사용하여 태아심음이 들리는 곳을 나타낸다. 도플러 초음파 태아청진기는 태아심음이 최대박동지점으로부터 멀어져도 들을 수 있기 때문에 이 경우에는 사용하지 않는다).

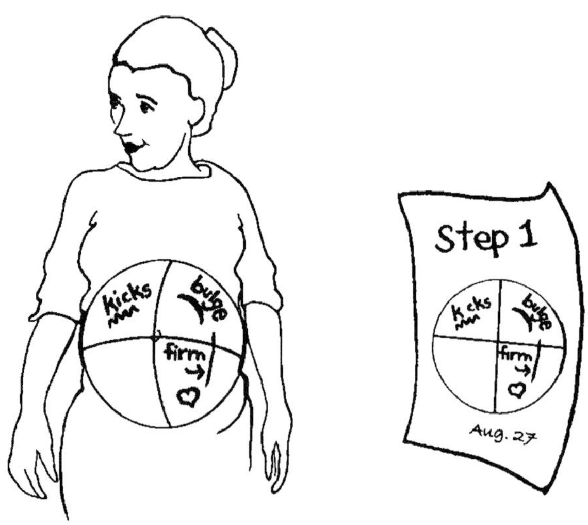

그림 3.B2 **밸리 맵핑의 예**

2단계: 태아 시각화하기

돌봄제공자는 모든 정보를 취합한 후, 돌봄제공자는 자궁 안 태아에 대해 더욱 잘 알게 된다. 태향이 확실하면 일부 의료진은 실제로 모체 복부에 유해성 없는 마커로 태아의 모양을 그려 산모가 시각적으로 태아가 어디 있는지 알기 쉽게 돕는다. 또는 인형을 사용해 태아의 위치를 산모에게 알려줄 수도 있다(그림 3.B3).

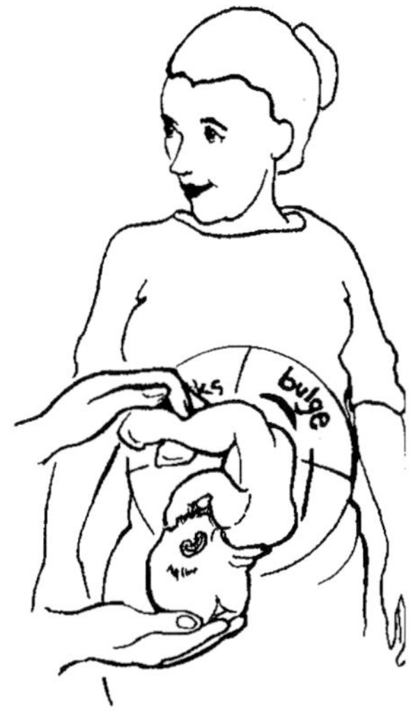

그림 3.B3 **태향을 설명하기 위해 인형 사용**

3단계: 태향 명명하기

산부와 의료제공자는 모두 태향을 명확히 파악할 수 있고 그것에 대해 논의할 수 있을 것이다. 그림 3.B4와 그림 3.B5는 좌전방두정위와 우후방두정위의 골반 내 태아의 모습, 골반과 태아와의 관계에 대한 상관관계를 설명한다.

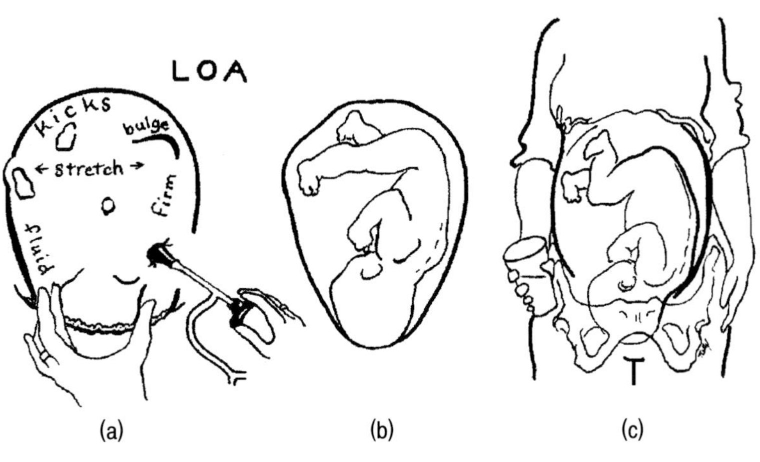

그림 3.B4 **(a)**: 산부의 경험과 임상소견을 보여주는 좌전방두정위 밸리 맵핑,
(b): 좌전방두정위 태아, **(c)**: 골반 안에 위치한 좌전방두정위 태아

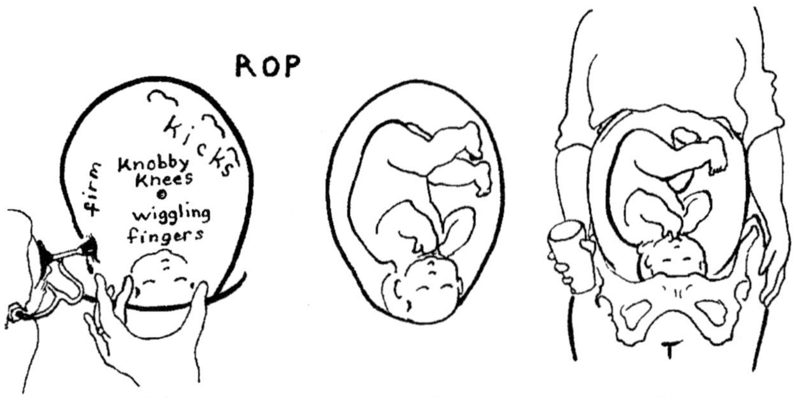

그림 3.B5 (a): 산부의 경험과 임상소견을 보여주는 우후방두정위 밸리 맵핑, (b): 우후방두정위 태아, (c): 골반 안에 위치한 우후방두정위 태아

임신 후기, 태향이 적합하지 않다고 판단되면 산부는 자세와 운동을 통해 분만 전에 태향을 바꿀 수 있다. 아두가 골반입구로 진입되기 전 임신 마지막 주에 시행하면 효과적이다. Sutton과 Scott은 "최적의 태향(OFP)"이라는 접근법을 고안했는데, 이는 임신 말기와 분만 중 이상적인 태향을 만들고 유지하기 위함이다. 효과성을 입증하기 위해 과학적 연구가 이루어져야 한다. Tully의 스피닝베이비 접근법은 최적의 태향에 대한 개념을 사용한다(4장 "최적 태아 자세: 산전요소" 참고). 또한 전통적인 조산사들, 치료사, 척추 지압사에게 배운 자세법, 움직임, 기기 등을 사용한다. 산부의 출산을 도와주면서 스스로 터득한 지식도 도움이 된다. 태향을 바꾸기 위한 추가적인 정보는 4장을 참고한다.

출처: Adapted from Tully 2010. Reproduced with permission of Gail Tully.
추가적인 내용은 www.SpinningBabies.com/baby-positions/belly-mapping 참고.

태아위치이상 Malposition

비정상적 자궁수축의 일차적인 원인은 태아위치이상(malposition)이고, 그중 가장 흔한 것은 후방두정위이다. 두위 태아의 25~30%는 분만 전 임신 말기에 후방두정위로 추정되지만, 그중 85%는 분만 중에 회전하여 더 이상적인 자세로 바꾼다. 그러나 이것은 고통스럽고, 피곤하며, 분만의 진행과정을 지연시킨다.

지속적인 후방두정위는 분만지연이나 분만정지를 유발할 수 있어 기구보조분만과 제왕절개분만과 같은 개입의 위험을 높일 수 있다. 메타분석과 체계적 리뷰의 저자들은 태아가 계속 움직이기 때문에 분만 시작 시 후방두정위라 하더라도 반드시 제왕절개를 해야 하는 것은 아니라고 말한다. 하지만 여러 연구결과에서 분만 중 후방두정위를 계속 유지하거나, 분만 시 후방두정위로 회전한 태아는 전방두정위로 있는 태아보다 제왕절개로 태어날 가능성이 훨씬 더 높다고 하였다. 지속적인 후방두정위로 태어난 신생아는 아프가 점수가 7 미만일 가능성이 높으며, 산혈증을 의미하는 혈액가스, 태변이 착색된 양수, 출생 후 외상 가능성도 높다는 연구결과가 나왔다. 따라서 의료진과 부모는 가능하다면 분만 중 태아위치이상을 피하는 데 관심을 가질 것이다. 이는 다음과 같은 질문을 하게 한다.

- 진통 시작 전에 태향에 영향을 줄 수 있는가?
- 분만 동안 후방두정위 가능성이 높은 태아를 식별할 수 있는가?
- 분만 동안 태향에 영향을 줄 수 있는가?

분만 전 태향의 영향 Influencing fetal position prior to labor

Simkin은 후방두정위 태향이 산전 조작을 통해 변경될 수 있는지를 공개된 두 개의 실험연구 결과를 통해 확인하였다. 연구결과, 후방두정위가 산부의 자세에 의해 전방두정위로 짧은 기간 동안 변경되기는 했으나, 이러한 변경 상태가 계속 유지되었다는 증거는 확인할 수 없었다. 따라서 이 주제는 추가적인 연구가 지속되어야 할 필요가 있다.

흥미롭게도 분만이 시작될 때 전방두정위였던 태아 중 93%는 전방두정위로 출생되었지만, 약 7%에서는 분만과정 동안 후방두정위로 전환되는 경우도 있었다. 따라서 분만 시작 전에 전방두정위인 경우라 하더라도 분만진행 동안에 후방두정위로 전환될 가능성을 완전히 배제할 수는 없다.

분만 중 지속적인 후방두정위 가능성이 있는 태아 식별

Identifying those fetuses likely to persist in an OP position throughout labor

대부분의 후방두정위 태아는 분만 중 회전을 하게 되나, 회전이 일어나지 않는 태아는 분만 시 위험에 노출될 수 있다. Peregrine 등과 Blasi 등은 분만 중 아두 회전이 일어나는 요인이 무엇인지를 연구하였고, 분만 전 태아의 척추 위치가 분만 중 후방두정위 회전 가능성에 영향을 미치는 주요 예측인자임을 확인하였다. Gizzo 등은 256명의 산부들을 대상으로 한 연구에서 태아의 후두와 척추가 모두 후방에 위치(초음파에 의해 결정되는)할수록 다른 위치에 있는 후방두정위 태아보다 수술적 질분만이나 제왕절개분만을 해야 될 가능성이 더 높고, 진통제 요구도 훨씬 많았음을 발견하였다. 또한 난산으로 제왕절개분만을 한 산부 13명의 경우, 아두와 척추가 모두 후방에 위치해 있음을 확인하였고, 아두와 척추가 모두 후방에 위치해 있을 경우, 진통 관리를 위해 산모를 편안하게 해줄 수 있는 조치, 움직임, 아두의 수동 회전 등을 시행해야 한다고 주장하였다.

분만 중 태향의 영향 Influencing fetal position during labor

분만 중 산모의 자세(손과 무릎 등)가 후방두정위 태아의 회전에 도움이 될 수 있는지 여부를 결정하기 위해 여러 통제된 연구가 수행되었으나, 자세적 중재가 효과적이라는 결과는 발견되지 않았다. 조산사와 둘라는 분만 시 긴 스카프를 사용하거나 많이 쓰이는 스피닝베이비 기법 사용 등 다양한 자세적 중재를 진행하기도 한다(10장 툴킷 파트 1의 태향을 변화시키기 위한 자세와 움직임 참고).

CHAPTER 3

연구 문헌에서 많은 관심을 받은 산과기술은 분만 2기 때에 아두를 수동으로 회전시키는 산부인과적 기술이었다. 의사는 확장된 자궁경부를 통해 아두에 손이나 손가락을 대고 아두를 전방두정위로 돌린 다음, 다시 돌아가지 않도록 한두 번의 수축기 동안 아두를 잡고 있는다. 이 방법은 수술적 질분만, 제왕절개분만, 3도 및 4도 회음부 열상과 같은 중재율을 줄이는 데 효과적이었다[자세한 설명은 8장 "후방두정위(혹은 측방두정위) 시 수동적 아두회전술" 참고].

분만 전 사정해야 할 기타사항 Other assessments prior to labor

태아 체중 추정 Estimating fetal weight

만삭 시 태아의 3%는 저체중(<2,500g)으로 태어나고, 9% 정도는 거대아(>4,000g)로 태어난다. 태아의 체중을 정확히 추정하는 것은 가족과 의료진이 체중 범위의 끝에서 태아에게 흔하게 발생되는 합병증에 대비할 수 있도록 도움을 제공하기 때문이다. 거대아라면 태아위치이상과 관련한 문제들이 생길 수 있다. 물론 거대아를 문제없이 출산하는 경우가 대부분이나, 거대아는 산모와 태아 모두에게 분만과정을 복잡하게 만들 수 있다. 저체중아는 분만과정을 잘 견디지 못할 수 있으며, 저혈당증과 저체온증에 걸리기 쉽다.

임신 말기에 태아 체중을 확인할 수 있는 방법 중에는 산모의 판단, 자궁저부 측정, 의료적 촉진, 초음파, 자기공명영상촬영(magnetic resonance imaging, MRI) 등이 있으나, 이 기법들은 실제 출생 시 체중과 비교했을 때 상당히 부정확하다. 자궁저부의 높이 측정, 초음파 사정, 복부 촉진 등도 역시 부정확하며, 너무 작거나 너무 큰 태아의 경우, 정확도는 20~55%이다. 출생아의 체중에 대한 경산부의 판단은 의료적 촉진과 초음파 측정의 정확성과 비슷하다. MRI는 거대아의 경우 높은 민감도와 정확도를 보였지만, 비용 부담이 커서 많은 환경에서 사용하는데 현실적인 제한이 있다. 태아 거대증은 자궁기능부전의 원인 중 하나로 제왕절개분만으로 이어질 수 있으므로 태아의 체중 측정은 신중을 기울여야 한다.

태아의 체중을 추정하는 가장 좋은 방법은 가능한 모든 산부에게 만삭 또는 분만 중 촉진을 연습하여 태아의 체중을 추정하는 것과 태아가 태어나면 체중을 확인하는 것이다.

요약하면 태아 체중 측정이 정말 필요한지에 대해서는 의견이 분분하다. 현재의 태아 체중 추정 기법들은 부정확한 경우가 많고, 거대아의 영향은 다양할 수 있으며, 임신말기 때에는 태아의 체중을 뺄 수 있는 것이 아니기 때문이다. 그럼에도 불구하고 분만진행 과정이 좋지 않다면 의료인은 태아의 체중 추정을 분만의 기능부전으로 인한 복잡한 문제를 해결하는데 필요한 변수 중 하나로 사용할 수 있다.

분만 전 자궁경부 사정 Assessing the cervix prior to labor

임신 중 자궁경부는 밀도가 높은 콜라겐섬유로 구성되어 있다. 단단하고 탄력 없는 관형 구조물로 자궁 내용물을 안전하게 보호하는 역할을 하고 있으나, 분만 시에는 자궁경부 내구를 열어야 하므로 부드러워지고 유연해진다. 자궁근육은 태아를 내려보낼 만큼 탄력이 있어야 한다. 호르몬 변화를 통해 자궁경부 조직에 변화를 일으키는데, 콜라겐섬유는 분해되고, 엘라스틴섬유가 내구(os)의 유연성에 도움을 준다. 결합조직의 수분 함량이 증가하여 자궁경부를 부드럽고 신축성 있게 만들어 유연하게 하는데, 분만 시작 몇 주 전부터 자궁경부 숙화가 일어난다. 자궁경부의 소실과 개대 기전은 다른 호르몬의 영향에 의해 발생된다. 일부의 분만 관련 문제(조산 및 지연분만 모두)들은 자궁경부의 변화가 너무 빨리 진행되거나 완전히 끝내지 못한 경우에 난산으로 이어질 수 있다. 자궁경부 난산의 이유는 선천적 기형, 소작, 냉동요법 또는 기타 수술 후 발생할 수 있는 흉터 같은 상처 때문이다.

CHAPTER 3

비숍 점수체계 The Bishop scoring system

Bishop은 1964년에 자궁경부 개대, 자궁경부 길이, 자궁경부 경도, 자궁경부 위치, 하강 정도의 다섯 가지 요인을 기반으로 경산부의 자연분만을 예측하는 13점의 점수체계를 만들어 발표하였다(표 3.1). Bishop은 9점 이상이면 유도분만이 안전하고 성공적일 수 있다고 주장했다. 사정 시 평가항목을 5개에서 3개로 줄여(질식분만을 예측하는 데 도움이 되지 않는다고 생각되는 자궁경부 경도와 자궁경부 위치 생략) 사정을 간단하게 하는 다른 척도체계가 제안되었다. Malapati 등은 자궁경부 소실을 측정하는 다른 방법들을 제안하였는데, 자궁경부 두께를 비율로 계산했던 Bishop과 달리 센티미터로 자궁경부 길이를 손이나 질식 초음파로 측정하는 방법을 제안하였다. 그러나 기존의 비숍 점수는 유도분만 전 사정도구로 여전히 가장 널리 사용되는 평가도구이다. 몇몇 저자들은 성공적인 유도분만 및 질분만을 예측하는데 6의 낮은 비숍 점수 임계값이 허용됨을 발견하였다. 비숍 점수는 오늘날에도 유도분만 전 자궁경부 숙성제의 필요성을 평가할 때 사용된다.

일부 의료진의 경우에는 임신 마지막 달에 일상적인 자궁 검사를 하면서 유도분만이 필요하지 않은 산부의 자궁경부 숙화 정도를 비숍의 5단계로 평가하기도 한다.

이러한 검사가 얼마나 효과적일까? 만삭 산부의 진통 전 자궁경부 사정은 짧거나 긴 잠재기를 경험할 가능성이 더 높은 산부를 식별하는데 도움이 될 수 있다.

많은 의료진은, 특히 초산부의 경우 자궁경부가 길고, 단단하고, 닫혀 있고, 후방에 위치한 상태로 분만을 시작하는 경우 잠재기가 지연되나 자궁경부가 얇고, 잘 늘어나고, 특

표 3.1 초기 비숍 점수, 개정 비숍 점수: 경부소실 척도로서의 자궁경부 길이 포함

점수	0	1	2	3
경부 개대	닫힘	1~2cm	3~4cm	5cm
경부 소실(%), 경부 길이(cm)	0~30% (>4cm)	40~50% (3~4cm)	60~70% (1~2cm)	80% + (0cm)
하강정도	-3	-2	-1, 0	+1, +2
경부 경도	단단함	보통	부드러움	-
경부 위치	후방	중앙	전방	-

출처: Bishop 1964. Reproduced with permission of the American College of Obstetricians and Gynecologists.

히 확장된 경우에는 보다 빠르게 활동기로 진행된다고 생각한다. 그러나 분만이나 활동기 장애의 시작을 예측하는데 분만 전에 수행된 자궁경부 사정에 대한 가치는 아직 어떤 연구에서도 입증되지 않았다.

의료진은 자궁경부가 부드럽고, 얇고, 전방에 위치하고, 2cm 개대된 산부에게는 분만이 곧 시작될 것이라고 말하거나, 자궁경부가 닫혀 있고, 경부 소실이 일어나지 않은 산부에게는 오래 걸릴 것이라는 확정적인 답변을 하고 싶을 것이다. 그러나 임신 말기에 자궁경부의 상태로 분만 시기를 판단하거나, 진행이 얼마나 걸릴지 정확하게 예측할 수는 없다. 이같은 부정확한 정보 때문에 산부는 겪지 않아도 될 스트레스에 노출될 수 있으므로, 분만 시작 전 자궁경부를 사정해야 하는 결정은 제공된 정보의 가치와 고객의 선호도에 따른 균형 잡힌 평가를 기반으로 이루어져야 된다.

분만 중 사정 ASSESSMENTS DURING LABOR

분만의 과정은 분만진행에 영향을 주는 여러 요소와 영향을 고려하여 전체적으로 사정하는 것이 중요하다. 대부분의 분만의 경우, 시각적, 구두 사정을 시작으로 손을 이용한 외부 사정과 내부 사정을 통해 체계적으로 평가될 수 있다. 빠르게 진행되는 분만이거나 산부가 잘 적응하지 못하는 경우에는 사정의 각 단계에서 다소 시간을 할애해야 할 수도 있다.

시진과 문진 Visual and verbal assessments

숙련된 임상의가 분만 중인 산부의 상태와 관련된 많은 요인을 사정한다. 진행 상황은 산부의 신체적 · 정서적 안녕이 지원되는 정도에 따라 긍정적 또는 부정적 영향을 받을 수 있다. 숙련된 의료인은 방해 없이 분만실에 들어가 시각적으로 정보를 얻고 수축 사이에 적절하게 질문을 할 수도 있다.

수분과 영양공급 Hydration and nourishment

2장 “분만 시 신체적 조치”에서 분만 시 탈수의 악영향을 설명했다. 산모는 적절한 근육 기능 유지를 위해 대략 50~100kcal/h를 섭취해야 한다. 많은 연구문헌에서 이용 가능하다면 액체나 고체 상태의 구강섭취를 하도록 권장하고 있다. 분만 시 대부분의 산부는 자연스럽게 필요한 칼로리와 영양소를 섭취하지만, 일부 산부는 구강섭취를 하도록 상기시키는 것이 필요할 때도 있다. 지연분만은 탈수와 부족한 칼로리 섭취의 원인이자 결과이다. 따라서 의료인은 예방에 초점을 두어야 한다. 산성이 없고, 쉽게 소화 가능한 탄수화물 과자나 음료(육수, 전해질 균형의 스포츠 음료, 과일, 꿀, 토스트) 등을 준비해 산모에게 갈증이 나면 섭취를 하도록 장려해야 저나트륨혈증(나트륨 농도 손실)을 예방할 수 있다. 저나트륨혈증은 강요된 구강섭취 과잉으로 인한 수분과잉(5장 "과다수분공급: 과도한 구강섭취 또는 정맥주사" 참고) 때문이며, 탈수 및 저칼로리 섭취로 인한 산모의 탈진은 지연분만을 야기할 수 있다. 적절한 수분공급과 영양 사정에는 다음의 내용이 포함된다.

- **소변**: 산부는 최소 2시간마다 방광을 비워야 하고, 옅은 색의 소변을 봐야 한다. 진하고, 농축되고, 소변의 양이 적은 경우는 수분섭취가 부족함을 뜻한다.
- **케톤증**: 탄수화물 섭취가 적절치 않은 경우, 저장된 지방을 에너지 대사에 사용하게 되는데, 이때 대사산물인 케톤이 몸 안에 축적된다. 이 증상은 운동과 금식의 결과로 발생되는 정상적인 대사반응이다. 그러나 소변에서 나온 케톤이 산부곤란의 징후인지에 대해서는 논란이 있는 상황이다.
- **구토**: 분만 시 구토는 흔한 증상이나 지속될 경우, 탈수를 유발할 수 있다. 이때, 손실된 체액 보충을 위해 구강이나 정맥을 통해 추가적인 수분섭취가 필요할 수 있다.
- **땀으로 인한 체액 손실**: 따뜻한 환경에 있는 산부, 특히 온수목욕을 하는 산부의 경우 추가적인 체액 보충이 필요하다. 갈증을 없애기 위해서는 수분을 보충하도록 해야 한다. 한두 번 수축할 때마다 마실 것을 제공하되, 강요는 하지 않는 것이 음료를 원하는지 묻는 것보다 더 좋다.
- **모체 고통**: 산부의 수분섭취가 원활하지 못하면 긴장하고, 지치고, 심지어 아플 수도 있다. 심한 탈수는 메스꺼움과 구토를 악화시킬 수 있으므로 정맥을 통한 수분 보충이 필요할 수도 있다.

심리적 요인 Psychology

자신감과 안녕의 긍정적인 영향과 심리적 고통의 부정적 영향이 분만의 진행과정에 미치는 영향에 관한 연구들이 지속되어 왔다. 산부의 심리는 분만의 신체 및 호르몬 변화와 시너지 효과를 발휘한다. 저조한 분만진행 과정은 심리적 고통에 의해 야기될 수 있고, 정신적 고통은 길고 힘든 분만으로 인해 발생된 결과일 수 있다. 진통이 잘 이루어지지 않는 명백한 신체적 이유가 없는 경우라면 심리적 원인도 고려해 보아야 한다.

산부와 대화를 나눌 수 있는 의료진의 능력은 매우 중요하다. 신뢰하고 지지관계를 구축하는 것은 긍정적인 의사소통을 위한 기반이 되기 때문이다. 신뢰관계의 구축은 산전에 구축하는 것이 용이하나, 숙련된 많은 의료제공자는 분만 중에도 이전에 만난 적이 없는 산부들과 빠른 시간 안에 좋은 관계를 형성할 수 있다.

산부의 심리적 고통 감소를 위해서는 지지적인 분만환경 조성과 산부의 정서 상태 평가, 원활한 의사소통을 통한 신뢰 등이 구축되어야 한다. 2장과 더불어 책의 전반에서 이 같은 내용을 찾을 수 있다.

자궁수축의 질 Quality of contractions

자연분만은 자발적이고, 간헐적인 자궁수축으로 정의될 수 있다. 자연분만의 경우, 시간이 지나면서 빈도, 기간, 강도가 증가된다. 수축은 종 모양의 커브로 시각화할 수 있으며, 3단계인 증가기(increment), 극기(acme), 감소기(decrement)로 나뉜다. 증가기는 강도가 점점 세어져 극기인 정점에 이르게 되고, 점차 이완되면서 강도가 약해지는 감소기에 이르게 된다.

자궁근층(myometrium)의 정상적인 협응은 분만 중 자궁을 두껍고 근육질인 상부와 얇고 신축성 있는 하부로 분화시킨다. 수직 근섬유의 지속적인 단축은 자궁 내 공간을 감소시키고 자궁경부를 열어 태아를 아래쪽으로 밀어내게 된다.

자궁의 기능부전이 발생되는 경우에는 자궁활동을 평가하는 것이 매우 중요하다. 부진한 자궁활동은 자궁기능장애의 주요한 원인이 될 수 있으며, 감염과 탈수 또는 태아위치이상 같은 다른 문제의 영향일 수도 있다. "자궁에 뇌가 있다."라는 표현은 이러한 상호작용을 적절하게 묘사해 놓은 것이다. 태아가 산부의 골반에 알맞게 위치해 있지 않으면 자궁수축이 상대적인 방해로 인해 종종 감소되는 경우가 많다.

다음과 같은 수축의 특성들은 산부 관찰을 통해 사정되어야 한다.

- **빈도(Frequency)**: 한 수축의 시작부터 다음 수축의 시작까지 측정된다. 일부에서는 이것을 증상발현의 시작점과 시작점을 분 단위, 즉 "q 5분"으로 기록하기도 하고, 어떤 경우는 10분 동안의 수축 횟수로 말하기도 한다. 활동기의 자궁수축은 10분 동안에

2~5회 정도인 것이 특징이나, 5회 이상으로 수축이 빈번한 경우에는 문제가 발생한다(과도한 자궁수축). 왜냐하면 태반의 혈류는 자궁의 가장 강한 수축 동안에 현저하게 감소되기 때문이다. 태아의 원활한 산소공급을 위해서는 수축 시 최소한 30초 정도는 휴식기를 가지는 것이 필수적이다. 10분 동안 5회 이상의 수축이 있을 경우, 태아가 수축 사이에 회복할 충분한 시간을 가지지 못할 수도 있다. 이것은 자연분만에서는 거의 문제가 되지 않는다. 그러나 고용량의 미소프로스톨을 사용하여 분만을 유도하거나 증량시킬 때는 특히 이점을 주의해야 한다. 왜냐하면 과도한 자궁수축은 실제로 자궁수축의 잠재된 위험일 수 있기 때문이다.

- **기간(Duration)**: 수축의 시작부터 종료까지의 시간으로 측정한다. 이것은 분만 단계에 따라 상당히 다르다. 분만 초기 수축의 특징은 20~30초 정도 지속되지만, 활동기는 60~90초 동안 지속된다.

- **이완기(Resting time)**: 빈도에서 기간을 빼서 계산한다. 예를 들어, 수축이 3분마다 발생하고 80초 동안 지속되는 경우, 한 수축이 끝난 후 다른 수축이 시작될 때까지 100초의 이완기가 있다. 빈도, 기간, 이완기, 산부 관찰, 복부 촉진 등 주관적으로 사정하거나 태아감시장치, 자궁수축변환기(외부 압력기기)를 사용해 객관적으로 감시하거나 자궁내압장치로 파악할 수 있다.

  최근의 많은 예비 부모는 스마트폰이나 컴퓨터에서 다운로드 가능한 컴퓨터 프로그램(앱)을 사용하여 자궁수축의 빈도와 기간을 확인한다. 수축이 시작되고 끝날 때 스마트폰 화면을 터치하면 스마트폰이나 컴퓨터가 계산을 돕는다. 강도는 비슷한 방법으로 추적할 수 없지만 부모는 이슬의 유무, 양수 손실 등 인지된 수축강도에 대해 기록할 수 있다. 인터넷을 찾아보면 수축 기록에 관한 다양한 앱을 찾을 수 있다.

- **강도(Intensity)**: 안정 시(resting tone)에 기준을 넘는 자궁내압으로 정의된다. 통증에 대한 지각은 산부마다 다양하므로 이것을 수축의 질 판단지표로 사용하는 것은 무리가 있다. 하지만 산부들은 정상적인 활동기 특징인 '시간이 경과될수록 수축이 더 심해지는지'의 여부는 보고할 수 있다. 기능부전성 분만은 수축 빈도가 감소되고, 기간이 짧아지거나 강도가 약해지는 것이 특징일 수 있다.

외부 검진 External assessments

시진과 문진을 통해 산부의 정보를 수집한 후, 실제 사정을 통해 분만진행 상황에 대한 지속적인 사정이 이루어져야 한다.

활력징후 Vital signs

산부의 활력징후는 분만 동안에 주기적으로 사정해야 한다. 평가는 수축 사이에 이루어져야 한다. 상승된 혈압과 맥박, 비정상적인 호흡수는 반드시 기록하고 해결해야 한다. 분만 시 체온이 약간 높아지는 것은 정상이다. 하지만 0.5℃ 또는 1℉가 높아지고, 분만이 지연된다면 탈수를 의미한다. 또한 미열은 분만 2기 시 후방두정위와 관련이 있다(9장 참고). 양막파수 시 체온이 상당히 올라간 경우(38℃, 100.4℉), 분만 시 심각한 합병증인 감염을 의심해야 한다. 경막외마취(9장 참고)의 흔한 부작용은 고체온증이다. 모체와 태아의 활력징후가 정상이라면 시간을 갖고 관찰해도 된다.

자궁수축의 질 Quality of contractions

자궁수축의 질에 관한 추가정보는 수축 중, 수축 사이에 복부를 주의 깊게 촉진하여 수집할 수 있다. 검사자는 초침이 있는 시계를 사용하여 자궁저부에 손가락을 단단히 눌러 수축의 강도, 빈도, 기간 및 휴식기 시간을 평가한다. 수축의 시작은 산부가 느끼기 전에 촉진될 수 있다. 적절한 수축이 최고조에 이르면 산부의 자궁저부는 움푹 들어가지 않고 "나무처럼 딱딱"하게 느껴진다. 경험이 없는 의사가 자궁수축 강도를 평가할 때, 도움이 되는 한 가지 지침은 "코, 턱, 이마" 비유이다. 수축이 최고조일 때, 자궁저부를 눌러 "코처럼" 느껴지면 강도는 약(mild), "턱처럼" 느껴지면 보통(moderate), "이마처럼" 느껴지면 강(strong)으로 평가한다.

검사자는 산부의 통증 감각이 줄어들기 전 이완 단계와 수축의 끝을 감지할 수 있다. 이는 산부가 여전히 자궁경부와 자궁하부에서 신경섬유의 자극을 감지하기 때문이다. 이완기는 촉진으로 파악할 수 있으며, 수축과 수축 사이에 자궁은 부드럽고, 이완되어 있다. 이완기에 자궁내압이 높으면 비정상이고, 산부와 태아 모두에게 위험할 수 있다. 태반부위의 불충분한 모세혈관 재충전 및 산소전달로 인해 난산 및 태아가사 상태를 유발할 수 있다.

하복부에 상당한 지방조직이 분포해 있는 여성은 촉진을 통해 수축의 질을 평가하는데 어려움이 있을 수 있다. 따라서 의료진은 자궁수축의 질의 차이를 파악하기 위해 훈련

할 필요가 있다.

이완기의 긴장도와 강도는 외부 촉진을 통해 평가할 수 있으나, 정확한 측정은 자궁내 압력 카테터를 통해서만 확인이 가능하다. 외부 전자태아모니터에는 수축을 감지하기 위해 자궁압력 측정계(tocodynamometer)를 사용하지만 이완기 때 긴장도와 강도 측정은 모니터의 위치에 따라 달라질 수 있으므로 숙련된 검사자가 촉진하는 것보다 신뢰성은 떨어진다.

복부 촉진(레오폴드 촉진법) Abdominal palpation (Leopold's maneuvers)

레오폴드 촉진법을 사용하여 수축 사이에 태향을 사정하는 것은 지연분만의 문제를 해결하는 데 도움을 제공할 수 있다. 이전에도 언급했듯이 복부 촉진은 태아의 척추 또는 머리 위치를 결정하는 데 크게 신뢰할 수 있는 방법은 아니나 검사자의 숙련도가 쌓이면 매우 유용할 수 있다. 분만 중 태아 체중을 추정하는 것도 도움이 될 수는 있으나, 이를 수행할 수 있는 신뢰할 만한 방법이 아직까지는 없는 실정이다.

검사자 및 산부가 느끼는 정상적인 태아 움직임은 태아의 산소공급에 대해 안심할 수 있는 신호임을 의미하는데, 이는 차트에 항상 기록되어야 한다. 태아가 수면 중일 때 태동이 감소될 수 있으므로, 분만 중 태아 움직임이 부족하다고 반드시 불길한 징조는 아니다. 갑자기 미친 듯이 태아가 움직인 후 움직임이 중단되면 차트에 기록하고, 심각한 태아 저산소증의 징후일 수 있으므로 즉시 평가해야 한다. 일부 아기는 더 유리한 자세를 취하려고 할 때 극적인 움직임을 보이기도 한다.

태아 사정 Assessing the fetus

대부분 건강한 산부의 태아는 지연분만이나 기능부전성 분만을 잘 견딜 수 있다. 태아가 건강하다고 판단될 경우, 의료진과 부모는 기능부전에 대처하고 문제를 해결하는데 초점을 맞출 수 있다. 약간의 유머스러운 안도감("당신의 아기는 당신보다 이 분만을 더 즐깁니다!")을 산부에게 제공하고, 자신의 태아가 건강하다는 사실을 상기시켜 준다.

반대로 태아손상 징후를 보이는 경우, 최선의 노력을 다해 치료해야 한다. 대부분의 부모들은 분만 중 태아에 대한 위험성을 잘 알고 있으며, 아기에 대한 우려가 있을 때 의료진이 제공한 정확한 정보에 감사해 한다.

본 장에서 논의되는 태아 평가 요소는 재태기간, 양수에 태변의 유무, 태아심박수이다.

재태기간 Gestational age

조산아(37주 미만)와 과숙아(42주 초과)는 분만 스트레스에 취약할 수밖에 없다. 미숙아는 조기 진통의 병인(즉, 감염 또는 태반박리)과 관련된 추가 위험을 경험할 수 있다. 과숙아는 양수과소, 태변 착색, 태변흡입증후군, 탯줄압박 등의 가능성이 높아진다. 거대아는 아두골반불균형, 태아위치이상, 어깨난산 등의 가능성이 높고, 기구보조분만이나 수술 등의 중재를 해야 할 수도 있다. 마지막으로 분만 예정일을 넘긴 분만은 태반기능부전의 위험도가 증가하고, 성장 제한과 사산위험이 높다.

태변 Meconium

태아는 저산소증의 증상 발현이 있을 때 항문 괄약근이 이완되어 태변을 자궁 내 배출하기도 한다. 양수에 태변이 있는 경우는 태아 산소공급에 손상이 있음을 의미할 수 있다. 그러나 태변은 태아심박수가 불안정하거나 산부에게 열이 있거나 감염의 징후를 보이거나 딱딱하고, 어두운 색의 입자(다른 조각이나 덩어리)가 있는 경우, 태아손상 징후로 보아야 한다.

태아심박수 Fetal heart rate (FHR)

태아의 안녕을 판단할 수 있는 일차적인 정보는 태아심박수와 수축에 대한 태아의 반응이다. 이러한 이유로 임상의는 해당 국가의 전문기관 또는 국제 산부인과 학회(International Federation of Gynecology and Obstetrics, FIGO) 및 WHO의 현재 지침에 따라 태아심박수 패턴 해석에 대한 훈련 및 지속적인 교육을 받는다. 현재 미국은 국립아동보건 및 인간발달연구소(NICHD)의 2008년 가이드라인을 따른다. 외부 또는 내부 기기를 사용하는 지속적인 태아감시장치(CEFM)와 태아경(fetoscope) 또는 휴대용 도플러를 사용하는 간헐적 청진(intermittent auscultation, IA)의 상대적 이점과 위험은 2장에 요약되어 있다.

이 절에서는 지속적인 태아감시장치와 간헐적 청진에 대한 개요를 제공한다. 태아감시에 대한 텍스트가 아니라 지속적인 태아감시장치를 사용하거나 건강한 저위험 임산부를 위한 간헐적 청진을 사용하려는 사람들을 위한 학습도구이다. 이 개요는 주로 미국 산과 또는 조산기관에서 제공한 지침을 기반으로 한다. 캐나다, 영국 및 FIGO에서 제공되는 지침 간에 유사점이 있지만 독자는 자신의 국가에 적용되는 특정 지침을 참고해야 한다.

간헐적 청진은 가정 및 독립 출산센터 환경에서 사용되는 태아 평가방법이다. 많은 병원에서 간헐적 청진이 저위험 분만에 대한 태아건강을 모니터링하는 신뢰할 수 있는 방법이라는 증거에도 불구하고 대부분 포기되었다. 간헐적 청진 프로토콜에 필요한 빈번한 일대일 주의는 바쁜 병원 환경에서는 종종 실현 가능하지 않다. 다만 2장에서 언급한 바와 같이, 입원한 산부의 이동성을 촉진하기 위해 원격 측정을 사용하거나 태아감시장치를 간헐적으로 사용할 수 있다. 조산사, 특히 가정 및 출산센터 설정에서 널리 사용되는 간헐적 청진기술이 여기에서 자세히 설명된다.

■ **간헐적 청진 대상자**

- 의학적 · 산과적 위험요인이 없는 건강한 만삭임신인 경우
- 옥시토신 또는 경막외마취와 같은 의학적 중재가 없는 경우
- 간헐적 청진 사용에 숙련된 의료인이 있는 경우

■ **간헐적 청진 방법**: 휴대용 도플러 장치 또는 태아 청진기를 사용할 수 있다. 초음파는 심장판막의 움직임을 감지하고 이를 태아심장박동을 복제하는 제조된 소리로 변환한다. 태아 청진기는 검사자의 두개골에 골전도를 사용하여 태아 심장활동의 미묘한 소리를 이어피스를 통해 전달하도록 특별히 설계되었다. 일반적으로 도플러보다 더 많은 연습이 필요하므로 올바르게 사용해야 한다.

청진기보다 도플러를 사용했을 때 이점:

- 다양한 자세에서 쉽게 청진할 수 있음
- 수축 시 청진을 쉽게 할 수 있음
- 태아심박수(FHR)를 부모와 다른 사람이 함께 들을 수 있음
- 복부에 압력을 가하지 않기 때문에 산부에게 편안함
- 수중에서도 사용할 수 있음(특수한 방수 도플러 기기 필요)
- 청진기와 비교했을 때, 일부 연구에서 신생아 결과가 더 좋은 것으로 나옴

도플러보다 청진기를 사용할 때 이점:

- 부정맥을 포함해 태아의 심장소리를 정확히 감지할 수 있고, 실수로 모체 맥박을 잡거나 왜곡 신호를 잡을 위험이 없음
- 추가적인 초음파 노출이 없음
- 고장 날 수 있는 배터리 또는 기기들을 필요로 하지 않음
- 본 장의 앞에서 서술했던 태향 파악에 유용함

다음 권고사항은 미국 조산간호대학(American College of Nurse-Midwives), 미국 산부인과대학(American College of Obstetricians and Gynecologists), 여성보건산부인과협회(the Association of Women's Health, Obstetric and Neonatal Nurses), 캐나다 산부인과전문의협회(the Society of Obstetricians and Gynecologists of Canada)의 간헐적 청진 기준에서 도출했으며, 각 기관들은 주기적으로 기준을 업데이트한다.

■ 간헐적 청진의 일반적 원칙

- 빈도: 분만의 잠재기 때 간헐적 청진의 빈도에 대한 연구는 아직 미비하다. 하지만 잠재기에는 1시간에 한번 정도 청진을 하는 것이 적절하다. 분만 활동기에는 15~30분마다 간헐적 청진이 이루어져야 한다. 분만 2기 힘주기(expulsive pushing) 전에는 15분마다 청진이 이루어져야 하고, 배림현상(bearing down) 시에는 5분마다 이루어진다. 이상소견 시에는 더 자주 청진해야 한다.
- 시기: 태아가 움직이지 않을 때 수축을 촉진하고 태아심박수 기준선을 설정하기 위한 청진을 실시해야 한다. 기준선은 분만 전반에 걸쳐 주기적으로 재평가되어야 한다. 수축 시 태아심박수의 증가 및 감소를 사정하기 위해, 언제 촉진해야 하는지에 대한 일치된 의견은 아직 없는 실정이다. 어떤 의료진은 수축 후 듣기를 추천하고, 수축의 정점에서 수축 후 짧은 시간까지 또는 수축 전, 수축 중, 수축 후에 듣기를 권장하기도 한다.
- 심박수 계산(counting): 전체 60~120초 동안에 태아심박수를 계산하는 것이 가장 정확한 기준선을 제공할 수 있다. 수축 중 또는 수축 후의 사정은 30초 또는 60초 계산법을 사용할 수 있지만, 60초 계산을 더 신뢰할 수 있다. 속도가 증가 또는 감소되는 경우, 태아심박수를 5초 또는 15초 단위로 계산해 태아심박수의 최고점 또는 최저점을 정확히 파악한다. 산부의 맥박도 주기적으로 평가하여 산부가 아닌, 태아의 심박동인지를 확인해야 한다. 이러한 내용은 모두 산부 의료기록에 반드시 기록되어야 한다.

■ 간헐적 청진기법

- 레오폴드 촉진법으로 태아의 등 위치를 파악하고, 태아의 최대박동 위치를 찾아 태아심박수를 청진한다.

CHAPTER 3

- 자궁수축을 촉진한다.
- 모체 맥박을 촉진한다.
- 태아 청진기 또는 도플러를 태아의 등 최대박동지점에 위치시킨다.
- 수축 사이에 60초 동안 청진하여 태아심박수 기준선을 결정한다.
- 상승이나 하강 등의 결과를 기록한다.

■ **지속적인 태아감시장치 없이 평가할 수 있는 태아 안녕 징후**

- 정상 기준의 태아심박수
- 하강의 부재
- 태아심박수의 부정맥 부재
- 태아 두피 또는 진동청각 자극이 있거나 없는 태아심박수 상승
- 태아 움직임(산부, 검사자 촉진)
- 맑은 양수

■ **지속적인 태아감시장치를 사용할 때**: 국가마다 지속적인 태아감시장치의 사용 기준에 대한 권고와 정책이 다르다. 지속적인 태아감시장치는 불안정한 태아심박수가 관찰되거나 위험요소가 있는 산부에게 많이 사용된다. 지속적인 태아감시장치를 사용할 때, 산부의 것이 아닌 태아심박수를 관찰하고 기록하는 것이 중요하다. 2008년 NICHD는 태아심박수 분류와 분만 시 관리 조치들에 관한 "자세한" 권고사항을 재수정하여 출간했다. 이 지침에는 분만 중 태아 상태에 대한 보다 표준화된 해석과 중재 권고를 허용하는 "3단계 태아심박수 해석 시스템"이 포함되었다. 다음은 태아심박수 해석의 3가지 요소에 대한 NICHD의 정의이다. NICHD의 기준이 지속적인 태아감시장치에 국한되어 있지만, 간헐적 청진에도 적용 가능하다(해석을 위해 시각적 그래픽 자료가 필요한 하강의 종류와 가변성은 제외).

태아심박수 기준 정의:

- 정상 태아심박수 기준 속도는 분당 110~160bpm
- 빈맥은 분당 160bpm 초과
- 서맥은 분당 110bpm 미만

가변성 정의:

- "진폭과 빈도가 규칙적이지 않은 태아심박수 기준의 변화"로 정의되고, 간헐적 청진이 아니라 지속적인 태아감시장치로만 사정될 수 있다.

- 가변성 기준
  - 부재: 가변성 발견되지 않음
  - 최소 수치: 5bpm 이하
  - 중간 수치: 6~25bpm
  - 현저한 수치: 25bpm 이상

상승 정의:

- NICHD 지침에 따르면 상승은 15초 이상 동안, 15회 이상의 태아심박수가 시각적으로 명백하고 급격하게 증가하는 것이다. 조산아(<37주 재태기간)의 경우, 심박수가 10초 또는 그 이상 동안 이어졌거나 10회 또는 그 이상 박동했다면 상승이라 정의된다.
- 상승은 태아의 안녕 징후로 여겨진다.
- 상승을 판단하기 위해서 5~15초 동안 태아심박수를 측정해야 한다. 구간과 상승의 속도를 비교해 상승을 정의한다. 간헐적 청진 시 상승을 들을 수도 있고, 들어야 하며, 기록해야 한다.

하강 정의:

- 하강은 기준보다 낮은 태아심박수의 주기적인 변화를 의미하며, 지속적인 태아감시장치 추적에 따른 시작, 시간, 모양으로 정의한다. 하강의 종류는 간헐적 청진을 통해 잘 나타나지 않는다.
- 조기하강은 분만과정에서 정상으로 여겨진다. 조기하강이란 태아심박수가 규칙적이고, 천천히 감소하며 하강의 최저 시점이 수축 시작으로부터 30초 안에 발생하는 경우를 의미한다. 기준의 시작과 회복은 수축의 시작과 끝보다 이르다. 조기하강은 수축의 모양을 반영한다. 조기하강은 질 신경을 자극하는 태아의 두피 압박과 관련이 있다. 따라서 활동기 말과 분만 2기에 조기하강은 자주 발현된다.
- 가변성 하강(variable decelerations)은 규칙적이지 않은 모양과 시간, 수축 시작으로부터 30초 이내에 갑작스럽게 나타나는 최저 하강을 의미한다. 가변성 하강은 태아곤란으로 이어지는 기계적 탯줄 압박을 의미할 수도 있다. 산모의 자세를 바꾸어 탯줄의 압력을 줄이도록 하는 것이 적절한 간호의 시작이다. 3단계 분류 시스템에 따르면 가변성 하강의 중요성은 지속적인 태아감시장치 추적의 전체 맥락에 달려 있다.

- 후기하강(late decelerations)은 태아심박수가 점진적으로 균일하게 감소되며, 수축 시작 후 30초 이내에 최저 하강을 나타낸다. 결정적인 특징은 시간이다. 왜냐하면

표 3.2 태아심박수의 3단계 해석 시스템

분류	해석 및 중재
카테고리 I	
• 기준: 110~160bpm • 기준 태아심박수 변동성(BLV): 보통 • 상승: 존재 또는 부재 • 하강: - 조기하강: 존재 또는 없음 - 후기하강 또는 가변성 하강: 없음	• 정상 • 산염기 상태는 정상일 가능성이 높음 • 추가 행동 불필요
카테고리 II [카테고리 I 또는 III에 나와 있지 않은 태아심박수 추적 포함. 아래 예 참고]	
• 기준 변동성 - 최소 변동성 - 반복적 하강을 동반하지 않는 변동성 없음 - 현저한 변동성 • 상승: 태아 자극 후 유도 상승의 부재 • 주기적 또는 일시적 하강 - 최소 또는 중간 BLV와 재발된 가변성 하강 - 지연된 하강(>2분, <10분) - 중간 정도의 BLV로 반복되는 후기하강 - 기준선으로의 느린 복귀, "오버슈트" 또는 "숄더"와 같은 다른 특성을 가진 가변성 하강	• 결정적이지 않음 • 태아의 산염기 불균형 상태가 의심되지 않음 • 평가, 지속적인 감시와 재평가 필요 • 관련된 의료환경을 고려
카테고리 III	
• 기준 변동성 • BLV 부재 • 추가적인 사항: - 하강: 반복되는 후기하강 반복되는 가변성 하강 - 서맥 - 정현 패턴: 부드럽고, 물결모양의 태아심박수 기준선 패턴 1분당 3~5번의 규칙적인 빈도 20분 이상 지속됨	• 태아의 산염기 불균형 상태를 의심 • 신속한 평가 필요 • 비정상 태아심박수 패턴 해결을 위한 신속한 노력 필요, 자궁 내 소생법에 국한하지 않음 - 산모에게 산소 제공 - 산부 체위 변화 - 분만 자극 중지 - 저혈압 치료

출처: BAdapted from Macones 2008. Reproduced with permission of Elsevier.

후기하강은 수축 후 일어나고, 수축이 끝난 후에 기준으로 돌아오기 때문이다. 잠재적인 자궁태반관류장애가 의심될 수 있다(태아에게 전달되는 혈액과 산소 감소).

- **태아심박수의 3단계 해석 시스템**: 표 3.2에 설명되어 있다. 의료진들은 이 시스템을 사용해서 태아 상태를 사정하고 기록해야 한다.

내부 검진 Internal assessments

일부 분만에서는 분만진행 상황을 정확히 평가하기 위해 시진 및 외부 사정이 모두 필요할 수 있다. 그러나 더 많은 정보를 수집하거나 외부 사정 결과를 확인하기 위해 내부 사정을 수행해야 할 수도 있다. 태아의 회전 및 하강과 함께 자궁경부 변화는 분만진행의 결정적인 징후인 반면, 외부 징후는 무슨 일이 일어나고 있는지에 대한 간접적인 단서를 제공할 수 있다.

질 검진: 적응증과 시기 Vaginal examinations: indications and timing

산부의 진료는 개인에 맞추어야 하고, 분만 사정은 산부의 필요에 따라 사정되어야 한다. 즉, 모든 진통에서 정해진 시간 간격이나 규약을 따라 하기보다는 자궁경부나 태아에 대한 정보가 필요할 때 산부의 이해와 동의하에 질 검진을 시행해야 한다. 이 검사의 대부분이 산부에게는 중요한 침해라는 것을 인식하고, 의료인은 질 검진 수행 전에 관계를 형성할 시간을 가져야 하며, 거부 시 수행하지 않아야 한다. 질 검진을 통해 분만진행을 사정해야 하는 근거는 다음과 같다.

- 진통 초기에 향후의 진행 상황을 더 잘 평가하기 위한 기준선 설정
- 3시간이 넘도록 활동기가 진행되고, 분만이 진행되지 않는 것처럼 보인다면(수축이 길어지고, 빈도가 증가하고, 강도가 세지지 않는다면) 또는 다른 분만진행 징후(산모의 느낌, 자연스럽게 힘을 주는 노력)가 보이지 않는다면 기능부전성 분만 해결을 위한 중재 여부 결정
- 중재가 시행되고 시간이 지난 후(예: 아두 회전을 돕기 위해 계단 오르기 또는 욕조에서 시간 보내기), 이상적인 효과가 있는지 사정
- 산부가 분만진행 사정을 요청 시, 실망감을 표현하거나 진통제를 원할 때
- 태아하강 징후 없이 힘 주고 싶을 때

- 정상 범주를 벗어난 태아심박수가 있거나 질출혈 등 다른 징후들이 보일 때
- 내부 모니터 "두피 검진(scalp lead)" 또는 "자궁내압 카테터"가 필요할 때

분만 중 질 검진 수행 Performing a vaginal examination during labor

■ **검진을 위한 사전 준비:** 의료진은 임상평가를 수행할 뿐만 아니라 정서적 지원 및 정확한 정보에 대한 산부의 요구를 염두에 두고 있어야 한다. 분만 시 내진은 이러한 원칙에서 이루어져야 한다. 우선 산부 옆에 앉아서 분만 패턴을 관찰하고 산부가 어떻게 반응하는지를 확인한다.

- 수축의 빈도, 기간, 질이 어떤가?
- 산부가 어떻게 대처하고 있는가? (2장 "통증에 대응할 수 있는 산부의 능력 사정" 참고)
- 산부가 수축 시나 수축 사이에 움직일 수 있는가?
- 산부가 자연스럽게 취하는 자세는 무엇인가?

기본적인 관찰 후, 의료진은 산부에게 내진을 통해 분만과정을 사정하는 것이 도움이 될 것인지를 물어본다. 어떤 산부들은 이런 정보를 얻는 것에 동의할 수도 있고, 준비가 되지 않은 경우도 있을 수 있다. 내진에 관한 이점과 위험을 설명하고, 산부의 동의 없이 검사를 진행하지 않도록 한다.

산부의 동의 후 내진 전 방광을 비우라고 한다. 산부를 단단하고 편안한 침대에 눕히고, 베개 하나 정도로 머리를 지지한다(그림 3.11a). 무릎을 구부리고 넓게 벌리면서 잘 지지되어야 하며, 발바닥을 붙이거나 침대에 붙인다. 등을 대고 누운 자세가 너무 불편하다면 옆으로 누워, 베개 하나를 허벅지와 엉덩이 사이에 놓고, 엉덩이를 고정하고 지지한다(그림 3.11b). 다른 자세(네 발로 긴 자세, 앉아 있기, 서 있기, 스쿼트 자세)로도 검사를 받을 수 있다. 검사를 통해 자궁경부의 확장과 하강정도를 확인할 수 있으나, 이러한 자세로는 추가적인 정보를 얻기 힘들고, 선진부의 태향도 파악하기 어렵다. 따라서 추가적인 정보가 필요할 때에는 산부를 잠시 동안 바로 눕힌 다음에 검사를 진행한다.

각 단계를 설명하고, 산부가 내진을 거절하면 언제든지 중지하고, 아픔을 주는 모든 것에 대해 피드백을 준다. 의료진이 필요한 정보를 얻으려면 산부가 검사 중에 긴장을 풀어야 한다. 좋은 보살핌은 산부의 필요에 민감하고 필요한 자료를 효과적으로 얻

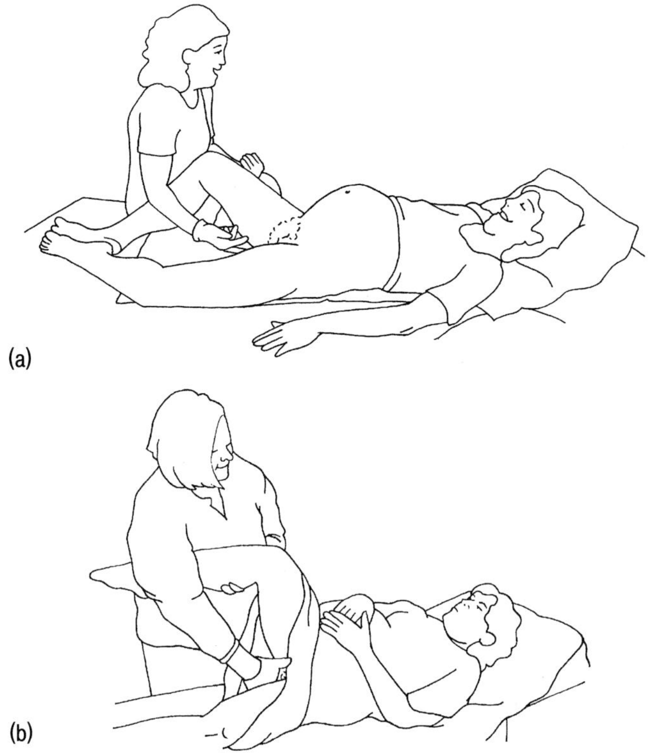

그림 3.11 (a): 내진을 위한 앙와위, (b): 내진을 위한 측위

는 것으로 정의된다. 일부 산부는 질 검사 중에 두려움을 경험하고, 특히 익숙하지 않은 사람들이 수행하거나 불편함을 고려하지 않고 검사를 진행할 때 이를 용납하지 못할 수도 있다. 종종 이들은 이전에 트라우마(예: 성적 학대 또는 거칠고 사려 깊지 못한 질 검사)을 경험했을 수 있다. 검사를 받으려면 검진자의 인내, 부드러움, 이해가 필요하며 검사를 언제, 누구에 의해, 어떻게 수행할지에 대한 통제력이 필요하다.

- **질 검진 시작:** 검진자는 손을 씻고, 손을 따뜻하게 한 후 산부에게 질 검진에 대한 동의를 받는다. 동의 없이 검사를 진행하지 않는다. 수축 사이에 검진자는 검지와 중지를 차례대로 질 속에 넣는다. 후방 질벽에 단단하지만 부드러운 압력을 주면서 촉진하지만 요도는 압박하지 않는다. 동시에 질 근육을 이완하라고 말한다. 산부가 적극적으로 이완하지 않을 시 검사가 불편할 수 있고, 협조하지 않을 시 정확한 사정이 어려울 수 있다고 말한다.

손바닥을 아래로 하여 2, 3번째 손가락을 질 3~4cm 안에 넣은 후, 손목이 위를 향할 수 있도록 손을 돌릴 것이라고 말한다. 이 동작은 자궁경부에 대해 더 정확하게 사정할 수 있도록 돕고, 선진부와 질, 골반 사정을 돕는다.

자궁경부 사정 Assessing the cervix

- **위치(Position)**: 자궁경관의 내구가 전방과 후방 또는 중앙 어디쯤에 위치하는가? 경관의 내구가 후방에 위치할 경우, 촉진이 가능할 정도로 가까울 때도 있지만 경관의 개대를 사정하기가 어려울 수도 있다. 이때, 검진자가 부드럽고 일정한 압력을 가하면서 손을 앞으로 당겨 자궁내구에 도달할 수 있으며, 산부에게 양쪽 엉덩이 아래에 주먹을 넣어 골반을 기울이도록 하여 자궁경부를 "촉진 가능"한 자세로 만들 수 있다.
- **경도(Consistency)**: 자궁경관의 조직과 내구는 신축성이 있고, 부드럽고 단단한가? 분만이 진행될수록 자궁경관이 부드럽고 유연해져야 하지만 두껍고 단단한 경우에는 비정상이다.
- **소실(Effacement)**: 자궁경관의 길이는 얼마나 될까? 자궁경관에 손가락 한 개를 넣어 촉진하는 것 외에 질 검진으로 자궁경관 소실을 사정하는 것은 불가능하지는 않으나 어렵다. 분만 전 경관의 길이는 1~4cm로 다양하므로, 경관의 길이는 보통 센티미터나 센티미터의 비율을 기준으로 경관의 소실 정도를 표현한다(소실을 퍼센트로 나타내는 구식 방법보다). 경관이 완전히 소실되면 종잇장 같이 얇아진다.
- **개대(Dilation)**: 수동적인 스트레칭 없이 센티미터 단위로 측정한 자궁경관은 얼마나 열려 있는가? 처음 6~7cm 정도는 자궁경관이 얼마나 열려 있는지 내진을 통해 사정하여 평가한다. 대략적인 손가락 넓이(finger breadth, FB)에 해당되는 개대 정도를 파악하기 위해서는 연습이 필요하다. 연습을 위한 실습도구에는 이러한 목적으로 만들어진 플라스틱 모형이나 다양한 크기의 구멍이 있는 항아리 같은 가정용품 등이 사용된다. 개대의 마지막 3cm(7cm에서 완전히 개대된 것까지)는 평가하기가 더 쉽다. 왜냐하면 경관내구의 열린 가장자리와 자궁하부의 자궁분절과 만나는 지점에 자궁경부가 얼마나 남아 있는지를 사정하여 측정하기 때문에 오히려 평가가 더 용이하다. 10cm는 완전한 개대를 표현하기 위해 사용되었으나, 측정 가능한 전체 팽창은 아두 크기에 따라 9~12cm 사이에서 달라질 수도 있다. 또한 자궁경부가 고르지 않게 개대되었는지 여부와 개대된 경우 어디에서 얼마나 확장되었는지를 반드시 확인해야 한다. 이 세부 사항은 아두의 위치와 각도에 대한 단서를 제공할 수 있다.

- **양막(Membranes)**: 양막은 파열되지 않고 온전한 상태인지, 파열되었는지? 부풀어 오른 태포는 쉽게 촉진할 수 있으나, 그 상태에서 태향 사정은 어려울 수 있다. 검사자는 태포가 없을 때, 양막파열 시와 파열되지 않았을 때, 태아의 두피 느낌이 어떻게 다른지를 구별하는 법을 배워야 한다.

- **수축 강도(Contraction strength)**: 검사자는 분만 중 경관 개대가 충분할 정도로 수축이 강하지 않다고 판단되면 수축이 있을 때 자궁경부 검사를 시행하여 수축 강도를 평가하게 될 것이다. 그러나 이 검사는 이완기에 자궁경부를 검사하는 것보다 산부에게 불편감을 초래할 수 있다. 따라서 검사자는 산부에게 검사 이유를 설명하고, 먼저 동의를 구해야 한다. 검사자의 손가락 끝을 자궁경부에 대고 있으면 효과적인 수축 시에는 자궁경부 가장자리가 늘어나고, 아두가 아래로 내려와 자궁경부를 압박하는 것을 느낄 수 있을 것이다. 만약 양막이 파열되지 않고 태포가 있는 경우라면 자궁경부가 더 단단해지고, 꽉 조이게 되는 것을 느끼게 될 것이다. 만약 자궁수축이 불충분한 경우라면 이러한 변화는 나타나지 않을 것이고, 경관도 거의 늘어나지 않아 손가락에 아두가 접촉되는 느낌이 없으므로 "빈 소매" 같다는 느낌이 들 수 있다.

- **비정상적인 자궁경부 소견(Unusual cervical findings)**
  - "지퍼" 모양의 경관: 자궁경관이 꽤 소실되면 경관내구에 협착이 일어나 닫히게 된다. 때때로 경관소실이 거의 이루어진 경우에는 하나 또는 두 개의 손가락을 삽입하여 수축 시에 열린 경관내구를 마사지하면 협착된 것이 풀리면서 경관내구가 지퍼처럼 열리게 된다. 때로는 한 번의 수축으로 1~3cm 또는 4cm로 열리기도 하는데, 모세혈관 파열이 경관개대와 함께 진행되어 이슬이 많이 나올 수도 있다. 8장의 "경관 협착 관리 또는 '지퍼(zipper)' 자궁경부"를 참고한다.
  - 단단한 경관내구: 자궁경부가 일부 확장되어 있으나 두껍고 탄성이 부족하여 부드럽지 않을 수 있는데, 이러한 문제는 수축으로 쉽게 해결되지 않는다. 이러한 현상은 원발성 자궁경부기능부전 징후일 가능성도 있는데, 이는 수축 중에 아두와 자궁경부와의 축이 잘 맞지 않거나 자궁경부에 압력이 고르게 분포되지 않아 발생하는 부종의 결과일 수 있다. 원발성 기능부전인 경우에는 자궁경부가 절대로 부드러워지거나 경관소실이 일어나지 않는다. 그러나 부종이 있는 경우라면 잠복기 또는 초기 활성기에 자궁경부 소실과 개대가 일어나지만 후기 활성기에는 부풀어 오르게 되는 현상이 나타나게 된다.

- 지속적인 "입술" 모양의 전방 경관: 이것은 대부분의 자궁경부가 아두의 뒤쪽으로 수축되었지만(아두의 옆이나 뒤쪽 측면에서는 자궁경부 가장자리가 잘 촉진되지 않음), 자궁경부의 앞쪽 부분이 아두와 치골결합 사이에 끼었을 때 발생한다. 그러나 대부분 태향이 바뀌고 시간이 지나면 문제가 해결되므로 인내를 갖고 기다리면 일반적으로 상황이 해결되기도 한다. 만약 자궁경부 조직이 유연하게 늘어나는 것이 느껴진다면 8장에서 설명했듯이 "지속적인 입술 모양 자궁경부의 수동적 복구"로 축소할 수 있을 것이다.

태아 선진부 사정 Assessing the presenting part

- **아두인가?** 검진자는 선진부가 두정위가 아닐 수도 있다는 점을 항상 명심해야 하다. 그렇지 않다면 둔위를 진단하지 못하는 위험이 발생될 수 있기 때문이다. 특히, 단둔위(frank breech)인 경우는 봉합이나 천문이 촉진되지 않으며, 앞부분이 산류(caput) 같이 부드럽고, 스펀지 같아서 비정상 두정위(malpositioned head) 검사 결과와 매우 유사하게 느껴질 수 있으므로 확진이 필요하다. 초음파 검사를 시행할 수 없는 경우라면 확진을 위해 무균적 질경 검사를 시행하여 태아의 머리카락이 확인되면 두위로 판단할 수 있을 것이다.

- **하강정도란 무엇인가?** 하강정도는 하강도 "0"으로 지정된 좌골극을 기준으로 위쪽과 아래쪽의 높이를 센티미터로 나타낸 것을 의미한다(그림 3.12). 아두의 앞 가장자리가 골반으로 들어가지 않은 상태를 "떠 있는 상태(부유, floating)"라고 표현한다.

하강정도 사정을 위해 질 검진을 시행하는데, 검사자는 좌골극의 위치를 대략적으로 먼저 파악해야 한다. 주로 사용하는 손으로 산부의 골반을 가로질러 대각선으로 뻗는 것이 가장 쉽다(오른손잡이는 산부의 오른쪽 척추를 촉지). 좌골극의 촉지가 쉽지 않으므로 정확한 위치 파악을 위해서는 훈련이 필요하다. 그림 3.13과 같이 천추인대를 찾아 정중선에서 측벽의 삽입 부위까지 손가락 두 개로 따라가는 것이 도움이 될 수 있다. 그러나 이 지점은 음부신경이 위치하고 있어 검사자의 손가락이 음부신경을 누를 때 산부가 통증을 호소할 수도 있으므로 주의가 필요하다.

다음으로 검사자는 좌골극에 중지를 놓고 검지를 아두의 가장 아랫부분까지 뻗으며 아두의 앞 가장자리의 위치와 좌골극의 위치를 비교한다. 스펀지 같이 만져지는 산류를 아두로 착각하지 않으려면 아두뼈 확인이 가능할 정도의 압력을 가하는 것이 필요하다. 산류가 계속해서 커지는 경우는 아두골반불균형이 의심되는 상황이므로, 복부 촉진을 통해 하강정도를 정확히 평가해야 할 수도 있다(그림 3.10).

정확성이 비교적 낮은 방법이나 하강정도 평가방법을 배울 때, 손가락이 아두에 닿기 전에 검사자가 얼마만큼 삽입할 수 있는지를 확인하는 것이 유용할 수 있다.

평균 손가락의 크기와 비교했을 때:

- 하강정도가 떠 있다면(floating), 손가락을 끝까지 넣어도 선진부인 아두의 앞 가장자리가 촉지되지 않을 것이다(그림 3.14a).
- 하강정도가 -4~-2라면 손가락을 끝까지 넣었을 때 선진부인 아두가 손가락 끝에서 촉지될 수 있다.

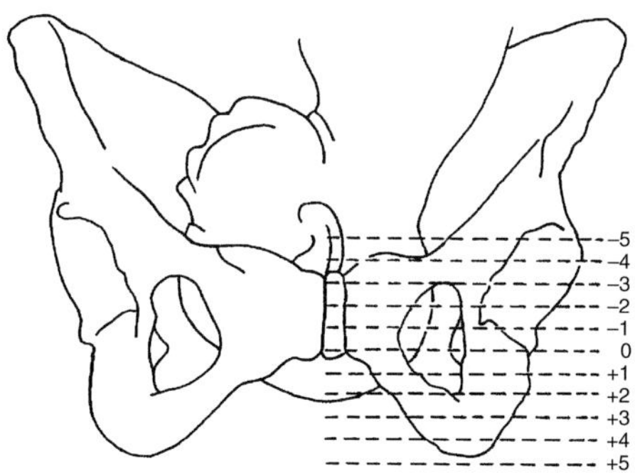

그림 3.12 **하강정도**

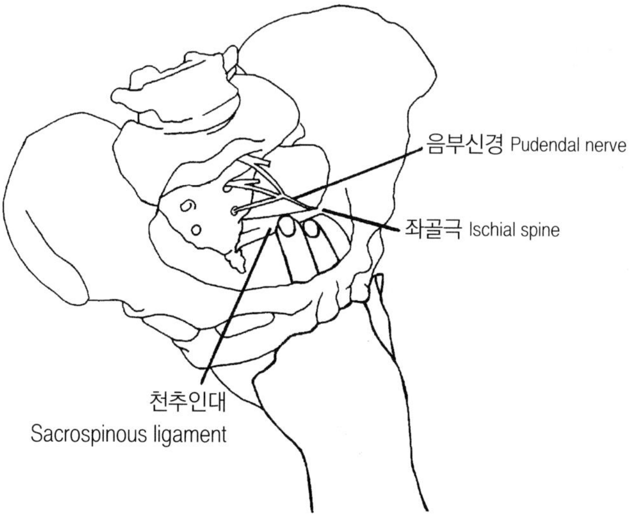

그림 3.13 **골인대 찾기**

• 하강정도가 0이라면 손가락을 반 정도 넣었을 때 아두가 촉진되고(그림 3.14b), 낮은 하강정도일 때 아두는 쉽게 촉진된다(그림 3.14c).

하강정도 사정은 다른 내부 검진과 비슷하듯 부정확하고, 검사자마다 다르게 사정된다. 지연분만 2기의 경우, 분만진행은 센티미터가 아닌 밀리미터 수준으로 서서히 진행된다. 따라서 분만의 진행 상황이 의심스러운 경우, 동일 검사자의 순차적 검진을 통해 시간 경과에 따른 진행 상황을 확인하는 것이 필요하다.

분만 활동기에 하강정도가 높은 초산부일수록 태아위치이상이나 아두골반불균형(CPD)일 가능성이 매우 높다.

■ **태향 파악하기**: 태향(fetal position)을 확인하는 것은 분만 시 질 검진 중 가장 어려운 사정일 것이다. 태향은 일반적으로 검사자가 산부 골반과 관련하여 후두 위치를 확인하기 위해 상당히 개대된 자궁경부를 통해 태아 두개골의 준거지표 촉지를 통해 이루어진다.

분만 시 질 검진의 정확성에 대해서 알려진 바가 있을까? Simkin은 태향의 질 검진 평가를 초음파 평가와 비교하는 연구를 검토했고, 특히 분만 1기에 질 검진은 일반적으로 불가능하다고 결론지었다. 한 연구에서 질 검진은 후두부가 후방이나 측면

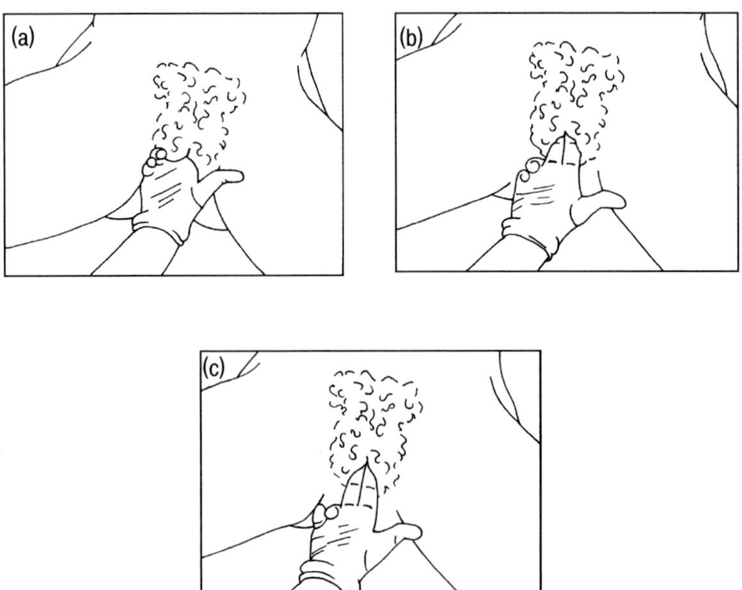

그림 3.14 하강도 사정을 위한 질 검진.
(a): 부유 상태 또는 좌골극 위, (b): 좌골극 수준에서 -0 하강정도, (c): 좌골극 아래

에 있을 때 정확도가 54% 밖에 되지 않아 분만 시 태향 판단을 위한 질 검진 연구는 무의미하며, 초음파를 "기준"으로 삼는 것이 최적의 표준이라고 제안하였다. 그러나 Lieberman 등 연구진은 분만 시 숙련된 초음파 전문가에 의해 진행된 초음파 검사 중 10%에서 결과가 "해석 불가"로 나와 초음파 전문가가 아닌 산부인과 의사들이 사용하는 이 기술이 과연 유용할지에 대한 의문이 제기되고 있다. 또한 연구에서 태향에 대한 평가가 임산부 전문가들 사이에서 정확성이 부족하다는 연구 결과가 지속적으로 나왔지만, 질 검진 평가에 전문가인 의료제공자들이 있을 수 있어 과연 이 기술을 쓸 수 있는 지에 대해서는 의문스럽다. 그렇다면 그들의 기술을 체계적으로 평가하여 다른 사람들에게 낮은 비용과 덜 침습적인 방법의 정확도를 향상시키도록 가르칠 수 있을까? 그러나 결국 초음파 사용으로 발견된 10%의 오류율은 태향을 질 검진으로 한 오류율보다는 낮은 편이다.

숙련된 조산사, 간호사, 의사들은 태향에 대한 질 검진의 이점이 부족하다는 것을 받아들이기 어려울 수 있다. Simkin은 의료진이 질 검진과 초음파 결과를 비교해 정확성을 파악하고, 초음파와 비교해 숙련도를 향상시켜야 한다고 조언했다. 태향의 오진은 진단하지 않은 것보다 분만 결과에 부정적인 영향을 끼칠 수 있다.

이를 유념해서 태향의 정확도와 관련된 위험요소에도 불구하고, 미국의 한 선도적인 조산원에서 조산사에게 가르친 기술에 대한 설명을 제공하고자 한다. 질검진에 대해 건강한 비판과 함께 사정이 틀릴 수도 있다는 실질적인 가능성을 유념하여 질검진에 대한 의학적 접근법을 소개하고자 한다. 연구 결과에 대해 의문점을 표할 수 있어야 하며, 가능하다면 초음파 결과를 확인해야 하고, 향상된 분만진행을 위해 실수를 교정할 수 있어야 한다.

다음은 태향을 질 검진으로 사정할 수 있는 단계별 접근법이다.

- 첫 번째 단계는 가장 촉진하기 쉬운 이정표–시상봉합을 찾는 것이다. 분만 초기 아두가 골반 가장자리로 들어오므로 어느 정도의 부동고정위(asynclitism)는 정상적이다. 그러나 아두가 잘 위치하면 대부분은 분만 동안 시상봉합이 일반적으로 오른쪽 또는 왼쪽 사경과 대략 골반 중앙에 위치하며(그림 3.15), 횡경일 수도 있다. 분만 2기에는 내회전이 일어나면서 골반의 전후경선으로 45~90° 회전이 일어난다.
  - 시상봉합이 치골궁 바로 아래에서 촉지된다면 부동고정위를 의미한다(그림 3.16).

CHAPTER 3

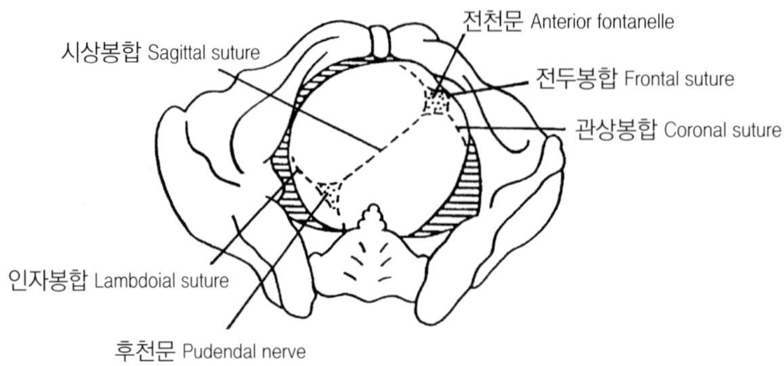

그림 3.15 **후방두정위 태위 시 준거지표(사경의 시상봉합)**

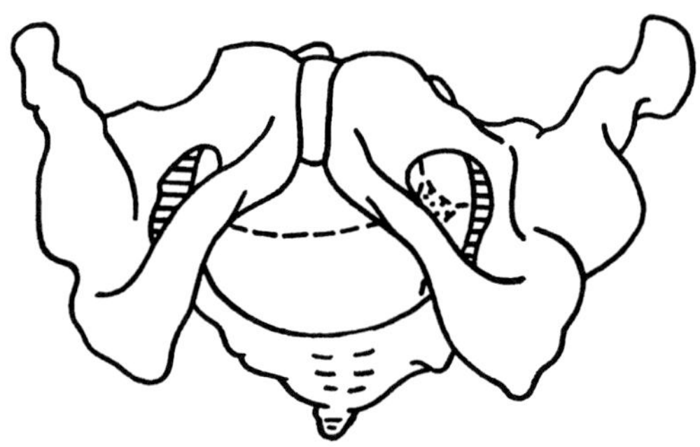

그림 3.16 **측방두정위 태위 시**

- 시상봉합이 전혀 촉지되지 않으면 상당한 부동고정위를 예상할 수 있는데, 대개 후방에 후두정골(즉, 후두정골이 산부의 등 옆에 있음)이 있고, 시상봉합이 치골결합 아래에 들어가 있어 상당한 비대칭 상태이다.

• 다음 천문은 정중선에서 양쪽으로 뻗은 시상봉합을 따라 촉지된다. 후천문은 전천문에 비해 상대적으로 작고, 세 모서리가 있다. 3개의 봉합선이 이어진 것이나 삼각형 공간처럼 촉지되지는 않는다. 전천문은 상대적으로 크고, 네 모서리로 되어 있으며 다이아몬드 모양이다(그림 3.17).

천문을 정확하게 찾을 수 없는 경우라도 태아위치이상을 감지할 수 있는 경우는 많다. 아두가 거의 대칭적으로 균형적인지 여부를 확인하는 것이 매우 중요하다. 아두가 잘못된 위치에 있으면 골반 안으로 들어가지 않는다. 검사 시 골반 앞쪽에 아두가 치골결합 위에 얹혀 있는 것처럼 느껴지며, 골반 뒤쪽에는 여유 공간이 있다(그림 3.18).

자세	질에서 본 모습	골반 내의 태아 모습
좌전방두정위(LOA)	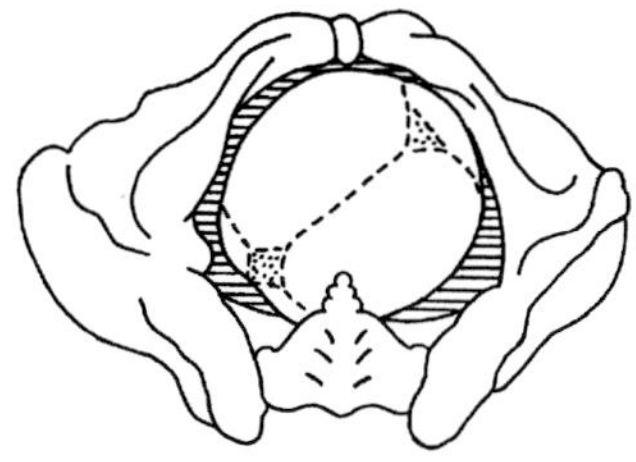 (a)	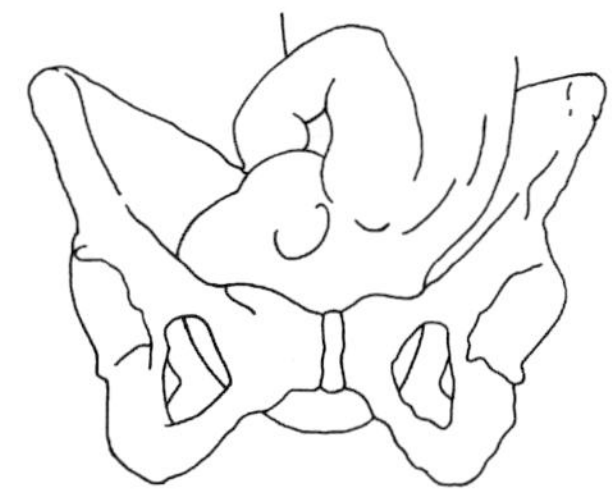 (b)
우후방두정위(ROP)	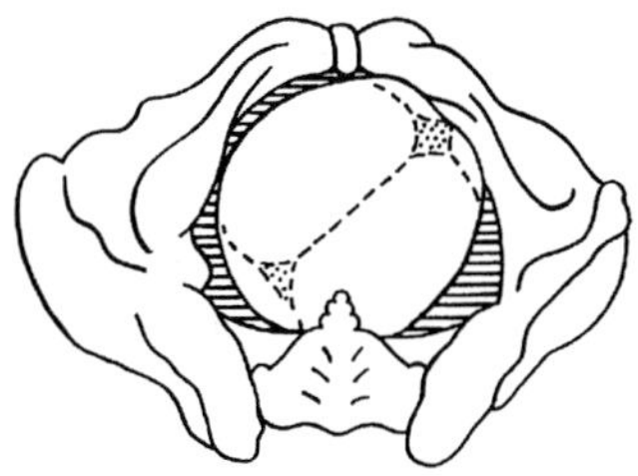 (c)	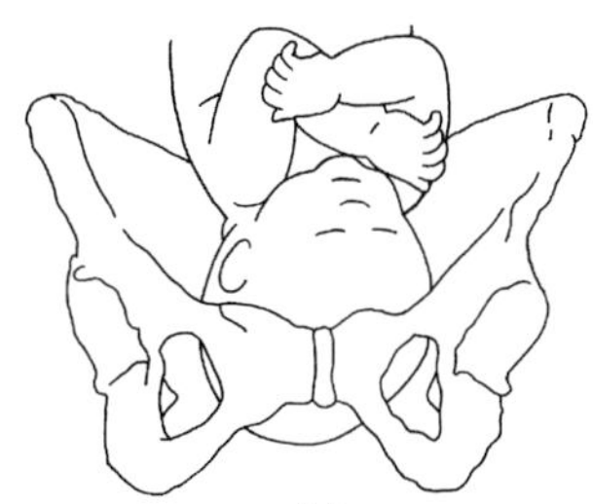 (d)
좌측방두정위(LOT)	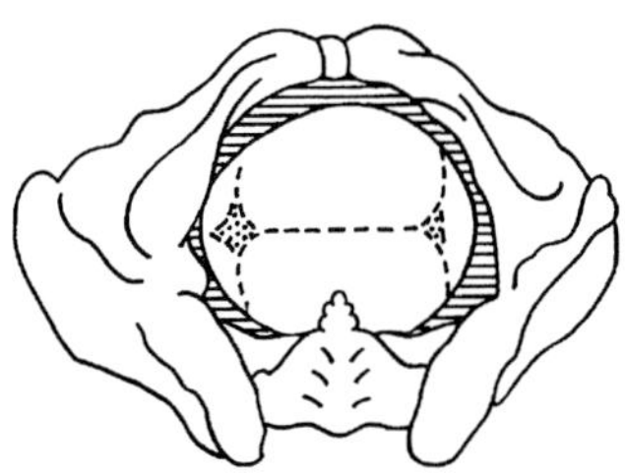 (e)	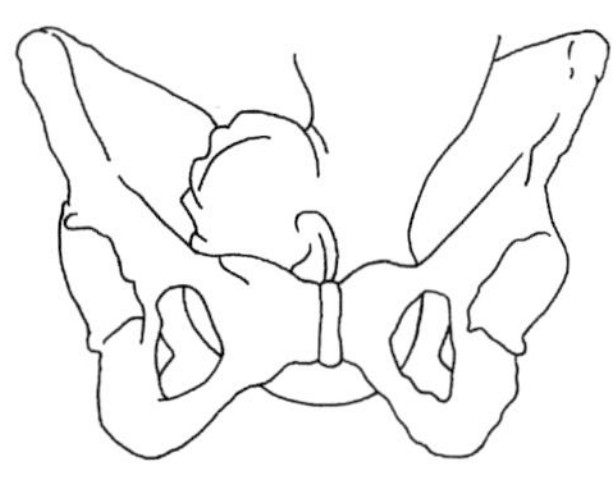 (f)

그림 3.17 골반의 전방과 아래에서 본 태향

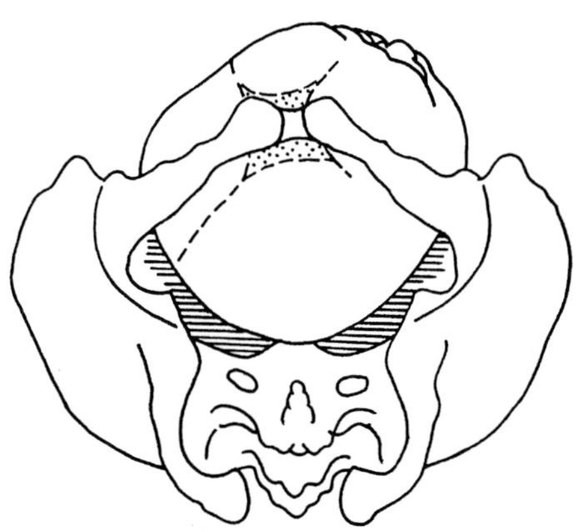

그림 3.18 우후방두정위에 있는 부동고정위 태아

- **아두 굴곡 판단하기**: 잘 굴곡된 전방두정위 시, 후천문은 골반의 우측 또는 좌측 사경에서 뚜렷하게 촉지되는 반면, 전천문은 그렇지 못하다. 전천문이 쉽게 촉지된다면 태아는 일반적으로 뒤쪽의 구부러진 위치에 있게 된다.
- **주형 평가하기**: 주형(molding)은 봉합선을 따라 아두가 변화되는 현상이다. 출산 시 압력 때문에 생겨나고, 아두가 좁은 산부의 골반에 적응할 수 있도록 돕는다. 대부분 태아하강과 치골결합 주변의 회전 때 필요하다. 하지만 분만 초기에 너무 과도하게 일어나면 분만에 어려움을 줄 수 있다. 주형의 정도를 분만 시기, 하강정도, 태아 크기, 다른 요소 등과 함께 평가하는 것은 기능부전성 분만을 사정하는 데 도움이 될 수 있다. 주형은 천문의 확인을 모호하게 하나, 봉합선은 눈에 띄게 만든다. MRI가 분만 2기 태아의 주형을 정량적으로 측정하는 데 사용된다.
- **산류 측정하기**: 산류(caput)는 아두에 가해지는 압력의 결과로, 두피 조직에 수액이 차 있는 경우를 말한다. 일반적으로 분만 2기의 활동적인 하강 때 발생되지만, 양막이 파열된 경우에는 분만 1기에 나타나기도 한다. 높은 하강정도에서 발생된 "산류"는 진단되지 않은 둔위(부드럽고 흡수성 좋은)일 가능성이 높으며, 후방위 또는 아두불균형을 의미할 수도 한다. 광범위한 산류는 태향과 하강정도 사정을 어렵게 하고, 선진부가 많이 하강되었다고 오인하게 할 수도 있다. 산류가 형성되면 골반에서 부종이 점차 아래로 내려오지만, 아두는 하강되지 않았을 수도 있다.
- **자궁경부에서 아두 위치 평가하기**: 자궁경부에 아두가 잘 위치하는가? 아니면 자궁경부가 "빈 소매" 같은 느낌이 드는가? 태아위치이상인 경우, 자궁경부는 부드럽고 신축성은 있으나, 수축하는 동안 아두는 압박되지 않는다는 것을 발견할 수 있을 것이다. "경직된" 자궁경부의 느낌보다는 아두가 잘 안착하지 못했다는 느낌을 준다. 4, 5, 10장은 산부 자세와 움직임에 대해 설명하면서 태아가 산부의 골반에서 어떻게 자세를 잡고, 공간을 만들어 가는지에 대해 이야기하고 있다.

질과 골반 The vagina and bony pelvis

질 근육은 단단하기보다 부드럽고 유연해야 한다. 명백한 뼈이상(편평한 천골, 짧은 대각결합선, 튀어나온 좌골극, 좁은 치골궁, 단단하고 튀어나온 꼬리뼈)이 보인다면 기록해야 한다. 이러한 요소들이 정상으로 보인다면 의료제공자는 수월하게 간호를 제공할 수 있을 것이다.

종합하기 PUTTING IT ALL TOGETHER

분만 1기 진행 사정 Assessing progress in the first stage

2장에서 의료진과 연구진은 자연분만진행에 대해 다양한 정의를 내렸다. 4장에서는 자궁수축의 특성에 변화가 없고, 자궁경부를 개대시키지 않는 분만 전기와 잠재기 수축에 대한 차이점에 대해 다룬다. 잠재기는 느리고 때로는 미묘하지만 변화를 가져오는 지속적인 수축이 특징이다. 활동기는 수축이 더 강해지고, 빈도가 높아지며 변화의 속도가 가속화하는 시기이다. 이를 염두에 두고, 활동기보다 잠재기에 분만진행 상황을 평가하기 위해 다른 기준을 사용해야 한다.

정상 잠재기의 특징 Features of normal latent phase

- 느리지만 자궁경부 유연화와 소실이 진행됨
- 태아 하강정도가 변화할 수도, 그렇지 않을 수도 있음
- 자궁경부 개대가 느리고, 6cm까지 개대됨
- 수축은 규칙적일 수도 있고, 그렇지 않을 수도 있음. 빈도와 기간도 경우마다 다르지만 강도는 약에서 중 사이임
- 일반적으로 20~24시간 소요. 초산부의 경우 가장 긴 분만기임. 산부는 수축 시 괴롭지만 수축 사이에는 일상적인 활동을 하며 보낼 수 있음
- 산부들이 지치지는 않음

정상 활동기의 특징 Features of normal active phase

- 자궁경부 소실이 완전 진행됨
- 시간마다 변화가 일정하지는 않지만 자궁경부의 변화 속도가 증가함
- 완전 개대가 이루어지며, 개대 속도는 산부마다 다름
- 특히 초산부의 경우 아두가 진입함
- 특히 분만 1기가 거의 진행될 시 아두가 아래로 하강됨
- 산부는 수축 시 더욱 집중된 모습을 보이고, 대처 방식이 과하게 보일 수 있음
- 요통이 있다면 시간이 지날수록 통증 부위가 아래로 내려옴
- 빠른 개대 시 이슬 증가, 메스꺼움, 구토, 어지러움, 불안정, 분노, 낙담 등이 정상적인 증상으로 나타남

- 경산부보다 초산부가 활동기를 더 오래 보냄
- 정상 기간의 상위선은 저자마다 다름(5장 참고)
- 분만에서 산부와 태아가 협동함

분만 2기 진행 사정 Assessing progress in the second stage

완전 개대 후 힘을 주고 싶은 욕구가 생길 정도로 태아가 하강하기 전까지 흔히 잠재기를 보낸다(6장 참고). 분만 2기의 활동기가 완전 개대와 자발적인 힘주기로 정의된다면 분만 2기는 아두가 직선으로 하강하고, 태아만출로 끝이 난다.

정상적인 분만 2기의 특징 Features of normal second stage

- 산모가 자연스럽게 힘을 주고 싶어 함(국소마취, 무통주사를 하지 않는 이상)
- 분만 1기보다 짧고, 빈도도 줄었지만 수축강도가 강해지고, 증가함
- 아두가 회전하고, 주형이 나타나고 산류가 형성됨
- 하강, 굴곡, 내회전, 아두 만출, 복구, 외회전, 태아의 어깨와 몸 만출 등 분만의 모든 과정이 이루어짐
- 분만의 정상 기간에 대한 상위선은 사람마다 다르지만, 초산부가 경산부보다 분만 소요시간이 김
- 산부와 태아가 힘을 함께 줌

결론 CONCLUSION

이 장에서는 난산의 진단 및 관리와 관련된 산부와 태아의 평가 방법을 다루었다. 이러한 기술을 통해 의료제공자는 난산의 원인뿐만 아니라 구체적인 병인도 확인이 가능해진다.

참고문헌

1. Demma JM, Grace KT, Kriebs JM. (2015) Appendix 22A: Obstetrical Abdominal Examination. In: TL King, MC Brucker, JM Kriebs, JO Fahey, CL Gegor, H Varney (eds), Varney's Midwifery, 5th edn. Burlington, MA: Jones & Bartlett, pp. 703–710.
2. Peregrine E, O'Brien P, Jauniaux E. (2007) Impact on delivery outcome of ultrasonographic fetal head position prior to induction of labor. Obstetrics & Gynecology 109(3), 618–625.
3. Blasi I, D'Amico R, Fenu V, et al. (2010) Sonographic assessment of fetal spine and head position during the first and second stages of labor for the diagnosis of persistent occiput posterior position: a pilot study. Ultrasound in Obstetrics and Gynecology 35(2), 210–215.
4. Gizzo S, Andrisani A, Noventa M, et al. (2014) Intrapartum ultrasound assessment of fetal spine position. BioMed Research International 2014, Article ID 783598. Available from: 10.1155/2014/783598
5. McFarlin B, Engstrom J, Sampson MB, et al. (1985) Concurrent validity of Leopold's maneuvers in determining fetal presentation and position. Journal of Nurse–Midwifery 30(5), 280–284.
6. Thorp Jr JM, Jenkins T, Watson W. (1991) Utility of Leopold maneuvers in screening for malpresentation. Obstetrics & Gynecology 78(3 Pt 1), 394–396.
7. Lydon-Rochelle M, Albers L, Gotwocia J, et al. (1993) Accuracy of Leopold maneuvers in screening for malpresentation: a prospective study. Birth 20(3), 132–135.
8. Nassar N.(2006) Diagnostic accuracy of clinical examination for detection of non–cephalic presentation in late pregnancy: cross sectional analytic study. BMJ 333(7568), 578–580.
9. Watson WJ, Welter S, Day D. (2004) Antepartum identification of breech presentation. Journal of Reproductive Medicine 49(4), 294–296.
10. World Health Organization. (2003) Managing complications in pregnancy and childbirth: a guide for midwives and doctors. Geneva: WHO.
11. Tully G. (2010) The Belly Mapping Workbook: How Kicks and Wiggles Reveal Your Baby's Position. Minneapolis: Maternity House Publishing.
12. Sutton J. (2001) Let Birth Be Born Again: Rediscovering and Reclaiming Our Midwifery Heritage. London: Birth Concepts.
13. Scott P. (2003) Sit up and Take Notice: Positioning Yourself for a Better Birth. Tauranga, New Zealand: Great Scott Publications.
14. Verhoeven CJM, Rückert MEPF, Opmeer BC, et al. (2012) Ultrasonographic fetal head position to predict mode of delivery: a systematic review and bivariate meta–analysis. Ultrasound in Obstetrics & Gynecology 40(1), 9–13.
15. Fitzpatrick M. (2001) Influence of persistent occiput posterior position on delivery outcome. Obstetrics & Gynecology 98(6), 1027–1031.
16. Cheng YW, Cheng YW, Shaffer BL, et al. (2006) Associated factors and outcomes of persistent occiput posterior position: A retrospective cohort study from 1976 to 2001. Journal of Maternal–Fetal & Neonatal Medicine 19(9), 563–568.
17. Simpson CN, Chambers CN, Sharshiner R, et al. (2015) Effects of persistent occiput posterior position on mode of delivery. Obstetrics & Gynecology 125, 82S–83S.
18. Malvasi A, Tinelli A, Barbera A, et al. (2013) Occiput posterior position diagnosis: vaginal examination or intrapartum sonography? A clinical review. Journal of Maternal–Fetal & Neonatal Medicine 27(5), 520–526.
19. Simkin P. (2010) The fetal occiput posterior position: state of the science and a new perspective. Birth 37(1), 61–71.
20. Stremler R, Hodnett E, Petryshen P, et al. (2005) Randomized controlled trial of hands–and–knees positioning for occipitoposterior position in labor. Birth 32(4), 243–251.
21. Hunter S, Hofmeyr GJ, Kulier R. (2007) Hands and knees posture in late pregnancy or labour for fetal malposition (lateral or posterior). Cochrane Database of Systematic Reviews. doi: 10.1002/14651858.cd001063.pub3
22. Desbriere R, Blanc J, Le Dû R, et al. (2013) Is maternal posturing during labor efficient in preventing persistent occiput posterior position? A randomized controlled trial. American Journal of Obstetrics and Gynecology 208(1), 60.e1–60.e8.

23. Guittier M, Othenin–Girard V, de Gasquet B, et al. (2016) Maternal positioning to correct occiput posterior fetal position during the first stage of labour: a randomised controlled trial. BJOG: International Journal of Obstetrics and Gynaecology. doi: 10.1111/1471–0528.13855
24. Cohen SR, Thomas CR. (2015) Rebozo technique for fetal malposition in labor. Journal of Midwifery & Women's Health 60(4), 445–451.
25. Tully G, and the Spinning Babies Approved Trainers. (2014) Spinning Babies: A Quick Reference in Your Pocket. Available from: http://spinningbabies.com/product/quick–reference–cards
26. Le Ray C, Deneux–Tharaux C, Khireddine I, et al. (2013) Manual rotation to decrease operative delivery in posterior or transverse positions. Obstetrics & Gynecology 122(3), 634–640.
27. Niu B, Lee V, Sharshiner R, Caughey A. (2015) Manual rotation of fetuses in the occiput posterior position at delivery and adverse maternal outcomes. American Journal of Obstetrics and Gynecology 212(1), S83–S84.
28. Broberg J, Rees S, Jacob S, et al. (2016) A randomized controlled trial of prophylactic early manual rotation of the occiput posterior fetal head at the beginning of the second stage of labor vs. expectant management in nulliparas. American Journal of Obstetrics & Gynecology 214(1), S63.
29. Martin JA, Hamilton BE, Osterman MJK, et al. (2015) Births: Final Data for 2013. National Vital Statistics Reports 64(1), 1–68.
30. Cheng YW, Sparks TN, Laros Jr, et al. (2012). Impending macrosomia: will induction of labour modify the risk of caesarean delivery?. BJOG: An International Journal of Obstetrics & Gynaecology 119(4), 402–409. doi: 10.1111/j.1471–0528.2011.03248.x
31. Lao T, Cheng YKY. (2014) Fetal and maternal complications in macrosomic pregnancies. Research and Reports in Neonatology 4, 65–70. doi: 10.2147/rrn.s39110
32. Simchen MJ, Weisz B, Zilberberg E, et al. (2014). Male disadvantage for neonatal complications of term infants, especially in small–for–gestational age neonates. Journal of Maternal–Fetal & Neonatal Medicine 27(8), 839–843. doi: 10.3109/14767058.2013.845658
33. Hargreaves K, Cameron M, Edwards H, Gray R, Deane K. (2011) Is the use of symphysis–fundal height measurement and ultrasound examination effective in detecting small or large fetuses? Journal of Obstetrics and Gynaecology 31(5), 380–383.
34. Al–Amin A, Hingston T, Mayall P, et al. (2014) The utility of ultrasound in late pregnancy compared with clinical evaluation in detecting small and large for gestational age fetuses in low–risk pregnancies. Journal of Maternal–Fetal & Neonatal Medicine 28(13), 1495–1499.
35. Ray EM, Alhusen JL. (2016) The suspected macrosomic fetus at term: A clinical dilemma. Journal of Midwifery & Women's Health 61(2), 263–269.
36. Malin GL, Bugg GJ, Takwoingi Y, et al. (2016) Antenatal magnetic resonance imaging versus ultrasound for predicting neonatal macrosomia: a systematic review and meta–analysis. BJOG: An International Journal of Obstetrics & Gynaecology 123(1), 77–88. doi: 10.1111/1471–0528.13517
37. Fox NS, Matthews KC, Williamson J, et al. (2016) The effect of a sonographic estimated fetal weight on the risk of cesarean delivery in macrosomic and small for gestational age infants. American Journal of Obstetrics & Gynecology 214(1), S270.
38. Buckley SJ. (2015). Hormonal Physiology of Childbearing: Evidence and Implications for Women, Babies, and Maternity Care. Washington, DC: Childbirth Connection Programs, National Partnership for Women & Families.
39. Vink J, Feltovich H. (2016) Cervical etiology of spontaneous preterm birth. Seminars in Fetal and Neonatal Medicine 21(2), 106–112.
40. Gee H. (2009) Mechanics, biochemistry and pharmacology of the cervix and labour. In: J Jordan, A Singer, H Jones, M Shafi (eds), The Cervix, 2nd edn. John Wiley & Sons, Inc., Chapter 13.
41. Bishop E. (1964) Pelvic scoring for elective induction. Obstetrics & Gynecology 24(2), 266–268.
42. Hughey MJ, McElin TW, Bird CC. (1976) An evaluation of preinduction scoring systems. Obstetrics & Gynecology, 48(6), 635–641.
43. Laughon SK, Zhang J, Troendle J, et al. (2011) Using a simplified Bishop score to predict vaginal delivery. Obstetrics & Gynecology 117(4), 805. doi: 10.1097/aog.0b013e3182114ad2
44. Malapati R, Vuong YN, Nguyen TM. (2013) Reporting cervical effacement as a percentage: How accurate is it? Open Journal of Obstetrics and Gynecology 3, 569–572.

45. Ezebialu IU, Eke AC, Eleje GU, Nwachukwu CE. (2015) Methods for assessing pre–induction cervical ripening. Cochrane Database of Systematic Reviews. doi: 10.1002/14651858.cd010762.pub2
46. Burnett JE. (1966) Preinduction scoring: an objective approach to induction of labor. Obstetrics & Gynecology 28, 479–483.
47. Baacke KA, Edwards RK. (2006) Preinduction cervical assessment. Clinical Obstetrics and Gynecology 49(3), 564–572.
48. Eggebø TM, Økland I, Heien C, et al. (2011) Can ultrasound measurements replace digitally assessed elements of the Bishop score? Acta Obstetricia et Gynecologica Scandinavica 88(3), 325–331. doi: 10.1080/00016340902730417
49. Caughey AB, Cahill AG, Guise J–M, et al. (2014) Safe prevention of the primary cesarean delivery. American Journal of Obstetrics and Gynecology 210(3), 179–193.
50. Henley GE, Munro S, Greyson D, et al. (2016) Diagnosing onset of labor: a systematic review of definitions in the research literature. BMC Pregnancy and Childbirth 16(1), 1.
51. Sinclair C. (2004) A Midwives' Handbook. St Louis: Saunders.
52. Singata M, Tranmer J, Gyte GM. (2013) Restricting oral fluid and food intake during labour. Cochrane Database of Systematic Reviews. doi: 10.1002/14651858.cd003930.pub3
53. Toohill J, Soong B, Flenady V. (2008) Interventions for ketosis during labour. Cochrane Database of Systematic Reviews. doi: 10.1002/14651858.cd004230.pub2
54. Hanada N, Matsuzaki M, Ota E, et al. (2015) Psychosocial and educational interventions in latent phase or early labour for improving birth outcomes. Cochrane Database of Systematic Reviews. doi: 10.1002/14651858.cd011516
55. Torricelli M, Voltolini C, Conti N, et al. (2013) Histologic chorioamnionitis: different histologic features at different gestational ages. Journal of Maternal–Fetal & Neonatal Medicine 27(9), 910–913. doi: 10.3109/14767058.2013.846313
56. Wray S. (2015) Insights from physiology into myometrial function and dysfunction. Experimental Physiology 100(12), 1468–1476. doi: 10.1113/ep085131
57. Heuser CC, Knight S, Esplin MS, et al. (2013) Tachysystole in term labor: incidence, risk factors, outcomes, and effect on fetal heart tracings. American Journal of Obstetrics and Gynecology 209(1), 32.e1–32.e6.
58. Osborne C, Ecker JL, Gauvreau K, Davidson KM, Lieberman E. (2011) Maternal temperature elevation and occiput posterior position at birth among low–risk women receiving epidural analgesia. Journal of Midwifery & Women's Health 56(5), 446–451.
59. American College of Obstetricians and Gynecologists. (2014) Practice Bulletin no. 146: Management of late–term and postterm pregnancies. Obstetrics & Gynecology 124(2 part 1), 390–396.
60. Macones GA, Hankins GDV, Spong CY, et al. (2008) The 2008 National Institute of Child Health and Human Development Workshop Report on Electronic Fetal Monitoring: Update on definitions, interpretation, and research guidelines. Journal of Obstetric, Gynecologic & Neonatal Nursing 37(5), 510–515.
61. American College of Obstetricians and Gynecologists. (2010) Practice Bulletin no. 116: Management of intrapartum fetal heart rate tracings. Obstetrics & Gynecology 116(5), 1232–1240. doi: 10.1097/AOG.0b013e3182004fa9
62. Association of Women's Health, Obstetric and Neonatal Nurses. (2015) Fetal Heart Monitoring Principles and Practices, 5th edn. Dubuque, IA: Kendall/Hunt.
63. American College of Nurse–Midwives. (2015) Intermittent auscultation for intrapartum fetal heart rate surveillance. Journal of Midwifery & Women's Health 60(5), 626–632.
64. Liston R, Sawchuck D, Young D, et al. (2007) Fetal health surveillance: antepartum and intrapartum consensus guideline. Journal of Obstetrics and Gynaecology Canada 29(9), S3–S4. doi: 10.1016/s1701–2163(16)32615–9
65. National Institute for Health and Care Excellence (NICE). (2014) Monitoring during labour. In: Intrapartum Care for Healthy Women and Babies. London: NICE, section 1.10. Available from: https://www.nice.org.uk/guidance/cg190/chapter/1–Recommendations#monitoring–during–labour
66. Ayres–de–Campos D, Spong C, Chandraharan E for the FIGO Intrapartum Fetal Monitoring

Expert consensus Panel. (2015) FIGO consensus guidelines on intrapartum fetal monitoring: Cardiotocography. International Journal of Gynecology & Obstetrics 131, 13–24.
67. Devane D, Lalor JG, Daly S, et al. (2012) Cardiotocography versus intermittent auscultation of fetal heart on admission to labour ward for assessment of fetal wellbeing. Cochrane Database of Systematic Reviews. doi: 10.1002/14651858.cd005122.pub4
68. Alfirevic Z, Devane D, Gyte GML. (2013) Comparing continuous electronic fetal monitoring in labour (cardiotocography, CTG) with intermittent listening (intermittent auscultation, IA). Cochrane Database of Systematic Reviews. doi: 10.1002/14651858.CD006066.pub2
69. Maude RM, Skinner JP, Foureur MJ. (2016) Putting intelligent structured intermittent auscultation (ISIA) into practice. Women and Birth 29(3), 285–292.
70. Paine L, Johnson T, Turner M, Payton R. (1986) Auscultated fetal heart rate accelerations, Part II. An alternative to the non–stress test. Journal of Nurse–Midwifery 31(2), 73–77.
71. Hanson L. (2010) Risk management in intrapartum fetal monitoring. Journal of Perinatal & Neonatal Nursing 24(1), 7–9.
72. Neumann Y. (2004) Doing a pelvic exam with a woman who has experienced sexual abuse. In: P Simkin, P Klaus (eds), When Survivors Give Birth. Seattle: Classic Day Publishing, chapter 12.
73. Goldberg J, Newman RB, Rust PF. (1997) Interobserver reliability of digital and endovaginal ultrasonographic cervical length measurements. American Journal of Obstetrics and Gynecology 177(4), 853–858.
74. Malapati R, Vuong YN, Nguyen TM. (2013) Reporting cervical effacement as a percentage: How accurate is it? Open Journal of Obstetrics and Gynecology, 3, 569–572.
75. Flint C. (1986) Sensitive Midwifery. Oxford: Heinemann Nursing.
76. Akmal S, Kametas N, Tsoi E, Hargreaves C, Nicolaides KH. (2003) Comparison of transvaginal digital examination with intrapartum sonography to determine fetal head position before instrumental delivery. Ultrasound in Obstetrics & Gynecology 21(5), 437–440.
77. Lieberman E, Davidson K, Lee–Parritz A, Shearer E. (2005) Changes in fetal position during labor and their association with epidural analgesia. Obstetrics & Gynecology 105(5, Part 1), 974–982.
78. Talaulikar VS, Arulkumaran S. (2015) Malpositions and malpresentations of the fetal head. Obstetrics, Gynaecology & Reproductive Medicine 25(6), 152–159.
79. Bamberg C, Sindhwani N, Teichgraeber U, Dudenhausen JW, Deprest J, Henrich W.(2014) Fetal head molding: changes of fetal head diameters during active second stage of labour on open MRI scanner. Ultrasound in Obstetrics & Gynecology 44(S1), 318.
80. Zhang J, Landy HJ, Ware Branch D, et al. (2010) Contemporary patterns of spontaneous labor with normal neonatal outcomes. Obstetrics & Gynecology 116(6), 1281–1287.
81. Friedman E. (1978) Normal labor. In: Labor: Clinical Evaluation and Management, 2nd edn. New York: Appleton–Century–Crofts, pp. 45–60.
82. Laughon SK, Branch DW, Beaver J, Zhang J. (2012) Changes in labor patterns over 50 years. American Journal of Obstetrics and Gynecology 206(5), 419–e1.

CHAPTER 4

분만 전기와 분만 1기(잠재기) 지연

Prolonged Prelabor and Latent First Stage

Penny Simkin, BA, PT, CCE, CD(DONA) and Ruth Ancheta, BA, MA, ICCE, CD(DONA)

주 요 용 어

- 개대 Dilation
- 닫힌 슬흉위 자세 Closed knee-chest position
- 동고정위 Synclitism
- 부동고정위 Asynclitism
- 분만 시작 Onset of labor
- 분만 전기 Prelabor
- 분만진행의 6단계 Six ways to progress
- 비숍 점수 Bishop Score
- 소실 Effacement
- 숙화 Ripening
- 열린 슬흉위 자세 Open knee-chest position
- 옆으로 누운 이완 자세 Side-lying release
- 의원성 요인 Iatrogenic factors
- 잠재기 Latent phase
- 전방 이동 Anterior movement
- 분만 전기 지연 Prolonged prelabor
- 최적 태아 자세 Optimal fetal positioning

분만 시작: 진단 시 중요한 요소
THE ONSET OF LABOR: KEY ELEMENTS IN DIAGNOSIS

산부와 가족들, 의료진은 분만 시점을 정확하게 파악하는 데 어려움을 겪는다. 진통을 자궁경부 개대로 이어지는 수축이라고 정의할 시, 출산(labor; 분만)이 시작되는 시점을 정확히 파악할 수는 없다. 자궁은 임신기간 내내 수축을 반복하고, 진통이 시작되고 출산할 때 수축은 더 강해지고 빈도도 증가한다. 산부는 출산을 거치는 과정 속에 있기 때문에, 자궁경부 개대 시점을 정확히 파악하기는 매우 어려운 일이다. 양막파수가 갑자기 일어나고, 강한 수축이 이어 오는 희귀한 경우들도 있다.

분만 전기 vs 분만: 예비 부모의 딜레마 Prelabor vs labor: the dilemma for expectant parents

"가진통"이라고 불리는 분만 전기(prelabor)는 자궁경부 개대와 관련 없는 수축을 하는 시기를 의미한다. 분만 전기는 몇 시간 동안 진행될 수도 있고, 심지어 며칠이 걸리기도 한다. 산부는 이를 분만과정이라고 느끼지만, 돌봄제공자들은 정확한 진단을 내리기 전 수축 외의 자궁경부 개대 또는 수축의 변화 등 다른 징후나 증상을 기다린다. 수축과 함께 자궁경부 개대가 시작되면(임신 말기에 흔히 일어나는 초기 몇 센티미터를 넘어), 잠재기에 들어왔다고 여긴다. 자궁 검사를 통한 자궁경부 개대 사정이 가장 신뢰할 수 있는 지표이다. 부모는 때로는 혼란스럽고, 불안해한다. 특히, 수축 시간이나 병원에 전화할 시간에 대해 애매한 정보를 받는 부모들이 이 시기 어려움을 겪는다.

분만이 시작되었다고 생각되면 돌봄제공자에게 문의하거나 언제 병원에 가야 하는지 묻거나 잠시 동안 가정에서 조기산통(early labor)을 보낸다. 의료진은 산부들이 적절한 시간에 분만 간호를 받을 수 있도록 도와야 한다. 가정에서 출산하는 부모들 역시 너무 이르거나 늦지 않게 조산사에게 전화할 수 있는 타이밍을 맞추어야 한다. 조산사는 전화상으로 얻은 정보를 기반으로 산부의 가정에 언제 갈지를 결정해야 한다. 이는 예비 부모에게 큰 부담이다. 산부는 병원이나 출산센터를 가더라도, 분만이 시작되지 않아 가정으로 돌아갈 수도 있다.

가정에서 출산을 하는 경우에도 아직 진통이 시작되지 않았다고 생각되면 조산사는 돌아간다. 예비 부모는 정확한 때를 파악하지 못했다는 것에 대해 혼란스럽고, 실망하고, 창피하고, 불안해 할 수도 있다. 일부는 화를 내기도 한다. "분만의 시점을 '적절'하게 잡는 것이 중요하고, '너무 일찍' 병원에 도착했다면 부정적인 경험에 예비 부모가 노출될 수 있다."

돌봄제공자들도 분만과정에 있지 않은 산부에게 근무 시간과 자원을 사용해야 하니 힘들 수 있다. 분만 전기는 매우 오랜 기간 동안 진행될 수 있다는 점이 의료진을 힘들게 한다. 이런 경우, 난산 진단이 잘못 이루어질 수도 있고, 분만지연을 촉진하기 위해 부적절한 중재가 이루어질 수 있다. 본 장의 뒷부분에서 이 문제에 대해 논의한다.

부모 스스로 병원에 갈 적절한 시기를 알아야 함에도 불구하고, 분만기와 분만 전기 구별에 대한 교육은 많이 이루어지지 않고 있는 실정이다. 분만기에 들어왔다면 "규칙적인" 수축을 한다는 것이 가장 흔한 조언으로 알려져 있다. 50년 동안 이 조언은 효력이 있었고(현재까지도 신뢰), Friedman은 이 조언을 지지하며, 분만의 시작을 다음과 같이 정의했다.

> 분만 시작(onset of labor)을 단순하게 정의하자면 산부가 처음 자궁수축을 규칙적으로 느끼는 시간이다. 분만 시작 후에야 가진통과 진통을 구별해 낼 수 있다(수축 중지 또는 적극적 개대 시작).

이 정의에 따르면 많은 산부는 자궁경부 개대 없이 며칠 동안을 "진통" 중에 있게 된다. 예비 부모들은 분만을 더 정확하게 진단할 다른 가이드라인을 필요로 한다. 산전 교육은 이런 가이드라인을 얻는 데 좋은 기회이다. 하지만 산전 교육 수업에서도 이에 대해서는 크게 다루지 않을 수 있다. 부모가 진통을 스스로 진단하고, 병원에 적절한 시간에 오는 것에 대한 산전 교육은 많은 연구가 이루어지지 않고 있다.

사실, 산전 교육은 다양한 증상(아래 참고)에 대해 설명하고 있지만, 일부 증상들은 임신 말기에 느끼는 증상들과 비슷하기 때문에 헷갈릴 수 있다. 연구진들은 최근 들어서야 진통 진단기준의 신뢰성을 연구하기 시작했다. 돌봄제공자와 산전 교육자가 참고하면 좋은 연구가 진행되고 있고, 이 저명한 연구는 진통을 진단하는 요소들의 신뢰성에 대해 평가했다. 연구자들은 의료 검사가 필요하지 않은 기준들을 연구했다(따라서 예비 부모도 사정할 수 있다). 다음은 그 예이다: 규칙적인 자궁 수축, 짧아진 수축 간격, 증가된 복부 통증, 요통, 걸으면 나아지는 통증, 구토, 24시간 내 변화된 식습관, 변화된 호흡패턴, 수축 시 자세.

연구 결과에 따르면, 충분한 개대나 다른 결과와 연관 지을 수 있는 유일한 기준은 수축 시 짧아진 간격과 복부 통증의 높아진 강도였다. 다른 기준들은 신뢰할 수 없었다. 산전 교육자와 돌봄제공자는 진통 징후에 대해 충분한 정보를 제공하고, 언제 병원에 알릴지에 대해 상세히 설명해 주어야 한다.

저자들은 의료 검사가 필요한 다른 기준들에 대해서도 연구했다. 조기 양막파수, 점액마개 배출(검사와 관련 없음), 자궁경부 개대와 소실 등이 그 예이다. 이 기준 중 자궁경부 소실과 개대만이 진통과 관련이 있었다. 특히 통계적으로 상당히 의미 있는 수치로 양막파수가 분만 시작과 관련이 없었다는 결과가 나왔다는 점에 유념할 필요가 있다.

분만 전기와 잠재기의 다른 증상 Symptoms that differentiate prelabor from early labor

"산부들이 쉽게 활동기를 파악할 수 있도록 도와주는 프로그램은 조기 병원 입원의 가능성을 줄이고, 산부의 자신감, 통제력을 높이고 불안을 줄이는 좋은 방법이다." 1998년

Cochrane 리뷰와 추후 업데이트에 따르면 Lauzon과 Hodnett은 부모의 진통 진단을 돕는 산전 교육의 영향에 대해 연구한 논문을 하나밖에 찾지 못했다. 이 논문 결과가 생각보다 긍정적인 결과였다고 밝혔다. 산전 교육을 위해 2,255명의 초산부와 함께 무작위 대조군 실험연구를 최근에 진행했다. 가진통으로 입원한 산부들 중 산전 수업 시 분만의 자가 진단에 대해 배운 산부와 수업에 참여한 적이 없고 이러한 교육을 받지 않은 산부들을 대상으로 했다.

다음은 예비 부모들이 알아야 하는 산부 교육과 간호에서의 중요한 요소들이다. 분만 전기와 분만기의 기준은 진행되지 않은 분만 전기의 수축과 진행되는 분만기의 수축으로 나누어야 한다. 진행되지 않은 수축은 시간이 지나도 강도, 기간, 빈도가 일정하다. 몇 시간 동안 멈춘 후 수축이 다시 진행될 수도 있다. 예비 부모들은 분만 전기 수축이 자궁경부 개대를 위한 준비라는 것을 알고 있어야 한다. 뒤에 나올 "분만 전기에서 출산까지–분만진행의 6단계"를 참고한다. 이 책은 분만 전기를 비진행적 수축의 시기라고 정의한다. 어떤 시점에서 수축의 진행 패턴은 변화한다. 더 길어지고, 강해지고, 빈도도 증가한다(또는 이 중 2개 기준 충족). 그 이후에 잠재기가 시작된다. 예비 부모가 진행적 수축에 대해 인지하고 있으면 자궁경부 개대가 진행되고 있고, 분만 전기가 끝났다는 것을 알 수 있다.

최근 활동기 전 자궁경부가 6cm나 개대될 정도로 더 긴 분만 전기와 잠재기를 보내도 건강한 자연분만을 할 수 있다는 연구 결과들이 나오고 있다. 개대는 활동기에 상당히 가속화된다(5장 참고). 이 시기 동안 부모는 병원이나 센터에 입원하기 전이나 조산사가 올 때까지 잠재기를 어떻게 잘 보낼지에 대한 지식과 기술을 알고 있어야 한다(Box 4.1).

분만 전기에서 출산까지 – 분만진행의 6단계

The six ways to progress in labor–prelabor to birth

개대(dilation)가 분만의 필요 조건이라고 굳게 믿는 산부와 돌봄제공자에게 개대 없는 수축은 실망스러울 수 있다. 의료진은 기본 변화가 일어난 후에야 자궁경부 개대가 일어난다는 것을 산부에게 알려 주어야 한다. 돌봄제공자는 "분만진행의 6단계(six ways to progress)"의 맥락에서 분만 전기 진통에 대한 이유를 설명해 주는 것도 중요하다. 물론 의료진은 이러한 진행과정을 알고 있긴 하지만, 첫 3단계[숙화(ripening), 소실(efface-ment), 전방 이동(anterior movement)]를 거치지 않은 이상 상당한 개대(6cm 또는 그

Box 4.1 적절한 입원 시기와 조산사 호출 시기 파악을 위해 예비 부모들이 알아야 할 정보

분만 전기(또는 가진통) 수축과 자궁경부 개대를 일으키는 수축을 구별하려면 예비 부모는 다음과 같은 사항을 알아야 한다.

1. 자궁수축을 어떻게 인지하는가?(주기적으로 복부 전체에 파도 같은 수축)
2. 수축 시간을 어떻게 측정하고 기록하는가? - 연필, 종이, 시계 또는 스마트폰 앱 사용(인터넷으로 다양한 앱에 대한 정보를 찾을 수 있음)
   a. 수축 시작에서 다음 수축 시작까지 몇 분인지 기록
   b. 수축 기간을 "초"로 기록
   c. 수축 강도가 시간이 지남에 따라 증가하는 지 확인
3. 패턴을 파악하기 위해 5~6번의 수축을 연속으로 기록한 후 패턴의 변화를 보일 때까지 기다린다(더 길어지고, 강도가 높아지고, 빈도도 높아지게). 그리고 5~6번 정도 진행해 변화가 있는지 확인한다.
4. 수축이 진행 중이라는 패턴이 보일 때까지 시작을 잰다. 시간이 지나면 다음 요소 중 최소 2가지 현상이 나타난다.
   a. 수축 강도가 지속적으로 강해짐(산부의 경험에 기반)
   b. 수축 기간이 지속적으로 길어짐
   c. 수축 빈도가 증가함(이번 수축부터 다음 수축 시작까지의 간격이 짧아짐). 수축이 진행되고, 자궁경부 개대가 시작되었다는 징후
5. 가정에서 잠재기 진행을 위한 안전하고 편안한 조치들
6. 수축 패턴에 관해서 누구에게 언제, 전화를 걸어야 할지(돌봄제공자 또는 병원 산부인과) 전화번호를 다시 한번 확인한다.
7. 수축 패턴에 대해 어떤 정보를 제공하고, 어떻게 변화하였는가?

물론 양막파수나 양막에서 양수 누출, 이슬 등 기록이 필요한 상태들에 대해서도 알아야 한다.

초산부의 경우 기록을 해야 하고, 경산부의 경우 진행되었다가 갑자기 멈추는 산발적인 수축 기간에 대해서 알아야 한다. 이런 수축은 옥시토신 분비가 많아지고, 줄어드는 저녁에 보통 이루어진다. 경산부는 이 수축을 잠재기라고 착각하기도 한다. 이런 시간에 자궁경부가 변화하고, 어느 시점에서 패턴이 반복되지만, 수축은 멈추지 않는다. 지속되었다가 진통이 시작된다.

이상)는 대부분 일어나지 않는다는 사실을 간과할 때가 있다. 돌봄제공자들은 이같은 징후를 쉽게 지나치기도 하지만 이러한 증상은 진행에 아주 중요하며, 개대의 선조건이다. 이 과정들을 간과한다면 산부가 진통을 겪고 있지 않는데도 난산으로 오진할 수 있다.

예비 부모가 진통 전 긴 수축 기간을 이해하고 견디기 전까지 이 정보들을 통해 도움을 받을 수 있다. 다음의 6단계가 이루어져야 질식분만이 이루어진다. 산부의 경우 대부분 첫 3번째 단계는 단계적으로, 동시에 그리고 분만 전 몇 주에 걸쳐 일어난다. 소수의 경우, 자궁경부 개대가 되기까지 몇 시간 또는 며칠에 걸친 분만 전기 수축이 필요하다.

때로는 강도 높은 수축 때문에 산부는 잠을 설치고, 예비 부모와 의료진은 지치고, 힘들 수 있다. 본 장의 뒷부분에서 이 문제와 해결점에 대해서 이야기하고 있다.

분만진행의 6단계는 다음과 같다.

1. 자궁경부가 후방에서 전방으로 이동
2. 자궁경부 숙화 또는 부드러워짐
3. 자궁경부 소실
4. 자궁경부 개대
5. 아두 하강 준비(회전, 굴곡, 주형)
6. 태아가 하강하고, 더 회전하며, 만출

첫 3단계는 자궁경부 개대를 위한 준비 과정이다. 자궁경부가 개대되지 않았다면 규칙적인 수축이 있어도 분만 전기이다. 돌봄제공자는 산부에게 자궁경부 개대를 위해 거쳐야 하는 수축이라고 설명해준다. 수축이 진행되고, 자궁경부가 개대될 때까지는 6단계에 대해 산부에게 알려 주고, 다른 일을 하도록 장려하며, 생각을 다른 곳으로 돌리게 돕는다. 잠재기 시 느린 진행은 자연스러운 일이며, 산부가 지치지 않고, 영양분을 충분히 섭취하고, 편안하게 해준다. 5단계-회전/굴곡, 6단계 주형과 아두의 하강은 활동기 분만 2기에 일어난다. 이는 5장과 6장에서 다루기로 한다.

비숍 점수 The Bishop Score

1964년 산부 간호에 비숍 점수가 포함되었다. 비숍 점수(Bishop score)를 통해 경산부의 자발적인 분만 진통 시작점을 예측하고, 선택적 유도분만의 가능성을 판단할 수 있는 자궁경부 변화를 사정할 수 있다. 3장의 토의 부분을 참고해 비숍 점수의 역사, 목적, 변화하는 현재 적용법을 확인한다. 기존 척도의 개별 요소들은 4가지 자궁경부 징후(위치, 경도, 소실, 개대)를 보인다. 태아와 관련된 징후는 아두의 하강정도이다(표 4.1).

"분만진행의 6단계"와 비숍 점수를 사용해 예비 부모가 분만 전기와 분만기를 구별해 낼 수 있는 방법

Use of the "Six Ways to Progress" and the Bishop Score to help parents differentiate prelabor from labor

비숍 점수의 첫 4요소(표 4.1)는 분만진행의 6단계 첫 4요소와 동일하다. 분만 전기 또는 분만기와 상관없이 수축하고 있는 산부에게 중요한 정보(자궁경부 개대)를 제공한다. 산

표 4.1 기존 비숍 점수

점수	0	1	2	3
경부 위치	후방	중앙	전방	-
경부 경도	단단함	보통	부드러움	-
경부 소실(%)	0~30	40~50	69~70	80+
경부 개대(cm)	0	1~2	3~4	5
하강정도	−3	−2	−1, 0	+1, +2

부의 자궁경부가 숙화되었거나 전방으로 나왔으면(다른 변화가 없더라도), 의료진이 산부에게 변화가 시작되었다고 알려줄 수 있다. 변화가 가속화될 때까지는 시간이 걸릴 수 있고, 천천히 시작되는 분만을 산부가 현실적으로 준비할 수 있게 돕는다.

- 의료진은 산부의 자궁경부가 얇아지고 숙화만 되었다면 상당한 개대 전 분만진행이 다르게 전개될 수 있다는 것을 알려야 한다. 자궁경부 개대를 준비하기 위한 분만 전기 수축이 진행되고 있으며, 산부가 분만진행 과정에 대해 낙담했을 때 도움을 줄 수 있다.
- 자궁경부 개대가 시작되지 않았더라도 "아무 것도 진행되고 있지 않습니다." 등의 말실수를 산부에게 하지 않길 바란다. 자궁경부 초기 변화에 대해 긍정적인 소식을 들려주려 하고, 이같은 작은 변화들이 매우 중요하다는 것을 알려준다.
- 분만 전 모든 산부들에게 정보를 제공하는 것이 중요하고, 인내심을 가지며, 자궁경부 개대가 되지 않았다고 모든 것이 잘못되었다 생각하는 산부에게 정확한 정보를 전달해 준다.

분만 전기와 잠재기 지연 Prolonged prelabor and latent phase of labor

분만 전기와 잠재기(latent phase)는 일반적으로 얼마나 걸리는가? 이 질문은 많은 연구자, 의료진, 임산부를 고민에 빠트렸다. 확실한 정답은 없다. 분만 전기 대비 진통 시작점을 정확하게 판단할 수 없으므로 진단기준에서 분만기를 시간으로 나누는 것은 의미 없어 보일 수 있다. 하지만 수십 년간 95%의 경우 다음의 기준을 참고했다. Friedman은 일정한 패턴을 보이는 잠재기가 경산부의 경우 14시간을 넘어가고, 초산부의 경우 20시간이 넘어가면 지연되었다고 정의했다. Friedman은 학자들 중에서 최초로 잠재기의 정의를 내린 학자이고, 지금까지 새로운 정의가 나오지는 않았다. 잠재기는 주관적이고, 헷갈릴 수 있다. 수축이 진행 패턴으로 될 때까지 많은 시간이 걸리기 때문이다(자궁수축의 기간은 길어지고, 강도는 강해지고, 빈도도 증가). 돌봄제공자는 비정상 변화에 대한 가능한 이유들을 연구하며, 치료해 나가고, 산부의 신체와 마음 모두를 간호할 수 있어야 한다.

산전기법을 통해 과숙 임신, 분만 전기와 잠재기 지연을 예방할 수 있을까?

CAN PRENATAL ACTIONS PREVENT SOME POSTDATES PREGNANCIES, PROLONGED PRELABORS, OR EARLY LABORS?

자궁경부 개대를 위한 산전 준비 Prenatal preparation of the cervix for dilation

산부와 가족, 의료진은 지연된 예정일, 분만 전기와 잠재기 지연에 대해 걱정할 수 있다. 인내심을 가지며 진통을 기다리기보다는 자궁경부의 숙화와 진통을 가속화할 수 있는 방법을 조급히 찾는다. 이런 상황에서 과숙 임신이나 주수에 비해 큰 신생아의 경우, 유도분만을 할 수 있다. 유도분만의 복잡한 문제들을 이 책에서 다루기에는 부족하다. 여기서는 유도분만을 며칠 앞둔 상황에 대해 초점을 맞추었다. 산부는 보완대체의학(CAM)을 통해 자궁경부 숙화와 소실을 가속화하고 싶을 수 있고, 이를 추천받을 수도 있다. 이런 방법들이 분만 전기나 잠재기의 진행을 향상시키거나 자궁경부 숙화에 도움이 되는지에 대해서 충분한 연구가 이루어지지 않았다. 자가기법은 의료진이나 준전문가(조산사, 약초상, 동종 요법 의사, 침술사) 등의 전문적인 조언과 지도 후 시행되어야 한다. 표 4.2와 4.3은 비약리학적 기법에 대한 설명을 제공한다. 연구 문헌에 소개된 이 기법들의 작용 방식, 잠재적 위험 요소, 효과성에 대해 설명한다. 일부 기법들은 과학적 연구가 이루어지지 않았고, "민간요법"이나 전통 지식의 분류에 속한다. 부모들은 과학에 기반한 기법들에 대한 충분한 정보를 얻고, 다른 것들은 멀리해야 한다.

보완대체요법들이 자궁경부 숙화를 돕지 못했다면 다음의 기법을 시행한다.

- 풍선 카테터 자궁경부 개대기, 라미나리아(laminaria)
- 양막쓸기 또는 양막박리, 인공적인 양막파수

- 구강 또는 질 내로 프로스타글란딘 투여: 합성 옥시토신 정맥 투여

이같은 방법들에 대한 논의를 이 책에서 다루기는 어렵다.

표 4.2는 예비 부모가 시행할 수 있거나 의료진의 추천을 받아 적용할 수 있는 일반적인 기법에 대해 설명하고 있다. 의료진은 이 기법들을 적용하기 전 이와 같은 방법이 적절한지 확인해야 한다.

표 4.2 자궁경부 숙화와 분만 유도를 위한 비의학적 자가기법

자가기법과 과정	효능	효과	참고문헌
지압			
• 삼음교(비장 6위치)와 합곡(대장 4위치, Hoku Point)을 간헐적으로 지압한다(11장 툴킷 파트 2 참고). • 주의사항: 임신 말기이고 유도분만을 할 경우 외에는 이런 자극을 피하는 것이 좋다. 이른 시행에는 분만의 위험이 있다.	이 부위의 자극은 수축을 돕고, 불안을 감소시킨다.	분만 1기 기간 단축. Mollart와 그 외 연구진은 "지압이 분만 기간 단축과 자궁수축을 촉진해 분만지연이나 진통 시작을 돕는다는 주장은 추가적인 연구가 뒷받침되어야 한다."고 말했다.	Namidzadeh et al. (2012) Mollart et al. (2015) Chung et al. (2003) Lee et al. (2004)
유방/유두 자극			
한쪽씩 또는 동시에 진행하며, 수축 시 멈추고 수축이 끝나면 다시 진행한다.	수축을 돕는 옥시토신 분비에 효과적이다.	플라시보 효과 또는 중재가 없는 경우와 비교해서 유방/유두 자극을 한 경우, 자궁경부가 정상적이라면 분만이 72시간 내로 진행되지 않는 산부의 수가 현저히 감소했다. 산후출혈도 감소했다. 저위험도 산부에게는 안전하고, 고위험도 산부에게는 위험할 수 있다.	Kavanagh et al. (2005)
성관계(성교, 구강성교, 음핵 자극, 오르가즘)			
질이나 구강 사정, 음핵 자극을 통한 오르가즘. 고빈도로 필요하다. 양막파수가 진행되었다면 성관계는 위험할 수 있다.	정액에 있는 프로스타글란딘이 자궁경부 숙화에 도움을 준다. 음핵 자극과 오르가즘은 옥시토신 분비를 촉진한다.	• 성관계를 통해 수축할 수 있지만, 여전히 연구결과가 미흡하고, 변수가 많다(빈도, 방법, 성관계 기간). 진통 시작과 성관계 빈도의 관련성에 대한 연구는 아직까지 없다. • 많은 산부가 진통을 시작하기 위해 의료 지식 없이 성관계를 한다.	Kozhimannil et al. (2013) Chaudry et al. (2011)

CHAPTER 4

표 4.2 자궁경부 숙화와 분만 유도를 위한 비의학적 자가기법(계속)

자가기법과 과정	효능	효과	참고문헌
음식(예: 대추, 감초, 매운 음식, 고추, 카레, 신선한 파인애플 등)			
먹는 시간, 빈도, 양에 대해서는 구전으로만 전해지고, 애매하다.	이 음식들이 어떻게 분만을 유도하는지에 대해서는 연구된 바가 많이 없다.	• 현재까지는(저명한 과학적 연구 국한) 대추 말고는 음식의 효과성에 대해 연구된 자료가 없다. • 대추와 자궁경부 숙화의 연관성에 대한 무작위 실험에 따르면, 한 집단은 4주 동안 하루에 대추 6개를 섭취했고, 다른 집단은 섭취하지 않았다. 대추를 섭취한 집단에서 자연 진통 비율이 높았고, 입원 시 자궁경부가 더 개대되었으며, 합성 옥시토신 사용이 줄었고, 잠재기가 짧았다. 이러한 차이는 통계적으로 의미 있는 수치이며, 출산 결과도 크게 다르지 않았다.	진통 시작과 자궁경부 숙화에 도움을 주는 음식에 대해 대부분 연구 문헌과 온라인 웹사이트에서 발췌. Al-Kuran et al. (2011)

표 4.3 효과성과 안정성을 위해 의료진의 조언과 도움이 필요한 비의학적 기법

방법	효능	효과	참고문헌
지압			
숙련된 침술사가 몸의 특정 부위를 아프지 않게 찔러서 자극한다. 때론 그을린 한약고를 묻힌 침을 따뜻하게 해 사용하기도 한다(무통증). 또는 전류를 사용한다(짜릿한 감각). 임신 말기에 침술을 하거나 격일로 다른 치료를 동반한다.	경락을 자극하면서 에너지(기나 치)가 분출된다. 동양의학으로 유도분만 등 다양한 상황에서 침술이 사용된다. 경락을 따라 에너지 흐름을 바꿀 수 있다고 주장한다. 서양의학 전문가들은 엔도르핀 분비의 증가 또는 염증 완화 또는 다른 해석을 통해서 서양의 용어로 이를 정의한다.	14개의 실험에 대한 체계적 문헌 고찰에 따르면 "자궁 성숙에 연관성이 있는 것"으로 보이지만, "침술과 분만 유도의 상관관계는 무작위 대조군 실험연구"가 필요하다고 이야기했고, 결론을 내리기에는 "증거가 부족하다"고 하였다.	Palermo (2015) Smith et al. (2013)

표 4.3 효과성과 안정성을 위해 의료진의 조언과 도움이 필요한 비의학적 기법(계속)

방법	효능	효과	참고문헌
동종요법			
• "치료제와 유사하게"라는 생각에 기반한다. 많이 희석된 양을 투여해 반대 반응을 보이게 하여, 몸의 조절 과정을 향상시킨다. 푱의다리아재비와 할미꽃은 자궁경부 숙화에 자주 사용된다. 푱의다리아재비는 분만 전기 수축을 개대 수축으로 바꾸는 데 효과적이라고 알려졌다. 할미꽃은 불규칙한 수축을 조절할 수 있고, 산부가 "우울"하고, 위로가 필요할 때 효과적이다. • 동종요법은 알약이나 액체 형태로 투여한다.	임신 말기에 불규칙적 · 비생산적 수축을 예방하기 위해 이런 약물을 투여할 수 있다. 자궁을 "긴장"시키고, 생산적인 수축을 이끌어낸다.	"동종요법을 유도방법으로 쓰는 데는 아직까지 연구가 많이 이루어지지 않았다." 실험의 질이 높지 않았고, 의학적으로 의미 있는 결과도 나오지 않았지만, 해가 되었다는 결과도 나오지 않았다.	Smith CA (2003) Anon.
피마자유(버베나유 첨가): "유도 칵테일"			
피마자유는 과일 주스(오일감을 없애기 위해 때론 베이킹소다를 섞는다)와 섞어 먹거나 스무디로 만들어 먹는다. 효과를 보기 위해 2~3번 정도 마신다. 관장의 목적으로 사용되기도 한다. 버베나유와 함께 사용되기도 한다. 캐스터 오일 2T, 레몬 버베나유 5방울, 물 3컵, 살구주스 3/4컵, 아몬드 버터 2T	수백 년 동안 캐스터 오일은 배변활동을 도와 수축에도 효과가 있다. 수축하는 장 때문에 프로스타글란딘 분비가 촉진된다. 멀미, 경련, 설사를 유발할 수 있고, 진통이 시작될 수 있다. 활성 원료, 리시놀레산이 최근 캐스터 오일에서 발견되었다. 평활근세포를 자극해 수축하게 한다(장이나 자궁에서 보이는 것처럼).	• 자궁경부 숙화를 위한 피마자유의 역할에 대해서는 연구가 충분히 이루어지지 않고 있다. 산부 표본이 적고, 방법론이 미흡해 효과성을 입증할 수 없다. • 제왕절개율, 신생아, 산부 사망률, 태변 착색, 5분 동안 낮은 아프가 점수 등 차이가 없었다. • 버베나유 역시 안전성과 기능성에 대한 연구가 이루어지지 않았다.	Tunaru et al. (2012) Kelly et al. (2013)
달맞이꽃유			
달맞이꽃유는 캡슐 형태로 질 내 삽입되어, 임신 마지막 주에 자궁에 오일배스를 하게 한다. 이 표에 나온 다른 방법들과 같이 사용된다.	자궁경부 숙화를 위해 조산사들이 자주 사용하는 방법이다. 염증을 완화시키고, 자궁숙화와 소실을 돕는다. 프로스타글란딘의 전구체인 감마리놀렌산을 함유한다. 구강섭취를 금하고, 질식 삽입은 안전하다고 여겨진다.	• 연구가 많이 진행된 것은 아니고, 과숙임신의 위험을 낮춘다는 연구결과는 보고된 적이 없다. • 과학적 결과 없이 전통으로 사용된다.	Dove & Johnson (1999)

표 4.3 효과성과 안정성을 위해 의료진의 조언과 도움이 필요한 비의학적 기법(계속)

방법	효능	효과	참고문헌
허브차와 팅크			
많은 허브가 팅크나 티로 사용된다. 산전에 마시는 차는 산전이 시작되기 5~6주 전부터 꾸준히 마시면 자궁숙화와 소실을 돕는다[즉 넝쿨, 엉겅퀴, 총상승마, 페니로얄민트, 가짜 유니콘 뿌리(false unicorn root), 라즈베리, 로벨리아]. 다른 종류는 분만 시작을 위해 사용된다. 수축을 유도하는 티도 다양하게 나와 있다.	작용기전은 이해된 바가 없고, 시행착오 및 관련 효과에 대한 경험적 관찰이 허용의 주요 근거인 것처럼 보인다.	대부분 민간요법으로 알려져 있고, 전 세계적으로 고대 요법의 한 종류로 사용된다. 효과와 기전에 대한 과학적 연구가 많이 나와 있지 않다. 전문 약초의 또는 차의 종류, 시기, 양이 적절하지 않으면 악영향을 미칠 수 있으므로 차에 대해 박식한 돌봄제공자가 치료에 참여해야 한다.	American Herbal Pharmacopoeia (2015) Romm (2013)

잠재기를 지연시킬 수 있는 태아 요소

Attention to fetal factors that may prolong early labor

일부의 경우, 지연분만 초기의 가능성을 높이는 조건들에 대해 분만 전에 미리 확인할 수 있다. 예를 들어, 후방두정위 태아, 전액위, 안면위, 복합위, 진입되지 않은 큰 아두는 골반에 태아의 위치를 "안 좋게" 할 수 있다. 물론, 대부분 출산 전 자연스럽게 해결되지만 태아의 자세를 재위치하기 위해서는 시간과 많은 수축이 필요하다. 둘라나 의료진은 산부에게 "아이가 시간이 좀 걸리나봐요."라고 말하며 산부를 안심시킬 수 있다. 3장의 태아 요소들 파악에 대한 정보를 참고한다.

- 아두의 크기 및 모양과 모체 골반
- 연조직 구조의 긴장과 유연성의 균형 또는 불균형
- 태향, 태세, 태위
- 자궁수축의 적절성
- 분만 시 모체 자세와 움직임
- 경막외마취 사용과 산부의 복압. 5장, 6장, 9장 참고(경막외마취에 대한 장)

최적 태아 자세: 산전 요소 Optimal fetal positioning: prenatal features

"최적 태아 자세(optimal fetal positioning, OFP)"는 Sutton과 Scott에 의해 정의 내려졌

다. 최적 태아 자세는 분만 시작과 과정에서 좌전방두정위 또는 좌측방두정위 태아의 임신 말과 분만 중 자세와 이동에 대해 이야기한다. 최적 태아 자세를 산전에 사용할 수 있는 방법은 다음과 같다. 분만 중 최적 태아 자세 기법 사용은 5장에서 이야기하도록 한다. 최적 태아 자세는 Sutton과 Scott이 조산사였을 때의 경험과 출산에 관련된 해부학과 생리학에 대한 이론적 이해를 바탕으로 발전되었다. 조산사 사이에서는 널리 쓰이지만 과학적 연구가 미비하다.

Sutton과 Scott은 임신 말기에 앙와위 또는 반만 누워 있는 자세로 있는 것을 추천하지 않는다. 후방두정위의 가능성이 높기 때문이다. 임신 말기에는 대부분의 시간을 앞으로 기대고 있거나 앉거나 측위 자세로 생활하기를 추천한다(그림 4.1). 이같은 자세들은 중력을 이용해 골반과 골반 출구, 골반 뼈 테두리 공간을 넓힌다.

임신 기간 동안 걷고, 엎드린 자세로 할 수 있는 수영, 요가 등을 추천하고, 산전 스쿼트, 차에 오랜 시간 조수석에 앉아 있는 자세는 추천하지 않는다. 위험도가 낮지만 삶의

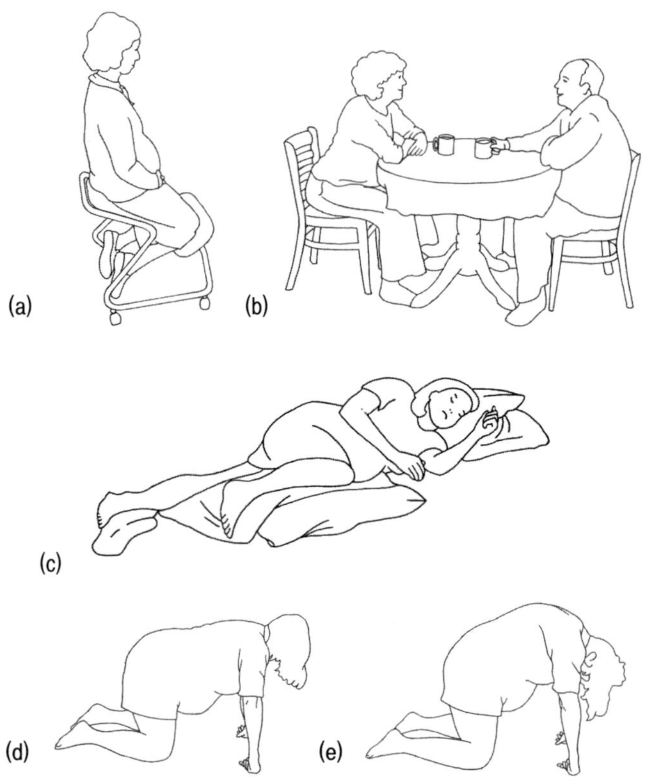

그림 4.1 **임신 말기에 도움이 되는 자세.** **(a):** 바로 앉아 있기, **(b):** 앞으로 기대어 앉아 있기, **(c):** 왼쪽으로 반만 기대기, **(d, e):** 골반 흔들기 운동(요가에서 "고양이-소 자세")

변화를 크게 주는 방법들을 통해서 자연분만과 질식분만을 막는 문제를 해결하려고 한다.

Sutton과 Scott의 산전 자세 방법은 많이 실행되고 있지만, 전방두정위에 효과가 있는지에 대해서는 많은 연구가 이루어지지 않았다. 사실 Sutton과 Scott이 추천하는 생활 방식에 대한 연구는 두 개밖에 진행된 것이 없다.

연구는 단기적이었고, Sutton과 Scott의 자세와 생활습관의 기법을 포괄적으로 연구하지는 않았다. 잠시 동안 손과 무릎을 바닥에 두고, 골반 흔들기 또는 복부 마사지를 임신 말기에 지속적으로 하는 움직임을 통해 장기적인 효과(지속 가능한 전방두정위)가 보이지는 않았다. 연구결과가 미흡하자 조산 로얄 칼리지는 Sutton과 Scott의 임신 자세와 이동성에 대한 연구 지지를 철회했다.

Lieberman이 진행한 연구와 Simkin의 리뷰에 따르면 분만 시작 시 태향은 출산의 태향을 예측하지 못한다고 한다. 따라서 산전에 전방두정위 또는 측방두정위 자세를 유지한다고 해서 출산 때 전방두정위 자세를 유지하는 것은 아니다.

5장에서는 출산 시 전방두정위 자세를 유지할 수 있는 분만 당시 조치에 관한 연구에 대해 이야기한다.

CHAPTER 4

부분 최적의 모체 근골격계 변화의 교정과 산전 사정

Prenatal assessment and correction of suboptimal maternal musculoskeletal variations

개대 없이 몇 시간 동안 잠재기 수축을 하고 있는 산부

The woman who has hours of latent labor contractions without dilation

분만 전기(때론 "가진통"이라 불림)와 분만 1기의 잠재기 기간은 수축 시작 시 자궁의 상태에 따라 달라진다. 수축이 시작될 때 자궁경부의 상태가 이상적이지 않으면 분만 전기와 잠재기가 더 길어질 확률이 높다. 최근의 분만진행을 분석해 본 결과, Friedman이 정의 내렸던 분만 1기 기간보다 그 기간이 최근에는 더 길어진 것을 확인할 수 있었다. 초산부와 경산부 모두 잠재기가 더 길었고, 6cm 개대되어야 자연분만 속도가 빨라졌다. 연구의 저자들은 6cm 개대 후 분만 1기의 정지가 나타나기 때문에 이에 대한 재정의의 필요성을 피력했다. 따라서 잠재기 분만지연 중재는 의료적 또는 산부인과적 합병증이 있는 산부를 위해 유보되어야 한다. 대부분의 잠재기 지연은 자연분만 시 해결되고, 활동기에 접어들기 전에는 (6cm 기준) 난산 진단을 정확히 할 수 없다. 1장에 첨부된 특별한 조치를 포함해 자궁의 변화를 이끌어 내기 위한 조치가 필요할 수 있다.

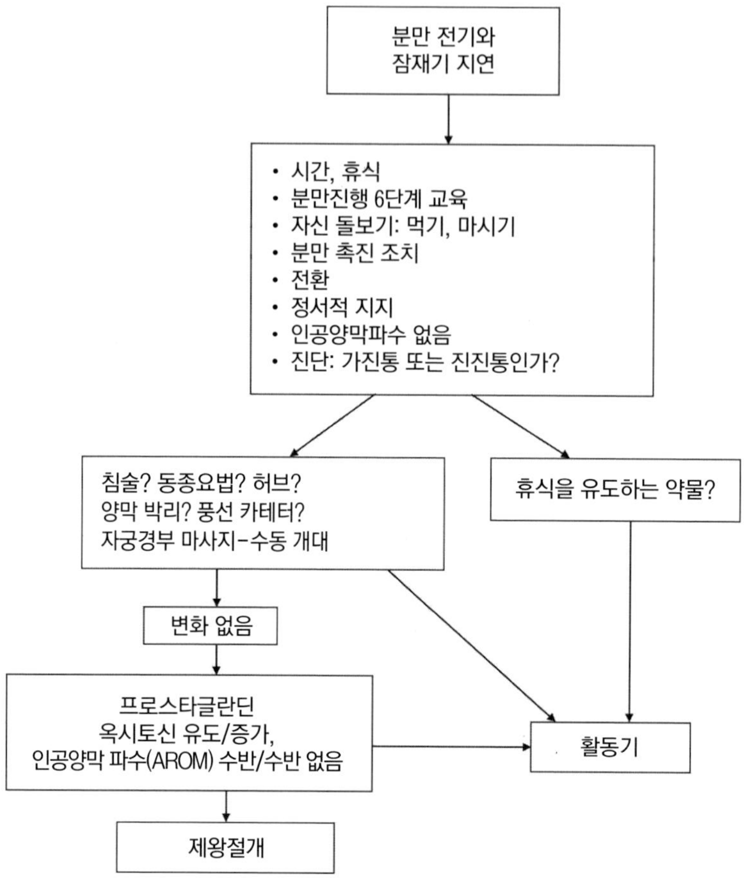

차트 4.1 분만 전기와 잠재기 지연

차트 4.1은 분만 전기와 잠재기 지연의 문제를 단계별 접근법으로 설명하고 있다. 일부 조치들은 산부가 자궁경부 숙화와 유도분만을 하고 있을 때 적용할 수 있다. 자궁경부 숙화와 유도분만은 며칠에 걸쳐 일어날 수 있다.

이 부분에서 잠재기 지연 시 산부의 케어 요구를 사정하고 맞추고자 한다. 보통의 산부들보다 더 통증을 많이 호소하는 경우, 더욱 유용할 수 있다.

분만 전기와 잠재기 시 가정에 있는 산부를 도울 수 있는 조치

SUPPORT MEASURES FOR WOMEN WHO ARE AT HOME IN PRELABOR AND THE LATENT PHASE

이 시기 대부분의 산부들은 가정에 있지만 일부는 병원을 찾고, 전화상으로 도움을 요청할 수도 있다. 산부들이 잠재기를 잘 보낼 수 있는 방법을 다양하게 알고 있는 것이 도움이 된다. 의료적 금기 사항이 없을 시, 산부가 자연분만을 하고, 자신감을 얻을 수 있도록 다음과 같은 방법은 도움이 된다.

- 산부가 일상생활을 지속하는 게 중요하다. 밤에는 쉴 수 있어야 한다(산부가 잠을 못 이루더라도). 과도하게 지치게 하는 것은 지양하지만, 행복하고 바쁘게 낮 시간을 보내야 한다.
- 산부 옆에 배우자, 친구, 가족, 둘라 등이 있어야 한다.
- 저녁에 산부가 쉴 수 있다면 눕거나 목욕을 하며 이완한다(주의사항: 잠재기 시 목욕은 수축을 일시적으로 중지시켜 산부가 휴식을 취할 수 있다. 산부가 쉬고 싶다면 목욕이 좋지만, 만약 산부에게 수축이 분만을 진행시키는 데 중요하다고 생각하면 좋지 않은 방법일 수 있다).
- 산부가 쉬지 못하거나 낮이라면 다음과 같은 조치를 시행할 수 있다.
  - 산보 또는 산부와 드라이브 가기
  - 친인척 만나기
  - 쇼핑하기
  - 산부가 책을 읽거나 산부에게 책 읽어주기
  - 출산 후 음식을 준비하거나 빵 굽기
  - 아기의 옷이나 침구류 준비하기
  - TV 시청
  - "프로젝트" 만들기: 사진첩 정리, 일기 쓰기, 공과금 납부, 옷장 정리하기, 그림 그리기, 정원 가꾸기
  - 게임하기
- 배가 고플 시, 제왕절개분만을 해야 할 경우(기존 병력, 복잡한 태아 위치 또는 다른 문제)가 아니라면 산부에게 식사를 권한다. 추천하는 음식군은 쉽게 소화될 수 있는 복합 탄수화물이다(녹말이 많은 음식, 과일, 야채). 산부가 소화시키기 어려운 기름진 음식은 피한다.
- 일반적인 상황에서는 갈증이 있을 때 수분을 섭취하도록 한다. 물, 사골, 주스, 디카페인 티, 전해질 균형 또는 등장성 스포츠 음료 등을 추천하기도 한다. 스포츠 음료가 저나트륨혈증을 예방하기 때문에 이를 더 추천하기도 한다. 하지만 이 주장에 대한 과학

적 증거는 미흡하다.

산부가 섭취할 수 있는 양보다 더 많은 음료수를 권하지 않는다. 주기적으로 음료수를 제공하고, 원하지 않을 시에는 주지 않도록 한다.

- 수축 정점 시 더 이상은 쉬지 않고 버티기 힘드며, 걷거나 이야기할 수 없을 때 수축 시 진통 대처기법을 사용한다. 이완과 자기 – 진정기법, 천천히 숨쉬기(내쉬기), 집중 강화기법이 이 시기에 적절하다.
- 산부는 자궁수축의 강도, 기간, 빈도를 측정하여 수축의 진행을 확인하기 위해 4~5번의 수축을 주기적으로 기록하는 것이 좋다(Box 4.1 "적절한 입원 시기와 조산사 호출 시기 파악을 위해 예비 부모들이 알아야 할 정보" 참고). 수축 시간 앱은 온라인에서 이용 가능하다. 수축 패턴 찾기를 돕는 수학적 계산 이외에도 산부와 배우자 모두 앱에 나온 정보를 볼 수 있도록 돕는다.
- 산부는 병원에 올 때 돌봄제공자들의 가이드라인에 대해 숙지해야 한다(양막파수에 대한 가이드라인 포함).

CHAPTER 4

잠재기에 대해서 잘 모르는 일부 산부들의 경우, 모든 수축에 "과도하게 반응"하여 활동기 때나 적합한 기법을 사용하려 한다. 자궁경부 개대 정도를 확인했을 때, 5~6cm 개대를 예상하고, 검진을 했을 때 1~2cm밖에 개대되지 않았으면 산부는 실망하게 된다. 앞으로 올 더 강력한 수축에 어떻게 대처하는지 잘 알지 못한다. 돌봄제공자는 산부가 실망하는 건 정상이며, 수축 강도를 낮출 수 있는 방법들을 설명해 줄 수 있다. 산부를 안심시키고, 편안하게 해 주는 것이 중요하다. 아두가 산부의 경부 어디에 있는지를 알려 주는 것이 필요하다.

산부가 병원에 일찍 왔다면 가정에 돌려보내기도 한다. 어떻게 하면 산부의 자신감에 상처를 주지 않고 정보를 전달하며 가정으로 돌려보낼지가 매우 중요하다. 산부는 화가 나고, 창피하고, 가정에 가기 두려워 병원을 떠나지 않을 수 있다. 만약 앞서 나온 도움 조치들을 적절히 시행했다면 산부는 편안한 마음으로 가정에 돌아갈 것이다. 산부를 가정에 보내기 전, 산부가 대처 방안을 숙지하고 있고, 병원에 언제 와야 하는지 한번 확인한다. 잠재기 시 적절한 기법에 대한 내용은 2장을 참고한다.

분만 전기 또는 잠재기 시 겪는 극심한 통증과 기간에 대한 이유
SOME REASONS FOR EXCESSIVE PAIN AND DURATION OF PRELABOR OR THE LATENT PHASE

분만 전기 또는 잠재기 때 일부 산부들은 극심한 고통을 겪고 그 고통이 오래 지속된다. 다음은 이에 대한 이유이다.

의원성 요인 Iatrogenic factors

산부가 침대에서 편히 쉬지 못하게 하는 정책과 의료행위들이 있다. 양막파수(본 장의 뒷부분 참고), 지속적인 태아감시장치(2장과 3장), 임신이 원인인 고혈압 또는 병원 관행 등이 있다. 대부분의 경우, 침대에 눕지 못하게 하는 것은 부적절하기도 하고 해를 끼치기도 한다. 하지만 침대에서 나와 밖에서 생활하는 것을 장려하지는 않는다.

자궁경부 요인 Cervical factors

임신 말기에 숙화되지 않은 자궁경부(비숍 점수에 대해서 설명했듯이)는 결합조직의 부족한 재구성을 의미하고, 수축과 함께 자궁내압을 증가시켜도 자궁저항을 일으킨다. 그렇지 않으면 자궁수축 시 자궁경부 수축을 일으키는 자궁경부 내 근섬유를 의미한다. 대부분의 임신 기간 동안 자궁이 수축할 때 일반적으로 자궁경부가 수축한다. 수축 시 자궁경부는 닫히고, 길어지고, 단단해진다. 조기 분만에 대비해 자궁경부를 보호하는 것이다. 자궁경부 수축은 임신 말기에 줄어들고, 자궁경부의 근세포는 재구성을 진행한다. 호르몬으로 인한 자궁조직 변화는 자궁경부 수축보다 자궁경부 숙화, 소실, 개대로 이어진다. 변화 전에 수축이 시작되고 있다면 아직 자궁경부는 준비가 되지 않은 것이다. 조산 또는 조기 분만은 자궁경부가 개대를 준비하기 위한 조기 변화를 겪으면서 지연될 것이다. 자궁경부에 이 근세포가 있는 경우 자궁경부의 상태는 왜 일부 여성이 조기산통 없이 자궁수축을 경험하는지 설명해 줄 수 있다. 그 외에는 자궁수축 없이 조산을 경험한다(자궁경부가 재구성 과정을 경험했기 때문).

자궁경부 요소 중 분만 전기 또는 잠재기를 지연시키는 또 다른 이유는 과거 수술이력으로 인한 자궁경부 내 반흔 조직이다[소작술, 냉동요법, 원추절제술, 루프투열절제술(LEEP) 또는 다른 시술]. 이런 의료행위는 자궁경부 소실과 자궁경부 개대에 대한 저항성을 증가시킨다. 강도 높은 수축이 몇 시간 또는 며칠 동안 지속될 수 있다. 산부, 둘라,

돌봄제공자는 이런 수축을 산통으로 오진할 수 있고, 내진 후에야 변화가 없다는 사실을 파악할 수 있다. 만약 지지, 시간, 기다림으로도 변화가 없다면 자궁경부 마사지, 자궁경부 수동 확장술(10장 참고) 또는 프로스타글란딘 투여를 통해 이러한 저항을 해결할 수 있다.

연조직(인대, 근육, 근막) 요인 Other soft tissue (ligaments, muscles, fascia) factors

골반 및 자궁과 그 주변 인대, 근육, 근막 구조의 지지 균형과 대칭의 정도(유연성, 긴장력, 회전력)는 자궁과 골반 내 태아 자세와 이동성에 큰 역할을 한다. 과학적 연구가 많이 진행된 것은 아니지만, 일부 의료진은 분만진행을 막는 연조직 문제를 해결하고 분석하기 위해 다양한 방법을 사용한다. 이런 접근방법은 해부학과 운동학의 깊은 이해, 태향과 모체 연조직과의 영향 관계에 대한 이해를 기반으로 한다. 수동기법과 산부의 움직임은 긴장을 이완하는 데 쓰고, 근골격계 통증을 줄이고, 유연성을 높이고 모체의 신체 구조 기능과 균형을 향상시키는 데 도움을 준다. 태아가 자리 잡을 수 있게 도와주고, 연조직 저항성을 길러 돌리거나 산도를 통해 길을 트는 힘을 기르는데 그 목적을 둔다. 주요 산부인과 또는 조산학 교과서에 일부 기법이 서술되어 있다. 2장과 3장을 참고하고, 10장의 툴킷에서 이 기법의 설명을 참고한다.

정서적 요인 Emotional factors

임신 기간과 진통 시 겪는 극심한 고통, 긴장, 외로움, 스트레스 또는 분노는 카테콜아민 수치를 높이고, 분만을 지연시킨다(2장 그림 2.5 "산부의 불안에 대한 영향" 참고). 정서적 기반이 없는 산부나 어려운 분만을 경험한 경우, 정서적 · 신체적 폭행이나 성폭행, 약물 복용, 다수의 입원 경험, 극심한 고통 등의 외상 경험이 있다면 잠재기를 더욱 어려워하고, 고통스러워할 것이다.

기진맥진, 실망, 무력감은 길어진 분만 전기 또는 잠재기 때문에 나타날 수 있다. 산부의 긍정적인 생각과 대처 능력은 통증이 심해지고, 뚜렷한 변화가 없는 시간이 오래될 때 줄어든다.

산부에게 잠재기 동안 정서적으로 괜찮은지 물어보는 것도 좋은 방법이다. 산부의 답변은 정서적 고통을 진단할 때 돌봄제공자에게 도움을 줄 수 있다. 수축 사이 "이번 수축 때 무슨 생각이 드셨나요?" 또는 "지금은 괜찮으세요?" 또는 "왜 진통이 천천히 진행되는 것 같으세요?" 등을 질문할 수 있다. 산부가 어떤 특정 문제에 반응을 보이고 걱정하는지 알 수 있다. 이런 고민을 파악하고 있으면 정서적으로 돌봄제공자가 산부를 도울 수 있다. 5장과 10장을 참고해 정서적으로 지친 산부를 도울 수 있는 방법을 강구한다.

고통스러운 비진행 분만 전기 또는 잠재기를 겪고 있는 산부는 이 시간이 실제보다 더 길다고 느껴질 수 있다. 수축 강도가 너무 높으면 산부는 분만 1기 말에야 사용되는 대처 방법들에 의지해야 할 수 있다. 물론, 낙심하고 무력감을 느낄 수 있다. 이때 돌봄제공자들이 이 산부들을 연약하고 대처하지 못하며 분만 초기 통증을 최소화할 수 없다고 낙인찍지 않는 것이 중요하다. 대처하는 데 도움이 되지 않을 뿐만 아니라 지지받지 못한다는 느낌만 받을 수 있다.

다음 제안은 분만 전기 또는 잠재기 지연 시 불편함을 줄일 수 있는 방법들이다. 물론 태아가사, 거대아, 선진부이상, 부적절한 수축 또는 다른 합병증이 진단될 수 있다. 도움을 줄 수 있는 조치들을 통해 상황을 해결하도록 한다.

고통스러운 분만 전기와 잠재기 지연 시 문제 해결 조치

TROUBLESHOOTING MEASURES FOR PAINFUL PROLONGED PRELABOR OR LATENT PHASE

- 2장에 기술된 것과 같이 잠재기에 대해 일반적인 조치를 따른다.
- 산부가 분만 유도나 숙화되지 않은 자궁경부나 상처 난 자궁경부 때문에 낙담할 시, 잠재기는 더 어려운 법이라고 산부를 안심시킨다. 활동기가 이상이 있을 것이란 것은 아님을 상기시켜 준다.

이런 산부들은 확신, 강력한 정서적 지지, 신체적 안정이 필요할 수 있다. 스스로 의심하거나 걱정하게 두지 않는다. 산부에게 잘못한 것은 없다고 말해 주고, 산부를 걱정시켜 상황을 악화시키지 않도록 한다.

- 느린 개대 또는 비진행 수축 등으로 낙담할 경우, 산부에게 자궁경부가 개대하기 위해선 전방으로 경부가 나오고, 숙화되고 소실되어야 한다고 말해 준다. 증상이 하나라도 나타난다면 그것은 진행의 징후라고 말해 준다. 자궁경부를 검진할 때 징후가 하나라도 나타나면 산부에게 알린다.

- "가진통"이란 말은 피한다. 수축이 "사실이 아닌 것"이라는 암시를 주기 때문이다. 자궁경부가 개대되지 않았다고 해서 수축이 아무런 의미가 없는 것은 아니다. 이 같은 증상들을 경험하는 산부가 가장 힘든 사람이다. 만약 자궁경부가 변화하고 있다면 분만 전 수축을 통해 자궁경부가 개대를 준비하고 있는 것이다.
- 산부가 편안해 할 수 있는 자세 또는 움직임을 찾게 도와 준다. "수축 상태를 모니터링하면서 산부 움직임과 태아 심박 유지"를 참고하고(2장), 분만 시 검사에 대한 조치
- 목욕, 샤워, 마사지를 통해 일시적으로 몸을 이완하고 통증 완화를 돕는다.
- 경피적 전기신경자극(TENS)은 잠재기 시 요통 완화에 특히 효과적이다. TENS는 다른 산통보다 요통에 더욱 효과적이며, 분만 초기에 시행되는 것이 좋다(11장 참고).
- 가능하다면 침상에 누워만 있기를 권하지 않는다. 양막파수된 산부를 침대로 보내기 전(아두가 진입했더라도 많은 병원에서 산부를 침대에 있게 한다), 돌봄제공자는 산부가 서 있는 자세로 태아의 심장을 청진하고 태아 움직임을 사정한다. 서 있는 자세가 때론 제대탈출을 예방하고, 중력을 통해 아두가 자궁경부에 안착할 수 있도록 돕고, 제대가 미끄러지지 않게 돕는다.
- 잠재기 시 산부의 정서적 상태를 사정한다. 만약 산부가 스트레스를 받고 있다면 정서적 상태를 향상시킬 수 있는 조치를 시행한다(11장 "산부의 정서상태 사정하기" 속 툴킷 참고).
- 산부가 기진맥진, 낙담, 무력감을 경험한다면 변화를 주어 산부의 기분을 전환시킬 수 있다. 산부에게 얼굴을 씻거나, 머리를 빗거나, 이를 닦거나, 걷거나 신나는 음악을 듣도록 장려한다. 이 방법들은 느린 진행이 있을 시 긴 밤이 지나면 태양이 다시 떠오르듯 효과적일 수 있다. 새로운 날은 기분을 전환시킬 수 있다.
- 산부와 배우자가 깊은 대화를 통해 감정을 솔직히 이야기하도록 장려한다. 낙담하고 있다는 것을 인정하고 이해하면, '아무것도 하고 있지 않다.'고 생각되는 의료진에 대한 낙담, 피로, 분노가 사라질 수 있다. 한번 울거나 힘을 주는 대화를 하거나 친구나 가족이 방문해 긍정적인 분위기를 만드는 것도 도움이 된다.
- 앞선 방법이 성공적이지 못했다면 약물을 통한 휴식을 통해 통증을 이완하거나 잠을 자게 하는 것도 좋은 방법이다. 자세한 내용은 8장을 참고한다.

분만 전기 또는 잠재기 시 개대되지 않고, 진행되지 않은 수축의 통증을 완화시키는 방법
MEASURES TO ALLEVIATE PAINFUL, NON-PROGRESSING, NON-DILATING CONTRACTIONS IN PRELABOR OR THE LATENT PHASE

초기 수축의 통증이 심하고 규칙적이지 않고, 개대가 전혀 안 되거나 지연된다면, 지속적인 부동고정위, 굴곡되지 않은 아두 또는 이상적이지 않은 태향, 후방두정위 등을 의심한다(그림 4.2).

동고정위와 부동고정위 Synclitism and asynclitism

출산은 일반적으로 아두가 부동고정위(asynclitism)에서 시작된다(즉, 아두가 치우쳐 있고, 두정골의 한 측면이 두정위(vertex)로 있기보다는 골반 입구에 위치한다(그림 4.3). 따라서 아두가 골반 입구를 통과하고 그다음 아두가 동고정위(synclitism)로 바뀐다(그림 4.4). 아두가 더 하강하면 두정위가 되는 것이다. 하지만 부동고정위가 지속되면 태아가 회전하거나 하강하지 못하게 된다. 하강하지 못한다면 아두는 자궁경부에 잘 안착할 수 없고, 수축은 더욱 불규칙적이고 비효과적이게 된다. 이 시기에는 아두의 각도와 자세를 사정하는 것이 어렵고 불가능하다(의료적으로 중요한 문제도 아니다). 하지만

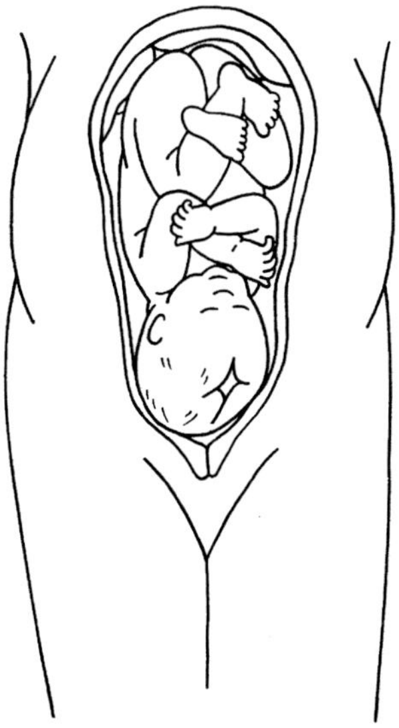

그림 4.2 복부 측면, 우후방두정위

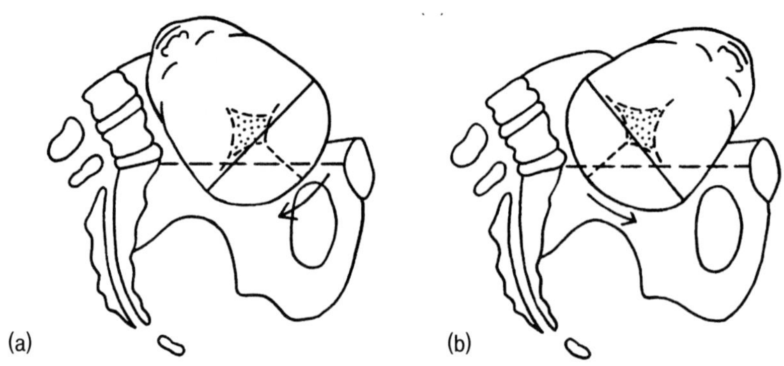

그림 4.3 (a): 후부동고정위, (b): 전부동고정위

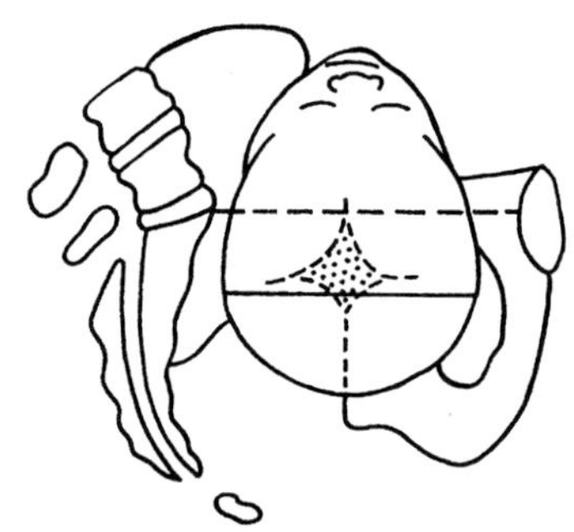

그림 4.4 동고정위

수축이 불규칙적이고, 비효과적이라면 자세와 움직임을 바꾸는 것이 문제를 해결하는 데 도움을 줄 수 있고, 수축 패턴을 향상시킬 수 있다.

만약 초산부이거나 복부 근긴장이 좋다면 앞으로 숙이는 것 또는 태아 중심의 중력을 앞으로 보내, 아두가 더 이상적인 자세로 돌릴 수 있게 한다(그림 4.5~4.7). 아두가 자궁경부에 압력을 증가시키거나 골고루 쓰게 한다. 규칙적이고 효과적인 수축을 돕는다.

산부의 복부 근긴장이 좋지 않거나 복부하수라면 태아 중심의 중력은 앞으로 떨어져 골반 입구와 정렬되지 않을 수 있다. 산부에게는 반누워 있는 자세가 도움이 될 수 있다(그림 4.8). 산부가 "뒤로 기대게" 되면 태아의 중심 중력이 뒤로 갈 수 있다. 따라서 태아와 골반이 정렬을 맞고, 수축 시 아두가 자궁경부에 더 큰 압을 줄 수 있으므로 더 규칙적이고 효과적인 수축을 만들어 낼 수 있다.

King은 산부가 복부하수 근육, 짧은 허리, 과거에 허리 통증을 겪거나 태아위치이상을 가진 경우라면 수축 시 언제라도 골반을 젖혀 진행되는 복부 리프팅하기를 추천한다(그

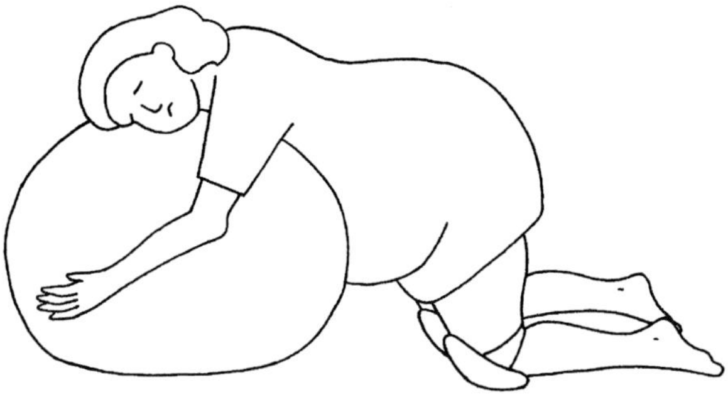

그림 4.5 후부동고정위 교정을 위해 무릎 보호대를 착용하고 공을 안고 있기

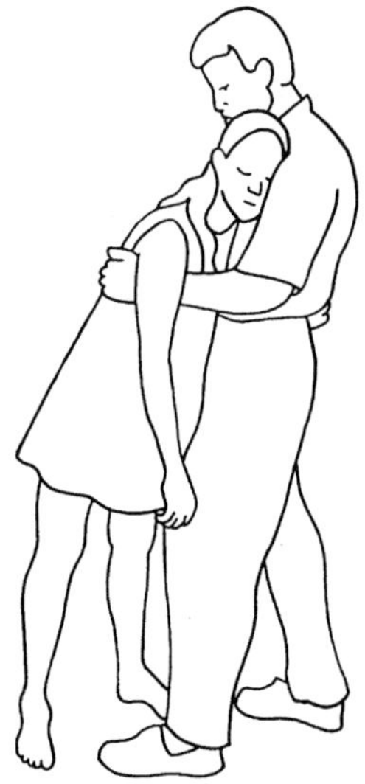

그림 4.6 서서 배우자에게 기대고 있기

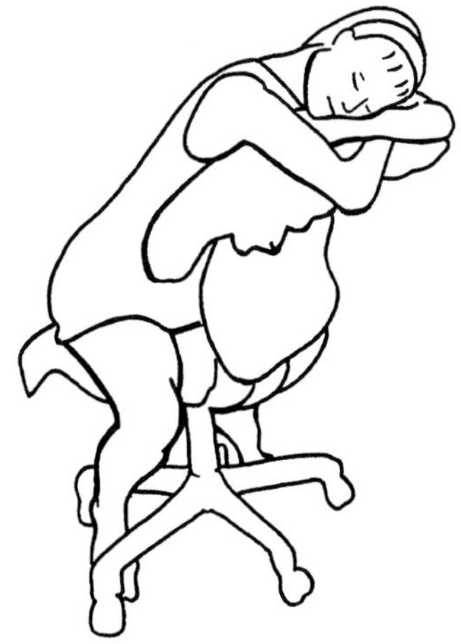

그림 4.7 의자에 기대어 앉기

림 4.9). 적절히 시행된다면 태아의 몸과 골반 입구의 각도를 재정렬할 수 있고, 효율적인 수축을 돕고, 아두를 자궁경부에 더 안착시킬 수 있다. "복부 리프팅"의 적절한 지시에 대한 추가적인 설명은 10장 툴킷을 참고한다. 간호사나 조산사는 복부 리프팅을 할 때 자궁수축 시 태아 심음을 주기적으로 확인한다. 낮은 확률로 제대가 전방에 위치할 때 태아심박수가 줄어들 수 있다. 이는 태아가 상당히 활동적인 경우이고, 그렇지 않으면 태아심박수가 느려진다. 이 경우에는 복부 리프팅을 통해 하복부의 압이 제대를 압박하기 때문에 복부 리프팅이 중지되어야 한다.

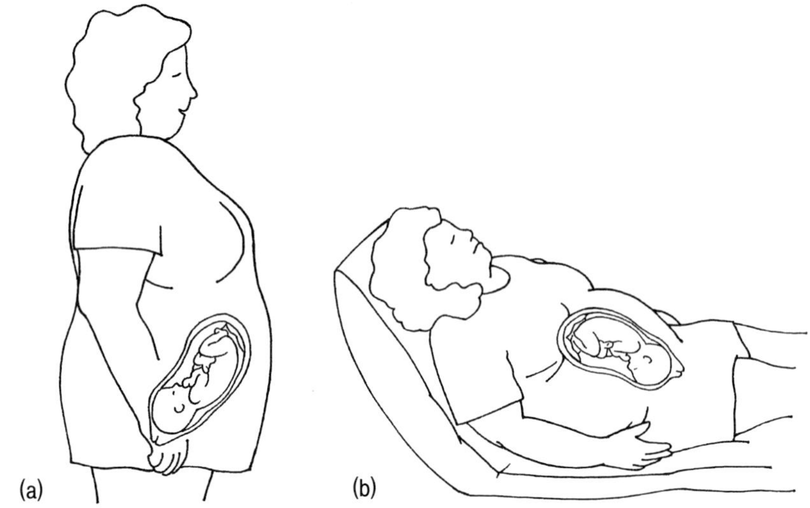

그림 4.8 (a): 근긴장이 좋지 않거나 복부하수인 산부의 경우 서 있기. 태아 중심의 중력이 골반 입구에서부터 떨어진다.
(b): 근긴장이 좋지 않거나 복부하수인 산부의 경우 반누워 있기. 태아 중심의 중력이 골반 입구와 정렬한다.

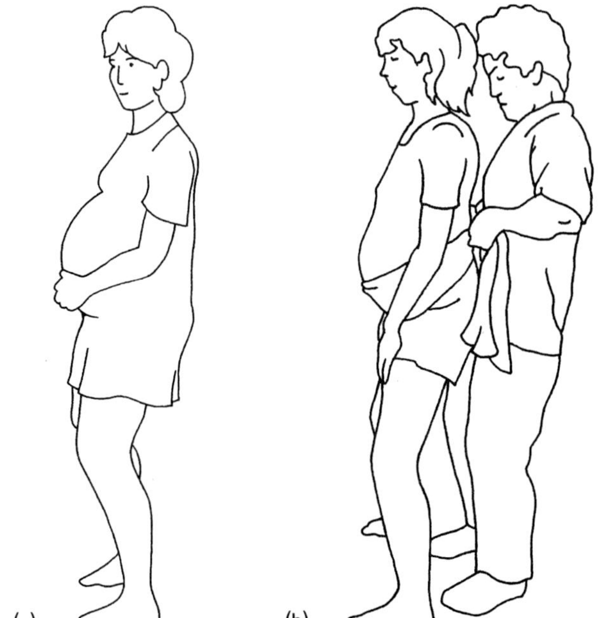

그림 4.9 (a): 복부 리프팅, (b): 레보조를 가지고 복부 리프팅

열린 슬흉위 자세 OPEN KNEE–CHEST POSITION

미국의 조산사인 Halta는 빈도가 길고, 규칙적이지 못하고, 짧은 자궁수축 기간 동안 지속되는 분만 전기 또는 잠재기 때 특정 증상에 도움이 될 열린 슬흉위 자세(open knee–chest position)를 추천한다. 이 기간에 지속적인 요통이 수반되지만 개대가 거의 되지 않는다. 이런 수축 패턴은 태아위치이상과 관련 있다. 교정을 통해 중력으로 태아가 모체 골반에서 "빠지고", 더 이상적인 자세로 회전하고 하강할 수 있도록 돕는다.

산부의 복부가 비어 있을 때(역류 방지), 산부는 30~45분 정도 열린 슬흉위 자세로 있게 한다. 골반은 90° 보다 더 굴곡되어 있다(그림 4.10a). 이 자세로 요통이 즉각 감소될 수 있다. 이 자세는 30분이나 그 이상 유지하기 어렵기 때문에 다음과 같은 도움을 받는 것이 산부에게 이로울 것이다.

1. 배우자 또는 둘라가 산부의 침대 옆에 같이 있으며, 열린 슬흉위 자세를 취한다. 배우자는 자신의 손을 산부의 어깨 위에 올려놓는다. 산부가 힘을 쓰지 않고 자세를 유지하기 위해 배우자의 상체에 산부의 어깨를 기대게 한다(그림 4.10b).

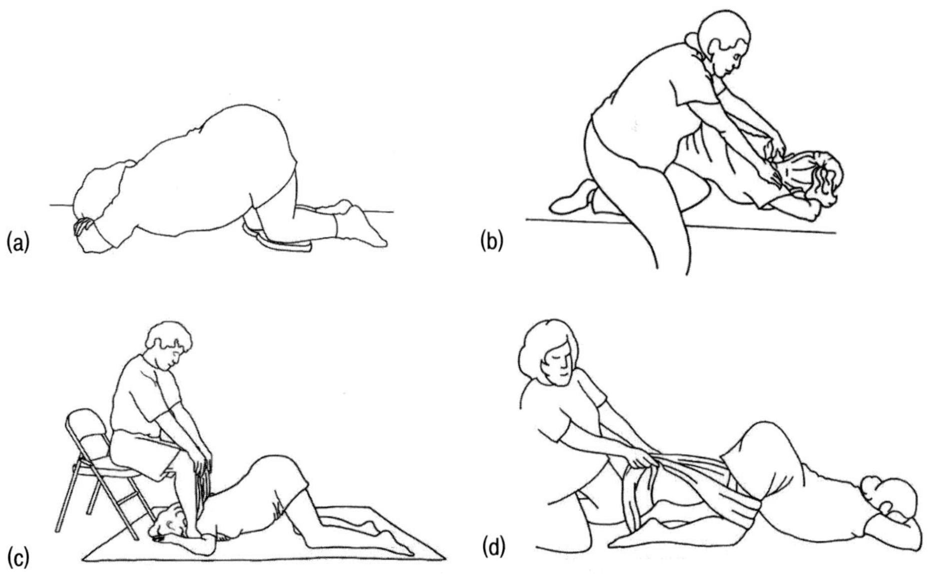

그림 4.10 (a): 열린 슬흉위 자세, (b): 자세 유지를 위해 배우자가 직접 도와줌, (c): 열린 슬흉위 자세. 배우자의 정강이에 어깨를 기댐, (d): 열린 슬흉위 자세를 하고, 레보조를 허벅지에 두르고, 배우자가 잡아당김.

2. 배우자 또는 둘라는 의자에 앉아 발을 바닥에서 10인치 정도 떨어트려 놓는다. 산부가 손과 무릎을 앞으로 내밀고, 머리를 배우자의 발목 사이에 넣는다. 배우자의 정강이로 산부의 어깨를 지지한다(작은 타월을 깐다). 배우자가 산부의 상체의 무게를 지지할 수 있다(그림 4.10c). 산부는 배우자의 발목을 잡을 수 있고, 깍지를 껴 머리를 받칠 수 있다.
3. 산부는 침대에 눕고, 열린 슬흉위 자세를 취한다. 배우자나 둘라는 레보조(10inch-25cm 정도 되는 짠 숄)를 10인치 넓이로 접는다. 레보조를 산부의 허벅지에 두르고, 배우자가 레보조의 양쪽 끝을 잡고, 침대 밑에 서서 잡아당긴다. 산부가 자세를 취하는 데 힘을 빼도록 돕는다(그림 4.10d).

- 주의사항: 레보조를 얇게 접고 산부의 복부 밑과 사타구니 사이로 접지 않는다. 압력이 사타구니의 순환에 악영향을 줄 수 있다. 특히 30분 이상 자세를 유지하고 있다면 안전하고, 압력을 골고루 줄 수 있도록 숄을 산부의 허벅지에 넓게 편다.

열린 슬흉위 자세는 골반을 앞으로 젖히게 해서 골반입구가 골반출구보다 아래 위치하게 돕는다. 진입하지 않은 후방두정위 태아가 중력을 이용해 골반으로 나올 수 있게 돕고, 골반으로 다시 들어가기 전 전방두정위로 자세를 취하도록 돕는다.

닫힌 슬흉위 자세 CLOSED KNEE-CHEST POSITION

반대로 “닫힌 슬흉위 자세(closed knee-chest position)”(그림 4.11)는 산부의 엉덩이와 무릎을 굴곡시켜 허벅지가 배의 아래에 오게 하고, 골반입구가 골반출구보다 높은 위치에 있게 한다. 골반으로 태아가 나오게 돕지 않으며, 중력 효과를 제거한다.

옆으로 누운 이완 자세 SIDE-LYING RELEASE

미국 조산사이자 CPM인 Gail Tully는 임신 시 고관절 통증과 요통, 선진부이상 또는 태아위치이상, 진행 없는 분만 수축 등 많은 문제를 해결하고자 옆으로 누운 이완 자세(side-lying release)를 고안했다. 단단한 표면에 옆으로 누워, 위에 놓은 다리를 살포시

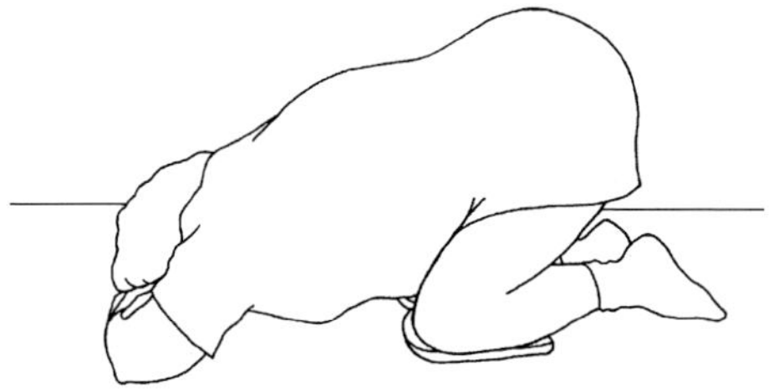

그림 4.11 **무릎 보호대를 사용한 닫힌 슬흉위 자세.** 복부에 가하는 허벅지의 압력이 태아 회전을 방해할 수 있다.

다른 쪽 다리 위에 놓는다. 고관절과 허리에 깊은 구조(근육, 인대, 근막)의 수동적인 스트레칭과 긴장 이완을 돕는다. 양쪽을 번갈아 진행하며, 두 명의 치료사가 필요하고, 자세가 꽤 복잡하다. 10장의 모든 자세에 관한 설명을 참고하기 바란다.

결론 CONCLUSION

많은 산부가 지치고, 낙담하지만 분만 전기와 잠재기 지연 자체가 합병증을 의미하지는 않는다. 낙담할 때 도움이 되는 조치들을 제시했고, 태아위치이상을 교정할 수 있는 초기 조치들에 대해서 설명하고 있다. 산부가 해낼 수 있고, 선호하는 조치들이 대부분이지만, 산부 조치를 고통스러워하는 일부 산부에게는 가장 적합한 조치를 선택하게 하는 것이 중요하다.

참고문헌

1. Eri TS, Bondas T, Gross MM, Janssen P, Green JM. (2015) A balancing act in an unknown territory: A metasynthesis of first–time mothers' experiences in early labour. Midwifery 31(3), e58–e67.
2. Friedman EA. (1993) Dysfunctional labor. In: Management of Labor (eds WR Cohen, EA Friedman). Baltimore: University Park Press, p. 17.
3. Lauzon L, Hodnett ED. (1998) Antenatal education for self–diagnosis of the onset of active labour at term. Cochrane Database of Systematic Reviews, Issue 4. Art. No.: CD000935. doi: 10.1002/14651858.CD000935
4. Ferguson S, Davis D, Browne J. (2013) Does antenatal education affect labour and birth? A structured review of the literature. Women and Birth 26, e5–e8.
5. Ragusa A, Mansur M, Zanini A, et al (2005) Diagnosis of labor: A prospective study. Medscape – General Medicine 73(3), 61–65.
6. Bonovich L. (1990) Recognizing the onset of labor. Journal of Obstetric, Gynecologic, and Neonatal Nursing 19, 141–145.
7. Zhang J, Landy HJ, Branch DW, et al. (2010) Contemporary patterns of spontaneous labor with normal neonatal outcomes. Obstetrics & Gynecology 116, 1281–1287. doi: 10.1097/AOG.0b013e3181fdef6e
8. Laughon SK, Branch DW, Beaver J, Zhang J. (2012) Changes in labor patterns over 50 years. American Journal of Obstetrics and Gynecology 206(5), 419–e1.
9. Caughey A, Cahill A, Guise J, Rouse D, and American College of Obstetricians and Gynecologists (College); Society for Maternal–Fetal Medicine. (2014) Safe prevention of the primary cesarean delivery. American Journal of Obstetrics and Gynecology 210, 179–193. doi: 10.1016/j.ajog.2014.01.026
10. Bishop EH. (1964) Pelvic scoring for elective induction. Obstetrics & Gynecology 24, 266–268.
11. Hamidzadeh A, Shahpourian F, Orak RJ, Montazeri AS, Khosravi A. (2012) Effects of LI4 acupressure on labor pain in the first stage of labor. Journal of Midwifery and Women's Health 57, 133–138. doi: 10.1111/j.1542–2011.2011.00138.x
12. Mollart L, Adam J, Foureur M. (2015) Impact of acupressure on onset of labor and labor duration: A systematic review. Women Birth 28, 199–206. doi: 10.1016/j.wombi.2015.03.007
13. Chung UL, Hung LC, Kuo SC, et al. (2003) Effects of LI4 and BL 67 acupressure on labor pain and uterine contractions in the first stage of labor. Journal of Nursing Research 11(4), 251–260. doi: 10.1097/01.jnr.0000347644.35251.c1
14. Lee MK, Chang SB, Kang D–H. (2004) Effects of SP6 acupressure on labor pain and length of delivery time in women during labor. Journal of Alternative and Complementary Medicine 10(6), 959–965. doi: org/10.1089/acm.2004.10.959
15. Kavanagh J, Kelly AJ, Thomas J. (2005) Breast stimulation for cervical ripening and induction of labour. Cochrane Database of Systematic Reviews, Issue 3. Art. No.: CD003. doi: 10.1002/14651858.cd003392.pub2
16. Kozhimannil K, Johnson P, Attanasio L, Gjerdingen D, McGovern P. (2013) Use of nonmedical methods of labor induction and pain management among U.S. women. Birth 40(4), 227–236.
17. Chaudry Z, Fischer J, Schaffir J. (2011) Women's use of nonprescribed methods to induce labor: a brief report. Birth 38(2), 169–171. doi: 10.1111/j. 1523–536X. 2010.00465.x
18. Al–Kuran O, Al–Mehaisen L, Bawadi H, et al. (2011) The effect of late pregnancy consumption of date fruit on labour and delivery. Journal of Obstetrics and Gynaecology 31(1), 29–31. doi: 10.3109/01443615.2010.522267.
19. Frye A. (2004) Natural induction and augmentation of labor. In: Holistic Midwifery: A Comprehensive Textbook for Midwives in Home Birth Practice. Portland, OR: Labrys Press, pp. 997–1010.
20. Palermo E. (2015) What is acupuncture? Live Science. Available from: http://www.livescience.com/29494–acupuncture.html (accessed September 6, 2016).

21. Smith CA, Crowther CA, Grant SJ. (2013) Acupuncture for induction of labour. Cochrane Database of Systematic Reviews, Issue 8. Art. No.: CD002962. doi: 10.1002/14651858.CD002962
22. Smith CA. (2003) Homoeopathy for induction of labour. Cochrane Database of Systematic Reviews, Issue 4. Art. No.: CD003399. doi: 10.1002/14651858.CD003399
23. Anon. Top 14 remedies for labor and birth. Homeopathy Plus! Available from: http://homeopathyplus.com/labour–and–birthing–remedies (accessed September 7, 2016).
24. Tunaru S, Till F, Althoff A, Nusing R, Diener M, Offermanns S. (2012) Castor oil induces relaxation and uterus contraction via ricinoleic acid activating prostaglandin EP3 receptors. Proceedings of the National Academy of Sciences of the USA 109(23), 9179–9184.
25. Kelly AJ, Kavanagh J, Thomas J. (2013) Castor oil, bath and/or enema for cervical priming and induction of labour. Cochrane Database of Systematic Reviews, Issue 7. Art. No.: CD003099. doi: 10.1002/14651858.CD003099.pub2
26. Dove D, Johnson P. (1999) Oral evening primrose oil: its effect on length of pregnancy and selected intrapartum outcomes in low–risk nulliparous women. Journal of Nurse–Midwifery 44(3), 320–324.
27. American Herbal Pharmacopoeia. Website: http://www.herbal–ahp.org [Thirty–two scholarly monographs on individual herbs, some of which are used for labor.] Accessed September 7, 2015.
28. Romm A. (2013) Labor Induction: The Lowdown on Natural Approaches from a Midwife–MD [blogpost]. http://avivaromm.com/labor–induction–low–natural–approaches–midwife–md (accessed March 2, 2016).
29. Simkin P. (2010) The fetal occiput posterior position: state of the science and a new perspective. Birth 37(1), 61–71.
30. Tully G. (2015) Spinning Babies Quick Reference Cards: A Trainer in Your Pocket. Minneapolis: Maternity House Publishing; digital download available from: spinningbabies.com
31. Sutton J, Scott P. (1996) Understanding and Teaching Optimal Foetal Positioning. Birth Concepts.
32. Sutton J. (2001) Let Birth Be Born Again: Rediscovering and Reclaiming Our Midwifery Heritage. Bedfont, Middlesex, UK: Birth Concepts.
33. Scott P. (2003) Sit Up and Take Notice! Positioning Yourself for a Better Birth. Tauranga, New Zealand: Great Scott Publications.
34. Andrews C, Andrews E. (1996) Nursing, maternal postures, and fetal position. Nursing Research 32, 336–341.
35. Kariminia A, Chamberlain M, Keogh J, Shea A. (2004) Randomised controlled trial of effect of hands and knees posturing on incidence of occiput posterior position at birth. BMJ 328, 490. doi: 10.1136/bmj.37942.594456.44
36. Munro J, Jokinen M. (2012) Persistent lateral and posterior fetal positions at the onset of labour. In: Evidence Based Guidelines for Midwifery Led Care in Labour. London: Royal College of Midwives.
37. Lieberman E. (2005) Intrapartum sonography and persistent occiput posterior position: A study of 408 deliveries. Obstetrics & Gynecology 91(5pt 1), 746–749. doi: 10.1016/s0029–7844(98)00074–x
38. Kelly AJ, Kavanagh J, Thomas J. (2013) Castor oil, bath and/or enema for cervical priming and induction of labour. Cochrane Database of Systematic Reviews. doi: 10.1002/14651858.CD003099
39. Cluett E, Burns E. (2009) Immersion in water in labour and birth. Cochrane Database of Systematic Reviews, Issue 2. Art. No.: CD000111. doi: 10.1002/14651858.CD000111.pub3
40. Odent M. (1997) Can water immersion stop labor? Journal of Midwifery & Women's Health 42, 414–416. doi: 10.1016/s0091–2182(97)00051–7
41. Wilf R. (1980) Personal communication.
42. Lawrence A, Lewis L, Hofmeyr G, Styles C. (2013) Maternal positions and mobility during first stage labour. Cochrane Database of Systematic Reviews, Issue 10. Art. No.: CD003934. doi: 10.1002/14651858.CD003934.pub4.

43. Olah K. (1991) Measurement of the cervical response to uterine activity in labour and observations on the mechanism of cervical effacement. Journal of Perinatal Medicine 19(Suppl. 2), 245.
44. Olah KS, Gee H, Brown JS. (1993) Cervical contractions: the response of the cervix to oxytocic stimulation in the latent phase of labour. BJOG: An International Journal of Obstetrics & Gynaecology 100(7), 635–640. doi: 10.1111/j.1471–0528.1993.tb14229.x
45. Ulmsten U. (1994) The forces of labor, resistance of the cervix and the contractions of the myometrium. European Journal of Obstetrics & Gynecology and Reproductive Biology, 55(1), 7. doi: 10.1016/0028–2243(94)90178–3
46. Olah KSJ, Neilson JP. (1994) Failure to progress in the management of labour. BJOG: An International Journal of Obstetrics & Gynaecology, 101(1), 1–3. doi: 10.1111/j.1471–0528.1994.tb13000.x
47. Davis E. (2012) Heart and Hands: A Midwife's Guide to Pregnancy and Birth, 5th edn. Berkeley, CA: Celestial Arts.
48. Shah S, Banh E, Kury K, Bhatia G, Nandia R, Gulur P. (2015) Pain management in pregnancy: multimodal approaches. Pain Research and Treatment, Article ID 987483. Available at: http://dx.doi: org/10.1155/2015/987483
49. Calais–Germain B, Pares N. (2009). Preparing for a Gentle Birth: The Pelvis in Pregnancy. Toronto: Healing Arts Press.
50. Phillipps C. (2001) Hands of Love: Seven Steps to the Miracle of Birth. Brooklyn Park, MN: New Dawn Publishing.
51. Alehagen S, Wijma B, Lundberg U, Wijma K. (2005) Fear, pain, and stress hormones during childbirth. Journal of Psychosomatic Obstetrics and Gynecology 26, 153–165. doi: 10.1080/01443610400023072
52. Buckley S. (2015) Hormonal Physiology of Childbearing: evidence and implications for women, babies and maternity care. Washington, DC: Childbirth Connection Programs, a division of the National Partnership for Women & Families.
53. Waldenstrom U, Hildingsson I, Ryding E. (2006) Antenatal fear of childbirth and its association with subsequent caesarean section and experience of childbirth. BJOG: An International Journal of obstetrics & Gynaecology 113(6), 638–646. doi: 10.1111/j.1471–0528.2006.00950.x
54. Alehagen S, Wijma B, Wijma K. (2006) Fear of childbirth before, during, and after childbirth. Acta Obstetricia et Gynecologica Scandinavica 85(1), 56–62. doi: 10.1080/00016340500334844
55. Nieminen K, Stephansson O, Ryding E. (2009) Women's fear of childbirth and preference for caesarean section—A cross–sectional study at various stages of pregnancy in Sweden. Acta Obstetricia et Gynecologica Scandinavica 88, 807–813. doi: 10.1080/00016340902998436
56. Seng J. How does traumatic stress affect pregnancy and birth? In: Trauma–Informed Care in the Perinatal Period (eds J Seng, J Taylor). London: Dunedin Academic Press, Chapter 5.
57. Sydsjö G, Bladh M, Lilliecreutz C, Persson A–M, Vyöni H, Josefsson A. (2014) Obstetric outcomes for nulliparous women who received routine individualized treatment for severe fear of childbirth—a retrospective case control study. BMC Pregnancy and Childbirth 14(1), 126. doi: 10.1186/1471–2393–14–126
58. Wuitchik M, Bakal D, Lipshitz J. (1989) The clinical significance of pain and cognitive activity in latent labor. Obstetrics & Gynecology 73, 35–42.
59. Malvasi A, Barbera A, Di Vagno G. (2015) Asynclitism: a literature review of an often forgotten clinical condition. Journal of Maternal–Fetal & Neonatal Medicine 28(16), 1890–1894. doi: 10.3109/14767058.2014.972925
60. King J. (1993) Back Labor No More!! What Every Woman Should Know before Labor. Dallas, TX: Plenary Systems.
61. Tully G. (2016) Abdominal Lift. Available at: spinningbabies.com/learn–more/techniques/other–techniques/abdominal–lift (accessed August 15, 2016).
62. El Halta V. (1995) Posterior labor: A pain in the back. Midwifery Today No. 36, pp. 19–21. Retrieved from: http://www.midwiferytoday.com/articles/paininback.asp (accessed August 15, 2016).

CHAPTER 5

지연된 활동기

Prolonged Active Phase of Labor

Penny Simkin, BA, PT, CCE, CD(DONA), Ruth Ancheta, BA, MA, ICCE, CD(DONA), and Lisa Hanson, PhD, CNM, FACNM

활동기란? 설명, 정의, 진단

지연된 활동기의 시기

지연된 활동기의 관찰 가능한 특징

지연된 활동기의 원인

태아와 태아 골반 요인

- 태아위치이상, 거대증, 선진부이상, 아두골반불균형
- 지속적 부동고정위
- 후방두정위

태아위치이상이 분만진행을 지연시키는 이유

분만과정 중 태향 진단의 문제

태아위치이상과 인공양막파수

부적절한 고정: 태아위치이상, 아두골반불균형, 거대증과 관련된 불균형 문제 사정, 교정을 위한 조치들

태아위치이상, 아두골반불균형, 거대증이 의심되는 경우 사용할 수 있는 모체 체위 또는 움직임

앞으로 기댄 자세

옆으로 누운 자세

비대칭 자세와 움직임

복부 리프팅

조절되지 않는 조기 힘주기 욕구

자궁수축이 불충분한 경우

부동

약물

탈수와 탈수의 두려움

과다수분공급: 과도한 구강섭취 또는 정맥주사

탈진

부적절한 수축에 따른 자궁의 피로(젖산 산증)

부적절한 수축 원인이 미상일 때

- 유방 유두 자극
- 걷기와 자세 변경
- 지압 또는 침술
- 수치료(목욕과 샤워)

지속성 전방 자궁경부 립 또는 자궁경부 부종이 있는 경우

전방 자궁경부 립 또는 부은 자궁경부를 감소시키는 자세

다른 방법

지속적 자궁경부 립 발생 시 수기처치 감소

정서적 난산이 의심된다면

산부 대처능력 사정

- 서양문화의 진통 대처 태도
- 이완, 리듬, 의식: 분만 1기의 "대처" 본질

활동기 정서적 난산의 징후

정서적 난산의 선행요인

두려워하는 산부 도와주기

진통 중 고통 속에 있는 산부를 돕는 방법

아동학대생존자들의 특별한 요구

의료진과 좋지 않은 관계/불화합

산부 불안의 원인을 알 수 없는 경우

결론

참고문헌

주요용어

- 과다수분공급 Overhydration
- 반복와위 Semiprone
- 부적절한 고정 Poor fit
- 선진부이상 Malpresentation
- 수지진 검진 Digital examination
- 신피질(대뇌) Neocortex
- 의식 Ritual
- 태아위치이상 Malposition

활동기란? 설명, 정의, 진단
WHAT IS ACTIVE LABOR? DESCRIPTION, DEFINITION, DIAGNOSIS

'잠재기의 특징은 자궁경부의 점진적인 변화이고, 활동기의 특징은 자궁경부의 급격한 변화이다.' 이런 일반적인 설명 외에도, 잠재기와 활동기를 나누는 특징에 대해서는 논란이 많다. 1950년대부터 1980년에 진행된 분만진행 연구와 건강한 분만을 한 현재 산부들의 분만 패턴을 연구한 2002년과 2010년에 진행된 최근 연구와의 차이에 기반한다. '분만시작 및 활동기의 시작이 언제부터인가?'에 대한 논란은 놀라울 정도로 광범위하고 불일치가 있다. 정상분만진행에서 활동기의 구성요소는 무엇이며, 언제 중재를 적용해야 하는지에 대해서도 논란이 많다. 널리 알려진 분만진행의 4가지 기준은 서로 상이하다. Zhang 등이 제안하고, 아메리칸 칼리지 산부인학과 모체태아의학 사회(ACOG/SMFM)가 채택한 최근의 가이드라인은 중재를 줄이고, Freidman과 O'Driscoll이 제시한 엄격한 분만진행 기준에 기반하고 있는 불필요한 제왕절개율을 낮추고자 한다. Zhang 등이 제안한 안전한 분만을 위한 컨소시엄에서 최근의 산부들을 관찰해 본 결과, 분만 1기가 이전에 정의되었던 기간보다 길었다는 것을 알게 되었다. 하지만 Cohen과 Friedman은 이러한 기준을 비판했는데, 그 이유는 제대로 된 연구가 뒷받침되지 않았고, 이에 문제가 발생할 수 있다고 믿었기 때문이다. 최근 영국 국립보건임상연구소(National Institute for Health and Care Excellence, NICENICE)는 분만 시 간호에 대한 기준을 제시했다. 이 기준 안에서 초산부와 경산부는 4시간 동안 활동기가 평균 2cm 개대(0.5cm/h)를 하한선으로 정했다. 이 결과는 활동기와 잠재기를 구분하려면 4시간 이상 분만진행 경과를 관찰해야 한다는 다른 연구진과도 일치했다.

Neal 등은 각각 기존에 제시된 방식으로 활동기를 진단한 3가지 방식(Freidman의 기준, ACOG/SMFM의 기준, NICE의 기준)을 기반으로 2006~2010년 사이 출산한 6,021명의 산부의 진통 진행상황을 후향적으로 분석하였다. 부작용의 가능성에는 유의미한 차이가 없었지만 활동기의 시작 진단에는 뚜렷한 차이가 있었다. 예를 들어 Freidman의 진단 기준에 따르면, 병원 입원 시 48.3%의 초산부와 경산부가 활동기에 있었다. ACOG/SMFM의 기준에 따르면, 초산부의 15.7%, 경산부의 28.8%가 활동기였고, NICE의 기준에 따르면 초산부의 경우 48.3%, 경산부의 경우 71.9%가 활동기였다. 어떤 진단 기준을 대입하더라도, 잠재기에 입원한 초산부와 경산부가 제왕절개를 할 확률이 높았다. 따라서 제왕절개율을 낮추기 위해서는 정확한 활동기 진단이 필요하다는 결론이 나왔다.

지연된 활동기의 시기 WHEN IS ACTIVE LABOR PROLONGED?

'지연된 활동기'는 활동기 진단 후에도 개대가 충분히 되지 않은 시기를 의미한다. ACOG/SMFM 기준에 따르면, 지연된 활동기는 6cm 개대 후 1cm/h 미만인 경우를 의미한다. 활동기 중지는 최소 4시간의 적절한 수축과 양막파수 후 또는 옥시토신 투여 후 6시간이 지났음에도 6cm 개대 후 더 이상의 개대가 이루어지지 않는 상태를 의미한다. 적절한 수축은 활동기 진행 시 200MVU 또는 그 이상의 압의 수축을 의미한다. 수축력의 평가는 자궁내카테터(intra-uterine catheter)를 이용해 이루어진다. 단위는 MVU(montevideo unit)이며, 10분 간 기준선(baseline tone) 위로 증가된 자궁압의 총합이 200MVU 이상이면 분만이 이루어질 만큼 충분한 수축을 의미한다.

Zang과 Albers 등의 연구진은 초산부를 진단할 때 Freidman의 기준이 너무 엄격하다고 주장했다. Zang 등은 초산부와 경산부의 경우 6cm 개대 전에는 분만진행이 가속화되지 않는다고 말했다. 또한 요즘의 산부들은 3~6cm 개대되는데 18시간까지 걸리고, 6~10cm 개대되는데 7시간까지 걸려도 건강한 질식분만을 할 수 있다고 발표했다.

지연된 활동기의 관찰 가능한 특징
OBSERVABLE CHARACTERISTICS OF PROLONGED ACTIVE LABOR

활동기가 시작되었는데 개대가 가속화되다가 지연 혹은 중지되면 진행을 다시 시작하기 위한 조치가 이루어져야 한다. 첫 번째 단계는 진행이 지연된 증상과 징후를 인지하는 것이다. 다음은 지연된 활동기의 특징이다.

- 수축이 멈추거나 느려지며, 강도도 약해지고, 기간도 짧아지며, 빈도도 줄어든다.
- 대안적으로 의료진이 수축의 동일한 질(qulity)을 유지하려고 애써도 진행에 차이가 없고 느려진다(slowing down).
- 산부는 몇 시간 동안 진통 과정에 변화가 없고, 이전보다 진통이 수월하다고 느낄 수 있다.
- 마지막으로 내진을 해보면 자궁경부가 변화되지 않거나, 아주 약간의 변화만 보인다.

지연된 활동기의 원인 POSSIBLE CAUSES OF PROLONGED ACTIVE LABOR

위험도가 적거나 비용 부담이 없는 중재를 통해 활동기 시 경관개대 지연과 중지를 예방하거나 교정할 수 있다. 만약 성공적이지 않았다면 중간 단계의 중재(8장 참고)가 사용되고, 필요 시 비용 부담이 되고, 위험도가 있는 복잡한 산부인과적 중재가 필요할 수 있다. 차트 5.1은 지연된 활동기의 문제에 대한 단계별 접근 방식에 대해 기술하고 있다.

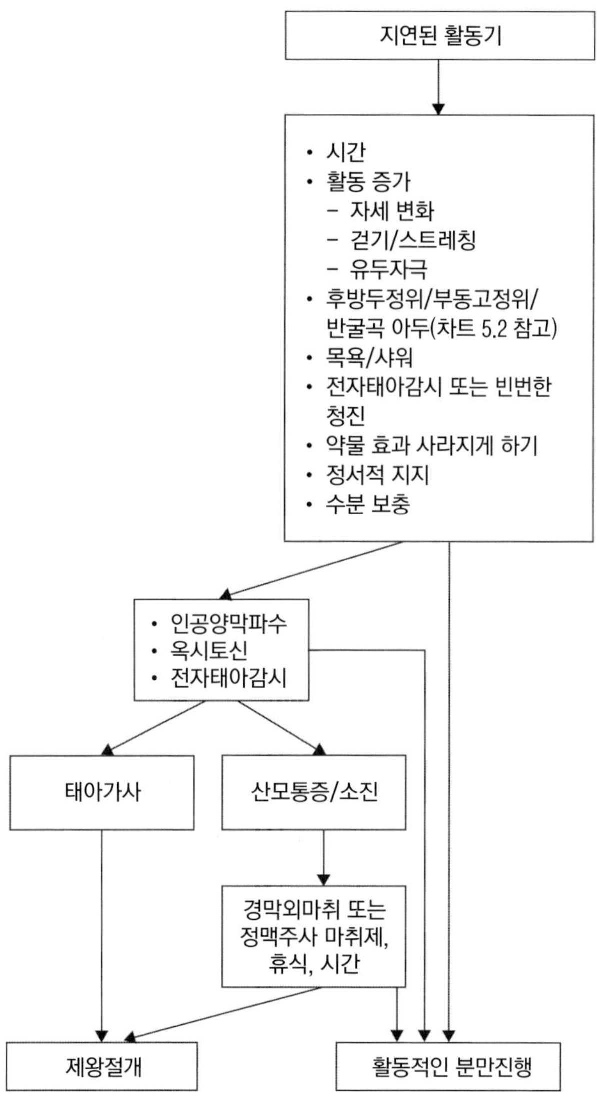

차트 5.1 **지연된 활동기.** 인공양막파수(AROM), 전자태아감시(EFM), 정맥주사(IV), 후방두정위(OP)

문제의 원인에 따라 중재 방식이 달라진다. 다음은 지연된 활동기의 원인이다.

- **태아와 태아골반 요인**: 아두골반불균형(아두와 산부 골반 사이의 부적절한 고정)은 아두가 크거나 태아선진부이상, 즉 전액위, 안면위, 태아위치이상(malposition; 지속적인 후방두정위, 측방두정위, 부동고정위)을 포함할 수 있다. 이러한 태아위치이상의 결과는 두정위에서 전방두정위를 통해 산도를 통과할 때보다 아두 직경이 더 커지는 결과를 초래한다(굴곡되지 않은 아두). 아두골반불균형은 아두 크기와 모체 골반 크기와의 불균형 때문에 발생할 수 있다. 적절한 수축이 있음에도 불구하고 지속적으로 하강정도가 높고(station), 아두의 부적절한 고정이나 태아위치이상을 나타낼 수 있지만 항상 아두가 골반보다 크다고 확신할 수는 없다.
- **자궁 요인**: 부적절한 수축 강도, 자궁무력증, 젖산 산증, 저나트륨혈증
- **자궁경부 요인**: 지속적인 자궁경부 립, 경직된 자궁입구(치료는 8장 참고)
- **정서적 요소**: 두려움, 긴장, 불안, 분노(추가 내용은 2장 참고)
- **의원성 요인**: 탈수, 체액과다(경구 또는 정맥), 저나트륨혈증, 활동제한, 통증 약물, 경막외마취, 부적절하거나 과다한 옥시토신 사용
- **모체 요인**: 소진, 짧은 허리(요추전만, 요추이동성의 결핍), 기타 근골격계 문제(4장 참고), 복부 약함(abdominal weakness), 복부 하수
- **복합적인 또는 원인미상의 병인**: 분만진행 지연은 위에 나온 이유가 복합적으로 작용해서 일어날 수 있다. 예를 들어, 거대아와 관련된 지속적인 태아위치이상의 경우, 산부가 두렵고, 지쳐서 수축이 부적절한 결과이다. 때로는 원인이 불분명할 수도 있다. 이런 경우, 자궁수축도 좋고, 태아의 위치도 정상적이며, 태아 크기도 적절하고, 산부도 대처를 잘하지만 분만진행과 개대가 느리다. 그러나 인내와 노력, 시행착오, 본 장에서 논의된 여러 가지 조치들은 문제의 원인을 정확히 파악하기도 전에 매우 좋은 분만진행으로 나타날 수도 있다.

태아와 태아 골반 요인 Fetal and fetopelvic factors

태아위치이상, 거대증, 선진부이상, 아두골반불균형

Malposition, macrosomia, malpresentation, and cephalopelvic disproportion

최근 연구된 리뷰에 따르면 태아위치를 파악하는 방법(복부모양 관찰, 복부촉진, 태아심

음 위치, 산부 증상, 수축 패턴, 태아 두개골 봉합선 검진)은 신뢰할 수 없는 것으로 알려져 있다. 사실 초음파 검진조차도 때로는 해석이 불가능하다. 그러나 숙련되지 않은 의료진에 의한 초음파의 경우라 할지라도 오늘날 초음파는 가장 유용한 진단기술이다. Sherer는 요즘 산모 진료(maternity unit)에서는 비록 드물게 사용하지만 분만 중 아두 위치를 파악하는 데는 간단한 초음파스캔이 상대적으로 쉽고, 2분 내로 빠르게 끝낼 수 있는 검사라고 보고했다. 관찰자 간 합의 역시 호의적이고, 태아위치이상에 대한 불확실성도 초음파로 완전히 없앨 수 있다. 검진 결과를 통해 돌봄제공자는 자세나 움직임 등의 중재를 선택할 수 있고, 태아 회전을 촉진하는 수동 또는 디지털 중재를 선택할 수 있으며, 성공적이었는지 파악할 수 있다.

따라서 돌봄제공자는 초음파 사용 없이는 태아위치를 파악하는 게 어려울 수 있다. 활동기 지연이 있을 때 병인론적 관점에서 태아위치이상의 가능성을 배제해서는 안 된다. 즉, 거대증, 지속적 부동고정위, 복합위 등 다른 병인이 원인이 될 수 있어 확진이 어려울 수 있다. 모든 경우 일차적인 중재의 조건은 비슷하기 때문에 시행착오적 접근법은 일상에서 수용되고 있다. 진단의 어려움과 오진의 잠재적인 영향에 대해서는 본 장 이후 토의를 참고한다.

지속적 부동고정위 Persistent asynclitism

진통시작 시, 많은 태아는 측방두정위 또는 전방두정위 자세를 유지한다. 이것은 두정골이 먼저 골반에 들어가도록 아두가 기울어져 있고, 태아의 양 두정골이 골반입구의 평면과 평행하지 않다는 것을 의미한다(그림 5.1, 5.2).

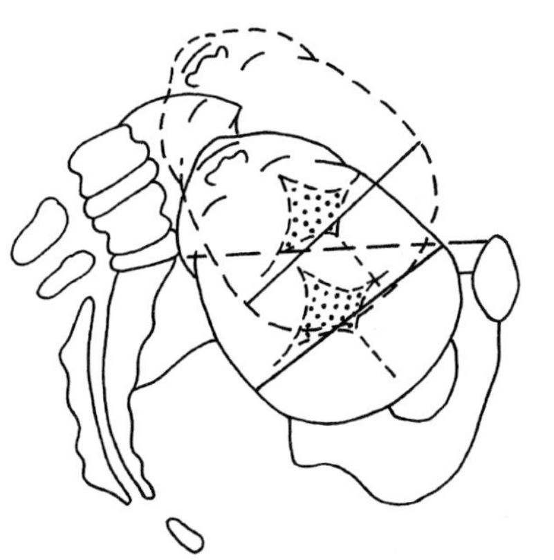

그림 5.1 후방부동고정위와 지속적 후방부동고정위

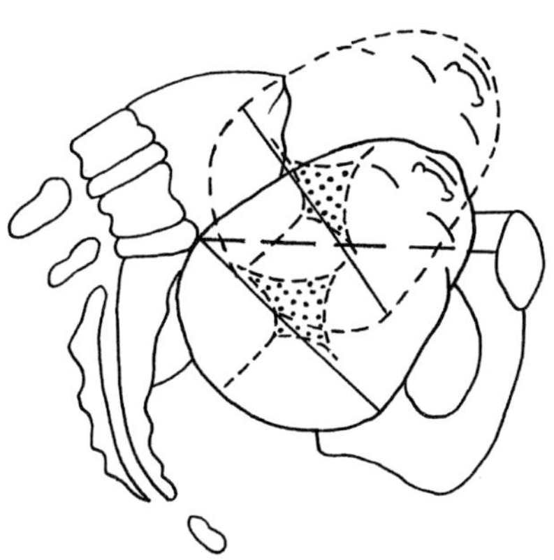

그림 5.2 전방부동고정위와 지속적 전방부동고정위

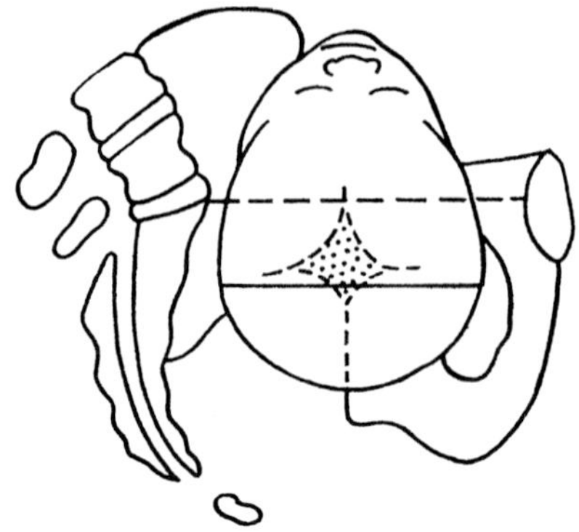

그림 5.3 **정축정위**

수축과 함께 머리는 대부분 정축정위(synclitism)로 돌고, 아두 직경은 하강하면서 골반입구면과 평형을 이룬다(그림 5.3). 부동고정위(asynclitism)가 지속되면 태아는 하강 정도가 낮고, 분만은 지연될 수 있다.

후방두정위 Occiput posterior, OP

진통시작 시 후방두정위 자세에 있는 경우는 대략 30% 정도 된다. 대부분 출산 전 전방두정위로 회전한다. 그러나 요통이 수반되고 진통이 길어질 경우, 후방두정위(그리고 다른 태아위치이상) 가능성이 높아진다. 모체 움직임 기법이 사용되고, 태아위치이상을 파악할 수 있다면 문제해결이 가능할 수도 있다. 초산부의 경우, 후방두정위는 흔히 나타난다(3장 진통시작 시 후방두정위 태아 파악 기법 참고). 분만시작 전의 태아 위치는 분만 중 태아 위치를 예측하지는 못한다. 다수에서 분만시작 시 전방두정위 태아들도 분만 기간 중 후방두정위로 회전한다. 그리고 분만시작 시 다수의 후방두정위 태아들 역시 자발적으로 전방두정위로 회전하여 1기 후반 또는 만출 시 어려움 없이 태어난다. 유인원형 골반의 산부인 경우, 후자(후방두정위에서 전방두정위로 회전)가 일반적이다. 결국에 만출 시 후방두정위로 태어나는 태아는 대략 5% 정도이다(지속적인 후방두정위). 즉 수축, 중력, 골반의 근저항성, 골반모양, 모체 체위나 움직임, 태아의 노력 등이 아두 회전에 영향을 준다.

만약 후방두정위(그림 5.4)와 측방두정위(그림 5.5) 및 부동고정위가 지속된다면 기계적 분만의 가능성이 높아진다. 지속적 후방두정위 가능성을 높이는 이유는 태아 두개골과 척추의 정렬이다. 만약 두개골과 척추가 후방에 위치한다면 전방으로 회전할 가능성

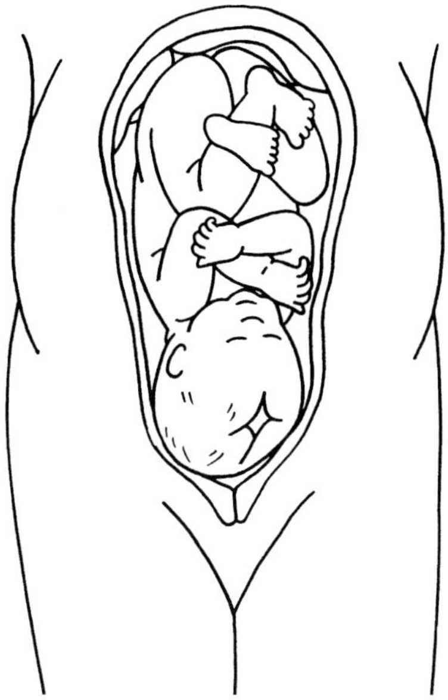
그림 5.4 복부진찰로 본 우후방두정위

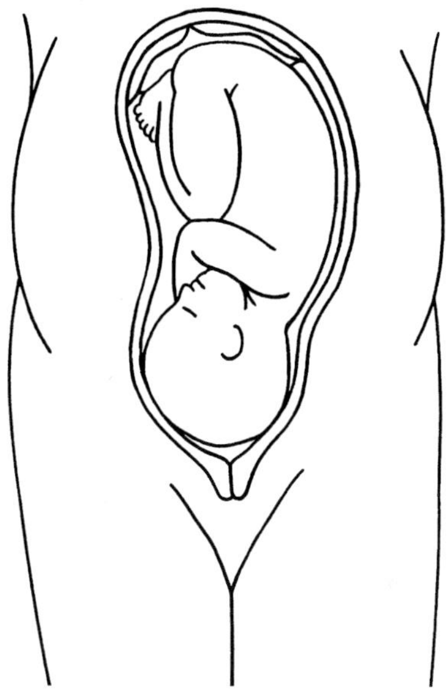
그림 5.5 복부진찰로 본 좌우방두정위

이 적어진다. 만약 모체골반에 공간이 충분하다면 산부와 의료진의 노력으로 질식분만을 할 수 있는 가능성이 높아진다. 태아와 산부가 견딜 수 있다면 문제해결을 위한 노력들이 필요하다. 만약 조치를 취해도 문제가 지속된다면 활동기가 지연 또는 중지될 가능성이 높다. 이런 경우 산부인과적 중간단계 중재가 이루어진다(차트 5.1). 8장은 많은 중간 단계 중재들을 통해 지속적인 태아위치이상과 지연된 활동기에 대해 이야기 하고 있다.

태아위치이상이 분만진행을 지연시키는 이유

How fetal malpositions delay labor progress

태아가 정상적인 태향을 취하고 있을 때보다 회전 혹은 정렬의 개선이 요구될 때 분만 소요시간이 더 많이 소요된다. 개대는 자궁경부를 자극하는 아두 또는 전양수의 압력에 영향을 받기 때문에 개대가 늦게 시작되고 더 오래 걸릴 수 있다. 이는 자궁경부에 아두가 밀착되지 않기 때문이다. 아두가 회전, 신전, 골반평면에 나란히 정렬될 때까지 하강 역시 지연된다.

다음과 같은 증상이 하나 또는 복수로 발견된다면, 돌봄제공자는 항상 태아위치이상, 부동고정위, 아두골반불균형과 거대증을 의심해야 한다.

- 만삭 때 조기양막파수가 있는 경우

- 수축이 불규칙적인 경우(강도나 간격이 다양하고 예측하기 어려운 수축기간)
- 수축이 2~3회 연달아 오고, 상대적으로 긴 간격이 나타날 때
- 활동기(6cm 개대 후)에 수축의 간격이 띄엄띄엄하거나 점차 늘어날 때
- 산부가 요통을 호소할 경우(수축 사이에 요통이 없어지거나 혹은 사라지지 않는 경우)
- 활동기(6cm 개대 후) 개대 속도가 침체될 때
- 완전개대가 이루어지기 전 산부가 참을 수 없는 힘주기 욕구를 느낄 경우

분만과정 중 태향 진단의 문제 Problems in diagnosis of fetal position during labor

임신 시 태향의 진단방법과 그 어려움에 대해서는 3장에 기술되었다. 분만과정 중 진단할 때, 활동기 개대 지연, 요통, 연속적인 수축과 같은 여러 증상이 태향에 대한 단서로 간주된다. 그것들은 천문의 위치와 시상봉합의 정렬을 파악하는 수지진 검진(digital examination)을 통해 진단에 필요한 정보를 제공한다. 한 연구에 따르면 요통은 후방두정위 뿐만 아니라, 전방두정위 또는 측방두정위에 경우에도 흔히 나타나는 증상이라고 한다.

초음파를 통해 이를 가장 정확히 파악할 수 있지만, 분만과정 중에 널리 쓰이는 방법은 아니다. 그러나 2개의 리뷰 논문(review articles)에 따르면 초음파가 태향을 파악하는데 신뢰할 수 있는 유일한 방법이라고 말했다(그러나 신뢰할 수 있는 기법이 되기 전에 숙련이 필요하다고 덧붙였다).

추가적으로 4개의 비교 연구에서 진행한 분만 1기 태향에 대한 수지진 검진과 초음파 사정 간에 동의한 (45도 이내) 평균은 42%였다(31~49% 사이). 6개의 비교 연구에서 진행한 분만 2기의 평균은 60%(27~80% 범위)였다. 태아가 후방두정위일 때 다른 자세들보다 더 많은 오류가 감지되었다.

태향이 의심되면 만일 초음파가 가능하지 않을 경우, 돌봄제공자는 제한적이기는 하나 수지진 검진으로 파악하고, 위에 나열된 조건들이 존재할 때 태아위치를 의심해야 한다. 분만진행 과정의 개선을 위한 주의깊은 관찰 요통이 있다면 요통을 감소하는 것이 가장 적절한 계획일 수 있다.

Box 5.1에 요약된 시나리오는 태향에 대한 오진으로 전혀 진단을 받지 않은 것보다 더 심각한 사례들이다. 태향이 확실치 않다면 무해하고, 잠재적으로 교정적인 조치가 시행될 때(이후 장에서 소개하는 기법들), 분만진행이 개선될 수 있다. 특히 태아위치이상

Box 5.1 일반적인 시나리오: 오진의 결과

- 분만진행 지연
- 산부는 요통을 보이지 않음
- 수지진 검진으로 태아가 전방두정위라고 오진
- 따라서 후방두정위, 부동고정위 또는 태아위치이상을 도울 수 있는 자세, 움직임, 수기요법, 수기회전을 사용하려는 노력은 하지 않음
- 인공양막파수와 옥시토신을 투여하였지만 분만이 진행되지 않음
- 아기는 기구나 제왕절개술로 출산하게 되고 후방두정위로 발견되어 모두를 놀라게 함

이 실수로 배제된다면 개선의 기회는 사라지고, 더 위험한 중재가 필요할 수 있다.

많은 출산 전문가들은 이동 가능한 초음파를 분만지연 시 사용해야 한다고 주장한다. 그 이유는 다음과 같다.

- 난산 가능성에 대한 요인이 있다면 돌봄제공자가 적합한 모체 체위, 움직임 및 수기요법을 선택하고 사용할 수 있게 한다.
- 이러한 조치들이 효과적이었는지 사정한다.

실제로 분만 1기 초음파로부터 얻을 수 있는 이점이 많다. Eggobo 등은 지연분만 1기 동안 복부초음파를 사용하여 제왕절개분만을 예측할 수 있음을 발견하였다. 분만 1기가 지연된 145명의 초산모 중 50명의 산부에서 태아가 후방두정위였고, 그들 중 제왕절개율은 38%(n=19)였으며, 그중 10명은 분만 1기 지연, 5명은 분만 2기 지연, 4명은 태아가사로 나타났다. 태아가 후방두정위가 아닌 경우 초산부 92명의 제왕절개율은 17%(n=16)였으며, 6명은 분만 1기 지연, 6명은 분만 2기 지연, 4명은 태아가사였다. 상대적으로 후방두정위 집단은 기계적 분만율이 적었다(26% : 38%, p=0.15). 두 집단의 분만진행 과정이 길었다(후방두정위가 아닌 경우 88%, 후방두정위 경우 82%).

저자들은 태아위치이상 시 체위변경 조치가 취해졌다고 기술하지는 않았지만, 수술이 필요할 때 선제적으로 저위험도(중재) 방식의 필요성을 시사했다. 분만이 지연되고, 특히 태아위치이상이 파악되면, 돌봄제공자 또는 둘라는 태아위치이상을 해결하기 위해 산부와 함께 협력해야 한다. 본 장 뒷부분과 툴킷(10장과 11장)에서 비침습적이고, 비약리학적인 수동요법, 자세, 움직임을 통해 의학적, 수술 전 사용할 수 있는 방법들에 대해서 소개한다.

태아위치이상과 인공양막파수

Artificial rupture of the membranes with a malpositioned fetus

활동기 지연 시 돌봄제공자는 양막파수를 진행하고, 때론 옥시토신을 투여해 분만을 촉진한다. 그러나 태아위치이상일 경우, 이러한 수행에 대한 약간의 염려가 있다. 7,792명의 산부를 대상으로 진행한 12개의 무작위 대조군 실험연구에 대한 Cochrane 리뷰에서 일상적인 초기 인공파막 시술과 옥시토신 투여가 지연분만을 예방하거나(10건의 실험), 치료하는 효과(2건의 실험)를 조사하였다. 예방 그룹(옥시토신 사용)에서는 평균적으로 분만이 1.1시간 정도 단축되었고, 제왕절개율은 1.5%로 감소했다. 출산에 대한 산부 만족도나 산부, 신생아 상태에 대해서는 차이가 없었다.

일반적인 인공양막파수(AROM)와 옥시토신 투여의 효과는 미미했다. 이런 중재들은 위험을 수반하고 있으며, 의료진의 개입으로 요구도가 증가되었다. 낮은 수준의 수기(low-technology), 즉 지속적인 분만지지, 움직임, 자세, 목욕이 수행가능한 중재로 선호될 수 있다. 이런 행위들은 인공파막술과 옥시토신보다 더 낮은 위험도를 가지면서 분만을 촉진하는 것으로 알려져 있다. 태아위치이상이 분만진행을 방해할 때, 인공파막과 옥시토신 투여가 효과적이라는 연구 결과는 많이 나와 있지 않다. 지연분만 치료를 목적으로 사용된 인공양막파수와 옥시토신의 효과성 실험은 앞선 2가지 무작위 대조군 실험에 대한 Cochrane 리뷰에서 분만진행 과정이나 제왕절개율이 크게 달라지지 않았다고 한다. 또한 인공파막 후 전방두정위 자세로 회전하는 것은 더 어렵다고 알려졌다.

구체적인 가설은 다음과 같다. 태아 위치가 좋지 않을 때, 전 양수가 파막되지 않은 경우 아두를 보호하고 기동성을 제공한다. 전 양수가 파수될 때, 위치이상의 태아는 고르지 않은 아두 압박, 과도한 몰딩(겹침), 두드러진 산류, 수술분만의 확률이 높아질 수 있다. 인공파막에 관한 규모가 큰 연구들은 이미 알고 있는 후방두정위나 부동고정위에서 태아 위치이상이 파막 여부와 관계없이 이후 설명된 조치로 교정되거나 교정될 가능성이 어느 정도인지 확인하는데 기여하고 있다.

뚜렷한 장점 없이, 잠재적인 위험요소들을 수반한다. 즉, 제대 탈출과 감염 등의 염려들을 남긴다. 합성 옥시토신 투여 여부와 상관없이 진행되는 인공양막파수가 분만을 촉진하는지 연구가 진행되었고, 적정한 정도로 효과가 있는 것으로 파악되었다. 여기서 문제점은 정상분만진행을 서두르는 것이 얼마나 바람직하며, 양수파막의 적당한 이점이 위험을 감수할 만한 가치가 있느냐는 것이 고려될 필요가 있다.

또한 연구진들은 효과성에도 의구심을 품었다. 자연분만의 2가지 관리정책을 비교한 Cochrane 리뷰를 살펴보면 한 정책은 인공양막파수만을 진행했고, 한 정책은 파수를 진행하지 않았다. 분만 1기 기간, 제왕절개율, 산모의 출산 만족도, 5분간 아프가 점수 7 미만 등을 살펴본 결과, 두 그룹 사이에서 유의미한 차이는 보이지 않았다. 더 나아가 분만이 지연된 하부 그룹들 중 인공양막파수를 진행한 그룹에서도 유의미한 차이를 보이지 않았다.

부적절한 고정: 태아위치이상, 아두골반불균형, 거대증과 관련된 불균형 문제 사정, 교정을 위한 조치들

Specific measures to address and correct problems associated with a "poor fit"—malposition, cephalopelvic disproportion, and macrosomia

본 장에 기술된 조치들뿐만 아니라, 분만진행을 돕기 위한 조치들은 2장을 참고한다. 이 부분은 소개된 자세를 산부들에게 추천하는 것뿐만 아니라, 30% 정도 확률로 나타나는 태아위치이상 또는 다른 "부적절한 고정(poor fit)" 자세의 요통 대처방법도 알려준다. 목욕, 샤워, 등 지압, 마사지, 무릎 지압, 짐볼 흔들기, 무릎 꿇기 등이 도움이 될 것이다. 경피적 전기신경자극, 온요법/냉요법(11장 참고), 피내 또는 피하 멸균수 분사(8장 참고)는 요통에 효과적이다. 차트 5.2에서는 활동기에 후방두정위 또는 부동고정위가 의심될 경우 사용할 수 있는 단계별 방법에 대해 소개한다.

CHAPTER 5

태아위치이상, 아두골반불균형, 거대증이 의심되는 경우 사용할 수 있는 모체 체위 또는 움직임

MATERNAL POSITIONS AND MOVEMENTS FOR SUSPECTED MALPOSITION, CEPHALOPELVIC DISPROPORTION, OR MACROSOMIA

모체 체위와 움직임은 중력, 골반 크기, 자궁과 골반관절에 있는 압력을 변화시킨다. 이 변화를 통해 태아위치가 변화한다(각 자세와 움직임에 관해서는 10장 참고).

앞으로 기댄 자세 Forward-leaning positions

앞으로 기댄 자세(그림 5.6)는 분만 시 태아가 위치를 바꾸는 데 도움을 준다. 이런 자세는 Sutton, Scott, Tully 등의 연구진들에 의해 최적의 태아 자세에 도움을 주는 것으로

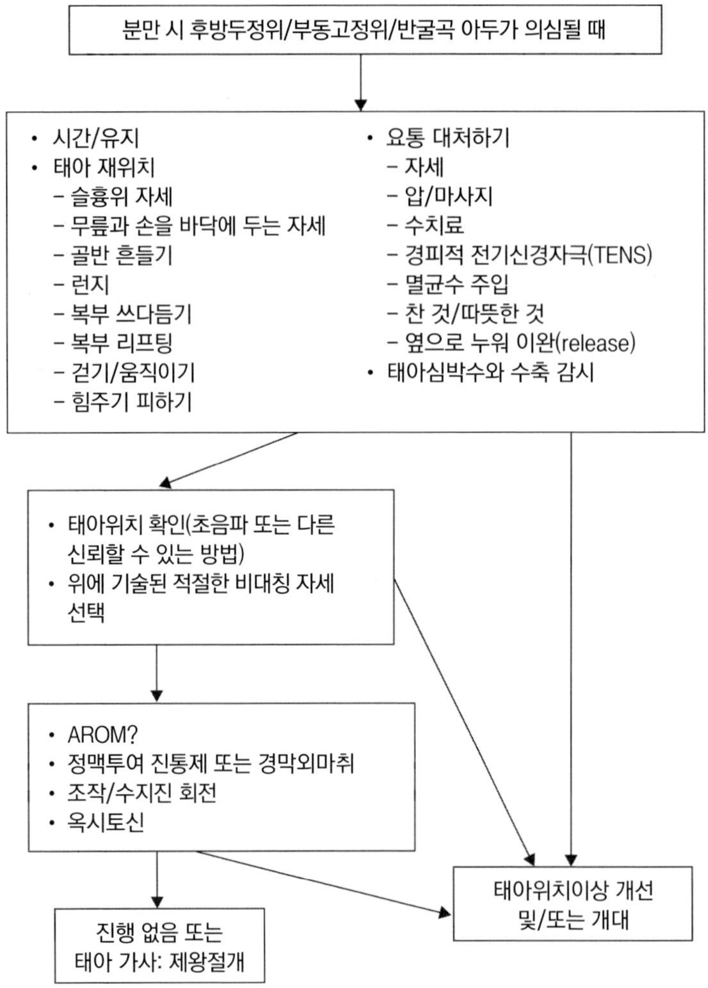

차트 5.2 **활동기에 의심되는 태아위치이상.**
인공양막파수(AROM), 정맥주사(IV), 후방두정위(OP), 경피적 전기신경자극(TENS).

알려져 강력하게 지지받고 있다. 더 자세한 내용은 2장을 참고하며, 이 자세가 어떻게 태아와 모체골반 "불균형"의 문제를 교정할 수 있는지에 대해서는 10장을 참고한다.

옆으로 누운 자세 Side-lying positions

태아에게 가하는 중력은 산부가 반복와위(semiprone) 자세에 있을 때와 완전히 옆으로 누워 있을 때 다르다. 태아가 후방두정위라고 의심되거나, 초음파로 진단을 받았을 때는 다음과 같다.

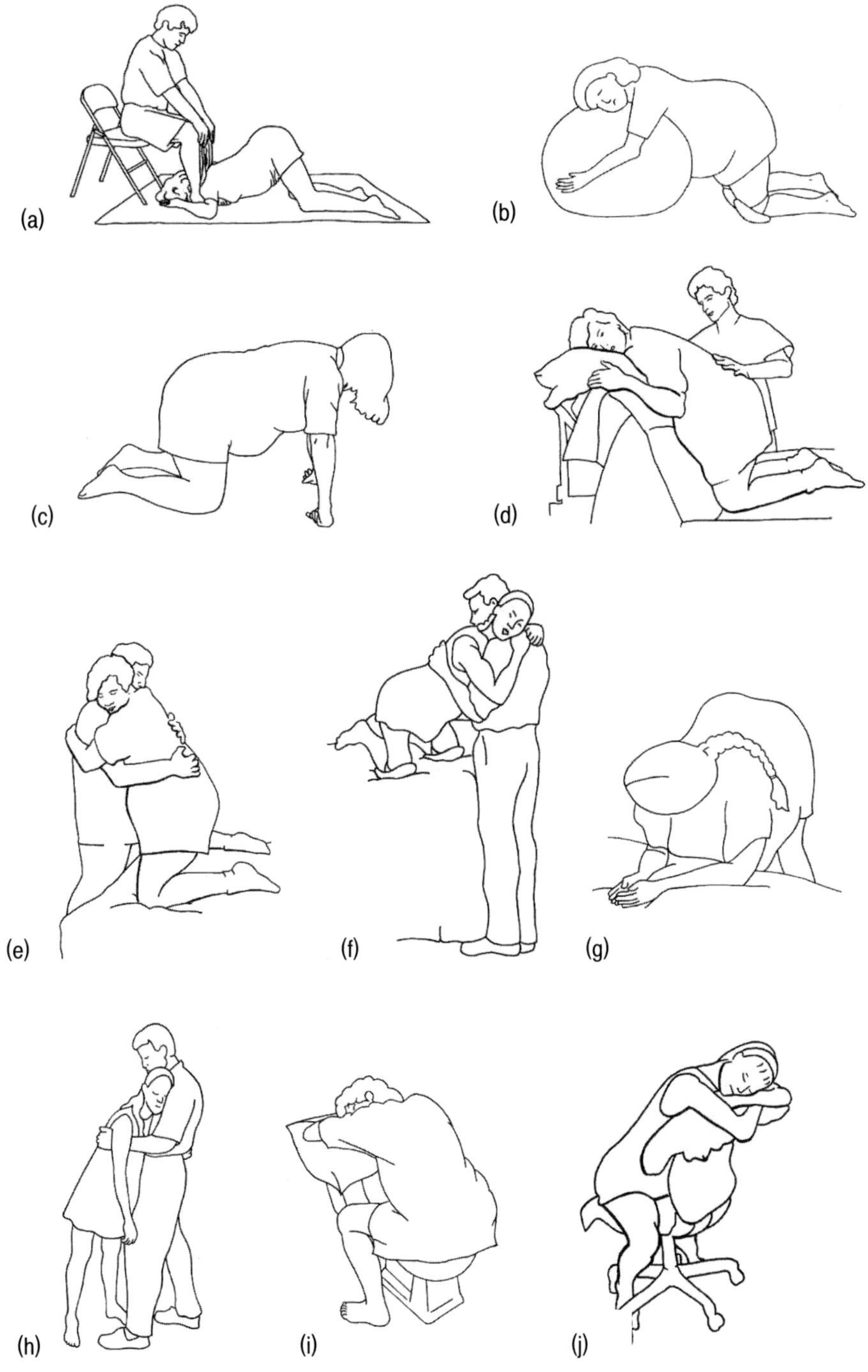

그림 5.6 앞으로 기댄 자세.

(a): 열린 슬흉위 자세, 배우자의 정강이에 산부의 어깨를 기댐, **(b):** 공에 엎드리고 패드에 무릎을 댐, **(c):** 바닥에 무릎과 손 대기(슬흉위), **(d):** 침대 머리에 몸을 기대 무릎 꿇기, **(e):** 배우자에게 몸을 기대 무릎 꿇기, **(f):** 침대에서 무릎 꿇고 배우자에게 앞으로 기대기, **(g):** 침대에 기댄 채 서기, **(h):** 서서 파트너에게 기대기, **(i):** 다리를 벌리고 변기에 뒤로 앉기, **(j):** 의자에 다리를 벌리고 돌아 앉아 기대기

- "완전 옆으로 누운 자세"를 취하는 산부는 태아의 후두부가 위치한 쪽으로 누워야 하며, 태아의 등은 "침대 방향"에 위치해야 한다(그림 5.7, 5.8). 이것은 후방두정위로 있는 태아를 측방두정위로 향하도록 한다.
- 산부가 반복와위 자세라면, 산부는 태아의 등이 "천장을 향하고" 후두부의 반대 방향으로 눕는다(그림 5.9).

"반복와위 런지" 자세(그림 5.10a)는 배우자 도움에 의한 런지이다. 산부가 옆으로 누운 상태에서 런지 자세를 취하며, 배우자는 산부와 마주보며 서게 하고, 산부의 발바닥을 배우자의 허벅지에 닿게 하여 부드러운 압력을 가하게 한다. 이 자세는 골반에서 굴곡과

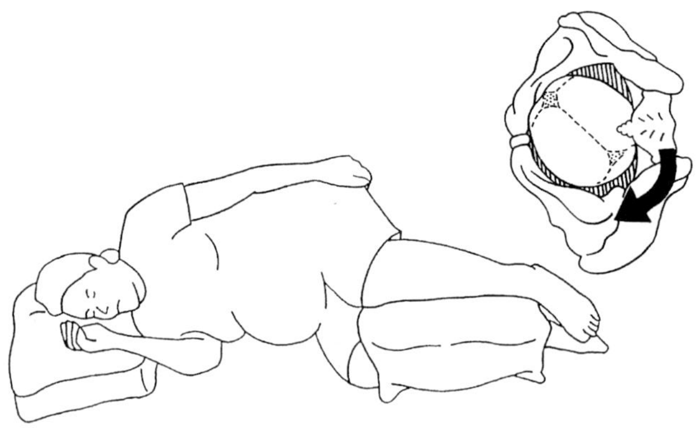

그림 5.7 **후방두정위가 의심될 경우 올바른 체위.**
태아의 등이 침대 방향으로 향하도록 완전히 옆으로 눕는다, 만약 태아가 우후방두정위라면 산부는 오른쪽으로 누워 중력이 태아 후두와 몸통을 우측방두정위로 당기게 한다.

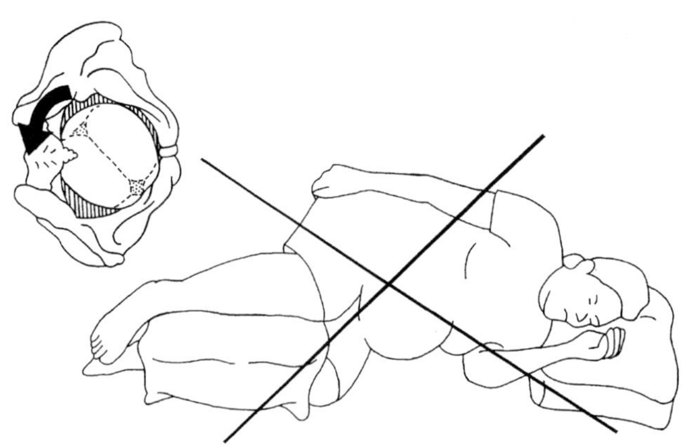

그림 5.8 **후방두정위 또는 의심될 경우 잘못된 체위(왼쪽 옆으로 눕는 경우).**
우후방두정위일 경우 왼쪽 측면으로 누우면 태아의 등이 천장 쪽으로 향하게 되어 중력은 태아 후두와 몸통을 도리어 정중 후방두정위(direct OP)쪽으로 당기게 한다.

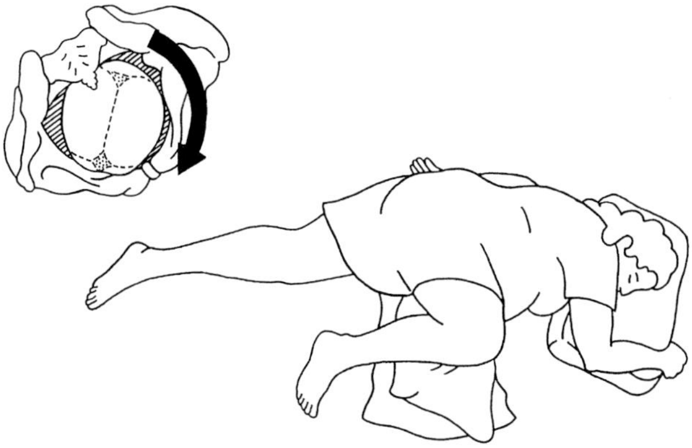

그림 5.9 **후방두정위 또는 의심될 경우(반복와위).**
반복와위는 태아의 등이 천장을 향하게 되어 올바른 자세이다. 우후방두정위라면 왼쪽 방향의 반복와위를 취한다. 이때 태아 후두와 몸통을 우측방두정위로 당긴 다음 우전방두정위로 당기게 한다.

외전을 도우며, 골반을 넓혀 태아의 회전을 쉽게 한다. 다른 사람의 지지, 베개, 땅콩 모양의 볼을 이용한 옆으로 눕는 런지(그림 5.10b)는 스스로 다리를 고정할 수 없는 경막외 마취를 사용한 산부에게 유용하다. 산부의 관절이 과도하게 스트레칭된다 하더라도 산부는 느끼지 못하기 때문에 산부의 발에 가해지는 압력은 부드러워야 한다.

비대칭 자세와 움직임 Asymmetrical positions and movements

그림 5.11과 같은 비대칭적인 자세는 올려진 쪽 다리의 골반을 넓혀주고, 골반의 내부 모양을 미묘하게 변화시킨다. 회전에 필요한 공간을 만드는 데 도움을 준다. 이러한 자세는 태아가 전방두정위인지 후방두정위인지 두정위의 방향을 알게 도와주며, 공간이 필요한 쪽의 골반을 넓힐 수 있게 도와준다. 태아 위치가 확실치 않다면 시도를 통해 알아낸다. 즉, 2회 수축 동안 한쪽 다리를 들어올려 보고 또 2회의 수축 동안 다른 다리를 들어올려 본다. 만약 특정한 쪽의 다리를 드는 게 더 편안하다면 편안한 쪽의 다리를 들고, 몇 번의 수축을 거친다. 태아에게 공간을 만들어 주면 산부도 편안함을 느끼기 때문이다. 만약 편안함에 큰 차이가 없다면 30분에서 1시간 정도 간격을 두고, 2회의 수축 마다 자세를 바꾸어 주는 것도 좋은 방법이다. 런지(그림 5.12)는 무게 지지와 고관절 외전근의 미미한 신장을 사용해 한쪽 골반을 벌릴 수 있는 힘을 만들어준다. 산부에게 교육하기 전 자세한 내용은 10장을 참고한다. 태아위치를 알 수 있다면 후두의 방향으로 런지를 진행한다. 태아위치를 알지 못한다면 다양한 자세를 시도해본다.

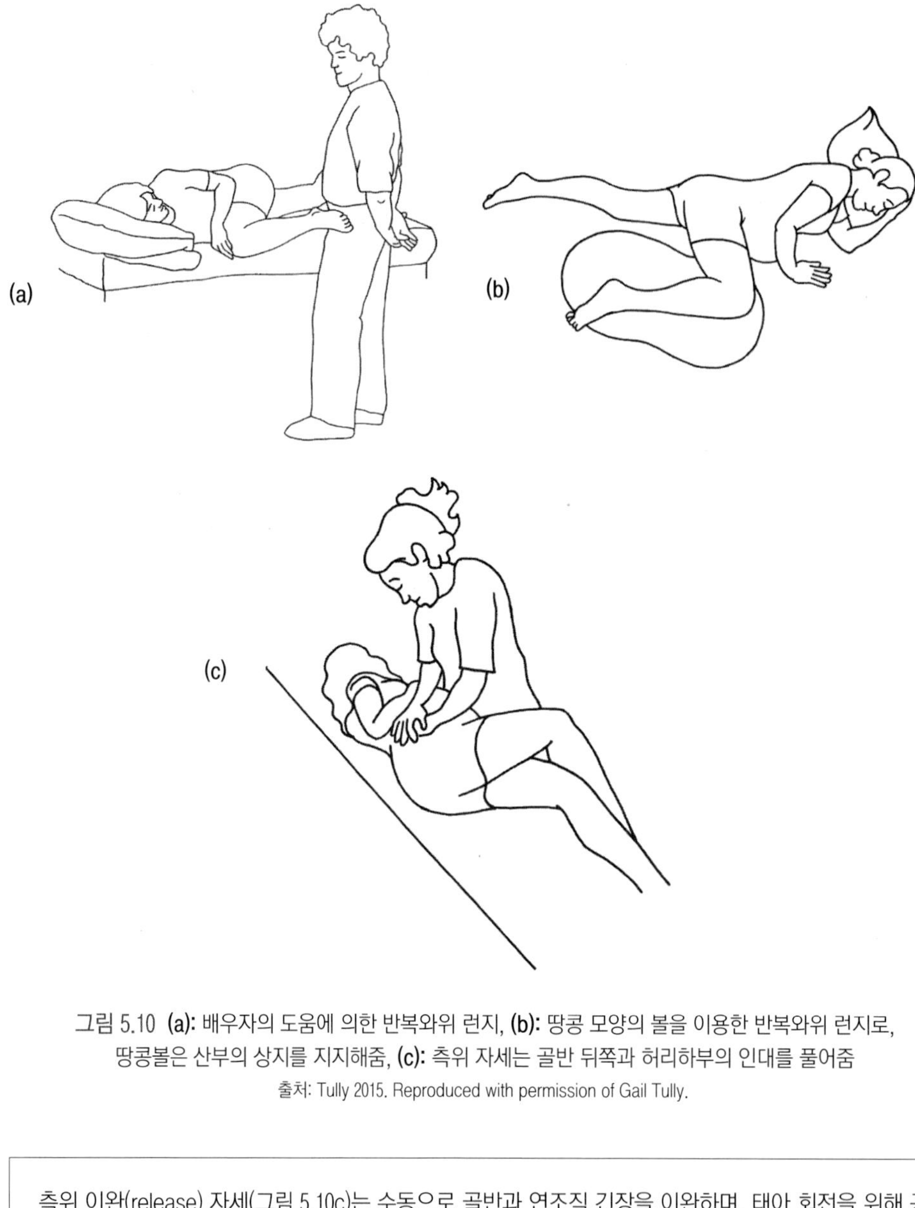

그림 5.10 **(a)**: 배우자의 도움에 의한 반복와위 런지, **(b)**: 땅콩 모양의 볼을 이용한 반복와위 런지로, 땅콩볼은 산부의 상지를 지지해줌, **(c)**: 측위 자세는 골반 뒤쪽과 허리하부의 인대를 풀어줌

출처: Tully 2015. Reproduced with permission of Gail Tully.

측위 이완(release) 자세(그림 5.10c)는 수동으로 골반과 연조직 긴장을 이완하며, 태아 회전을 위해 공간을 만든다. 측위 자세에서 이완을 할 때마다 산부의 양쪽에서 수행해야 한다. 자세한 설명은 10장(툴킷, 파트 1)을 참고한다.

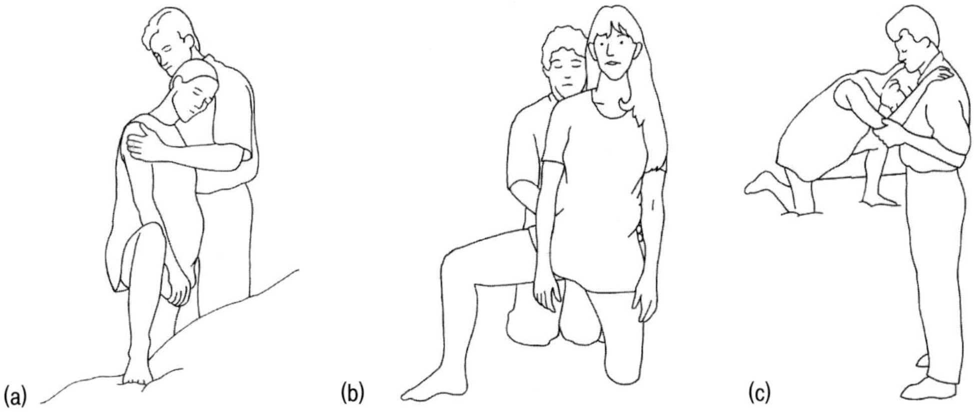

그림 5.11 (a): 한쪽 다리를 들고 서 있기, (b): 비대칭 무릎 꿇기, (c): 배우자의 지지로 비대칭 무릎 꿇기

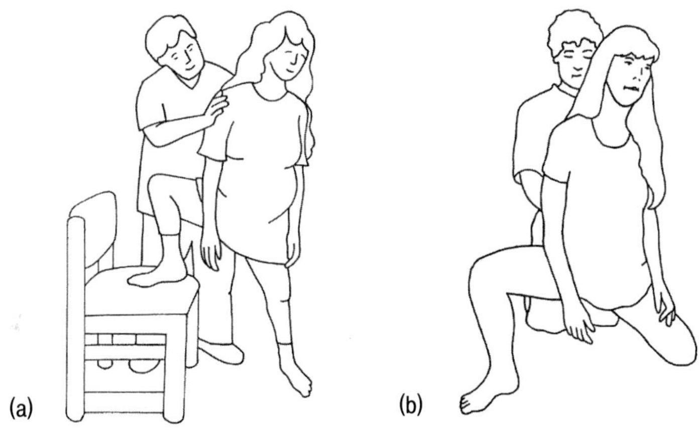

그림 5.12 (a): 서 있는 런지, (b): 무릎 꿇는 런지

복부 리프팅 Abdominal lifting

이 방법은 태아 몸통과 아두와 산도의 축과 정렬을 맞추는 데 효과적이다. 수축 동안 산부는 무릎을 굽혀 골반을 기울이고, 손을 복부 아래에 놓고 복부를 들어올린다(그림 5.14). 긴 레보조(rebozo)를 이용해 넓이 45cm(접으면 15cm 넓이), 길이 150~180cm의 숄을 사용하면 복부를 들어올리는 데 도움이 된다.

- 주의: 드물게 제대의 위치가 아래에 있거나 전방에 있는 경우, 복부 리프팅을 할 때 제대에 압력이 가해질 수 있다. 조산사나 간호사는 복부 리프팅을 하는 동안 수축 시 태아심음을 간헐적으로 확인해야 한다. 태아심음 하강이 발생한다면 복부 리프팅을

Box 5.2 후방두정위에서 앙와위 및 반좌위 자세

산부가 앙와위나 반좌위일 때 중력은 후방두정위 태아의 몸통이 산부의 척추 옆에 놓이며, 하대정맥을 압박하고 앙와위 저혈압을 증가시키며 전방두정위로의 회전 가능성도 최소화한다. 이러한 자세는 또한 산부의 천골에 대한 태아후두의 압력 증가로 요통을 증가시킨다(그림 5.13a, b). 산부가 똑바로 앉거나 앞으로 기울이거나 손과 무릎을 꿇고 있을 때 회전 가능성이 더 높고 요통도 적다(그림 5.13b). 산부가 똑바로 서 있을 때 자궁이 앞으로 기울어져 아두가 골반분지에 굴곡되도록 도와준다(그림 5.13b, d).

- 참고: 복부가 늘어진 여성은 아두가 골반입구와 정렬하기 위해 반좌위를 취할 수 있다(그림 4.8 참고).

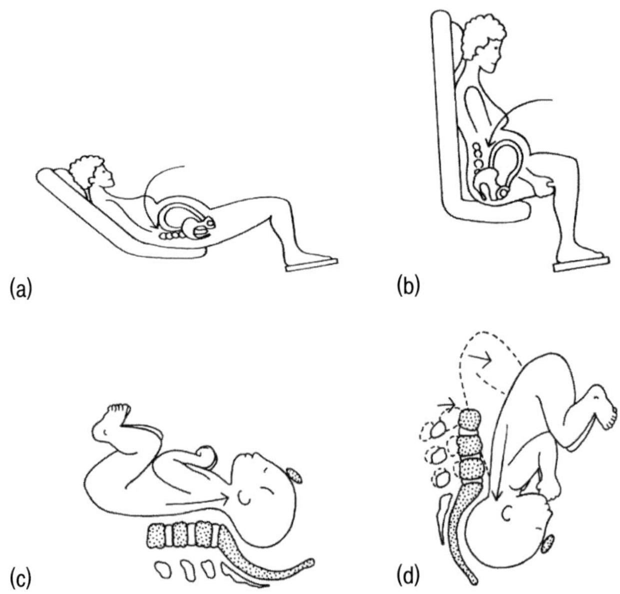

그림 5.13 **(a):** 누워 있는 여성. 자궁의 무게는 척추를 누른다. **(b):** 똑바로 서 있는 여성. 자궁저부는 앞으로 기울어진다. **(c):** 누워 있는 여성. 후방두정위는 치골 쪽으로 향한다. **(d):** 똑바로 서 있는 여성. 아두는 골반분지로 향하게 한다.

출처: Fenwick and Simkin 1987.48 Reproduced with permission of Wolters Kluwer Health, Inc.

중지해야 한다. 또한 태아가 복부 리프팅 시 확연하게 활동적인 경우, 태아의 탯줄압박에 대한 반응일 수 있으므로(태아가 "복부 리프팅을 좋아하지 않음") 복부 리프팅을 중지해야 한다. 복부 리프팅에 관한 자세한 내용은 10장을 참고한다.

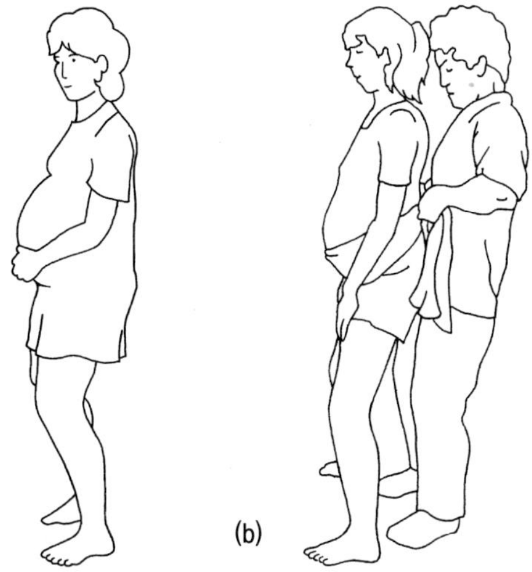

그림 5.14 (a): 복부 리프팅, (b): 레보조의 도움을 받은 복부 리프팅

조절되지 않는 조기 힘주기 욕구 An uncontrollable premature urge to push

많은 산부는 완전개대 전 힘주기 욕구를 경미하거나 중증도로 느낀다. 자세를 바꾸거나 "짧은 힘주기"를 통해 욕구를 해소할 수 있다. 그러나 때로는 활동기에서 태아가 후방두정위 자세일 때 조절되지 않거나 충동적인 힘주기 욕구를 느끼며, 특히 태아가 골반내로 진입 시 더욱 그러하다. 이런 상황에서 돌봄제공자는 산부가 힘주기를 해야 할지에 대한 질문에 직면하게 된다(차트 5.3). 한편으로 활동기가 지연되고 태아가 후방두정위일 때 산부의 힘주기는 경부가 부어오르거나, 찢어져 더 이상 진행되지 않을 수도 있다. 반면에 산부가 힘주기 욕구를 조절하는 것은 때때로 불가능하다.

손–무릎 체위로 자세를 변화시키거나(그림 5.15), 반복와위 자세(과장된 심즈, 그림 5.16) 또는 열린 슬흉위 자세(그림 5.17)를 취할 경우, 중력을 통해 자궁경부로부터 아두가 멀어지게 하고, 후방 질벽에 가해지는 압력을 낮추면서 힘주기 욕구를 완화시킬 수 있다. 수기에 의한 아두의 위치변경도 도움이 될 수 있다(8장 참고).

CHAPTER 5

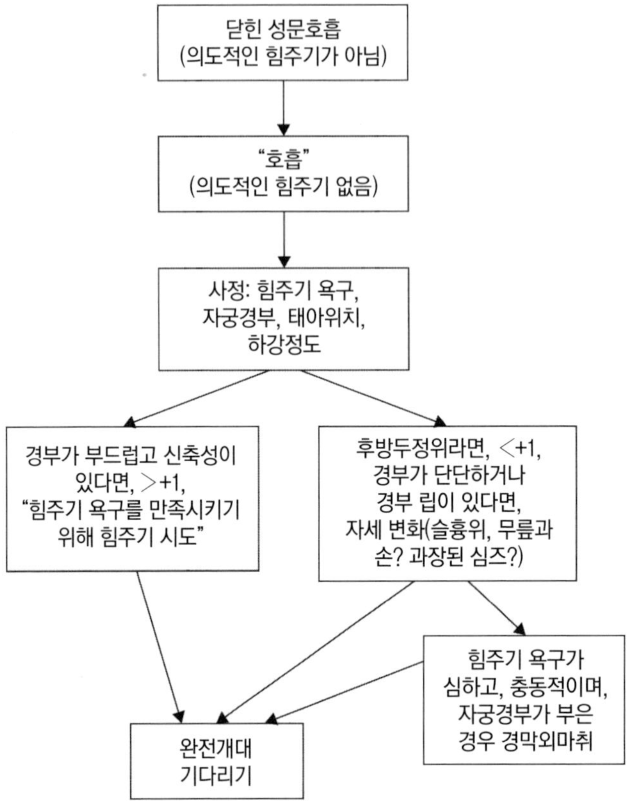

차트 5.3 **조기 힘주기 욕구.** 후방두정위

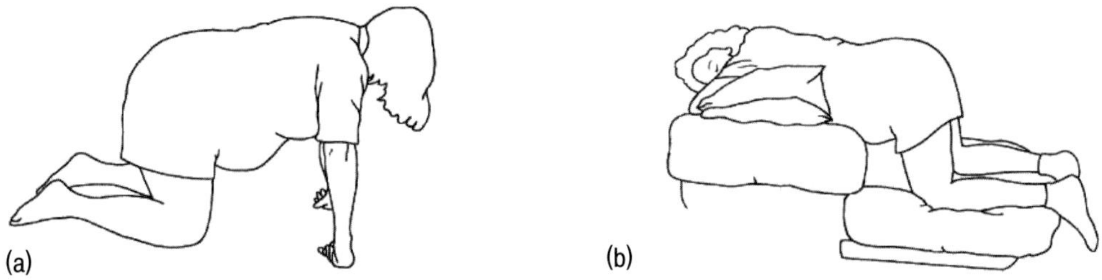

그림 5.15 **(a):** 바닥에 무릎과 손대기 자세, **(b):** 발을 침대에 놓고 무릎 꿇기

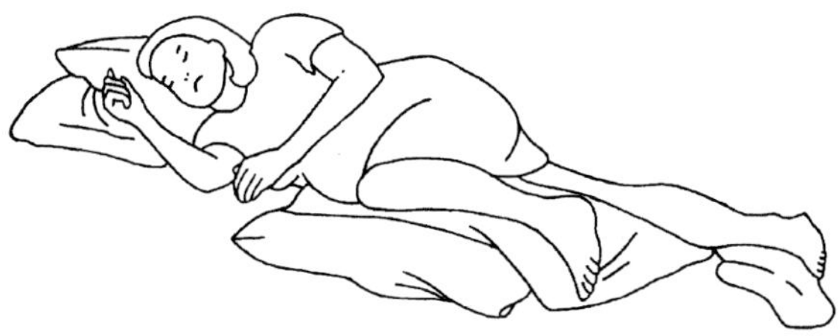

그림 5.16 반복와위 자세(과장된 심즈 자세)

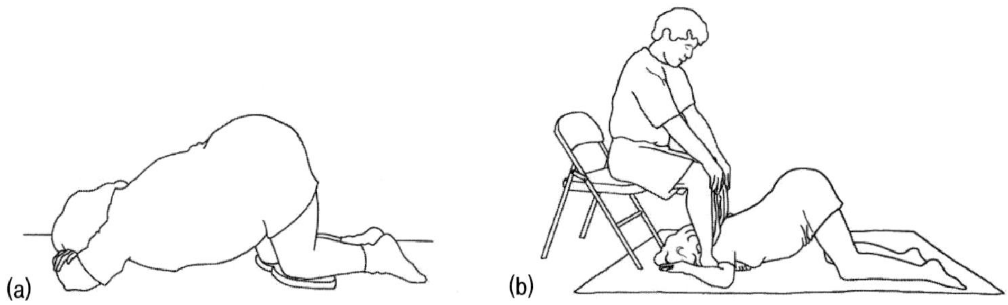

그림 5.17 (a): 열린 슬흉위, (b): 열린 슬흉위, 파트너의 푹신한 다리 사이에 어깨를 기댐

자궁수축이 불충분한 경우 IF CONTRACTIONS ARE INADEQUATE

수축 강도가 충분하지 않다면 부동, 약물, 탈수, 수분과다, 정서적 요인을 사정해 원인을 파악할 수 있다.

부동 Immobility

산부가 30분 이상 같은 체위를 유지했는가? 자세를 바꾸면 태아의 무게를 변화시키거나 자궁의 순환을 촉진하면서 더 강한 수축을 유도할 수 있다. 걷는 것을 포함해서 있는 자세나 움직임은 수축 강도를 강화시키는 데 도움이 된다. 앙와위 자세는 반대로 다른 자세에 비해 약한 수축과 관련이 있으며 또한 앙와위저혈압과 관련이 있다(태아 무게가 하대정맥을 눌러 모체의 저혈압과 태반관류가 줄어든다).

- 참고: 침상안정 중인 산부(예: 고혈압, 진통제 또는 마취제, 불안정한 태아심박수, 병원 관습) 역시 분만진행을 촉진하기 위해 자세 변화를 줄 수 있다. 산부가 요통이 있거나 태아위치이상의 다른 징후가 보인다면, 산부가 측위에서 어느 쪽으로 자세를 바꾸

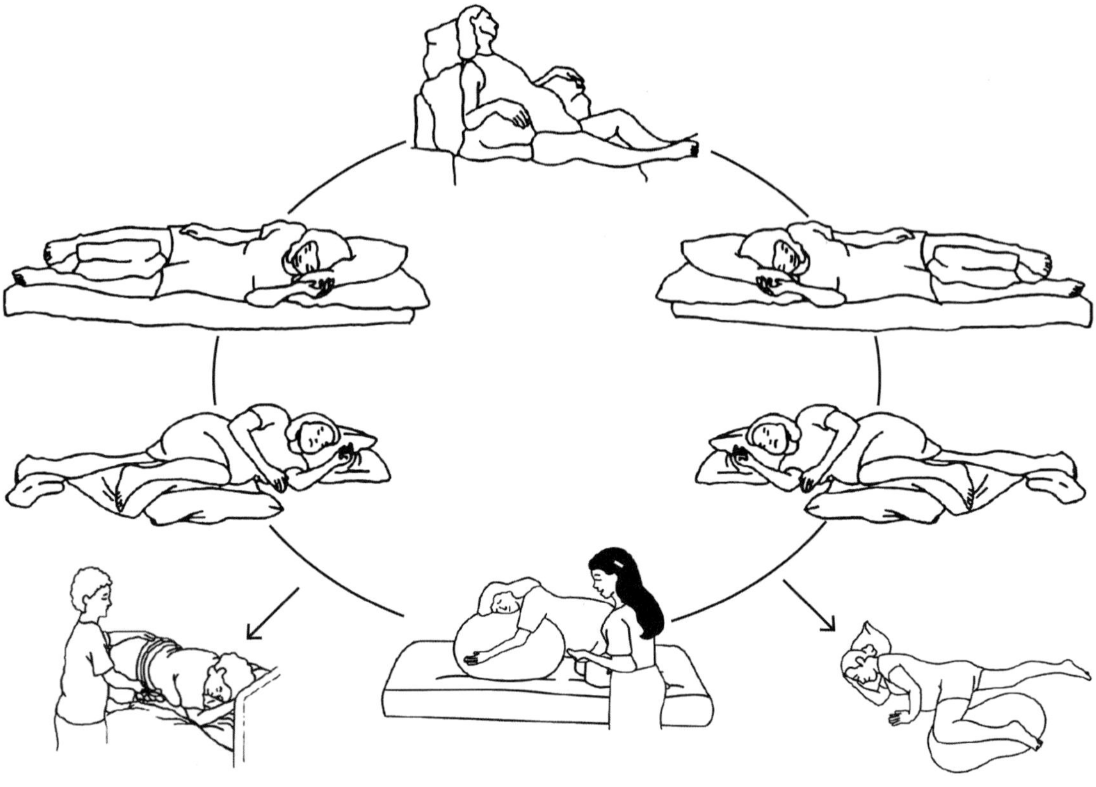

그림 5.18 "롤오버 동작"은 태아위치이상의 징후가 없거나 태아 등의 위치를 파악할 수 없을 때 사용된다.

어야 하는지에 대한 제안을 참고할 수 있다.

만약 산부에게 태아위치이상 징후가 보이지 않거나, 태아의 등이 어떤 쪽에 위치하는지 확신할 수 없다면, "롤오버"를 시도하는 것도 좋은 방법이다. "롤오버" 자세는 그림 5.18에서 보듯이, 20~30분 간격으로 침상에 있는 산부가 반좌위, 왼쪽 측위, 왼쪽 반복와위, 무릎과 손을 바닥에 향하기, 오른쪽 반복와위, 오른쪽 측위, 반좌위 등을 번갈아 진행한다. 산부나 태아가 편안함을 느끼지 못하는 자세는 시도하지 말아야 한다.

안타깝게도 난산 중재방법으로 걷기나 다른 자세 변화의 영향에 대한 실험연구는 미비한 실정이다. 하지만 Cochrane 리뷰 저자들은 침상안정 중이거나 누워 있는 자세와 비교할 때 걷기나 서 있기 등의 자세에서 다음과 같은 사실을 발견했다.

- 정상적인 분만 1기의 진통시간 평균 82분 감소
- 제왕절개율 30%로 감소
- 경막외마취 20%로 감소

"롤오버 동작"은 산부와 태아에게 과도한 중재가 되거나 혹은 부정적 영향을 미치지는 않는 것 같다. 따라서 돌봄제공자는 산부에게 장점에 대한 정보를 제공하고, 산부가 선호하는 자세를 격려해야 한다. 분만진행을 향상시키는 걷기, 계단 오르기에 대한 설명은 10장을 참고한다(툴킷, 파트 1). 진통 중 산부가 수평자세로 누워 있을 때 사람들에 둘러싸여 그들이 내려다보고 있으면 무기력해질 수 있고, 도리어 힘이 빠지게 되므로 수직자세가 심리적으로 더 유익할 수 있다. 앉거나 서는 수직자세는 힘을 주고(powerful) 더욱 낙관적이 되게 한다.

약물 Medication

진통초기에 투여되는 마약성 진통제는 일시적으로 산부의 수축을 약화시킬 수 있다. 산부가 견딜 수 없다 하더라도 약물의 효과가 없어지면 더욱 강한 수축으로 이어질 수 있다. 경막외마취나 다른 신경축성 진통제에 대한 논의는 난산을 예방하기 위해 9장의 내용을 참고한다.

탈수와 탈수의 두려움 Dehydration and fear of dehydration

대부분의 진통 중인 산부들은 갈증을 해소하고 입안 건조함을 감소시키기 위해 수분섭취를 선호한다. 산부가 진통 중에 마시는 것이 허락되고 음료가 자주 제공된다면 수분을 충분히 공급할 수 있다. 정상적 분만과정인 건강한 산부에게 금식 처방은 드물지만, 수분섭취를 제한하는 관행(예: 한 모금 또는 얼음 한 조각, 물만)은 여전히 널리 퍼져 있다. 일부 제공자는 정맥을 통한 수액을 제공하지만 이는 잠재적인 위험 및 단점(신생아 저혈당증, 산부 또는 신생아 저나트륨혈증, 산부 정신적인 스트레스, 과다수분공급, 분만 2기 지연과 관련된 중재, 산후부종, 과도한 신생아 체중감소, 유방울혈)을 수반한다.

탈수 예방을 위한 가장 간단한 방법은 산부가 갈증이 날 때 물, 전해질음료, 스프, 주스 등을 마시도록 하고, 섭취량을 기록한다.

어떤 산부는 진통 중 잦은 구토로 탈수의 위험이 높다. 널리 알려진 의견과는 반하는 주장이지만, 이런 상황에서 구강섭취를 금지하는 것이 구토량을 줄일 수는 있으나, 구토 자체를 줄이지는 않는다. 사실 물 또는 주스 한 잔이 산부의 기분을 전환시킬 수 있지만, 만약 지속적으로 구토를 한다면 적절한 수분보충을 위해 정맥투여를 필요로 할 수 있다.

과다수분공급: 과도한 구강섭취 또는 정맥주사

Overhydration–excessive oral and/or intravenous fluids

산부의 갈증을 해소하려고 필요한 양보다 더 많은 구강섭취를 강요하면 저장성 정맥수액 과다와 비슷한 효과를 낸다는 연구결과도 있다. 구강섭취를 제한하는 것이 일반적으로 병원의 정책이지만, 도리어 산부는 불필요한 양의 수분을 섭취하라고 장려 받을 때가 있다. 많은 출산전문가, 둘라, 배우자는 매 수축마다 산부에게 수분섭취를 권장하고, "조금만"이라도 마시게 한다. 특히 정맥투여와 함께 과도한 구강섭취는 과다수분공급(overhydration)으로 인한 저나트륨혈증을 일으키고, 지연분만 2기와 관련된 중재와 정맥투여와 같은 후유증을 발생시킨다. 따라서 정상적인 상황에서는 음료수가 자연스럽게 제공되고, 빈번하게 장려되어야 하지만, 수분섭취량은 산부가 조절할 수 있어야 한다. 추가적인 내용은 2장과 5장을 참고한다.

탈진 Exhaustion

피로 또는 탈진은 지연분만을 경험하는 산부가 두려움, 스트레스와 더불어 걱정하는 어려움 중 하나이다. 마사지, 음악 듣기, 어두운 조명, 아로마테라피, 상상요법, 샤워 등 산부가 지연된 진통을 받아들여 적용할 수 있는 것은 무엇이든지 활용하여 이완할 수 있도

Box 5.3 분만 시 음식물 또는 수분 구강섭취 제한의 역사

분만 시 음식물이나 수분을 제한하는 정책은 1940년대와 1950년대 북미와 영국에서 널리 시행되었으며, 1980년대까지도 이 관습이 이어져 왔다. 이 정책은 산부들의 위 속에 있는 음식물이 전신마취를 할 때 문제가 생길 수도 있다는 우려 때문에 생겨났다. 음식물이 위에 있으면 마취 시 구토를 할 수 있고, 구토물(음식물과 위산)을 흡인할 수 있다. 하지만 금식이 이런 문제를 해결해 준다는 연구결과는 없다. 사실 음식물이 섞이지 않은 위액 분비는 더 산성을 띠며, 흡인할 경우 더 큰 부담이 된다. 안전한 마취가 흡인방지에 가장 좋은 해결책으로 보인다. 또한 최근 전신마취는 거의 대부분 경막외마취나 척추마취(제왕절개의 경우)로 바뀌었다.

영양분섭취를 제한하는 것은 특히 긴 진통 시간(케톤증, 저혈당증, 모체 굶주림, 갈증)에는 저위험 산부의 전신마취 경우보다 더 큰 위험을 내포할 수 있다. 활동적인 진통이 시작되면 소화는 느려지고, 산부가 수분섭취는 원할 수 있어도 식욕은 줄어든다. 이러한 이유로 "금식"에 대한 엄격한 기준은 최소 초기진통 시에는 완화되었으며, 맑은 액체는 흔히 사용되고 있다. 일부의 출산 환경에서는 경막외마취를 한 산부도 수분섭취를 한다. 일부 의료진들은 산부가 진통 중 배고픔을 채우고, 갈증을 해소하도록 하는 가이드라인에 좀 더 개방적이다.

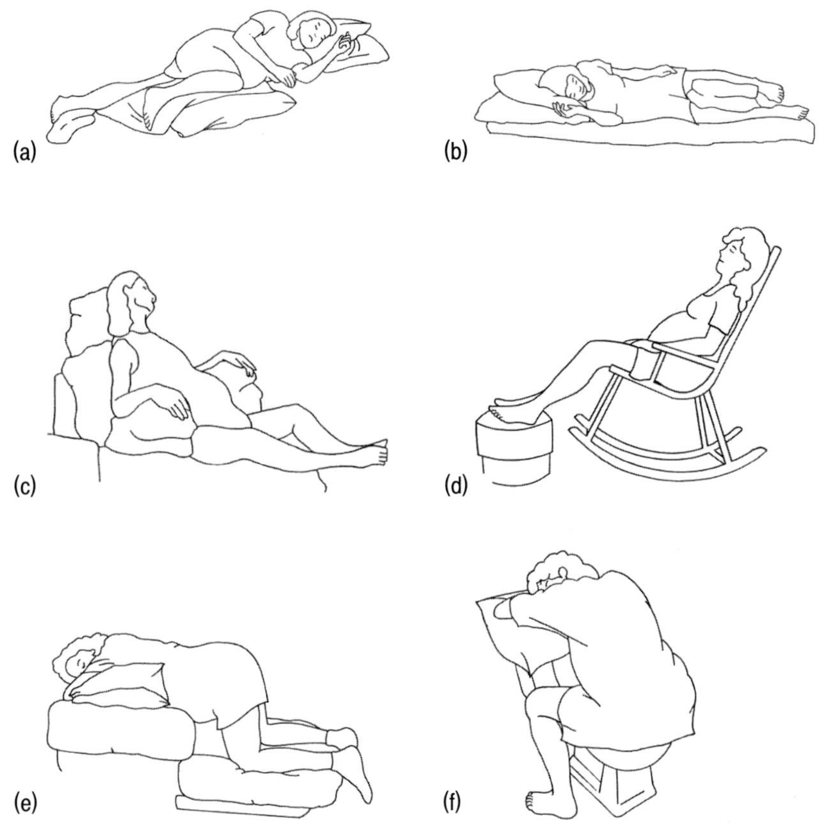

그림 5.19 **지친 산부들을 위한 자세. (a):** 반복와위, **(b):** 옆으로 누운 자세, **(c):** 반좌위, **(d):** 흔들의자에 앉기, **(e):** 침대 가장자리에서 무릎 꿇기, **(f):** 변기 위에 다리 벌리고 돌아앉아 기대기

록 도울 수 있다. 대상자를 안심시킬 수 있고, 감정이입을 잘하는 돌봄제공자(또는 둘라)는 산부의 걱정을 덜어줄 수 있다. 그림 5.19에 나와 있듯이 지친 산부를 위한 자세는 다른 사람들보다 더 편안하고, 환영받는 변화를 가져다 줄 수 있다.

부적절한 수축에 따른 자궁의 피로(젖산 산증)

Uterine lactic acidosis as a cause of inadequate contractions

최근 연구에 따르면 일부 산부들의 경우, 자궁수축 동안 자궁근층의 혈관이 막히면 자궁 조직의 산소수준이 감소하고 자궁근층에 젖산이 축적된다. 이러한 국소적인 젖산 산증(자궁근층 모세혈관의 낮은 pH)과 낮은 산소포화도는 자궁수축의 강도와 빈도를 감소시킨다. 이런 경우에 옥시토신 투여는 젖산 산증을 악화시킬 수 있으므로 산부의 자궁을 쉬게 해주는 것이 더 적절한 치료법일 수 있다. 수축 간격이 일시적으로 벌어지도록 허용하면 젖산의 제거와 효율적인 진통 패턴으로 다시 돌아올 수 있다. 이러한 상태가 제왕절개율에 미치는 영향을 파악하기 위해 자궁근층 젖산 산증의 병태생리, 예방 및 치료에 대한 추가 연구가 필요하다. 자궁기능부전성 젖산증이 있는 산부의 발견방법과 증상을 변화시킬 수 있는 방법을 찾아야 한다. 치료적 휴식에 관해서는 8장을 참고한다.

부적절한 수축 원인이 미상일 때 When the cause of inadequate contractions is unknown

2장에 나온 기법 이외에 ("더 강한 수축 유도를 위한 기법") 다음의 기법을 통해 더 강한 수축을 유발할 수 있다.

유방 유두 자극 Breast nipple assessment

진통의 시작과 강화를 위해 수 세기 동안 사용된 방법인 유방 유두 자극은 병원 밖 환경에서 조산사나 저강도 중재를 시행하는 돌봄제공자들이 자주 사용하는 방법이다. 돌봄제공자는 산부 또는 그의 배우자에게 가볍게 한쪽이나 양쪽 유방을 마사지하여 옥시토신 분비를 증가시켜 수축을 증가시킨다. 다른 방법으로는 유축이 있다. 유방을 자극할 때 태아의 안녕과 과도한 수축을 모니터링하는 것이 중요하다. 지난 수십 년 동안 진통 증가를 위해 옥시토신의 유방 유두 자극을 비교한 2건의 소규모 실험만이 수행되었다. 두 실험에서는 방법론적 문제 때문에 효과성에 관해서는 신뢰할 만한 결과가 나오지 않았으며, 유방 유두 자극의 부정적인 결과 또한 나오지 않았다. 유방 유두 자극에 대한 다른 연구들은 유도분만을 목적으로 수축자극검사의 효과를 조사하였다. 수축자극검사의 일환으로 고위험 산부에게 제공된 유방 유두 자극검사의 사례에서 강직성 자궁수축이 있었음을 보고하였다. 또한 Cochrane 리뷰에 따르면 유도분만을 목적으로 다른 치료 없이 유방 유두 자극만 시행한 경우, 자궁경부가 양호하다면 3일 이내에 분만이 야기될 기회가 증가되었으며, 옥시토신과 비교하여 보았을 때 진통시작의 성공률은 유사하였다. 자궁과다자극(uterine hyperstimulation)은 저위험 산부에서는 발견되지 않았다. 유도분만과는 달리 진통을 증가시키기 위한 유방 유두 자극은 분만진행이 느릴 때 유용한 기술로 보이지만 효과가 없었다. Razgaitis와 Lyvers는 최근 "유방 유두 자극 연구의 침체"를 언급하며, 출산관리의 의료화, 의료인과 산부 및 그 가족의 문화적 태도 혹은 부끄러움이 연구를 제지할 수 있다고 하였다. 조산사나 병원 밖 출산 장소에서 유방 유두 자극을 사용하고 있으므로 연구할 만한 가치가 있는 주제라 여긴다.

걷기와 자세 변경 Walking and changes in position

걷기와 서 있는 자세를 포함한 자세 변경은 자궁수축의 효과성을 향상시키고, 분만 1기 기간을 1시간에서 1시간 반 정도로 줄인다. 산부나 태아에게 부정적인 영향을 끼치지 않고, 추가적인 중재를 필요로 하지 않는다. 출산결과에 대한 모체만족도도 향상된다. 무해한 기법은 많은 산부들의 편안함을 향상시키고, 통제력을 회복해준다. 걷기나 자세 변경은 본 장의 뒷부분에 더 자세히 서술되어 있다.

지압 또는 침술 Acupressure or acupuncture

동양의 전통치료 방식은 수축빈도를 높이는 데 효과적일 수 있다. 지압이 진통과 분만진행에 효과적이라는 연구결과가 나와 있다. 진통 시 지압과 침술에 대한 13개의 Cochrane 리뷰에 따르면, 추가적인 연구가 필요한 것은 사실이지만, 지압(일상적인 간호와 비교했을 때), 이 진통강도를 완화시켜 준다고 한다. 최근 진행된 실험연구에 따르면 침술이 지압보다 통증강도를 더 감소시키고 진통제나 기계분만도 줄인다. 또한 통증 완화와 관련된 산부의 만족도도 증가시킨다. 이 기법이 적절히 시행되었을 때 부정적인 영향에 대해 발표된 사례는 없었다(“지압과 침술”에 관해서는 11장 참고). 침술에 관해서는 8장을 참고한다.

CHAPTER 5

수치료(목욕과 샤워: 그림 5.20) Hydrotherapy (baths and showers: Fig. 5.20)

부력, 정수 압력, 온요법, 피부자극 등의 요소들은 이완을 돕고, 일시적으로 통증인지 감각을 줄이고, 카테콜아민 분비를 줄이기도 하고, 활동기(active labor)의 분만진행을 빠르게 한다. 이러한 장점은 스트레스 완화, 긴장, 불안, 통증 완화로 인한 것일 수 있다. 수치료에 대한 자세한 가이드라인은 11장을 참고한다.

샤워가 긴장과 통증을 일시적으로 완화시켜 주기는 하지만, 분만진행에 대해서는 아직까지 연구된 바가 없다. 분만 1기나 2기에 물에 몸을 담그는 치료방법은 샤워보다 더 많은 논쟁을 낳았다. 대체로 연구결과가 긍정적이기는 하지만, 아직 답이 나오지 않은 문제들이 있다. 무작위 대조군 실험연구에서 난산을 진단받은 산부의 분만촉진과정(인공양막파수 또는 옥시토신)과 수중요법을 비교하였다. 4시간까지 몸을 물에 담근 후 분만진행을 재사정하였고, 진전이 없으면 일상적인 분만촉진 치료를 받았다. 수중경험 그룹에서는 29%의 산부가 추가적인 분만촉진 치료를 받지 않아도 되었다. 일반 간호를 받은 그룹과 비교해서는 96%가 추가적인 촉진 치료를 받았고, 4%의 경우 촉진 전 진통이 시작되어 의미 있는 감소를 보였다.

입욕할 시점을 잡는 것이 중요하다. 4장에서 기술되었듯이 초기진통 시 입욕은 수축시킬 수 있고, 활동기에는 개대를 촉진한다. 물 온도는 안전상의 이유로 조절하는 게 중요하다. 만약 물 온도가 체온보다 높고, 수 분(few minutes) 이상 욕조에 머물면 산부와 태아가 고열이 나타날 가능성이 높고, 감염 가능성, 태아빈맥, 태아 체온상승과 관련된 다른 부작용이 나타날 수 있다.

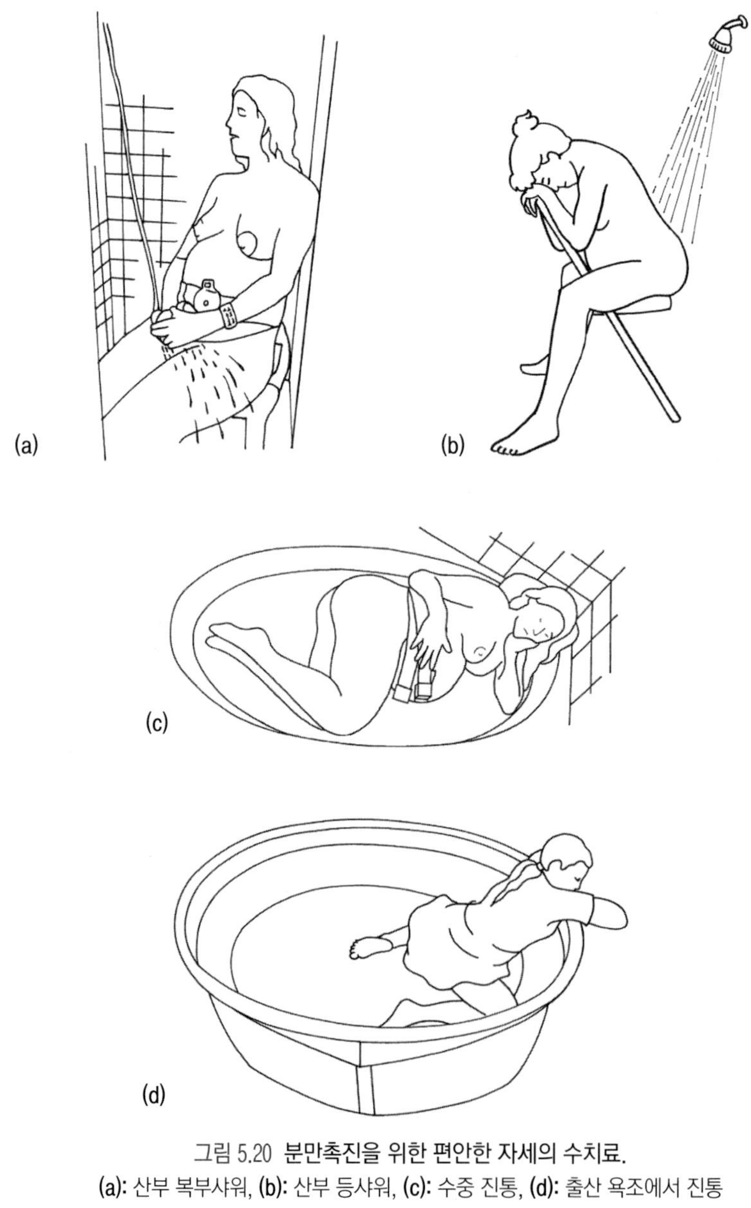

그림 5.20 **분만촉진을 위한 편안한 자세의 수치료.**
(a): 산부 복부샤워, **(b):** 산부 등샤워, **(c):** 수중 진통, **(d):** 출산 욕조에서 진통

Cochrane 리뷰에 따르면 분만 1기에 수치료를 시행하면 경막외마취/척추마취의 사용을 상당히 줄여준다고 알려져 왔다. 다른 결과에 대한 정보가 제한적이기 때문에 진통 중 수치료의 장점을 확인하려면 더 많은 연구가 필요하다. 하지만 수중분만이나 물에서 진통을 진행한 결과, 산부나 태아/신생아에게 악영향이 나타난다는 증거는 아직 나타나지 않았다. 연구의 결과가 상당히 상이하기 때문에 비교하기가 쉽지 않다. 산부들은 수중분만에 대해서 많은 관심을 보이지만, 의료진은 목욕물 흡입, 감염, 다른 심각한 악영향 등의 위험을 염려하고, 아직까지 수중분만에 대한 충분한 연구가 진행되지 않았음을 강조하고 있다.

다양한 나라의 전문조산기관들은 이 주제에 대해 방대한 문헌리뷰를 제공하고 있고, 통증 완화나 분만진행 등에 대한 긍정적인 결과들을 제공했다. 또한, 진통 중 몸을 물에 담그는 것에 대한 안전과 효과성에 대한 가이드라인도 제공한다. 하지만 산부인과학회에서 이 주제에는 공통된 의견이 많지 않은 실정이다.

요약하자면 움직임의 제한, 음식이나 수분 공급의 제한, 산부 불안 상승, 과도한 약물 사용 혹은 분만 초기에 너무 일찍 약물을 사용한 경우는 수축이 지연되고, 약해질 수 있다. 이런 조치를 조정하는 것이 이상적이지만, 치료의 악영향을 긍정적으로 돌리는 일은 어려운 일이다. 위험도가 낮은 안전한 분만진행 조치들을 시행함으로써 정상분만 진행과정을 유지할 수 있다. 그렇지 않다면 인공양막파수, 옥시토신 주입, 다른 산부인과적 중재들이 요구될 수 있다.

지속성 전방 자궁경부 립 또는 자궁경부 부종이 있는 경우

IF THERE IS A PERSISTENT ANTERIOR CERVICAL LIP OR A SWOLLEN CERVIX

자세 변화는 지속성 전방 자궁경부 립(cervical lip, 자궁경부 전방 립을 제외한 완전개대)이나 자궁경부를 완화시킬 수 있다. 자궁경부 립은 선진부에 의해 자궁경부에 불균형적인 압력이 가해지거나 아두와 치골 사이에 전방 자궁경부가 끼어 있을 때 나타난다고 알려져 있다. 다음의 기법으로 문제를 교정할 수 있다.

전방 자궁경부 립 또는 부은 자궁경부를 감소시키는 자세

Positions to reduce an anterior cervical lip or a swollen cervix

대부분의 산부는 무엇을 해야 하는지 알고 있는 것 같다. 좀 더 편안한 자세를 자유롭게 찾을 수 있다면 자궁경부 립이나 부종을 줄이는 데 도움되는 자세를 선택할 가능성이 높다. 효과적이지 못하다면, 시간이나 자세를 통해 자궁경부에 가하는 아두나 치골의 압력을 줄이는 것이 가장 좋은 방법이다. 손과 무릎을 바닥에 두거나, 공에 엎드리거나 열린 슬흉위 자세(그림 5.21)와 같은 중력 또는 반중력 자세는 아두를 자궁경부에서 멀어지게 하고 압력을 일부 제거할 수 있다. 옆으로 누운 자세, 반복와위 자세, 서 있는 자세(그림 5.22) 등을 취하면 자궁경부의 압력을 재분배하고, 자궁경부 립을 줄일 수 있다.

다른 방법 Other methods

깊은 물에 몸을 담그면 무중력과 부력감은 중력의 영향을 줄이고, 자궁경부에 가해진 압력을 낮춘다. 자궁경부의 부종완화를 위해 얼음을 이용하거나, 달맞이꽃, 아르니카를 직접 자궁경부에 바르는 등 조산학 문헌의 제안에 관심을 보이고 있다. 다른 보완 치료기법과 같이 이런 기법에 대해 공개된 실험은 진행된 바 없으며, 과학적인 평가가 필요하다.

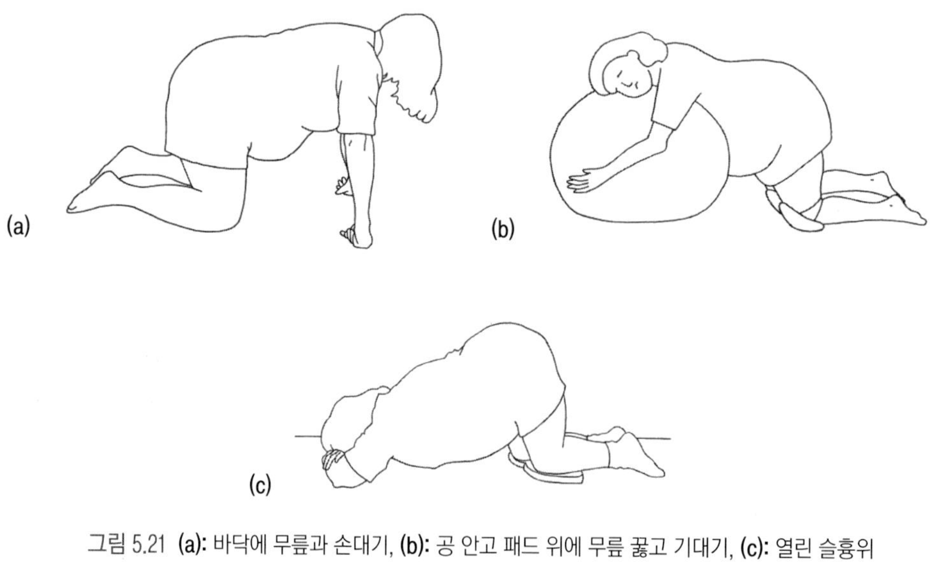

그림 5.21 (a): 바닥에 무릎과 손대기, (b): 공 안고 패드 위에 무릎 꿇고 기대기, (c): 열린 슬흉위

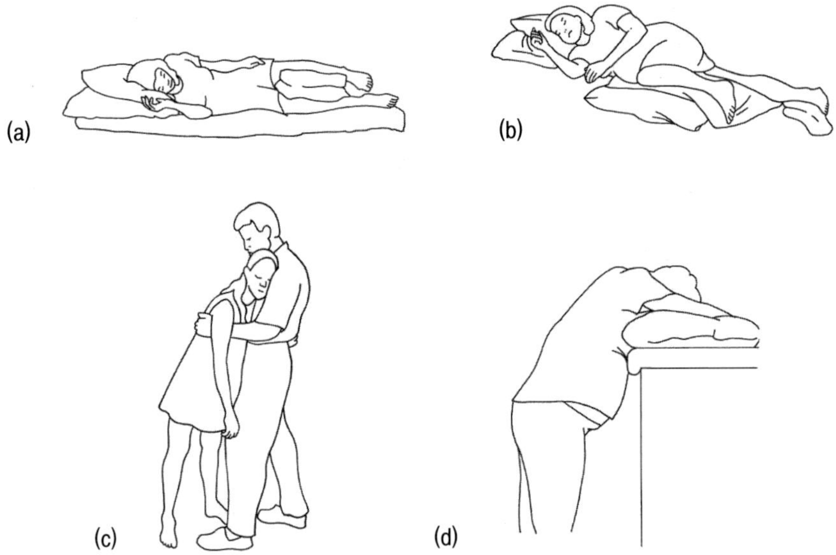

그림 5.22 (a): 옆으로 누운 자세, (b): 아래쪽 팔을 전방으로 한 반복와위 자세,
(c): 배우자에게 기대며 서 있기, (d): 카운터에 기대 서 있기

지속적 자궁경부 립 발생 시 수기처치 감소 Manual reduction of a persistent cervical lip

때로는 자세 변화나 샤워 등으로 자궁경부 립의 감소가 없다면 수기적인 감소가 필요하다. 이 기법은 많은 조산사, 간호사, 물리치료사 등에 의해 시행된다(8장 참고).

정서적 난산이 의심된다면 IF EMOTIONAL DYSTOCIA IS SUSPECTED

"정서적 난산"에 대한 용어는 감정적인 스트레스와 그로 인한 카테콜아민의 과도한 생산으로 인한 역기능적인 분만을 의미한다. 높은 카테콜아민 수치는 진통 동안 자궁과 태반과의 관류를 감소시켜 비효과적인 자궁수축과 태아의 산소공급을 감소시킨다. 또한 Michel Odent에 의하면 소음, 밝은 조명, 대화, 산부에게 많은 질문을 포함하여 낯선 환경과 바쁜 업무로 계속되는 소음은 산부에게 정신적, 신체적 이완을 어렵게 하거나 불가능하게 한다. 이러한 소음은 신피질(neocortex)을 과도하게 자극하므로 산부의 진통이 본능적으로 오는 것을 방해한다. 신피질이 진정되면 2장에서 설명한 바와 같이 "원시적이고-본능적인" 부분이 진통과정을 이끈다. 또한 2장은 정서적 난산의 정신생물학적인 기초를 설명하고 있다.

산부 대처능력 사정 Assessing the woman's coping

서양문화의 진통 대처 태도 Western cultural attitudes on coping with labor

출산교육 프로그램은 1940년에 처음 나왔다. 그 당시 산부들이 분만에 대해 자연스럽게 대처할 수 있는 힘과 다감각적 방법(시각, 청각 등)에 대해 많이 알려진 바는 없다. 그 이후로 많은 발전을 이루었지만 과거 방법들이 아직까지 서양문화에 영향을 끼치고 있고, 미디어를 통해 계속 반복되어 나오고 있다. 많은 사람이 아직도 산부가 조용히 산통을 견뎌야 "잘 대처하고 있는 것"이라고 생각하고, 수축 시 많은 움직임을 가지는 것을 선호하지 않는다. 때로는 돌봄제공자, 배우자, 산부 스스로도 신체적인 활동과 목소리를 내면 진통을 잘 대처하고 있지 않다고 믿고, 산부가 조용히 하도록 도우려고 노력한다. 하지만 활동적이고, 소리를 내며 대처하는 분만 형태는 조용히 유지하려고 할 때보다 통증과 스트레스 감소에 더 효과적이다.

이완, 리듬, 의식: 분만 1기의 "대처" 본질

Relaxation, Rhythm, and Ritual: The essence of "coping" during the first stage of labor

활동적으로 목소리를 내는 산부를 자세히 관찰해보면, 어떤 산부는 리듬 있게 소리내고, 어떤 산부는 불규칙적이고 경련하듯 움직이기도 한다. 산부의 목소리가 크고 활동적일 수 있지만, 리듬감 있게 반복적인 소리를 낸다면 대체로 대처를 잘 하고 있는 것이다.

리듬소리는 분만 1기에 할 수 있는 흔한 대처방법이다. 신체적인 인내심을 기르거나 명상, 요가 등을 할 때 내는 리듬감 있는 소리와 비슷하다. 리듬감 있는 호흡법, 소리내기, 흔들기, 치기, 스스로 쓰다듬기 등은 리듬적인 정신운동법이며, 수축 시 호흡을 세거나, 만트라나 구절을 반복적으로 말하거나, 크게 아니면 조용히 노래를 부르는 방식들도 있다. 위 예들은 모두 리듬을 사용한 대처방안들이다. 보통 활동기 산부들은 이전단계에서 효과가 있었더라도 산전교육에서 배운 정확한 기법을 사용하지 않는다. 활동기의 이런 활동들은 독특하고, 계획된 것이 아니다. 방해받지 않는 상황에서 산부가 자연스럽게 하는 행동들이다. 이런 자연스러운 리듬감 있는 행동을 시작하면, 산부의 인지능력 부분이 더 활동적이게 되고, 두뇌는 덜 활동적이게 되며, 행동은 더 본능적으로 변한다. 사실 산부들이 진통 중 발견하는 반복된 리듬감 있는 행동은 그것이 얼마나 효과적이었는지에 대해 나중에 놀라움과 즐거움으로 표현한다.

산부가 할 수 있는 다른 자연스러운 대처방안 중에는 수축 시와 수축 사이에 할 수 있는 이완요법 또는 연속적인 수축에 대해 노를 젓듯이 동일하게 리드미컬한 행동을 반복하는 "의식"이 있다. 또 다른 대처방법은 다른 사람들(배우자, 둘라, 기타 등)을 동원하는 것이다. 그들은 특히 어머니는 매 수축마다 산부에게 위안을 주는 행동을 지속하길 원한다. 그들은 산부 안기, 쓰다듬기, 흔들기, 말 걸기, 리듬에 맞춰 신음소리 내기를 할 수도 있다. 이러한 대처방안을 이완, 리듬, 의식(relaxation, rhythm, ritual; 3R)이라고 말한다. 이는 분만 1기에 할 수 있는 대처의 가장 중심적인 본질이다.

돌봄제공자는 진통 동안 산부의 안녕을 사정할 때 대처행동을 관찰해야 한다. 만약 산부가 어떤 방식으로라도 리듬감 있는 행동을 하고 있다면 대처를 하고 있는 것이다. 만약 리듬감을 잃어버렸다면 다시 찾도록 도와주어야 한다. "산부 불안의 원인을 파악하지 못할 때"를 참고해 산부의 정서적 상태를 사정한다.

요약하자면 분만 1기에서 진통과 출산 시 "대처를 잘 한다."는 의미는 본능적인 소리 내기, 움직임, 스스로 편안함을 주는 행동들을 포함한다. 즉, 이완, 리듬, 의식(3R)이 대처를 잘 하고 있음을 의미한다.

활동기 정서적 난산의 징후 Indicators of emotional dystocia during active labor

정서적 난산을 겪고 있는 산부는 다음과 같은 증상을 경험할 수 있다.

- 두려움, 불안, 소진을 보이거나 표현함
- 리듬과 수축반응에 대한 의식결핍
- 많은 질문과 산부의 주변환경에 대해 경계함
- "의존적"인 행동을 보임
- 매우 평온한 듯 보임
- 약한 수축 또는 검진에 강한 반응을 일으킴
- 근긴장도가 높음
- 의료진에게 요구사항이 많아지고, 신뢰하지 않으며 화를 냄
- 매우 경계심이 많고, 기분변화가 크며, 쉽게 놀람
- 돌봄제공자의 행동을 과도하게 통제하려고 함
- 진통 시 "통제 불가"(극심한 통증, 몸부림, 패닉, 괴성, 도움주는 질문과 제안에 대해 무반응)
- 진통이 강해지면 통제권을 상실에 대한 두려움을 보임

그렇지 않으면 정서적 난산을 나타내는 외적 행동들은 산부가 보이지 않을 수 있다(4장과 11장의 난산에 영향을 주는 두려움 또는 불안을 파악할 수 있는 방법 참고).

정서적 난산의 선행요인 Predisposing factors for emotional dystocia

산부의 두려움과 불안은 종류와 상관없이 단순히 잊어버릴 수 있는 것이 아니다. 산부의 정서적 상태는 선행요인에 기인할 수 있다. 구체적인 사례는 다음과 같다.

- 어려웠던 이전 출산경험: 태아 손상 또는 죽음
- 트라우마적인 입원경험
- 아동학대 또는 방치 이력: 신체적, 성적, 정서적(2장 성적 학대생존자의 요구, 성적 학대 경험을 한 임부 간호 참고)
- 역기능 가정(정신질환, 약물남용, 부모의 갈등, 가족문제)
- 산부와 태아의 심각한 건강문제에 대한 걱정
- 과거 또는 현재의 가정폭력
- 남성에게 나체노출이나 분만과정을 보이는 것이 문화적 기대에 반하여 극심한 수치로 취급되는 문화권에서 생활하는 경우
- 언어장벽, 상황에 대해 이해하거나 알아들을 수 없는 경우
- 임부가 약물남용 경험이 있는 경우
- 임부 어머니의 죽음(특히, 임부가 어렸을 때 어머니의 죽음을 경험했을 때)
- 분만과정에 대해 들은 이야기(출생 시 손상으로 장애를 가지게 된 임부의 형제, 임부의 어머니가 임부를 출산할 때 겪었던 어려움)

두려워하는 산부 도와주기 Helping the woman state her fears

산과전문가가 심리치료까지는 제공하지 않지만 수축사이 몇 가지 질문들을 함으로써 산부의 상태를 파악하고, 효과적인 간호를 제공할 수 있으며 산부를 사정할 수 있게 돕는다. “수축 시 무슨 생각이 드나요?”, “지금 기분이 어떠세요?”, “분만지연의 이유가 무엇이라고 생각하나요?”라고 질문을 하면 다음과 같이 분만진행을 방해하는 공통적인 두려움을 표현할 수도 있다.

- 소진

- 통증 증가에 대한 공포
- 산부의 몸이 손상되거나 미관의 변화에 대한 두려움, 복부증대, 회음절개술, 열상, 봉합, 제왕절개 등 이전과 같이 복구되지 않는 것에 대한 두려움
- 전 제왕절개술을 받은 경우 자궁파열에 대한 두려움
- 분만과정이 태아에게 해를 끼칠 것이라는 두려움(제왕절개가 태아에게 더 안전하고, 쉽다는 신념)
- 통제력, 중용, 자긍심 상실에 대한 두려움, "바보같이 굴거나" 또는 "수치심이 드는 행동"을 하는 데 있어서 생기는 두려움
- 내진, 주사, 혈액검사 등 침습적인 처치에 대한 두려움
- 낯선 돌봄제공자에 대한 두려움(산부는 낯설지만 의사결정을 맡겨야 하는 두려움)
- 아기를 적절하게 잘 돌보지 못하고 "끔직한 엄마"가 될 것 같은 두려움
- 배우자, 사랑하는 사람들, 돌봄제공자 등에게 버림받는 것에 대한 두려움
- 죽음에 대한 두려움[참고: 분만 1기 말 죽음에 대한 일시적인 두려움은 카테콜아민의 생리적 분비와 "투쟁-도피" 반응에 의한 것으로 흔히 있는 일이며(2장 참고), 난산과 관련이 없다. 여기서는 임신 및 분만과정 전체에서 보인 깊고 긴 끈질긴 두려움을 의미함]

많은 여성들이 분만, 출산, 아이를 키워야 한다는 데에서 오는 두려움이나 불안감이 있다는 사실을 알고 있는 것이 중요하다. 모든 산부가 난산을 겪는다는 말은 아니다. 하지만 일부 여성들의 경우 정서적인 문제가 너무 심각해 효율적인 분만 패턴을 방해할 수 있다. 항상 그런 것은 아니나 산부가 울고, 소리 지르거나, 눈에 띄게 몸부림친다. 때때로 그들은 움직이거나 고통을 표현하는 것에 대해 두려워하며 조용하게 침묵을 유지한다. 위에 언급된 질문은 극심한 고통을 분명하게 표현하지 않는 산부를 식별하는 데 도움이 될 수 있다. 이러한 산부를 인식하고 도와줄 수 있으면 정서적 스트레스에 의한 부정적인 영향을 줄일 수 있다. 돌봄제공자의 민감성과 세심함은 산부가 돌봄을 받고 있다는 느낌을 받게 할 것이다.

진통 중 고통 속에 있는 산부를 돕는 방법 How to help a laboring woman in distress

산부의 두려움을 예측했을 때 다음과 같은 조치를 취하는 것이 도움이 된다.

- 필요시 통역사나 문화적 이해도가 깊은 돌봄제공자를 제공한다.
- 산부의 말을 반복하여 산부의 요구를 이해했음을 알려준다("진통이 아기에게 안 좋을 것 같다고 느끼는데 제가 이해한 바가 맞나요?"). 산부의 답변을 확인한 후 산부가 대화에 집중할 수 있다면,
  - 산부의 두려움을 무시하기보다는 두려움을 인정해 준다. "맞아요. 다른 산부들도 모두 두려워하고 있답니다." 또는 "무서우시겠어요. 하지만, 저희가 아기를 위해 간호를 하고 있고, 태아의 심박수를 빈번하게 확인하는 이유도 태아의 건강을 위해서랍니다."
  - 산부가 안심할 수 있는 정보를 제공한다(공허한 약속은 하지 않는다). "태아의 심박수를 보니 건강한 것 같아요. 자궁수축 시 태아가 어떻게 적응하는지 알고 싶으신가요? 태아는 놀라울 정도로 대처방법을 잘 알고 있답니다."
- 대화를 통해 산부의 반응이나 행동을 관찰하며, 추가적인 걱정이나 요구에 대해 파악한다.
- 수축 사이에 산부로 하여금 아기가 태어난 후 도움이 될 만한 자원들을 알려준다(그리고 이러한 정보들을 추후 확인한다). 예를 들어, 산부가 부족한 엄마가 될 것 같다는 불안에 휩싸일 때, 언제든지 도움을 요청할 수 있는 부모수업이나 지지그룹, 24시간 상담콜센터가 운영되고 있는 사실을 안심할 수 있게 알려준다. 분만 시 산부의 염려가 혼자만의 걱정이 아님을 알려주며, 분만진행이 재기될 때 불안을 충분히 완화할 수 있다고 알려준다. 의식적인 두려움에 대한 해소는 산부 뇌의 "원시적인" 부분에서 분만과정을 지배하고 촉진할 것이다.
- 산부가 상황을 변화시킬 수 있게 비판 없이 다양한 조언들을 제공한다. 산부가 누워있을 때 "무력감"을 느낀다면 서 있거나 움직이면 활기를 찾을 수 있다.
- 시각화와 재구성은 산부가 두려움을 극복하는 데 도움이 되는 강력한 도구가 될 수 있다. 예를 들어, 산부가 "미숙한 아두가 좁고 단단한 산도를 통과"하는 것에 대한 걱정을 표현한다면, "아기는 골반 내 부드럽고 유연한 곳에서 머리를 비비고 하강한다는 것"을 상상하도록 도움을 준다[숙화된(ripe) 자궁경부와 질은 혀로 뺨 안쪽을 누를 때와 같이 부드럽고 유연하다고 비교하여 설명함].
- 만약 산부가 과도한 신체적 감각에 대처할 수 없다면 마사지, 수치료, 통증약물의 도움을 받을 수 있다.

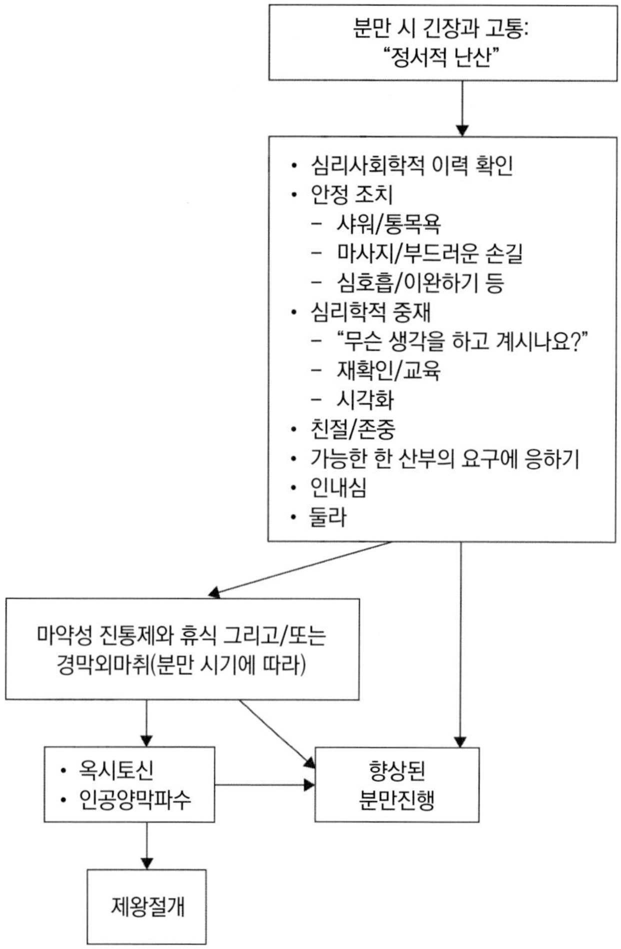

차트 5.4 **분만 시 긴장과 고통.** 인공양막파수(AROM)

산부는 강력하고 빈번한 통제할 수 없는 수축에 대한 두려움으로 대처가 불가능하다면 목표는 산부의 진통을 단순화하여 힘든 시기를 극복하게 한다.

• 중재: "지금 바로 수축 동안 리듬을 유지하는 것이 중요합니다. 제가 도와드릴게요. 제 손을 잡고, 함께 숨 쉬고 (신음소리내기) 리듬을 찾아봅시다. 우리 같이 이겨낼 수 있어요."

차트 5.4는 산부가 난산의 원인이 되는 정서적 고통에 있을 때 산부를 도와줄 수 있는 방법에 대해 설명하고 있다. 아동기 학대생존자들의 요구를 도와줄 수 있는 다음 내용을 참고한다.

아동학대생존자들의 특별한 요구 Special needs of childhood abuse survivors

아동기 때 성적 또는 신체적으로 학대를 경험한 산부는 진통 동안 더 큰 불안을 느낄 수 있다. 특히 다음과 같은 상황에 유의해야 한다.

- 질검진, 질 안에 기구삽입이나 내진, 채혈 또는 정맥주사 등 침습적 처치로 학대경험을 상기시키는 것
- 통제력 결핍: 산부가 아동기에 받은 상처로서 결코 통제할 수 없도록 학습됨
- 비굴함(modesty), 나체, 노출 문제
- 산부보다 더 힘 있고 권위 있는 인물들(예: 조산사, 간호사, 의사): 어린시절에 그녀보다 힘 있고 권위 있는 사람들의 희생자였음
- 의료진이 산부에게 아프지 않을 것이란 약속과 함께 "편안히 수축에 몸을 맡기고 순응하라."고 말했을 경우: 학대 당시 비슷한 말을 들었을 가능성이 있음
- 아기를 질 밖으로 밀어내기: 성적학대를 상기시키는 고통과 손상

때로는 학대생존자들은 위에 상황들에 대해 정서적으로 과하게 반응하거나 화를 낼 수 있다. 이런 반응에 사적으로 반응하지 말고, 산부가 그런 행동을 하는 데는 이유가 있으며, 화의 원인이 돌봄제공자가 아니라는 사실을 유념해야 한다. 만약 돌봄제공자가 위의 상황을 관찰했다면, 산부의 성적 또는 다른 종류의 학대를 의심해 볼 수 있고, 그 요구가 이상하고, 합리적이지 않더라도 산부의 의견에 인내심을 가지고 친절히 들어주며, 가능한 한 요구를 들어주는 것이 중요하다. 만약 산부가 정서적으로 안전하다고 느끼면 분만은 더욱 정상적으로 진행될 수 있으며, 다른 심리적인 이점도 얻을 수 있다.

이같은 핵심 주제에 대한 더 자세한 토론을 위해 2장의 "보편적 예방 조치로서의 트라우마 기반 치료"를 참고한다.

의료진과 좋지 않은 관계/불화합 Incompatibility or poor relationship with staff

산부가 의료진 중 어느 누구와 좋지 않은 관계로 발전할 경우, 산부에게 필요한 것은 주변 사람들을 더 신뢰할 수 있도록 경청하고 존중하고 진지하게 받아들이는 것이다. 아마도 의료진은 산부의 요구를 충족시키기 위해 기본적인 안전에 관한 의료행위를 하면서 일상적인 부분에서 약간의 타협을 할 수 있을 것이다.

때로는 산부와 자신에게 배정된 간호사 또는 조산사와 부조화가 있다면 가장 간단한

방법으로 의료진을 바꾸어준다. 서로를 비난할 필요 없이 부조화를 인지하고 변화를 주는 게 중요하다(주의사항: 영국의 일부 지역이나 다른 나라에서 시행되는 "돌봄제공자의 지속성"이 있는 경우 이런 일은 문제가 될 가능성이 적다).

분만 전 이러한 문제점을 파악할 수 있으면 이해심이 깊은 조산사나 간호사에게 산부를 맡길 수 있고, 산부가 직접 둘라를 동행해서 분만을 진행할 수 있다. 돌봄제공자의 부담을 줄이고, 산부에게 추가적인 정서적 안정감을 제공해 줄 수 있다.

산부 불안의 원인을 알 수 없는 경우

If the source of the woman's anxiety cannot be identified

돌봄제공자들은 때로 분만지연의 원인을 파악하지 못할 수 있다. 신체적인 요소들은 정상이고, 산부 역시 특별한 심리사회적인 문제를 나타내지 않는다.

수축 후 산부에게 "수축 시 무슨 생각을 하시고 계셨나요?"라고 질문할 수 있다. 또한 "다른 특별한 점은 없었나요?"라고 질문할 수 있으며 산부의 대답은 단서가 될 수 있다. 산부의 정서상태에 대해, 예를 들면 산부가 "출산 교실에서 배운 호흡법과 이완법을 하려고 해요."라고 답하면 산부가 잘 대처하고 있는 것이 분명하므로 계속 자기 위안조치를 지속하도록 격려해야 한다. 산부가 두려움을 느끼고, 무력해하고, 고통스러워하고, 더 이상 견디지 못할 것이라고 표현한다면, 산부는 분명히 고통을 겪고 있으므로 더 많은 정서적 지지가 필요하다. 돌봄제공자는 문화적으로 적절한 선에서 산부의 고통을 이해하고, 안심시켜 주며, 산부의 두려움을 인지하고, 손을 잡아주거나 배우자를 통해 안정감을 느낄 수 있도록 스스로 할 수 있는 조치에 협조한다(2장 참고). 주목할 만한 연구에 따르면 초기 진통 시 극심한 고통을 표현한 산부가 더 오랫동안 진통하며, 태아가사율도 더 높게 나타나 중재를 받을 가능성도 더 높았다고 한다. 정서적인 고통이 진통 초기에 확인되고 완화된다면 추가적인 지지와 안심, 격려 및 도움으로 해로운 고통의 영향을 예방할 수 있을 것이다.

요약하면 분만진행에 영향을 주는 정신·심리적인 요인은 신체적인 요인보다 덜 이해하게 되지만 중요할 수 있다. 출산의 관점에서 민감하게 다루어져야 한다. 산부의 마음이 신체에 미치는 영향은 생각보다 클 수 있다.

결론 CONCLUSION

다양한 이유로 활동기 시 분만진행은 지연될 수 있다. 이에 예상 가능한 원인을 결정하기 위한 가이드라인을 제공하였다. 산부와 태아가 잘 적응할 수 있도록 문제해결을 위한 중재나 치료가 동반될 수 있으며, 때로는 문제의 원인이 하나 이상일 수 있다. 따라서 몇 가지 조치들이 필요할 수 있다.

참고문헌

1. Ehsanipoor R, Satin, A. (2015) Overview of normal labor and protraction and arrest disorders. UpToDate. Retrieved from: http://www.uptodate.com/home (accessed August18, 2016).
2. Friedman EA. (1978) Labor: Clinical Evaluation and Management, 2nd edn. New York: Appleton-Century-Crofts.
3. Friedman EA, Cohen WR. (1993) Dysfunctional labor. In: WR Cohen, EA Friedman (eds), Management of Labor. Baltimore: University Park Press, pp. 10–23.
4. Friedman EA. (1995) Dystocia and "failure to progress" in labor. In: BL Flamm, EJ Quilligan (eds), Cesarean Section: Guidelines for Appropriate Utilization. New York: Springer-Verlag, pp. 23–24.
5. O'Driscoll K, Stronge JM, Minogue M. (1973) Active management of labour. BMJ 3(5872), 135–137. doi: 10.1136/bmj.3.5872.135
6. O'Driscoll K, Meagher D, Boylan P. (1993) Active Management of Labour (Vol. 2). London: Mosby-Year Book Europe.
7. Albers LL. (1999) The duration of labor in healthy women. Journal of Perinatology 19(2), 114–119. doi: 10.1038/sj.jp.7200100
8. Albers L. (1996) The length of active labor in normal pregnancies. Obstetrics & Gynecology 87(3), 355–359. doi: 10.1016/0029-7844(95)00423-8
9. Zhang J, Troendle J, Yancey M. (2002) Reassessing the labor curve in nulliparous women. American Journal of Obstetrics and Gynecology 187(4), 824–828.
10. Zhang J, Landy HJ, Branch DW, et al. (2010) Contemporary patterns of spontaneous labor with normal neonatal outcomes. Obstetrics & Gynecology 116(6), 1281–1287. doi: 10.1097/aog.0b013e3181fdef6e
11. Neal JL, Lowe NK, Patrick TE, Cabbage LA, Corwin EJ. (2010) What is the slowest-yet-normal cervical dilation rate among nulliparous women with spontaneous labor onset? Journal of Obstetrics, Gynecology and Neonatal Nursing 39(4), 361–369. doi: 10.1111/j.1552-6909.2010.01154.x
12. Reuwer P, Bruinse H, Franx A. (2015) Proactive Support of Labor: The Challenge of Normal Childbirth, 2nd edn. Cambridge, UK: Cambridge University Press.
13. National Institute for Health and Care Excellence. (2014) Intrapartum care for healthy women and their babies. NICE clinical guideline 190. Available from: http://www.nice.org.uk/guidance/cg190 (accessed August 18, 2016).
14. American College of Obstetricians and Gynecologists and Society for Maternal-Fetal Medicine. (2014) Safe prevention of the primary cesarean delivery. Obstetric Care Consensus No. 1. Obstetrics & Gynecology 123, 693–711. doi: 10.1097/01.aog.0000444441.04111.1d
15. Cohen WR, Friedman EA. (2015) Perils of the new labor management guidelines. American Journal of Obstetrics and Gynecology 212(4), 420–427.
16. Neal J, Lowe N. (2016) Birth outcomes following spontaneous labor onset based on ACOG/SMFM, Friedman, and NICE Active Labor Determination Strategies. Presentation #177 at MNRS Conference, March 17–20, 2016, Milwaukee Wisconsin.

17. Quenby S, Pierce SJ, Brigham S, Wray S. (2004) Dysfunctional labor and myometrial lactic acidosis. Obstetrics & Gynecology 103(4), 718–723. doi: 10.1097/01.aog.0000118306.82556.43
18. Moen V, Brudin L, Rundgren M, Irestedt L. (2009) Hyponatremia complicating labour—rare or unrecognised? A prospective observational study. BJOG: An International Journal of Obstetrics & Gynaecology 116(4), 552–561. doi: 10.1111/j.1471 0528.2008.02063.x
19. Paul S, Goodman A. (2013) A fine line: Midwives Magazine 2. Royal College of Midwives. Available from: https://www.rcm.org.uk/news-views–and–analysis/analysis/a–fine–line (accessed August 18, 2016).
20. Singata M, Tranmer J, Gyte GML. (2013) Restricting oral fluid and food intake during labour. Cochrane Database of Systematic Reviews, Issue 8, Art. No.: CD003930. doi: 10.1002/14651858. CD003930.pub3
21. Simkin P. (2010) The fetal occiput posterior position: State of the science and a new perspective. Birth 37(1), 61–71.
22. Gardberg M. (1998) Intrapartum sonography and persistent occiput posterior position: A study of 408 deliveries. Obstetrics & Gynecology 91(5), 746–749. doi: 10.1016/s0029–7844(98)00074–x
23. Malvasi A, Barbera A, Di Vagno G, et al. (2014) Asynclitism: a literature review of an often forgotten clinical condition. Journal of Maternal–Fetal & Neonatal Medicine 28(16), 1890–1894.
24. Malvasi A, Tinelli B, Eggebo T, et al. (2014) Occiput posterior position diagnosis: vaginal examination or intrapartum sonography? A clinical review. Journal of Maternal–Fetal & Neonatal Medecine 27, 520–526. doi: 10.3109/14767058. 2013.825598
25. Lieberman E, Davidson K, Lee–Parritz A, Shearer E. (2005) Changes in fetal position during labor and their association with epidural analgesia. Obstetrics & Gynecology 105(5, Part 1), 974–982. doi: 10.1097/01.aog.0000158861.43593.49
26. Sherer DM. (2012) Can sonographic depiction of fetal head position prior to or at the onset of labor predict mode of delivery? Ultrasound in Obstetrics & Gynecology 40, 1–6.
27. Posner GD, Dy J, Black A, Jones G (eds) (2013) Chapter 8, in Oxorn–Foote Human Labor & Birth, 6th edn. New York: McGraw Hill Medical.
28. Malvasi A, Bochicchio M, Vaira L, Longo A, Pacella E, Tinelli A. (2014) The fetal head evaluation during labor in the occiput posterior position: the ESA (evaluation by simulation algorithm) approach. Journal of Maternal–Fetal & Neonatal Medicine 27, 1151–1157. doi: 10.3109/14767058.2013.851188
29. Gardberg M, Leonova Y, Laakkonen E. (2011) Malpresentations—impact on mode of delivery. Acta Obstetricia et Gynecologica Scandinavica 90, 540–542. doi: 10.1111/j.1600–0412.2011.01105.x
30. Gizzo S, Andrisani A, Noventa M, et al. (2014) Intrapartum ultrasound assessment of fetal spine position. BioMed Research International 2014. Article ID: 783598. doi: 10.1155/2014/783598
31. Hofmeyr G. (2004) Obstructed labor: using better technologies to reduce mortality. International Journal of Gynecology & Obstetrics 85, S62–S72. doi: 10.1016/j.ijgo.2004.01.011
32. Malvasi A. (ed.) (2012) Intrapartum Ultrasonography for Labor Management. Berlin: Springer Science & Business Media.
33. Sherer DM, Miodovnik M, Bradley KS, Langer O. (2002) Intrapartum fetal head position II: comparison between transvaginal digital examination and transabdominal ultrasound assessment during the second stage of labor. Ultrasound in Obstetrics & Gynecology 19(3), 264–268. doi: 10.1046/j.1469–0705.2002.00656.x
34. Akmal S, Kametas N, Tsoi E, et al. (2003) Comparison of transvaginal digital examination with intrapartum sonography to determine fetal head position before instrumental delivery. Ultrasound in Obstetrics & Gynecology 21(5), 437–440. doi: 10.1002/uog.103
35. Souka AP, Haritos T, Basayiannis K, et al. (2003) Intrapartum ultrasound for the examination of the fetal head position in normal and obstructed labor. Journal of Maternal–Fetal and Neonatal Medicine 13(1), 59–63. doi: 10.1080/jmf.13.1.59.63
36. Eggebo T. (2013) Ultrasound is the future diagnostic tool in active labor. Ultrasound in Obstetrics & Gynecology 41, 361–363.

37. Eggebo T, Hassan W, Salvesense K, et al. (2015) Prediction of delivery mode by ultrasound–assessed fetal position in nulliparous women with prolonged first stage of labor. Ultrasound in Obstetrics & Gynecology 46, 606–610. doi: 10.1002/uog.14773
38. Wei S, Wo B, Qi H, et al. (2013) Early amniotomy and early oxytocin for prevention of, or therapy for, delay in first stage spontaneous labour compared with routine care. Cochrane Database of Systematic Reviews, Issue 8, Art. No.: CD006794. doi: 10.1002/14651858.CD006794
39. Sutton J. (2001) Let Birth Be Born Again: Rediscovering and Reclaiming Our Midwifery Heritage. Bedfont, Middlesex, UK: Birth Concepts.
40. Cheng YW, Shaffer BL, Caughey AB. (2006) Associated factors and outcomes of persistent occiput posterior position: A retrospective cohort study from 1976 to 2001. Journal of Maternal–Fetal and Neonatal Medicine 19(9), 563–568. doi: 10.1080/14767050600682487
41. Smyth RM, Markham C, Dowswell T. (2013) Amniotomy for shortening spontaneous labour. Cochrane Database of Systematic Reviews, Issue 6, Art. No.: CD006167. doi: 10.1002/14651858.cd006167.pub4
42. Michel SCA, Rake A, Treiber K, et al. (2002) MR obstetric pelvimetry: effect of birthing position on pelvic bony dimensions. American Journal of Roentgenology 179(4), 1063–1067. doi: 10.2214/ajr.179.4.1791063
43. Simkin P. (2003) Maternal positions and pelves revisited. Birth 30(2), 130–132. doi: 10.1046/j.1523–536x.2003.00232.x
44. Stremler R, Hodnett E, Petryshen P, Stevens B, Weston J, Willan AR. (2005) Randomized controlled trial of hands–and–knees positioning for occipitoposterior position in labor. Birth 32(4), 243–251. doi: 10.1111/j.0730–7659.2005.00382.x
45. Guittier M–J, Othenin–Girard V, Irion O, Boulvain M. (2014) Maternal positioning to correct occipito–posterior fetal position in labour: a randomised controlled trial. BMC Pregnancy and Childbirth 14(1), 83. doi: 10.1186/1471–2393–14–83
46. Scott P. (2003) Sit up and take notice! Positioning yourself for a better birth. Tauranga, New Zealand: Great Scott Publications.
47. Tully G. (2010) Belly Mapping. [Condensed by author from Belly Mapping: How Kicks and Wiggles Reveal Fetal Position.] Bloomington, MN: Maternity House Publishing. Available from: www.spinningbabies.com/baby–positions/belly–mapping
48. Fenwick L, Simkin P. (1987) Maternal position to prevent or alleviate dystocia in labor. Clinics in Obstetrics and Gynecology 30(1), 83–89.
49. Grant CH (2014) Peanut Ball Positions. Tulsa: M & W Productions.
50. Tussey C, Botsios E, Gerkin R, Kelly L, Gamez J, Mensik J. (2015) Reducing length of labor and cesarean surgery rate using a peanut ball for women laboring with an epidural. Journal of Perinatal Education 24, 16–24.
51. Tully G. (2015) Spinning Babies Quick Reference Cards. Minneapolis: Spinningbabies.com
52. King J. (1993) Back Labor No More!! What Every Woman Should Know Before Labor. Dallas, TX: Plenary Systems.
53. Lawrence A, Lewis L, Hofmeyr G, Styles C. (2013) Maternal positions and mobility during first stage labour. Cochrane Database of Systematic Reviews, Issue 10, Art. No.: CD003934. doi: 10.1002/14651858.CD003934.pub4
54. Simkin PP, O'Hara M. (2002). Nonpharmacologic relief of pain during labor: Systematic reviews of five methods. American Journal of Obstetrics and Gynecology 186(5), S131–S159. doi: 10.1016/s0002–9378(02)70188–9
55. Declerq E, Sakala C, Corry M, et al. (2013) Listening to Mothers III: Pregnancy and Birth. New York: Childbirth Connection.
56. Dekker R (2012) Are IV fluids necessary during labor? Evidence Based Birth. Available from: http://evidencebasedbirth.com/are–iv–fluids–necessary–during–labor/(accessed August 18, 2016).

57. Murphy M, Butler M, Coughlan B, Brennan D, O'Herlihy C, Robson M. (2015) Elevated amniotic fluid lactate predicts labor disorders and cesarean delivery in nulliparous women at term. American Journal of Obstetrics and Gynecology 213(5), 673.e1–673.e8. doi: 10.1016/j.ajog.2015.06.035
58. Kavanagh J, Kelly AJ, Thomas J. (2008) Breast stimulation for cervical ripening and induction of labour. Birth 32(4), 323–324. doi: 10.1111/j.0730–7659.2005.00391.x
59. Stein J, Bardeguez A, Verma U, Tegani N. (1990) Nipple stimulation for labor augmentation. Journal of Reproductive Medicine 35, 710–714.
60. Curtis P, Resnick JC, Evens S, Thompson CJ. (1999) A Comparison of breast stimulation and intravenous oxytocin for the augmentation of labor. Birth 26(2), 115–122. doi: 10.1046/j.1523–536x.1999.00115.x
61. Razgaitis EJ, Lyvers AN. (2010) Management of protracted active labor with nipple stimulation: a viable tool for midwives? Journal of Midwifery & Women's Health 55(1), 65–69. doi: 10.1016/j.jmwh.2010.05.002
62. Smith C, Collins C, Crowther C, Levett K. (2011) Acupuncture or acupressure for pain management in labour (review). Cochrane Database of Systematic Reviews, Issue 7, Art. No.: CD009232. doi: 10.1002/14651858.CD009232
63. Calik K, Komurcu N. (2014). Effects of SP6 acupuncture point stimulation on labor pain and duration of labor. Iranian Red Crescent Medical Journal 16, e16461 (8pp.).
64. Odent M. (1997) Can water immersion stop labor? Journal of Nurse–Midwifery 42(5), 414–416. doi :10.1016/s0091–2182(97)00051–7
65. Mollamahmutoglu L, Moraloglu O, Ozyer S, et al. (2012) The effects of immersion in water on labor, birth and newborn and comparison with epidural analgesia and conventional vaginal delivery. Journal of the Turkish–German Gynecological Association 2012(1), 45–49. doi: 10.5152/jtgga.2012.03
66. Cluett ER, Burns E. (2009) Immersion in water in labour and birth. Cochrane Database of Systematic Reviews, Issue 2, Art. No.: CD000111. doi: 10.1002/14651858.CD000111.pub3
67. Harding C, Munro J, Jokinen M. (2012) Immersion in water for labour and birth. In: Evidence Based Guidelines for Midwifery–Led Care in Labour. London, UK: Royal College of Midwives.
68. Kaushik M, Bober B, Eisenfeld L, et al. (2015) Case report of Haemophilus parainfluenzae sepsis in a newborn infant following water birth and a review of the literature. American Journal of Perinatology Reports 5(2), e188–192. doi: 10.1055/s–0035–1556068
69. American College of Obstetricians and Gynecologists. (2014) Immersion in water during labor and delivery. Committee Opinion No. 594. Obstetrics & Gynecology 123, 912–915.
70. American College of Nurse–Midwives. (2014) Position Statement: Hydrotherapy during labor and birth. Silver Spring, MD: ACNM.
71. Australian College of Midwives. (2013) Position statement on the use of water immersion for labour and birth. Available from: https://www.midwives.org.au/sites/default/files/uploaded–content/field_f_content_file/acm_position_statement_on_the_use_of_water_immersion_for_labour_and_birth_may_2013.pdf (accessed August 18, 2016).
72. Breen J, Clegg J, Pfaffi N, Smith A. (2016) MANA and CfM Position Statement on water immersion during labor and birth. Midwives Alliance of North America and Citizens for Midwifery. Available from: http://mana.org/pdfs/Waterbirth_Position_Statement.pdf (accessed August 18, 2016).
73. Frye A. (2004) Holistic Midwifery: A Comprehensive Textbook for Midwives in Homebirth Practice. Volume 2, Care During Labor and Birth. Portland, OR: Labrys Press.
74. Buckley S. (2015) Hormonal Physiology of Childbearing: Evidence and Implications for Women, Babies, and Maternity Care. Washington DC: Childbirth Connection Programs, National Partnership for Women and Families.
75. Odent M. (1999) Birth reborn. In: The Scientification of Love. London: Free Association Press, Chapter 6.
76. Wuitchik M, Bakal, D, Lipshitz J. (1989) The clinical significance of pain and cognitive activity in latent labor. Obstetrics & Gynecology 73(1), 35–41.

77. Simkin P. (2013) Comfort measures for labor. In: The Birth Partner: A Complete Guide to Childbirth for Dads, Doulas, and All Other Labor Companions. Cambridge, MA: Harvard Common Press, Chapter 4.
78. Odent M. (1992) The Nature of Birth and Breastfeeding. Westport, CT: Bergin and Garvey.
79. Simkin P, Klaus P. (2004) When Survivors Give Birth: Understanding and Healing the Effects of Early Sexual Abuse on the Childbearing Woman. Seattle: Classic Day Publishing.

CHAPTER 6

지연분만 2기 예방과 치료

Prevention and Treatment of Prolonged Second Stage of Labor

Penny Simkin, BA, PT, CCE, CD(DONA), Lisa Hanson, PhD, CNM, FACNM, and
Ruth Ancheta, BA, MA, ICCE, CD(DONA)

분만 2기 정의

분만 2기 단계

분만 2기 잠재기

- 분만 2기 잠재기 때 산부에게 힘주기 지시하지 않기
- 분만 2기 잠재기가 지속된다면

분만 2기 활동기

- 자연스러운 힘주기 돕기

지속되는 숨참기와 힘주기의 생리적 효과

- 산부에게 미치는 영향
- 태아에게 미치는 영향
- 자연스러운 수의적 노력
- 분산된 힘주기

분만 2기 제한 시간

분만 2기 난산의 원인과 가능한 해결책

모체 자세와 후방두정위 또는 지속적인 측방두정위 태아를 위한 다른 전략

- 앙와위 자세가 효과적이지 않은 이유
- 힘주기 자세와 출산 자세의 차이점
- 무릎을 꿇거나 서 있거나 앉을 때 앞으로 기울이기
- 스쿼트 자세(쪼그리고 앉은 자세)
- 비대칭적 자세
- 옆으로 누운 자세
- 지지된 스쿼트 또는 "매달리기" 자세
- 태아위치이상 시 요통을 위한 다른 치료 방법

후방두정위 태아 재배치를 위한 수기술

의심되는 지속성 부동고정위 해결을 위한 조기 중재관리

- 분만 2기 지속성 부동고정위의 자세와 움직임

- 두정위 출산 시 목덜미 손 또는 양손

아두골반불균형 또는 거대증(부적절한 고정)이 의심된다면

- 아두골반불균형에 대한 시간의 영향
- 아두 하강

분만 2기에서 "아두골반불균형"이 의심될 때

- 앙와위 자세 사용
- 과장된 절석위 자세

어깨난산

수축이 적절하지 않다면

정서적 난산이 의심된다면

분만 2기를 잘 견디는 방법

- 분만 2기 정서적 고통 징후
- 분만 2기에만 나타나는 정서적 고통 유발 요소

결론

참고문헌

주요용어

- 어깨난산 Shoulder dystocia
- 골반저 Pelvic floor
- 부동고정위 Asynclitism
- 태아위치이상 Malposition
- 지연분만 2기 Prolonged second stage

분만 2기 정의 DEFINITIONS OF THE SECOND STAGE OF LABOR

분만 2기는 해부학적으로 자궁경부 완전개대부터 시작해 태아만출까지이다. 완전개대의 의료적 중요성을 둘러싼 논란은 여전히 존재한다. 분만 2기에 대한 기준은 두 학파로 나뉜다. 첫째, 수년 동안 북미 산부인과가 영향을 끼쳤다. 빠른 분만에 대한 열망에 기반을 두고 있으며, 완전개대 전 또는 후에 힘주고 싶은 충동이 일어나면 완전개대로 판명하여 최대한 숨을 참고 아래로 힘주기(밀기)를 하도록 요구한다. 만약 완전개대 전 힘주고 싶은 욕구가 생기면 매 수축 시 헐떡거리는 심호흡을 통해 힘주기에 저항하도록 한다(5장

조기 힘주기 참고). 완전개대가 되었는데도 힘주고 싶은 욕구가 나타나지 않는다면 빠른 출산을 위해 돌봄제공자가 산모에게 힘주기를 요구할 수 있다.

이러한 지시적인 접근방식은 출산을 덜 서두르는 생리적 접근방식에 자리를 내주었다. 완전개대 그 자체로는 힘주기를 시작할 충분한 이유가 되지 않는다. 오히려 분만 2기 진행은 완전개대와 만출 노력을 위한 불수의적인 힘(힘주기 욕구)과 상당히 관련 있다. 생리적 분만 2기 관리는 분만 2기의 자연적인 과정에 기반한다. 자궁경부가 완전개대될 즈음에 일시적으로 수축이 줄어들 수 있다. 생리학적 관리방법은 유럽과 다른 나라에서 여전히 지지받고 있다. 이 방법을 통해 산부는 지시적인 접근방식 때보다 적극적인 힘주기를 더 늦게 시작하고, 힘주기를 더 적게 한다.

분만 2기 단계 PHASES OF THE SECOND STAGE OF LABOR

분만 2기는 두 단계로 나뉜다(잠재기와 활동기). 이는 분만 1기와 유사하다. 각 단계에서는 서로 다른 모성 행동과 생리적 기량을 보여준다.

분만 2기 잠재기 The latent phase of the second stage

완전개대 시기에 자궁 활동의 소강상태는 빈번하게 관찰되며 "분만 2기 잠재기" 또는 "휴식기"라고 한다. 많은 모성전문가에 의해 빈번하게 관찰되는 현상이지만 이 명백한 소강상태의 빈도, 이유, 과정에 대한 연구결과는 아직까지 미흡하다. 어떻게, 왜 발생하는지 완전히 이해되지는 않지만 흥미로운 가설이 있다.

분만 1기에 자궁에 무슨 일이 일어나는지 살펴본다(그림 6.1). 분만 1기 대부분 기간 동안 자궁은 태아를 단단히 감싸고 있다. 분만 1기의 자궁수축, 자궁개대뿐만 아니라 자궁 근섬유를 단축하고, 이러한 작용으로 자궁내 공간이 점차 줄어들어 태아를 아래로 밀어내게 된다.

개대의 마지막 2cm는 아두(또는 선진부) 주변의 자궁경부 견축을 동반하고, 산도로 아두를 하강하게 한다.

아두는 전체 몸의 25~30%를 차지한다. Simkin의 가설에 따르면 아두(자궁의 1/4 차지)가 자궁경부를 통과할 때 자궁근육은 이완된다. 이는 전체 태아를 감쌀 만큼 확장

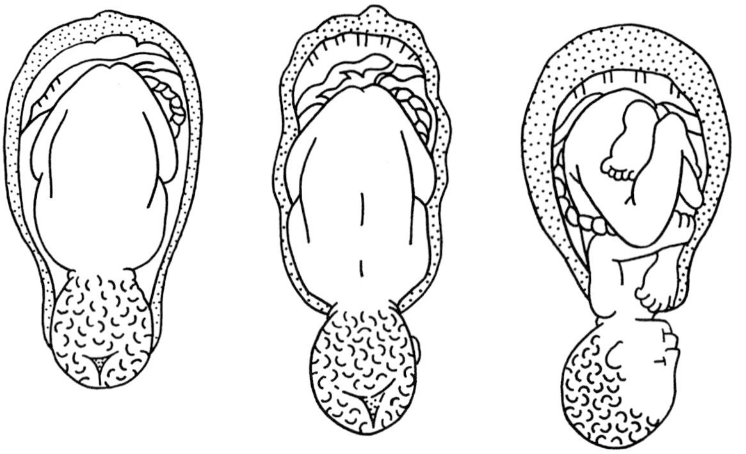

그림 6.1 **분만 2기 잠재기.** 아두가 자궁경부를 지나가고, 자궁근육이 이완됨. 태아 몸통을 다시 자궁이 감쌀 때까지 자궁 근섬유 단축. **(a)**: 완전개대 때 자궁 안 태아, **(b)**: 자궁에서 아두가 나와 있고 이완된 경우, **(c)**: 태아 몸통 중심으로 자궁이 짧아지고 두꺼워짐

(stretched)되지 않고, 자궁 내 공간은 태아에 맞추어 줄어들고 좁아져야 하기 때문이다.

"맞추기"는 자궁 근섬유의 단축(점진적으로 분만 1기에 일어나)과 태아 몸통을 자궁근육이 다시 감싸기 전까지 자궁 내 공간이 감소되는 과정으로 이루어져 있다. 이 과정은 몇 분 혹은 더 오래 소요될 수 있으며, 수축이 약해지거나 눈치채지 못할 수도 있고, 산부는 졸음이 올 수도 있다. 수축이 다시 시작되면 산부는 강력하게 힘주고 싶은 욕구를 느낀다. 이 때 옥시토신 분비가 급증하는 것을 관찰할 수 있다. 일부 산부만 소강상태나 잠재기를 알아차릴 수 있다. 태향과 하강정도는 산부가 언제, 얼마나, 오랫동안 휴식기를 가질 수 있는지를 판단하는 요소이다. 이 가설은 우리가 알고 있는 분만 중 자궁생리와 일치하며, Friedman의 전통적인 자연분만진행 관찰, 자연스러운 힘주기 노력, 시간과 선진부 하강에 대한 수많은 연구들과 일치한다.

Roberts는 분만 2기의 초기 휴식에 관한 두 번째 가정을 제시하고 있다. 산부가 완전히 인식하고 있지는 못하지만 잠재기 시에는 수축이 지속되고, 이는 전자감시장치로도 파악이 가능하다. 이를 통해 태아회전, 정렬, 하강이 일어난다. 산부는 통증과 고통을 덜 느낀다. 왜냐하면 Friedman이 설명했듯이 하강하는 아두 주변의 자궁경부 견축(uterine retraction) 때문이다. 아두가 +1 하강정도에 있고, 전방두정위로 회전했고, 수축 강도가 30mmHg를 유지하고 있다면 불수의적인 힘주기 노력을 한다. 따라서 힘주고 싶어 하는 욕구는 분만 2기의 "생리적" 시작을 알린다.

분만 2기 잠재기 때 산부에게 힘주기 지시하지 않기

Avoid directing the woman to push during the latent phase of the second stage

분만 2기 잠재기 때 자궁운동이 현저하게 줄어들고, 태아심음이 안정된다. 아무런 중재 없이도 강력한 힘주기 수축은 5~30분 사이에 재개된다. 잠재기 당시, 산부는 휴식을 취하고, 정신이 맑아지며, 출산을 기대하게 된다.

이러한 분만촉진의 접근방식에 익숙한 돌봄제공자는 때론 잠재기를 오진하여 분만이 지연된 줄 착각해 분만 2기를 촉진하는 노력을 한다. 적절한 수축과 힘주고 싶어 하는 욕구의 부재 때문에 산부에게 지치고 비효율적인 힘주기 노력을 장려하거나 자궁수축을 촉진하려고 정맥으로 옥시토신(피토신)을 투여한다. 옥시토신이 분만촉진을 위해 널리 쓰이지만, 부작용이 없는 것은 아니다. 경직성 수축, 태아가사가 발생할 수 있고, 이는 제왕절개율을 높이기도 한다.

분만 2기 단계에 대한 분명한 인식이 있고, 인내심이 많은 돌봄제공자의 경우, 불필요한 중재의 사용빈도를 줄인다. 마취를 하지 않았고, 합병증 없는 산모의 경우 자연스러운 힘주기 시작을 파악하는 가장 좋은 방법은 더 이상 참을 수 없는 힘주기 욕구를 알아차리는 것이다.

분만 2기 잠재기가 지속된다면 What if the latent phase of the second stage persists?

자궁활동의 소강상태가 20~30분 이상 지속된다면 돌봄제공자는 지속적으로 관찰하면서 기다리거나 혹은 힘주고 싶어 하는 욕구 촉진 및 수축유도 방법을 시작할 수 있다. 산부를 바로 앉게 하고(침대나 화장실에서), 스쿼트 하기, 걷기 등 자세를 바꿀 수 있고, "시험적" 수의적 노력(숨참기 또는 힘주기), 지압, 유두자극 등을 진행할 수 있다. "지연분만" 시 경막외마취를 한 사례에 대한 최근 연구를 살펴보면 건강한 산부인 경우 힘주기가 몇 시간이 지연되더라도 아무런 문제가 없다는 것을 확인할 수 있다.

많은 의료인은 자궁경부를 확인하기 전, 힘주고 싶어 하는 욕구가 있는지 징후를 파악한다. 이렇게 함으로써 분만 2기가 지연되었다는 오진을 하지 않게 된다. 분만 2기는 완전개대와 자연스러운 수의적 노력이라는 두 상황으로 정의된다. 자발적인 힘주기를 촉진하고자 하는 조산사는 오랜 시간 동안 지속된 지시적 힘주기 패턴이 행해지지 않도록 간호사 등에게 관리계획을 명확하게 요청해야 할 것이다.

분만 2기 활동기 The active phase of the second stage

분만 2기 활동기는 불수의적인 힘주기 욕구와 태아 하강으로 정의된다. 때로는 분만으로 인해 "골반 분할(골반이 구분됨)", "압력 시기(압박을 받는 기간)" 또는 하강 단계라고 불린다. 출산은 산모의 수축, 수의적인 노력, 자세, 태아의 노력들이 결합된 힘으로 이루어진다. 분만 2기 수의적 노력(자세, 숨쉬기, 힘주기)에 대한 최근 연구는 산부의 힘주기와 의료진의 역할에 대한 새로운 시각을 제공하고 있다.

자연스러운 힘주기 돕기 Support of spontaneous bearing down

산부의 "힘주기" 방식에 대해서는 돌봄제공자 사이에서도 의견이 분분하다. 북미에 영향을 미치는 한 학파에 따르면 산부는 수평으로 즉, 등을 대고 누워 반만 기대고 있거나, 옆으로 누워 힘주기를 진행한다. 수축이 시작되면 다리를 위로 올리고, 몸을 웅크리고, 숨을 깊이 들이마시고, 참고, 힘주기를 최대 10초간 실시한다. 그다음 숨을 내쉬고, 수축이 끝날 때까지 이 과정을 반복한다. 돌봄제공자는 활기차고, 활동적이고, 큰 목소리로 산부의 노력을 지시한다.

산부의 힘주기 노력이 최고조에 달하는 이러한 방법은 1950년 자연출산 지지자들에 의해서 겸자술(forceps)을 피하면서 빠른 만출을 하고자 고안되었다. 즉, 절석위를 강요하여 반중력(antigravity) 효과를 극복하는 방법이다. 이 방법을 산부인과, 간호실무, 조산실무에 접목하여 현재까지 널리 사용하고 있다. 하지만 이 접근방법은 이점보다 손해가 더 큰 위험성을 가지고 있다.

지속되는 숨참기와 힘주기의 생리적 효과
Physiologic effects of prolonged breath-holding and straining

산부에게 미치는 영향 Effects on the woman

힘주기 지연과 숨참기는 산부의 흉부에 폐쇄된 압력 시스템을 형성시키며, 다음과 같은 연쇄 현상이 발생한다.

- 정맥 환류, 심박출량 감소
- 모체 혈압 감소
- 산부의 머리, 얼굴, 팔, 다리의 말초혈액 울혈 증가, 산부의 안색이 붉어지고, 정맥 주사를 맞고 있으면 혈액이 정맥주사 안으로 역류되기도 함

- 모체 혈중산소 수치와 태반으로의 혈류 감소
- 산소공급 전까지 모체 이산화탄소 수치 증가
- 숨을 헐떡이며 갑작스런 혈압상승으로 눈, 얼굴, 목, 눈의 흰자에 작은 혈관이 파열됨(점상 출혈)
- 지지 인대의 신장과 함께 질 및 골반근육의 급속한 팽창, 회음부 손상과 요실금의 가능성
- 모체 소진
- 젖산 산증
- 힘주기 시간 지연

이러한 영향은 젊고 건강한 산부는 잘 견딜 수 있지만, 특히 몇 시간 동안 노력이 필요한 경우 또는 고령이거나 고위험 산부 및 골반저가 허약한 산부의 경우 위험이 있을 수 있다. 산부가 이상적이지 않은 자세로 힘을 줄 때 회음부 손상도 증가한다(신경저하, 근육손상, 추후 실금).

태아에게 미치는 영향 Effects on the fetus

산부가 장시간 숨을 참으면 태아심박수 패턴이 불분명해질 수 있다. 지속되는 힘주기로 인해 아두 압력이 증가한다. 배횡와위에서 힘을 준다면 체위성 저혈압으로 인해 더욱 심각한 태아심박수 패턴으로 이어질 수 있다. 산부 혈압저하, 혈중산소량저하, 태반관류저하로 인해 태아에게 가는 산소가 줄어든다(태아저산소증, 산증). 이러한 영향은 건강하고 영양이 풍부한 만삭태아라면 잘 견딜 수 있겠지만, 조산, 미숙아, 저체중아, 이미 진통 초기에 손상이 있거나, 탯줄압박을 겪고 있는 태아라면 고통을 받을 수 있다. 이러한 힘주기 방법은 신생아에게 더 나은 결과로 이어지지 않는다.

자연스러운 수의적 노력 Spontaneous expulsive efforts

분만 2기 산부 행동에 관한 관찰연구에 따르면 오래 지속되는 최대 힘주기를 하는 산부보다 힘주기를 강요받지 않은 산부가 분만 2기 수축 때 호흡도 잘하고, 힘을 덜 주며, 자세도 더 자주 바꾼다고 한다. 자연스러운 수의적 힘주기는 다양한 자세를 취하게 할 수 있으며, 오래 지속되는 최대 숨참기와 앙와위 자세에 대한 부작용은 나타나지 않는다.

자연스러운 힘주기를 지지하면 대부분의 산부는 수축 때마다 불수의적으로 힘주기 욕

구가 생기고 사라지기를 반복한다. 자연스러운 힘주기는 대략 5~7초 정도 지속된다. 힘주기 사이에 숨을 여러 번 쉰다. 분만 2기가 진행되고, 태아가 하강하면 산부의 자연스러운 힘주기는 더 강력해지고, 빈도도 증가한다. 지지와 격려는 산부의 다양한 자세를 시도할 수 있다(옆으로 눕기, 반만 기대기, 서있기, 지지된 스쿼트, 바닥에 손과 무릎 대기, 양쪽 또는 한쪽 무릎 굽히기, 스쿼트). 편안한 상태에서 힘주기와 분만진행을 촉진한다.

앙와위 자세에서 최대한 힘주기 때보다 자연스럽게 생리학적 자세로 힘을 줄 때 돌봄제공자의 역할은 달라진다. 자연스럽게 힘을 줄 때 돌봄제공자는 산부의 노력을 칭찬하고, 산모가 느끼는 감각이 정상임을 재확인시켜 준다. 돌봄제공자는 10초를 세며, 숨을 참거나 힘주기를 하는 것보다 회음부 이완의 중요성을 강조한다. 차트 6.1은 완전개대 후 돌봄제공자가 할 수 있는 힘주기 단계별 노력을 설명하고 있다.

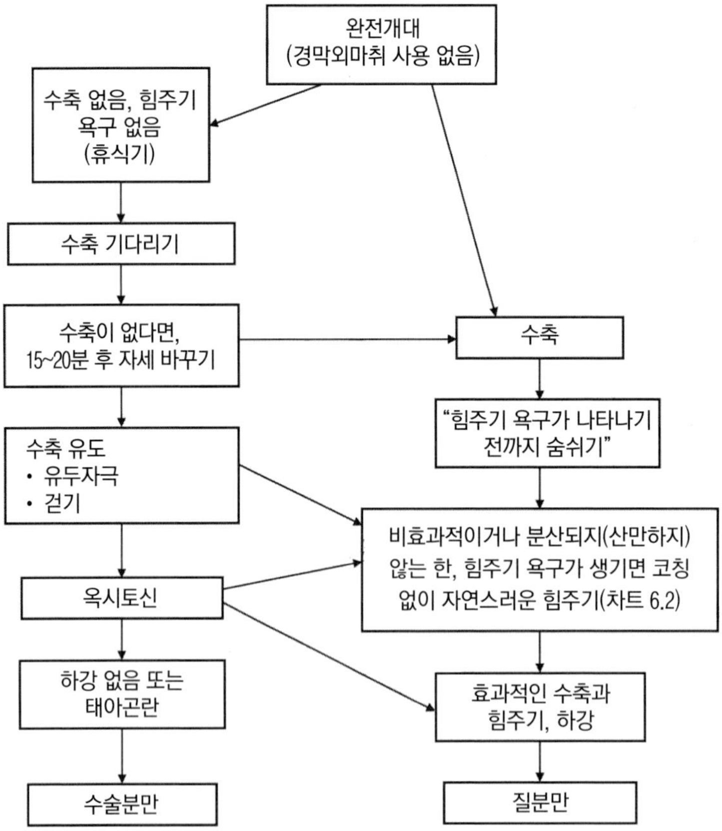

차트 6.1 자연스러운 힘주기

분산된 힘주기 Diffuse pushing

산부는 때때로 참을 수 없는 힘주기 욕구를 느낄 수 있다. 하지만 자연스러운 힘주기는 초점이 맞지 않거나(unfocused), "분산"될 수 있고, 진행이 없을 수 있다(차트 6.2). 그것은 마치 방향이 하나도 없이 산부가 모든 노력을 쏟아내는 것과 같다. 분산된 힘주기는 산부가 눈을 꼭 감고 있을 때 발생하는 것으로 보이며, 20~30분 후에도 눈에 띄는 진행이 거의 또는 전혀 없을 수 있다. 이것은 태아하강에 도움되지 않았다는 신호일 수 있다. 예를 들어 태아의 위치이상이나 복합위(얼굴에 손) 등이 분산된 힘주기의 근본적인 원인일 수 있다. 만약 산부가 분산된 힘주기를 함에도 분만진행이 되고 있다면, 산부가 괴로워하는 것처럼 보이지 않는 한 중재할 이유가 없다. 만약 진전이 없다면, 돌봄제공자는 우선 산부에게 자세에 변화를 주라고 격려할 수 있다(분만 2기 자세 변화에 대해서는 10

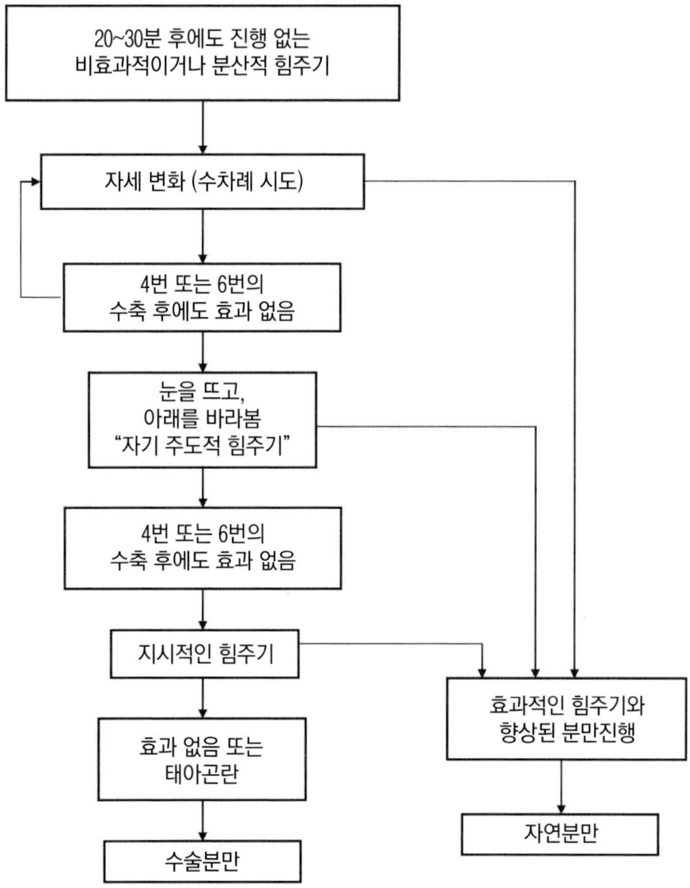

차트 6.2 진행 없는 힘주기 분산

장 참고). 중력을 향상시키는 자세도 좋은 방법이다. 이것은 산부가 집중할 수 있고, 힘주기를 효과적으로 할 수 있게 돕는다. 그렇지 못하면 돌봄제공자는 산부에게 눈을 뜨고, 시선을 질 쪽으로 응시하게 하여, 태아가 내려오면서 질 밖으로 나오는 생각을 하도록 지시한다. 태아에 대한 생각은 산부의 고통을 없애주기 때문에 지속적으로 산부에게 눈을 뜨라고 인지시켜야 한다. 돌봄제공자는 산부의 자발적 힘주기 노력을 돕기 때문에 이것을 "자기 주도적 힘주기"라고 칭한다. 눈을 뜨고 태아가 하강하는 것에 초점을 맞추는 간단한 조치는 일반적으로 태아의 고통이나 심각한 회음부 손상 없이 진행된다.

산부의 자연적인 힘주기 지원은 인내심과 전통적으로 10을 세는 지시방법에 대한 대안이 필요하다. 8장에서는 또 다른 추가적인 생리학적 접근방식에 대해 설명한다. 일부 의료진은 지시적인 힘주기를 선호할 수도 있다. 그렇다면 돌봄제공자는 산부가 7초 이내로 숨을 참고, 힘줄 때 태아가 분만 2기를 더 잘 견딘다는 사실을 기억하고 있어야 한다.

만약 이러한 조치들이 효과적이지 않다면 정서적인 고통이 난산의 원인일 수 있다. 5장 "정서적 난산이 의심된다면"을 참고해 정서적인 난산을 해결할 수 있는 방법들을 숙지한다.

9장에서는 경막외마취가 사용된 산모의 사례들에 대해 이야기하고 있다. "지연된 힘주기"에 대한 연구를 기반으로 분만 2기 기간에 대해 설명한다.

분만 2기 제한 시간 Second stage time limits

다음 진술은 20년 동안이나 가치 있는 지침이 되었다. 분만이 진행되고, 모체와 태아의 상태가 건강하다면 분만 2기 시간에 대한 임의적인 제한을 두는 것은 정당화할 증거가 없다. 그러한 한계는 폐지되어야 한다. 분만 2기 시간이 태아의 심장박동과 산모의 주산기 이환율에 미치는 영향에 대한 후향적 연구결과에서 시간만으로 중재결정의 근거가 되어서는 안 된다는 결론을 내렸다. 만약 힘주기가 지연되었고, 마취를 하지 않은 산부와 마찬가지로 자연스러운 힘주기를 하려고 산부가 노력한다면, 산부는 완전개대 후 매 수축마다 강력하게 힘주기를 하는 것보다 더 지연분만 2기를 잘 견딜 수 있다.

분만 2기 제한 시간은 2003년 미국산부인과학회(American College of Obstetricians and Gynecologists, ACOG)에 의해 제안되었지만, 산모의 분만진행보다 시간에 초점을 맞추었기 때문에 논쟁을 불러일으켰다. 2010년 Zhang과 그 외 연구진은 자연분만 2기 기간의 정상적인 상한 범위를 정의 내렸다. 경막외마취를 한 초산부의 경우 95% 정도가

3.6시간 정도의 분만 2기를 보냈고, 경막외마취를 하지 않은 경우 2.8시간을 보냈다. 경산부의 경우, 경막외마취를 한 경우 95%가 1.6시간을, 하지 않은 경우 1.1시간을 보냈다. 2012년 ACOG와 모태의학회(Society for Maternal–Fetal Medicine, SMFM)는 첫 번째 제왕절개를 예방하기 위한 워크샵을 협동으로 진행했다. 이 워크샵의 결과에 따르면 워크샵 그룹은 분만 2기 정지에 관한 가이드라인(지침) 정의를 좀 더 유연하게 가져갔다. 이 가이드라인은 표 6.1에서 설명된 Ottowa 프로토콜과 일치한다. Ottowa 프로토콜은 현재 알려진 증거와 추천 요법들을 실제 의료행위에 접목시키게 도와주며, 경막외마취 여부와 상관없이 이전에 생각했던 것보다 산부는 더 긴 분만 2기를 보내고 있다는 것을 인지하게 하였다. ACOG와 SMFM의 Spong 등과 Ottowa 프로토콜과 일치하는 합의 선언문을 2014년에 발표하였다. 모체와 태아상태가 건강하다는 가정 하에 이런 가이드라인 채택은 일차적 제왕절개율을 낮추어 줄 것이다.

- 경막외마취 시 분만 2기 시간 제한을 조절하는 것은 신생아에게 추가적인 위험 없이 자연분만 가능성을 높여준다. 검증자료도 이 접근방식을 지지한다. 회전이나 하강이

표 6.1 Ottowa 병원의 분만 2기 프로토콜

	권고된 간호 방식				권고된 최대 SSL 기간
	1시간	2시간	3시간	4시간	
초산부, 경막외마취 사용	지연된 힘주기	지연된 힘주기	지연된 힘주기/ 자연스러운 힘주기 지지*	자연스러운 힘주기 지지	4시간 소요
초산부, 경막외마취 사용 안 함	지연된 힘주기	지연된 힘주기	자연스러운 힘주기 지지		3시간
경산부, 경막외마취 사용	지연된 힘주기	지연된 힘주기	자연스러운 힘주기 지지		3시간
경산부, 경막외마취 사용 안 함	지연된 힘주기	지연된 힘주기			2시간

* 분만 2기 잠재기 때 지속적인 분만진행이 보인다면, 3시간 정도는 기다릴 수 있다.

출처: Osborne and Hansen 2013[31], Openheimer and Black 2013[32] 에서 발췌. McGraw-Hill 교육의 허락 하에 발췌

지연되어도 태아와 산부가 잘 견디고 있다면 중재를 시도할 근거는 없다.

- 20~30분마다 자세를 바꾸어주는 것이 진행을 촉진시킬 수 있다. 그림 6.2는 경막외마취의 강도에 따라 경막외마취를 한 산부가 사용할 수 있는 힘주기 자세이다.

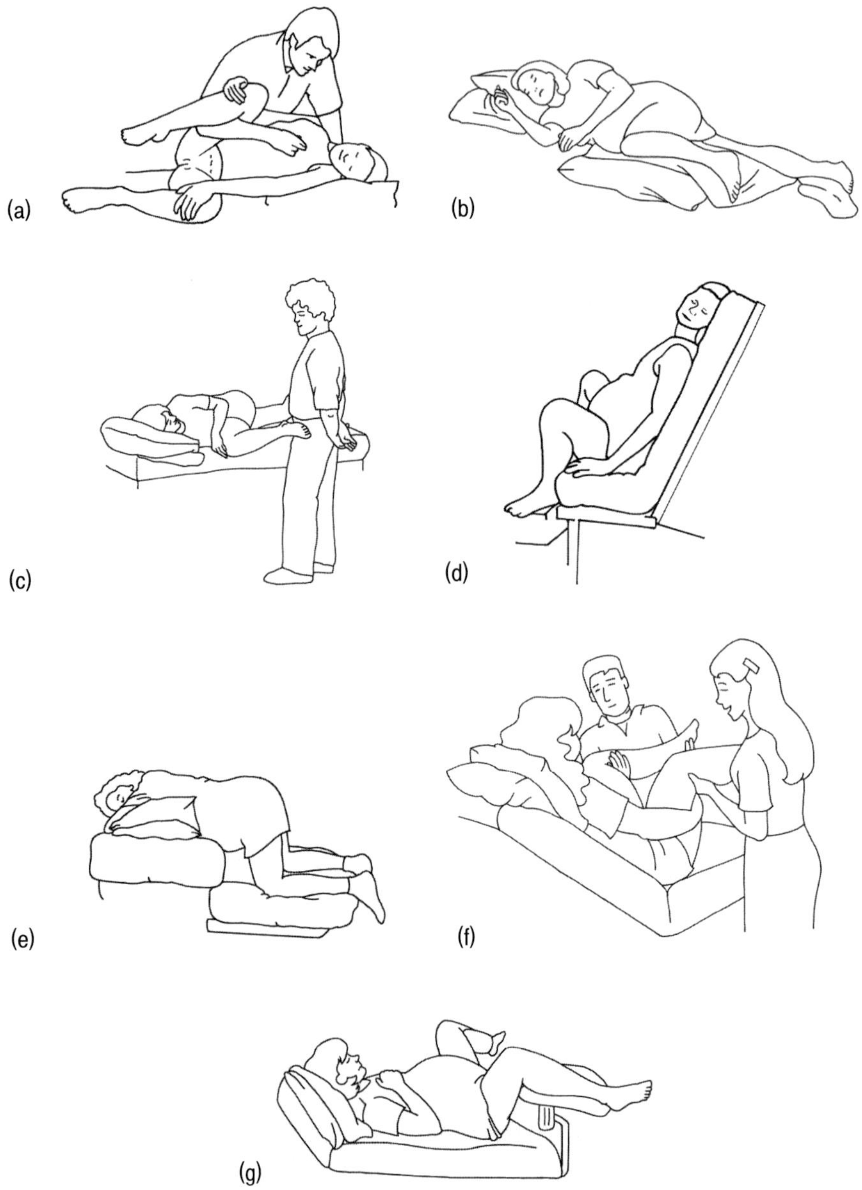

그림 6.2 **경막외마취를 한 산부에게 유용한 힘주기 자세.**
(a): 옆으로 누워 힘주기, **(b)**: 반복와위, **(c)**: 반복와위 런지, **(d)**: 반만 앉기, **(e)**: 침대 가장자리에서 무릎 꿇기, **(f)**: 산모의 다리가 지지된 채로 반만 앉기, **(g)**: 다리를 지지한 채 앙와위

분만 2기 난산의 원인과 가능한 해결책
POSSIBLE ETIOLOGIES AND SOLUTIONS FOR SECOND STAGE DYSTOCIA

돌봄제공자는 지연분만 2기에 분만 지연의 원인을 파악하고, 적절하고 올바른 조치를 취해야 한다. 때로는 몇 번의 시행착오적인 접근이 있다 하더라고 조기 중재는 원인에 따라 결정한다.

모체 자세와 후방두정위 또는 지속적인 측방두정위 태아를 위한 다른 전략
Maternal positions and other strategies for suspected occiput posterior or persistent occiput transverse fetuses

그림 6.3은 후방두정위와 측방두정위를 복부와 질 쪽에서 본 모습을 나타내고 있다. 산부가 지지받고 있고, 근골격 또는 다른 의학적 문제가 없고, 태아 감시가 이루어지는 한 하강을 위해 다양한 자세를 시도할 수 있다.

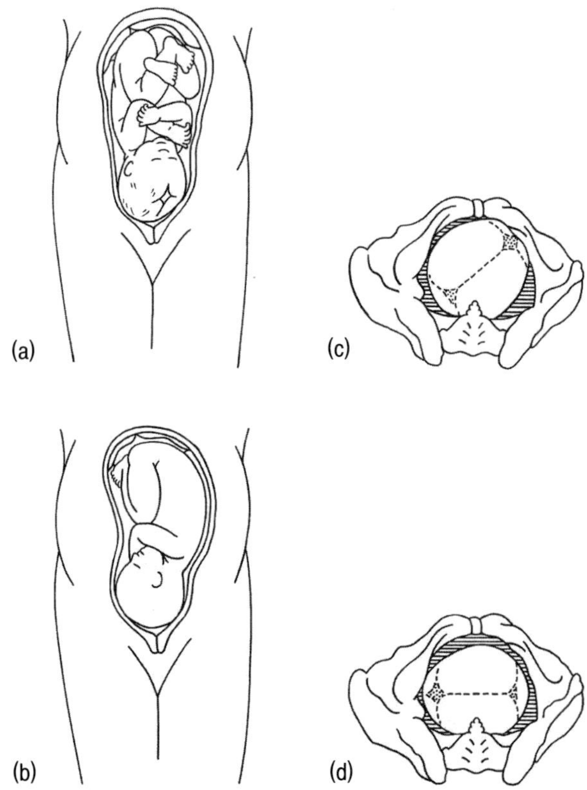

그림 6.3 (a): 우후방두정위 태아-복부의 시선, (b): 좌측방두정위 태아-복부의 시선,
(c): 우후방두정위 부동고정위 태아-질의 시선, (d): 좌측방두정위 태아-질의 시선

앙와위 자세가 효과적이지 않은 이유 Why not the supine position?

산부의 앙와위 자세는 태아위치이상을 악화시키고, 중력의 도움도 받지 못하게 한다. 앙와위 자세의 단점에 대해서는 10장을 참고한다. 하지만 특수한 상황에서는 부작용을 감안하더라도 과장된 쇄석위는 효과적일 수 있다. 그림 6.37과 본문을 참고한다. 대부분의 산부에서 그림 6.4에 나온 자세가 태아 회전과 하강에 더욱 효과적이며, 앙와위 자세보다 더 편안함을 많이 느낄 수 있다. 지연분만일 때 자세를 20분마다(5~6번 수축마다) 변경하면 문제를 해결하는 데 도움이 된다. 태아를 회전시킬 수 없는 경우에도 이러한 동일한 조치를 통해 후방두정위, 측방두정위 위치에서 질분만이 가능해질 수 있다.

힘주기 자세와 출산 자세의 차이점

Differentiating between pushing positions and birth positions

돌봄제공자는 실제 출산 상황에서 쓰이는 특정한 산부 자세가 어색하게 느껴지고, 효과가 없다고 생각할 수도 있다. 이를 "힘주기 자세"로 생각하고, "출산 자세"와 구별을 하는 게 도움이 된다. 산모는 태아하강을 위해 다양한 자세를 시도할 수 있고, 돌봄제공자의 시야를 방해하지 않으면서 회음부를 지지하고 어색함이나 허리의 긴장 없이 아기를 안을 수 있는 자세를 취할 수 있다.

무릎을 꿇거나 서 있거나 앉을 때 앞으로 기울이기

Leaning forward while kneeling, standing, or sitting

그림 6.4의 자세들은 태아의 몸통이 후방에서 전방으로 회전하게 하는 중력의 힘을 받는다. 후방두정위의 경우 흔히 보이는 요통이 완화될 수 있다. 천골에 가해지는 아두의 압력이 완화되기 때문이다. 추가적인 내용은 10장에 있는 툴킷을 참고한다.

스쿼트 자세(쪼그리고 앉는 자세) Squatting positions

스쿼트 자세는 고관절 외전과 함께 체중부하를 통해 골반출구를 넓힌다. 골반은 사발(basin) 같은 모양으로 그 공간은 회전과 하강을 촉진시키기에 충분하기 때문이다. 스쿼트 자세의 추가적인 내용은 그림 6.5와 10장을 참고한다.

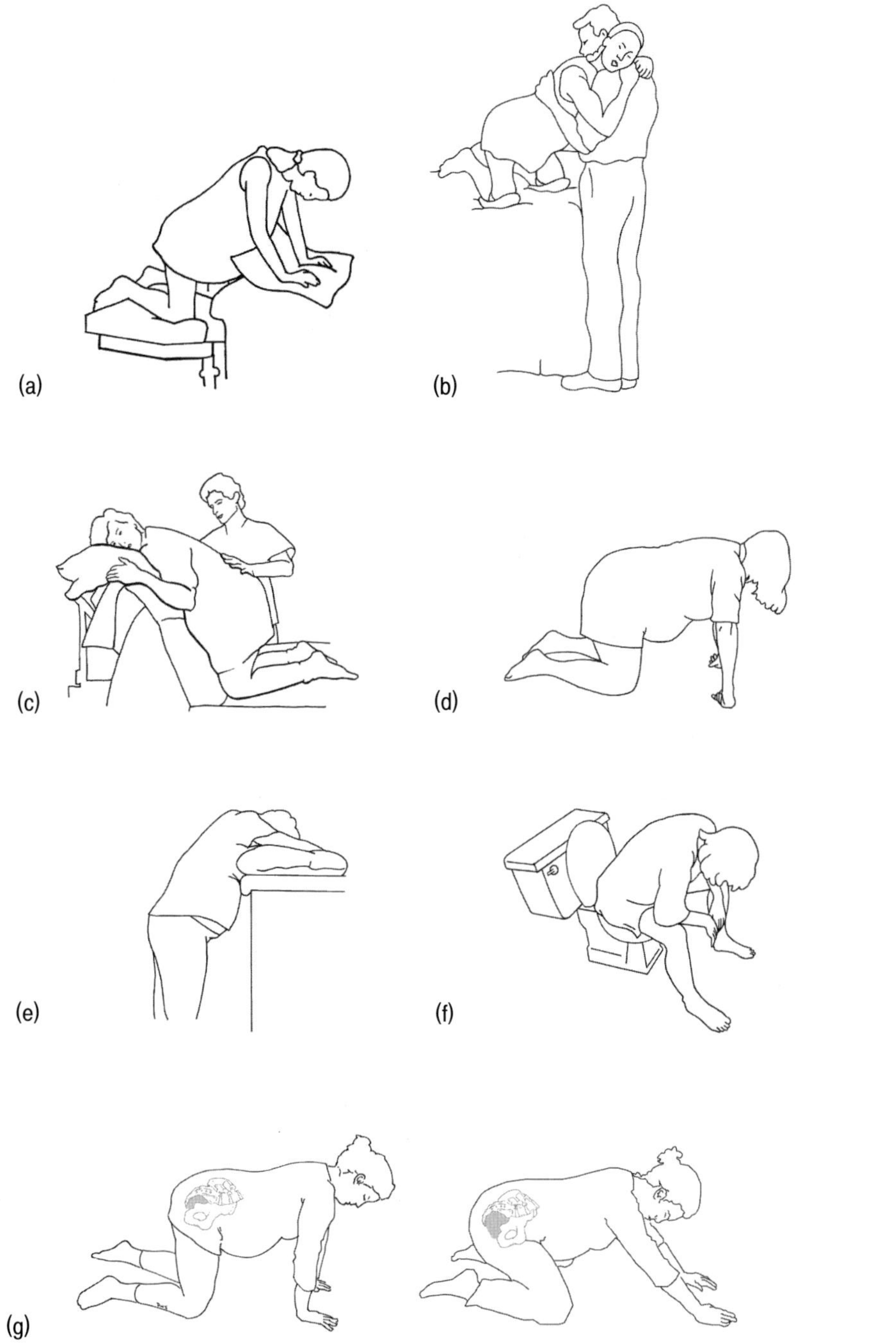

그림 6.4 **태아 회전과과 하강을 증진시키는 힘주기 자세.**
(a): 침대 가장자리에서 무릎 꿇기, **(b):** 배우자에게 기대어 무릎 꿇고 힘주기, **(c):** 올려진 침상머리 부분에 기대어 무릎 꿇기, **(d):** 바닥에 손과 무릎 대기, **(e):** 단상에 기대어 서 있기, **(f):** 변기에 다리 벌리고 앉아 앞으로 숙이기, **(g):** 바닥에 무릎과 손을 댄 채로 흔들기와 굴곡 자세 취하기-시작 자세(왼쪽), 엉덩이와 무릎 완전히 굴곡(오른쪽)

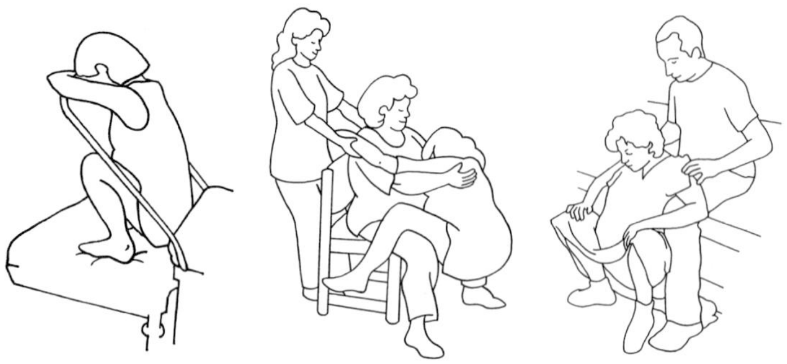

(a) (b) (c)

그림 6.5 (a): 막대에 기대어 스쿼트, (b): 랩 스쿼트, (c): 배우자의 다리에 기대어 스쿼트

비대칭적 자세 Asymmetrical positions

비대칭적 자세에서 산부는 다양하게 다리 모양을 바꿀 수 있다(무릎을 올릴 수도, 내릴 수도 있다). 스쿼트나 무릎과 손을 바닥에 두는 "대칭적" 자세 때와 다르게 골반 모양이 변화한다. 한쪽 골반관절이 다른 한쪽보다 넓어진다. 태아는 때로 비대칭적 자세 때 회전을 더 잘할 수 있다. 그림 6.6과 10장을 참고해 비대칭적 자세에 대해 추가적인 내용을 참고한다. 만약 태향이 어느 정도 확실하다면 골반후방을 넓히기 위해 비대칭적 자세를 취하는 것이 좋다. 만약 자세가 불확실하다면 산부는 몇 차례의 수축 동안 번갈아 무릎을 움직이며, 몇 차례의 수축을 보낸다. 만약 어느 한쪽 무릎이 다른 쪽보다 편안하면 편안

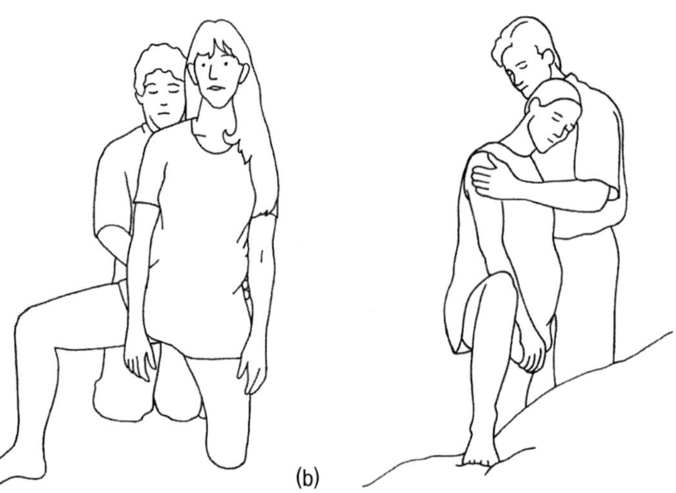

(a) (b)

그림 6.6 (a): 비대칭적 무릎 꿇기, (b): 비대칭적 서 있기

한 쪽으로 자세를 유지하도록 돕는다. 의학적 경험에 근거한 연구에 따르면 태아의 회전과 하강을 돕는 모체 자세를 취할 때, 산부는 통증을 덜 느낀다고 한다. 하지만 추가적인 연구가 필요하다. 정확하게 태향을 파악하는 데의 어려움은 5장 "분만과정 중 태향 진단의 문제"를 참고한다.

옆으로 누운 자세 Lateral positions

지친 산부나 침상 안정을 취하는 산부의 경우, 옆으로 누운 자세(그림 6.7a)와 반복와위

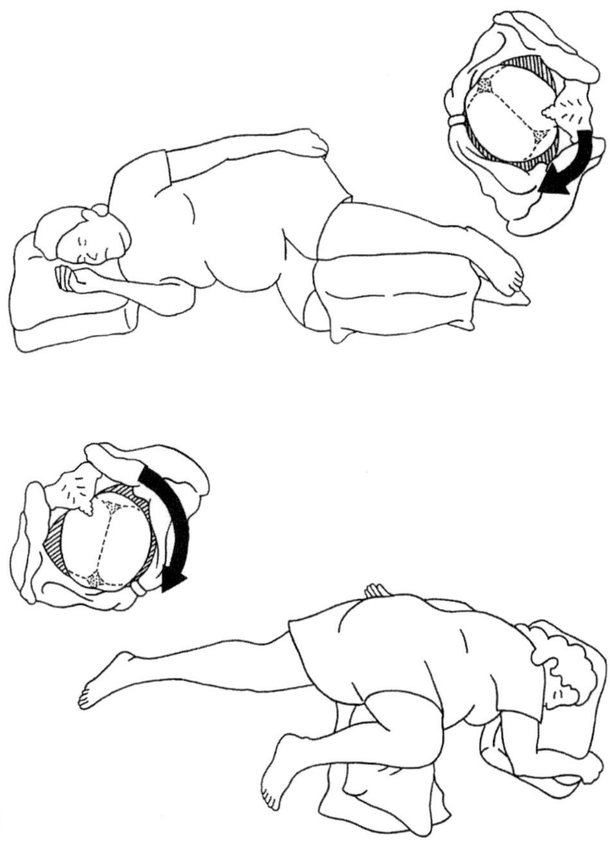

(a)

(b)

그림 6.7 **(a)**: 후방두정위-교정 자세로서 산부가 완전히 옆으로 누울(pure side lying) 경우 태아의 등이 "침대를 향하도록" 눕게 한다; 우후방두정위- 산부가 오른쪽 옆으로 눕는다. 이때 중력이 태아 후두부와 몸통을 우측방두정위로 당긴다.
(b): 후방두정위-교정 자세로서 산부가 반복와위를 취할 경우 태아의 등이 "천장 쪽을 향하도록" 눕는다; 우후방두정위- 산부가 왼쪽 반복와위로 눕는다. 이때 중력이 태아 후두부와 몸통을 우측방두정위로 당기고, 다음 우전방두정위로 당긴다.
*만일 태향이 불확실하다면 몇 차례 수축 후 교대로 방향을 바꾼다.

(과장한 심즈, 그림 6.7b) 자세가 앙와위 또는 반좌위에 비해 좋은 대안이 될 수 있다. 만약 후방두정위가 의심된다면, 산부는 다음과 같은 자세를 취하는 게 좋다.

- 옆으로 누워 있다면 후방두정위와 같은 방향
- 반복와위라면 후방두정위 또는 측방두정위의 반대 방향(과도한 심즈 자세)(그림 6.7b)

옆으로 누운 자세와 반복와위 자세의 차이에 대해서는 5장 참고한다.

만약 자세가 불확실하다면(5장의 태향 진단의 신뢰성 참고), 몇 차례 시도 후 양쪽으로 번갈아 자세를 취하는 것이 좋다. 이론적으로, "잘못된" 자세에 지속적으로 있는 것보다 자세를 바꾸는 것이 산부에게 무리가 덜 간다.

지지된 스쿼트 또는 "매달리기" 자세 Supported squat or "dangle" positions

"매달리기 자세"의 경우, 산부는 자신의 팔 아래에서 지지되므로, 다리와 발에는 체중부하가 최소한이거나 없어야 한다(그림 6.8). 이 자세는 산부의 상체를 지지하는 유일한 방법이다. 매달린 자세가 태아의 자세를 어떻게 향상시키는지 설명하기 위해 다음 기전을 제안한다.

산부의 체중은 척추의 견인을 통해 몸통이 늘어나게 한다. 이는 태아가 움직일 수 있는 많은 수직 공간을 제공한다. 대부분의 분만 2기 자세들은 산부의 몸통과 목을 구부리게 하여, 자궁저부에 압력을 가하게 되고 태아하강을 촉진시킨다. 그러나 이러한 압력들은 아두가 고정되지 않았을 경우, 심하게 굴곡(deflexed)되거나, 부동고정위가 되기 때문에 도움이 되지 않을 수 있다. 매달린 자세는 아두가 스스로 위치를 재배치할 수 있는 공간을 제공한다.

더 나아가, 매달리기 자세는 산모가 앉아 있거나, 누워 있거나, 관절이 늘어났을 때에도 골반에 외부적인 압력을 받지 않는다(예: 산모가 스쿼트를 하거나 다리를 뒤로 당겼을 때). 아두가 "고정되어 있는" 것처럼 보이는 경우 외부 압력이 없다면 하강하는 아두는 압력(및 태아 움직임)의 필요에 따라 골반분지(pelvic basin)의 모양을 변경할 수 있다. 태아는 골반에서 저항이 가장 적은 경로를 찾게 된다.

태아위치이상과 요통을 위한 다른 치료 방법 Other strategies for malposition and back pain

골반 누르기(pelvic press)는 아두가 골반강의 횡경에서 진행되지 못하고 막힌(deep transverse arrest) 경우, 후방두정위 또는 분만 2기의 "꽉 낌(tight fit)" 해소에 도움을 줄

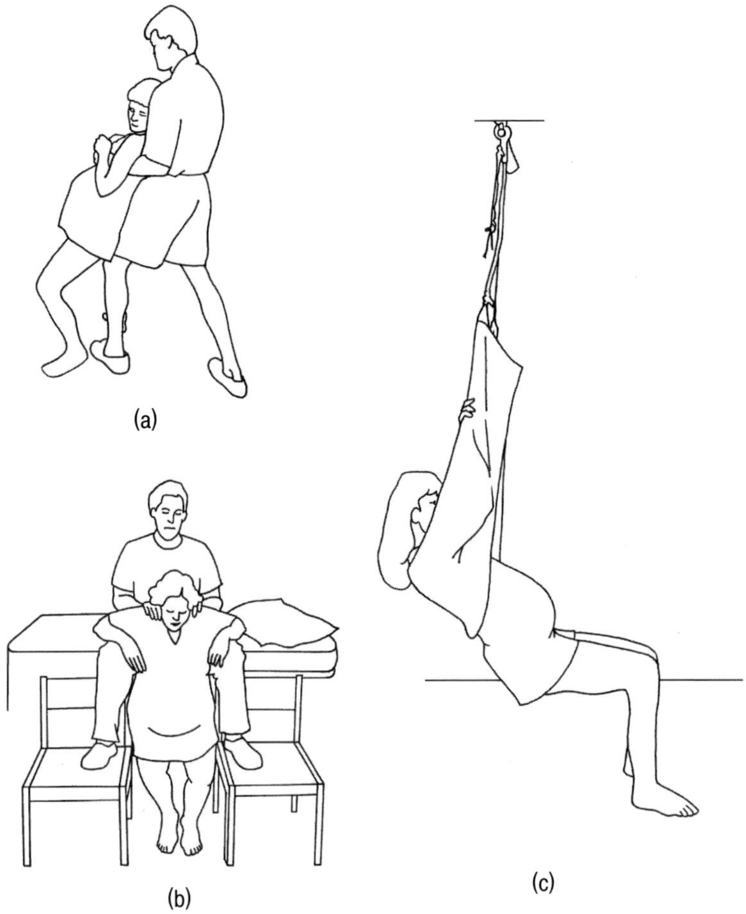

그림 6.8 **상반신이 지지된 산부 자세.**
(a): 지지된 스쿼트, (b): 매달리기, (c): 출산 팔걸이 슬링(sling)에서 메달리기

수 있다. 골반 누르기는 중골반과 골반출구의 넓이를 늘리고 태아하강과 회전의 공간을 만든다(골반 누르기에 대한 추가적인 설명은 10장과 툴킷, 그림 6.9 참고). 골반 누르기와 "양손 엉덩이 짜기"가 다른 자세임을 유념해야 한다(표 6.2). 손의 위치 때문에 두 자세는 다르다고 정의한다. 골반 누르기의 경우, 도우미의 손이 장골능에 가 있고, 양손 엉덩이 짜기의 경우, 엉덩이 둔부근의 아래에 위치한다. 골반 누르기는 분만 2기의 골반출구를 넓히기 위해 사용하고, 양손 엉덩이 짜기는 진통 중 언제든지 요통 완화를 위해 사용된다.

다양한 자세를 통해 태아는 자세를 다시 잡을 수 있다. 골반 흔들기(그림 6.11), 런지(그림 6.12), 무릎 꿇는 런지(그림 6.13), 슬로우 댄싱(그림 6.14) 등에 대해서는

표 6.2 골반 누르기와 양손 엉덩이 짜기의 차이

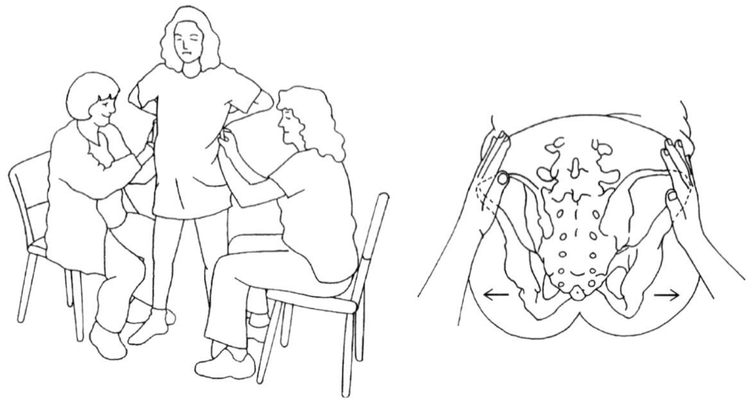

(a) (b)

그림 6.9 **(a):** 골반 누르기, **(b):** 골반 누르기 설명(뒤쪽에서 바라본 모습, 골반출구 넓힘)

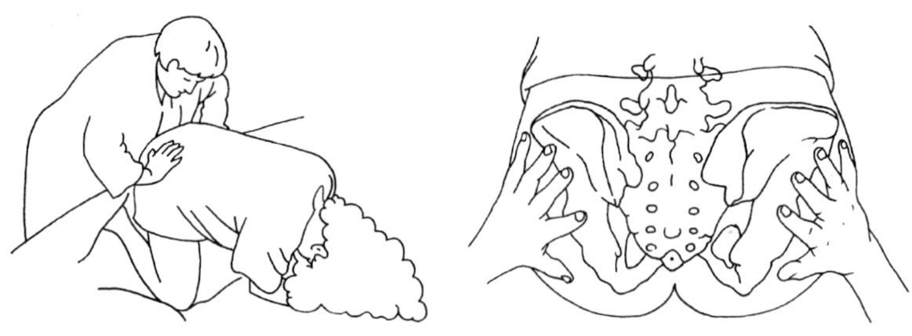

(a) (b)

그림 6.10 **(a):** 양손 엉덩이 짜기, **(b):** 양손 엉덩이 짜기 설명(뒤쪽에서 바라본 모습, 요통을 완화하는 요법)

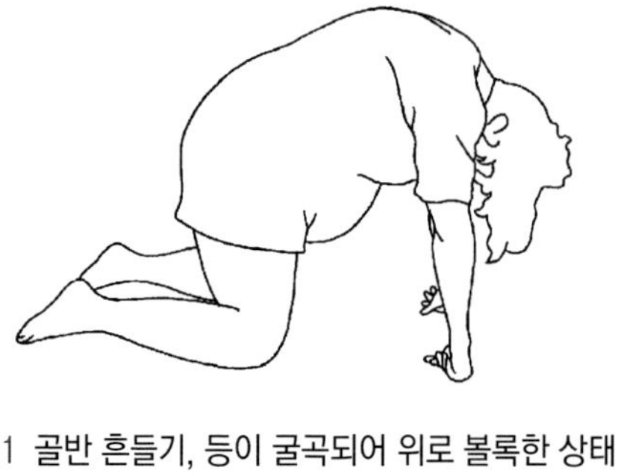

그림 6.11 골반 흔들기, 등이 굴곡되어 위로 볼록한 상태

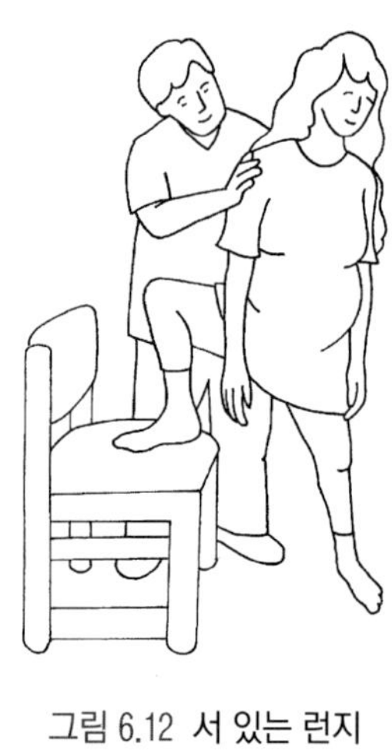

그림 6.12 서 있는 런지

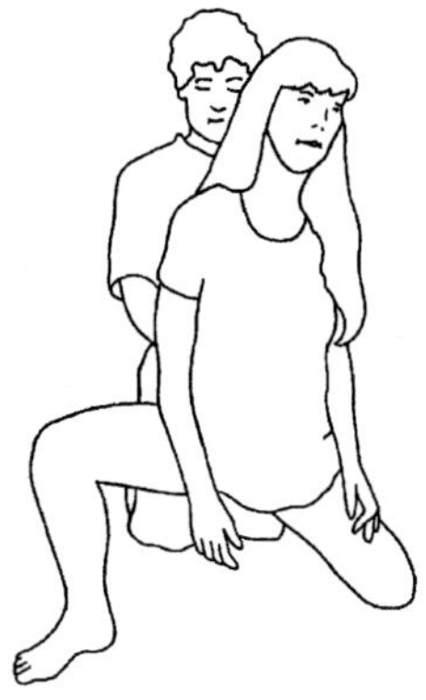

그림 6.13 무릎 꿇는 런지

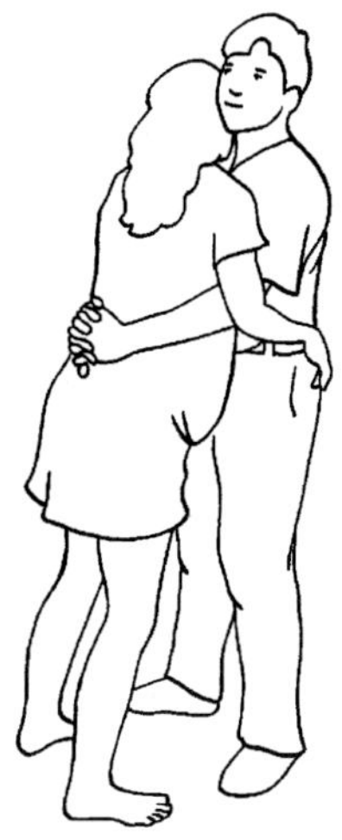

그림 6.14 슬로우 댄싱

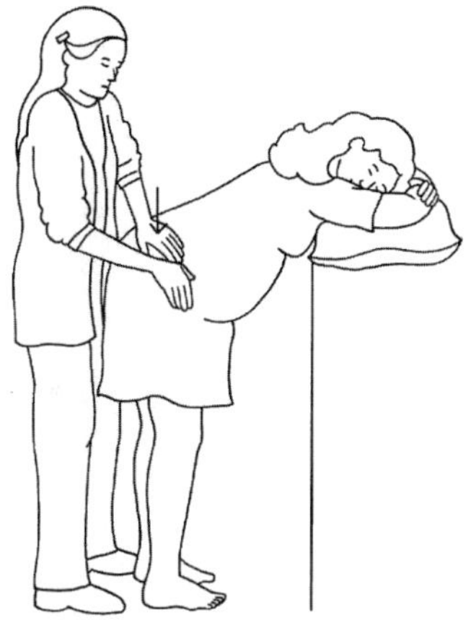

(a)

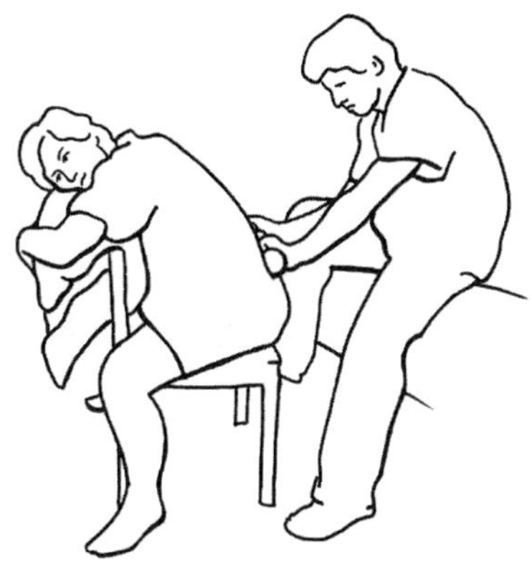

(b)

그림 6.15 (a): 역압, (b): 테니스 공을 사용한 역압

10장 참고한다. 극심한 요통은 후방두정위 또는 측방두정위, 부동고정위(그림 6.22, 6.23), 두정위 출산 시 목덜미에 손 또는 양손(nuchal hand)(그림 6.24)이 놓이거나, 모체 척추 또는 골반변형 등을 의미한다. 이 경우 통증 완화를 위한 조치를 취해야 한다(그림 6.15~6.21). 요통이 참을 만하다면, 산모는 태아가 자세를 다시 잡고, 하강할 수 있게 인내심을 가지고 기다린다.

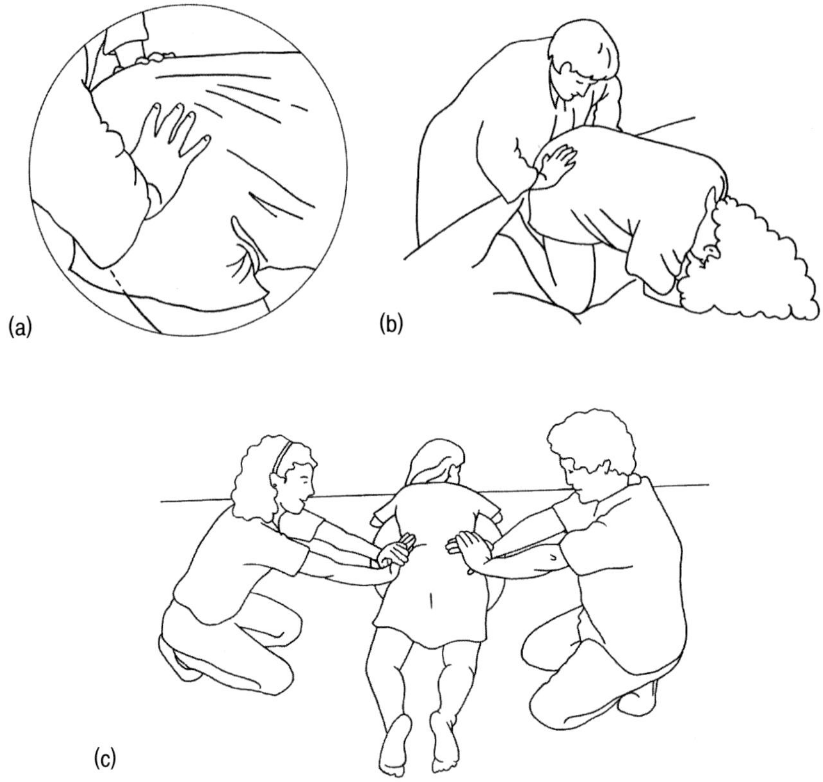

그림 6.16 **태아위치이상과 요통을 위한 추가 전략.**
(a): 양손 엉덩이 짜기에 대한 자세한 설명, **(b):** 양손 엉덩이 짜기,
(c): 두 지지자와 함께하는 양손 엉덩이 짜기. 추가 설명은 11장 그림 11.13 및 본문 내용 참고

후방두정위 태아 재배치를 위한 수기술

Manual interventions to reposition the occiput posterior fetus

지속성 후방두정위의 회전에 대한 수기는 수년간 사용되었던 기법이며, 많은 산부인과와 조산학 교재에 실린 내용이다. 태아위치이상에서 수기와 손가락을 통한 회전술에 대해서는 8장에 기술되었다.

의심되는 지속성 부동고정위 해결을 위한 조기 중재관리

Early interventions for suspected persistent asynclitism

보통, 진통 시작 시 아두는 부동고정위(귀 위에 있는 두정골이 선진부일 수 있게 기울어져 있다)로 인해 머리가 골반분지로 쉽게 진입할 수 있다. 태아가 골반 아래로 내려

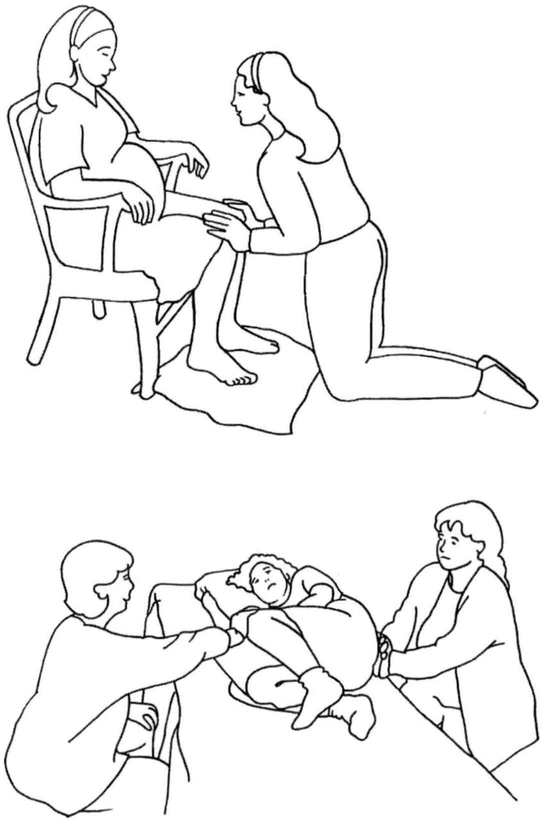

(a)

(b)

그림 6.17 **(a):** 산부가 앉아 있는 상태에서 무릎 누르기, **(b):** 산부 쪽에서 무릎 누르기

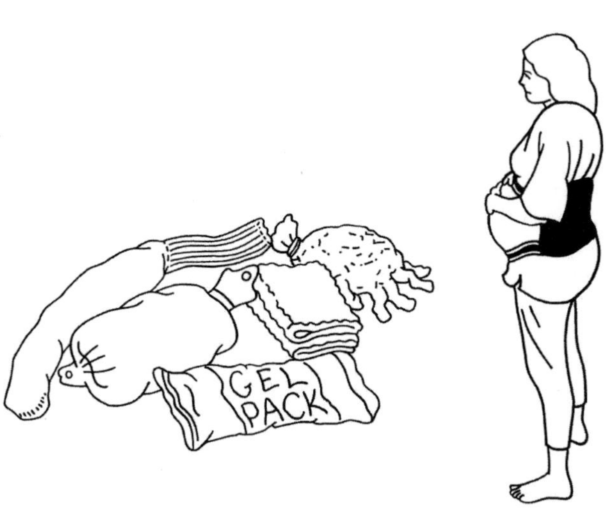

(a) (b)

그림 6.18 **(a):** 온/냉을 위한 물건, **(b):** 냉찜질하기

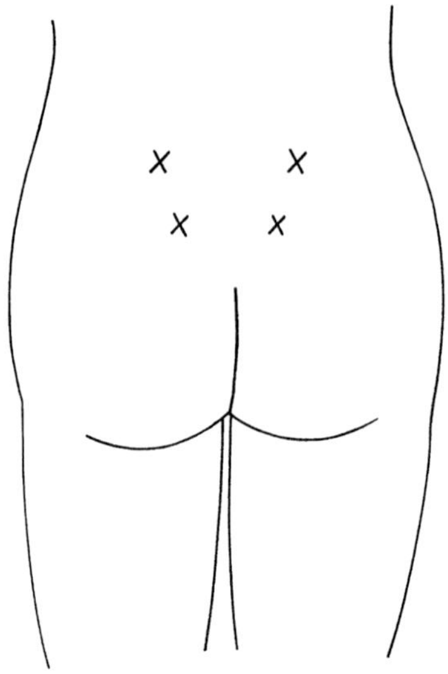

그림 6.19 **요통을 위해 피내멸균수주사 위치**

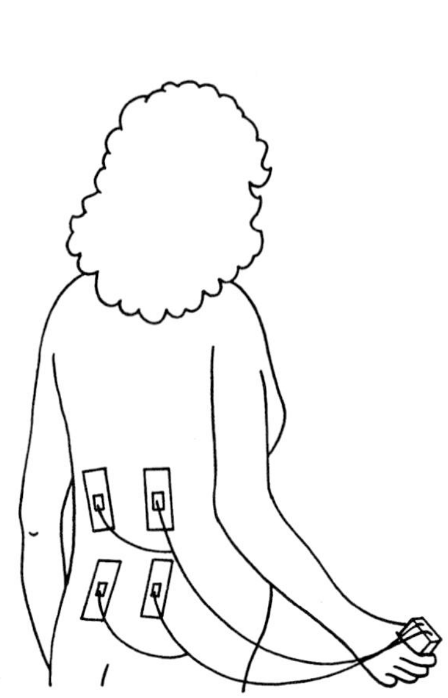

그림 6.20 **경피적 전기 신경자극기(TENS) 사용**

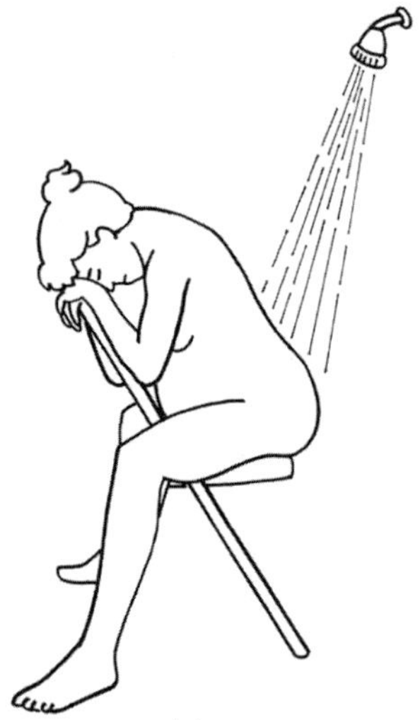

(a)

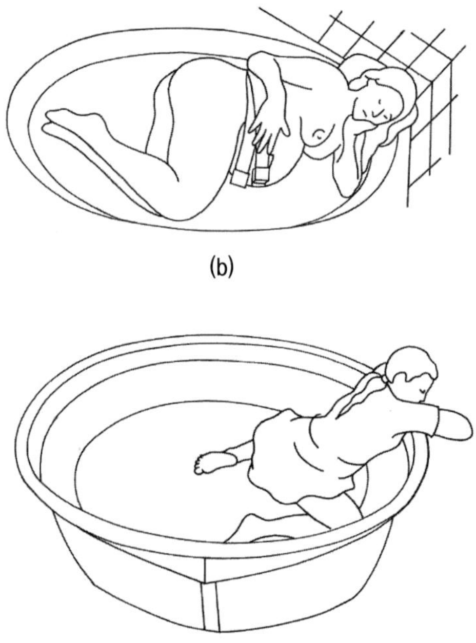

(b)

(c)

그림 6.21 요통을 위한 수치료.
(a): 요통완화를 위해 산부의 등 샤워, **(b)**: 요통완화를 위해 옆으로 누워서 입욕,
(c): 요통완화를 위해 출산욕조에서 앞으로 기대어 무릎 꿇기

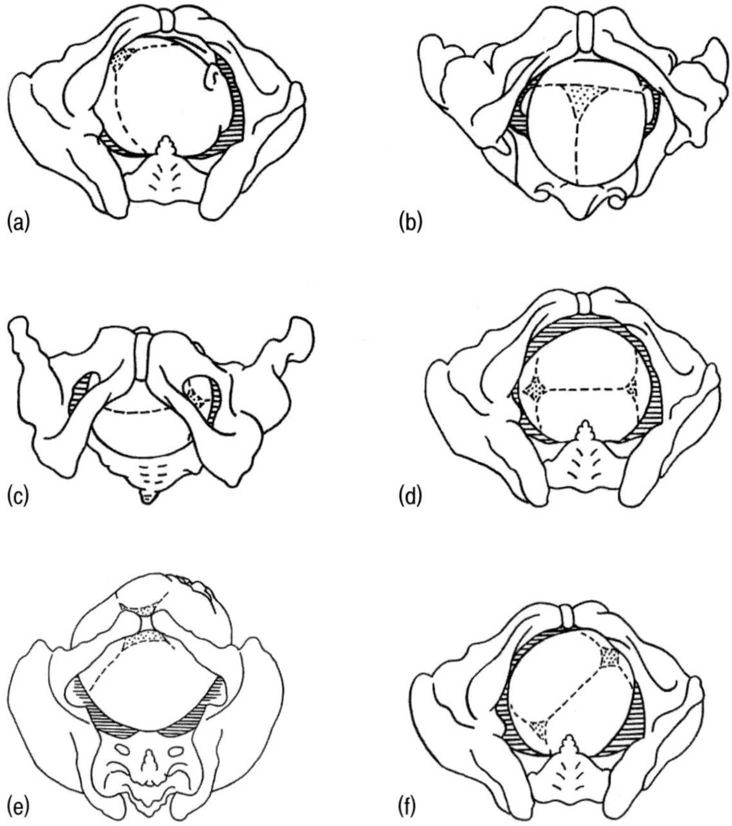

그림 6.22 (a): 전방두정위의 부동고정위 태아, (b): 전방두정위의 동고정위 태아, (c): 측방두정위의 부동고정위 태아, (d): 측방두정위의 동고정위 태아, (e): 우후방두정위의 부동고정위 태아, (f) 우후방두정위의 동고정위 태아

오면서 자연스럽게 동고정위가 된다(그림 6.22는 전방두정위, 후방두정위, 측방두정위의 태아의 부동고정위, 동고정위를 질의 시점에서 보여준다). 그러나 분만 2기에 지속성 부동고정위의 경우(그림 6.23) 아두의 굴곡, 회전, 아두주형(molding), 하강을 방해할 수 있다. 산류(연조직 부종)는 아두의 두정골 위에서 나타난다.

다양한 자세들을 인내심 있게 사용하다 보면 골반 내 공간을 변화시킬 수 있다. 움직임을 통해 동고정위 자세로 변화할 수 있도록 한다. 차트 6.3은 분만 2기의 후방두정위와 부동고정위의 경우 도울 수 있는 전반적인 요법을 제공한다. 만약 지속성 부동고정위가 의심된다면, 다음과 같은 3가지 방법으로 산모의 자세를 바꿔 분만진행을 도울 수 있다.

1. 산부의 자세변화는 태아의 무게를 이동시켜 태아의 위치가 해결된다.
2. 산부의 자세변화는 골반의 모양을 미묘하게 바꾸어서 이동하는 아두의 각도가 변화할 수 있게 공간을 만든다.

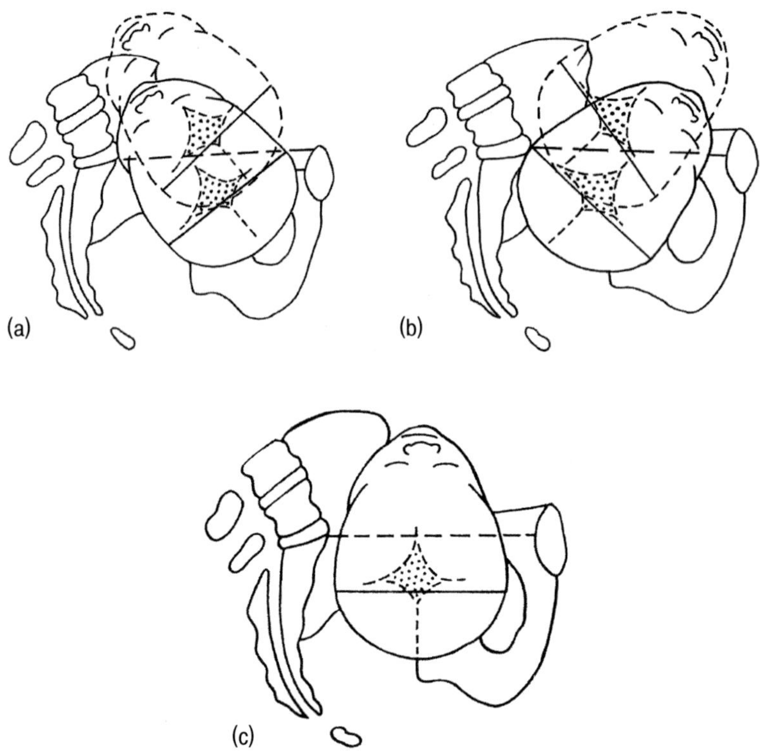

그림 6.23 (a): 후방 비대칭(점선) 및 지속적인 후방 비대칭, 태아가 낮은 위치에 있고 비대칭(실선)임을 나타냄, (b): 전방 비대칭(점선) 및 지속적인 전방 비대칭(실선), (c): 낮은 동고정위

3. 산부가 몸통을 늘릴 수 있는 자세를 취하고, 골반의 압박을 완화시킬 수 있다면(즉 매달리기 또는 지지된 스쿼트) 태아가 부동고정위를 "빠져나올 수 있게(wiggle)" 혹은 골반이 아두에 잘 맞도록 골반의 공간을 더 넓게 가질 수 있다. 추가적인 설명을 위해 10장과 그림 10.24를 참고한다.

분만 2기 지속성 부동고정위의 자세와 움직임

Positions and movements for persistent asynclitism in second stage

일반적인 부동고정위 자세와 움직임, 요통완화 기법은 5장에서 논의되었다. 즉, 태아위치이상, 아두골반불균형, 거대증이 의심될 때 또한 지속적인 후방두정위/측방두정위에서의 모체 자세와 움직임은 태아가 지속성 부동고정위 자세처럼 보일 때 역시 유용하다(추가적인 내용은 10장과 11장 툴킷 참고). 특히 골반 누르기, 매달리기, 지지된 스쿼트 자세는 분만 2기 동안 태아가 부동고정위라고 생각될 때 더욱 효과적이다. 이러한 자세의

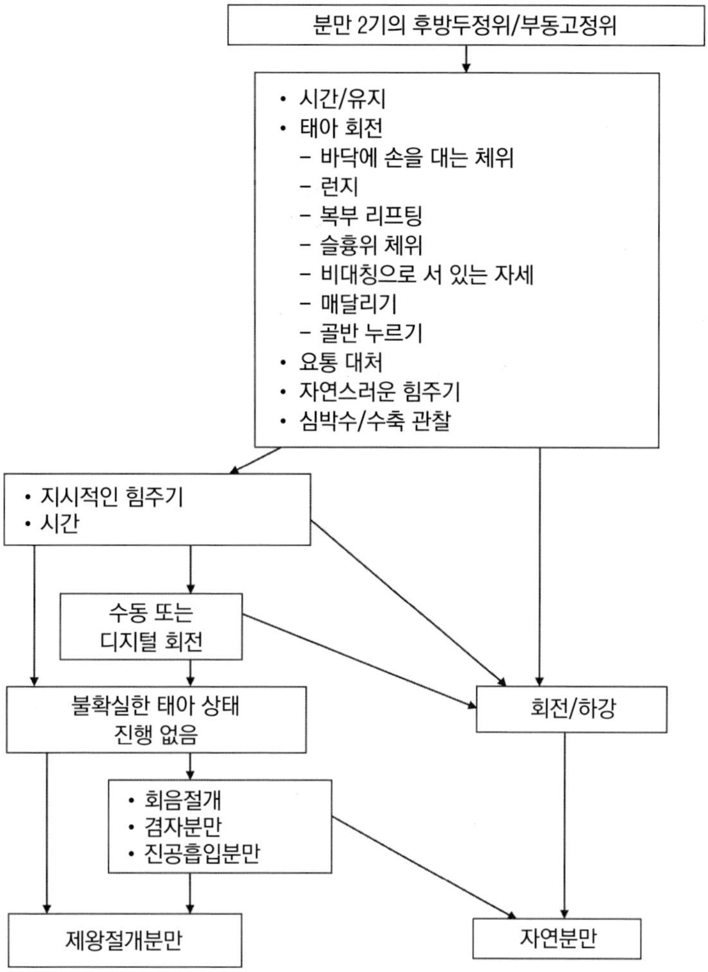

차트 6.3 분만 2기 후방두정위/부동고정위

성공은 아두 진입 정도 및 아두와 모체골반 사이의 진입 정도에 따라 영향을 받는다. 이런 기술은 이론적이고 관찰 가능한 연구로서 이점이 있기 때문에 추후 연구가 필요하다.

두정위 출산 시 목덜미의 손 또는 양손 Nuchal hand or hands at vertex delivery

출산 시 목덜미 양손(태아의 한 손이나 양손이 태아의 목이나 얼굴에 위치한 상태)에 대한 산과학과 조산학 문헌에 대한 연구는 아직 미흡하고 입증되지 않았다. 그러나 목덜미의 손은 자연스러운 질분만을 방해하는 요소로 잘 알려져 있다(그림 6.24). "얼굴에 손"이 있는 출산은 산부의 개인적인 경험으로 인터넷에서 쉽게 찾아볼 수 있다. 이 산부들은

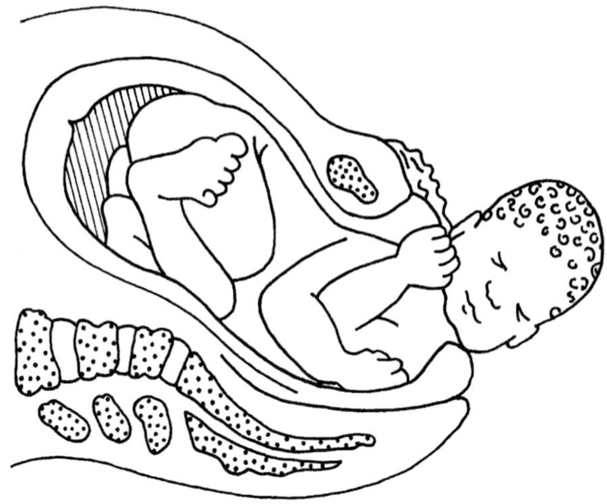

그림 6.24 두정위 출산 시 목덜미의 손 또는 양손의 부각("얼굴에 손")

흔히 어렵고 고통스러운 출산을 경험했으며, 회음부 손상을 경험했다. 저자들은 태아의 손이 목덜미에 있거나 턱 아래 또는 아두 옆에 있는 경우 산부는 참을 수 없는 요통을 경험했다고 전했다. 그러나 분만 시 이를 사정하기는 어려운 일이다. 따라서 요통이나 분만 지연 등을 사정하는 검사를 통해 "목덜미의 손"도 사정되어야 한다. 목덜미의 손은 추가적인 연구가 필요한 분야이다. 8장에서는 제대가 목에 감겨 있을 때 출산기법에 대해 소개한다.

아두골반불균형 또는 거대증(부적절한 고정)이 의심된다면

If cephalopelvic disproportion or macrosomia ("poor fit") is suspected

다양한 요인이 분만 2기 지연의 원인이 되며, 모체 골반에 아두가 잘 들어갈지에 대한 의문을 낳는다. 여기에는 아두의 모양과 크기, 모체 골반의 크기와 모양, 태향, 분만과정 동안 산부의 움직일 수 있는 능력이 포함된다.

- 태아 크기에 대한 초음파 예측 – 초음파측정을 항상 신뢰할 수 있는 것은 아니다. 태아의 체중이 4,000g(8lb 13oz) 이상인 아기의 경우, 오차범위가 대략 ±10%(1lb 정도) 된다. 또한 아두와 체중이 정확하게 추정되더라도 아두의 용적(capacity)이나 태아의 안전한 통과를 수용하기 위한 골반에서의 아두주형을 예측할 수는 없다.

아두골반불균형에 대한 시간의 영향 The influence of time on cephalopelvic disproportion

의심되는 아두골반불균형(CPD)은 감지하기 힘든 태아위치이상[부동고정위, 반굴곡(deflexed), 측방두정위/후방두정위]을 동반한 경우가 많다. 그러나 태아위치이상이 해결되면 골반을 잘 통과할 수 있다. 산부의 골반형태도 고려할 사항이다. 이상적인 하강 자세를 찾기 위해 산부는 여러 자세를 시도해 볼 수 있다. 이상적인 자세를 찾기 위해서는 시간이 걸릴 수 있다.

많은 경우, 큰 아두가 골반을 안전하게 통과하기 위해서 아두주형이 생긴다. 그러나 아두주형의 발생은 시간이 걸린다. 태아심음이 안정적이고 산부의 상태가 좋다면 분만이 진행되도록 하는 데 시간은 적이 아니라 동맹이 될 수 있다.

아두 하강 Fetal head descent

높은 강도의 중재를 하는 일부 돌봄제공자는 하강에 대한 엄격한 기준을 가지고 있지만, 자연적인 하강에 대한 가이드라인은 예전부터 간과되어 왔다.

태아하강은 자주 비정상적인 요소로 정의되어 왔다. 4,618명의 산부를 대상으로 한 후향성 코호트 연구결과는 질식분만을 하는 동시대의 산부를 대상으로 정상 태아하강의 기준에 대해 더 깊은 이해를 하고자 진행되었다. 이 연구는 레지던트들에 의해 내진으로 태아하강을 검진하면서 진행되었다. 연구진은 아두 하강속도(각 cm)는 2시간 이내였으며, 초산부 대비 경산부의 하강속도(cm)는 유의미한 차이를 보였다고 한다. 초산부와 경산부 모두 분만이 진행될수록 하강속도가 증가하였다. 완전개대 시, 초산부와 경산부 모두 아두 하강정도는 +2였고, 범위는 0에서 +3이었다. 특히 자연분만 산부의 정상 태아하강에 대한 연구가 필요하다.

만약 분만이 더 이상 진행되지 않는다면, 인공양막파수, 옥시토신, 회음절개, 겸자분만, 진공흡입분만, 제왕절개분만 등의 중재가 필요할 수 있다. 저강도의 중재를 진행하는 돌봄제공자들은 태아와 산부가 안전하고 산부가 계속할 의지와 능력이 있는 한, 고강도의 중재를 선호하지 않는다.

분만 2기에서 "아두골반불균형"이 의심될 때

Positions for suspected "cephalopelvic disproportion" (CPD) in second stage

"의심되는 아두골반불균형"은 아두가 큰 경우(골반직경보다)보다도 태아위치이상 때문에 종종 나타난다.

산부가 후방두정위, 측방두정위 또는 부동고정위를 해결할 수 있는 자세와 움직임을 취할 수 있도록 권장해야 한다(그림 6.25~6.30). 이런 자세와 움직임에 관해서는 10장을 참고한다.

화장실에서처럼 앉기, 수치료 등은 분만진행을 향상시킬 수 있다(그림 6.31, 6.32).

골반 크기와 모양을 변화시킬 수 있는 동작, 태아하강 장려(그림 6.33, 6.34)를 위해 10장의 "골반 흔들기(골반 기울기) 및 기타 골반 동작", "기타 리듬 동작"을 참고해 추가적인 내용으로 참고한다.

- 참고: 런지를 완벽하게 이해하기 위해 10장을 참고한다(산부에게 알려주기 전에 미리 숙지).

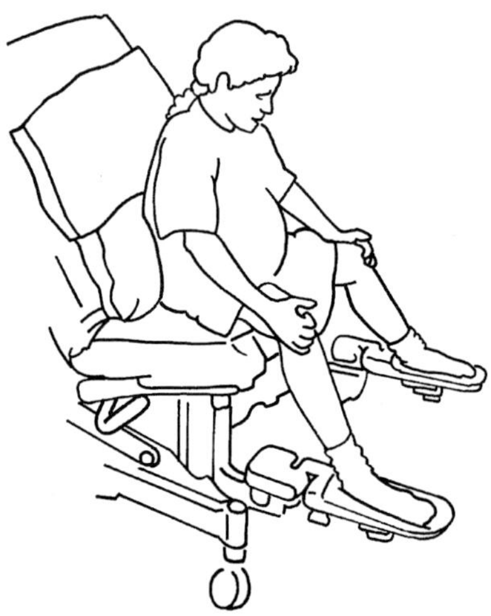

그림 6.25 **힘주기 위해 똑바로 앉기**

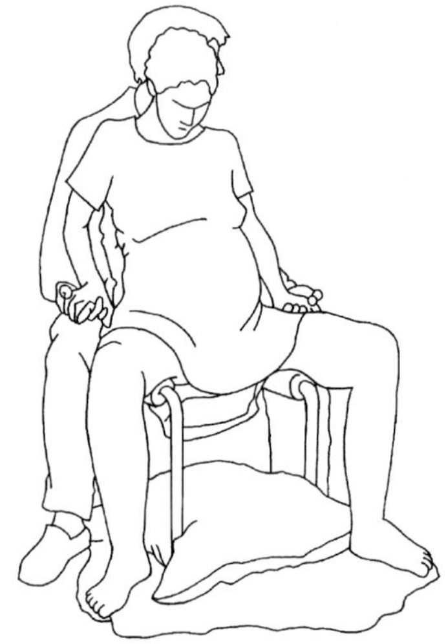

그림 6.26 **출산 의자에서 힘주기**

출처: adapted from a photograph of the DeBY Birth Support

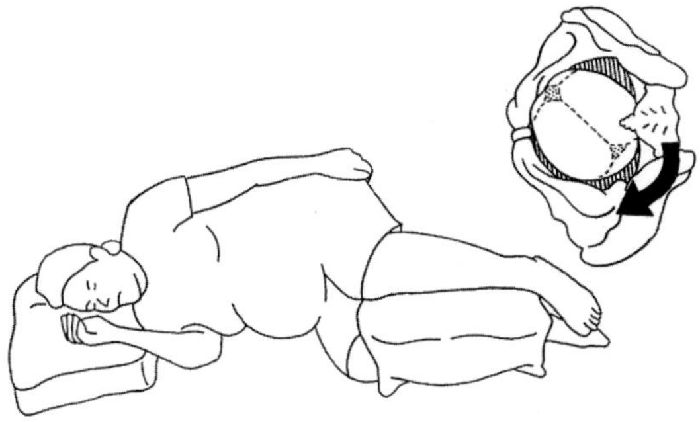

(a)

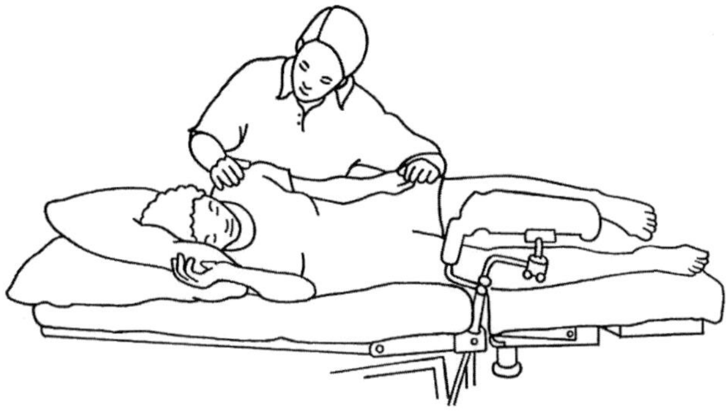

(b)

그림 6.27 (a)/(b): 후방두정위가 의심되거나 확실한 경우, 우후방두정위라면 교정을 위해 산부가 측위를 취할 경우, 태아의 등이 "침대 쪽으로" 향하게 하고 산부는 오른쪽으로 눕는다. 이는 중력이 아두와 몸통을 측방두정위로 당긴다.

Positions for 'possible CPD' second stage, cont'd

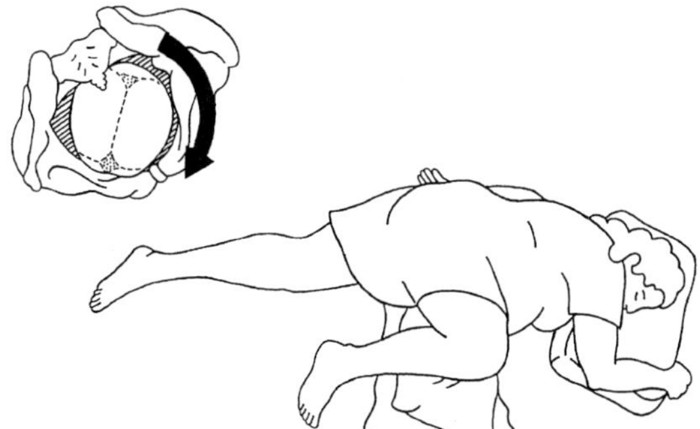

그림 6.28 후방두정위가 의심되거나 확실한 경우, 우후방두정위라면 교정을 위해 산부가 반복와위를 취할 경우, 태아의 등이 "천장 쪽으로" 향하게 하고 산부는 왼쪽으로 눕는다. 이는 중력이 아두와 몸통을 측방두정위로 당기고, 다음 우전방두정위로 당긴다.

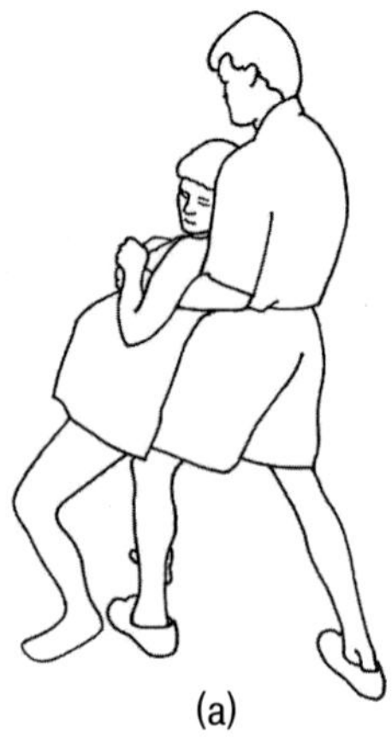

(a)

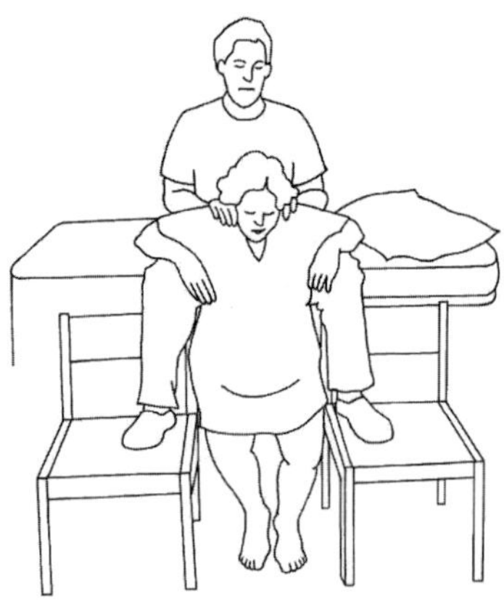

(b)

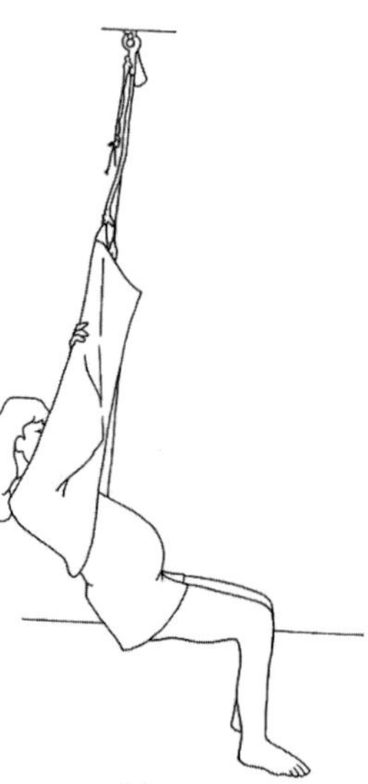

(c)

그림 6.29 **(a):** 지지된 스쿼트, **(b):** 매달리기, **(c):** 출산 팔걸이 슬링에서 매달리기

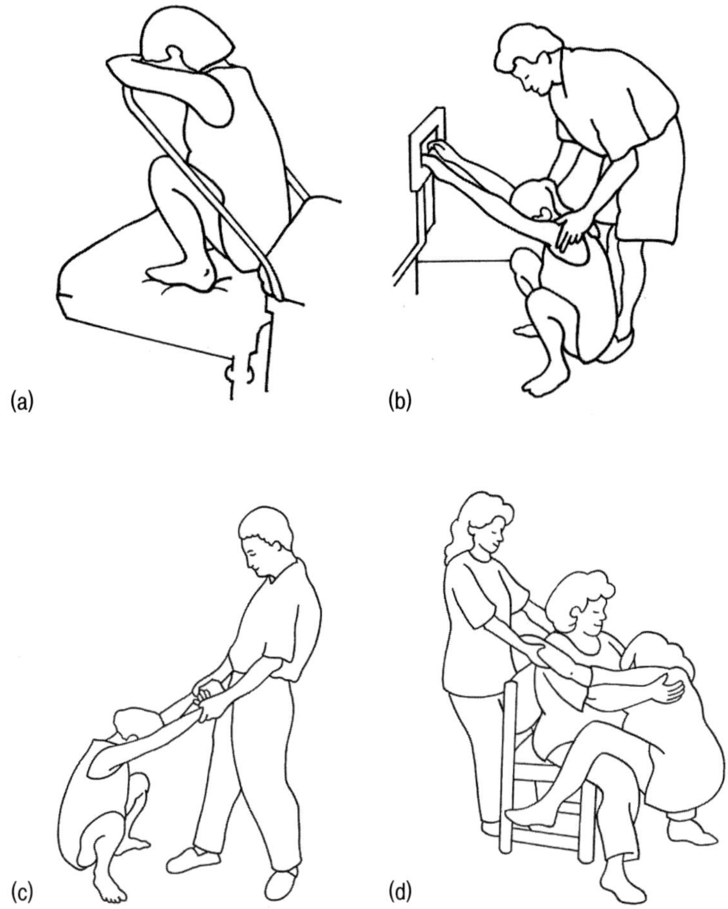

그림 6.30 (a): 막대에 기댄 스쿼트, (b): 침대 난간을 잡고 스쿼트, (c): 파트너와 스쿼트, (d): 3명이 참여하는 랩 스쿼트

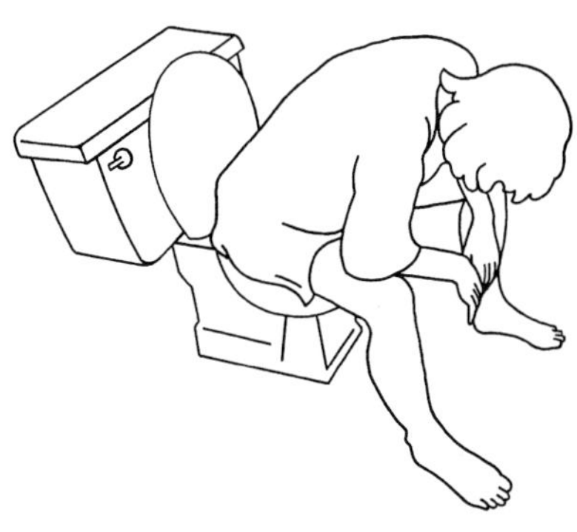

그림 6.31 변기에 다리 벌리고 앉아 앞으로 숙이기

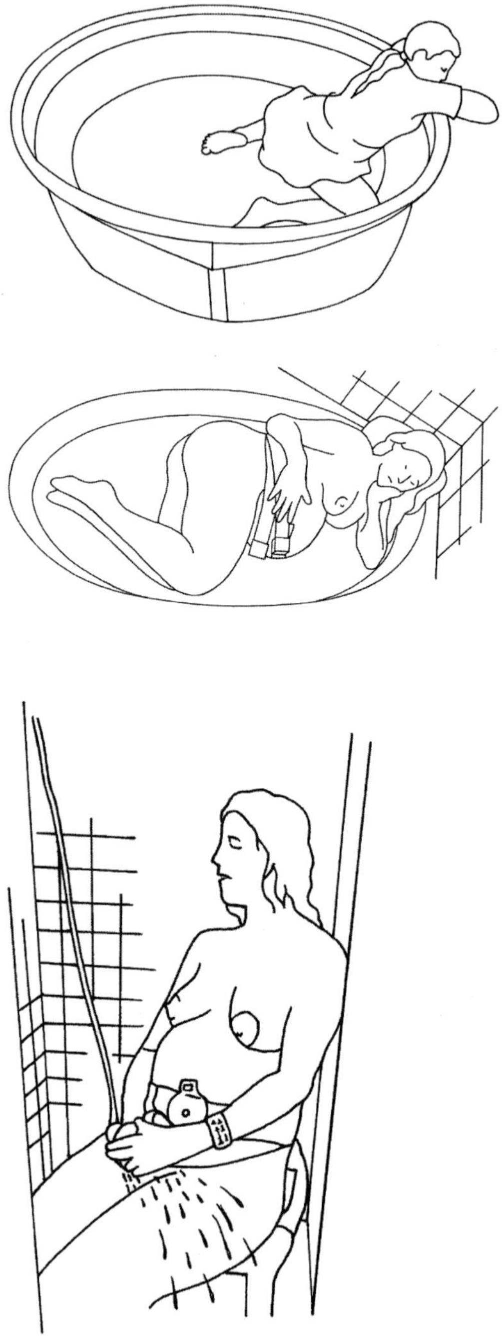

(a)

(b)

(c)

그림 6.32 **(a)**: 출산 욕조에 있는 산부, **(b)**: 욕조에서 원격 측정 검사를 받는 산부, **(c)**: 샤워 중 원경 측정 검사를 받는 산부

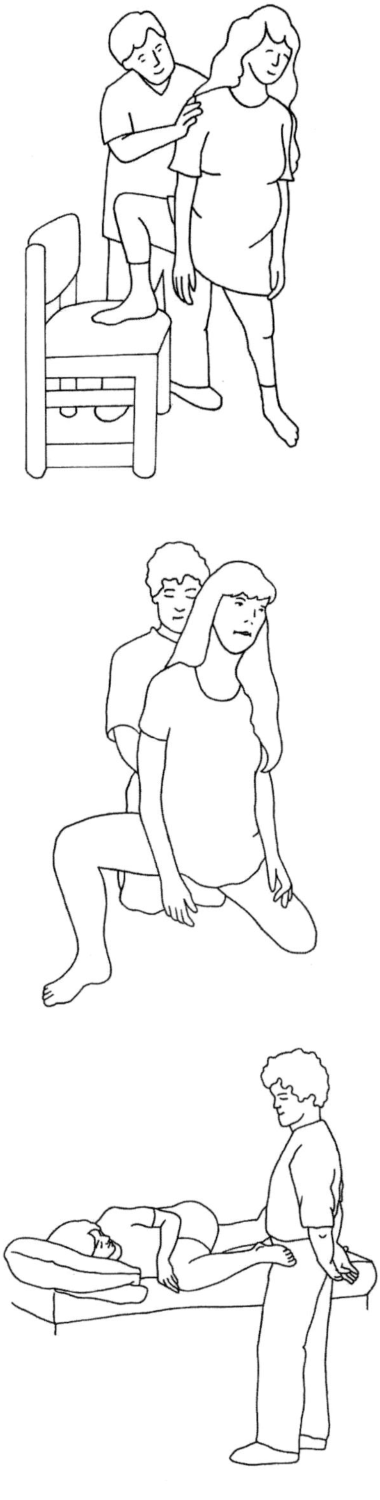

(a)

(b)

(c)

그림 6.33 **(a)**: 서 있는 런지, **(b)**: 무릎 꿇은 런지, **(c)**: 내진과 회음부 검사가 용이하게 옆으로 누운 채로 런지

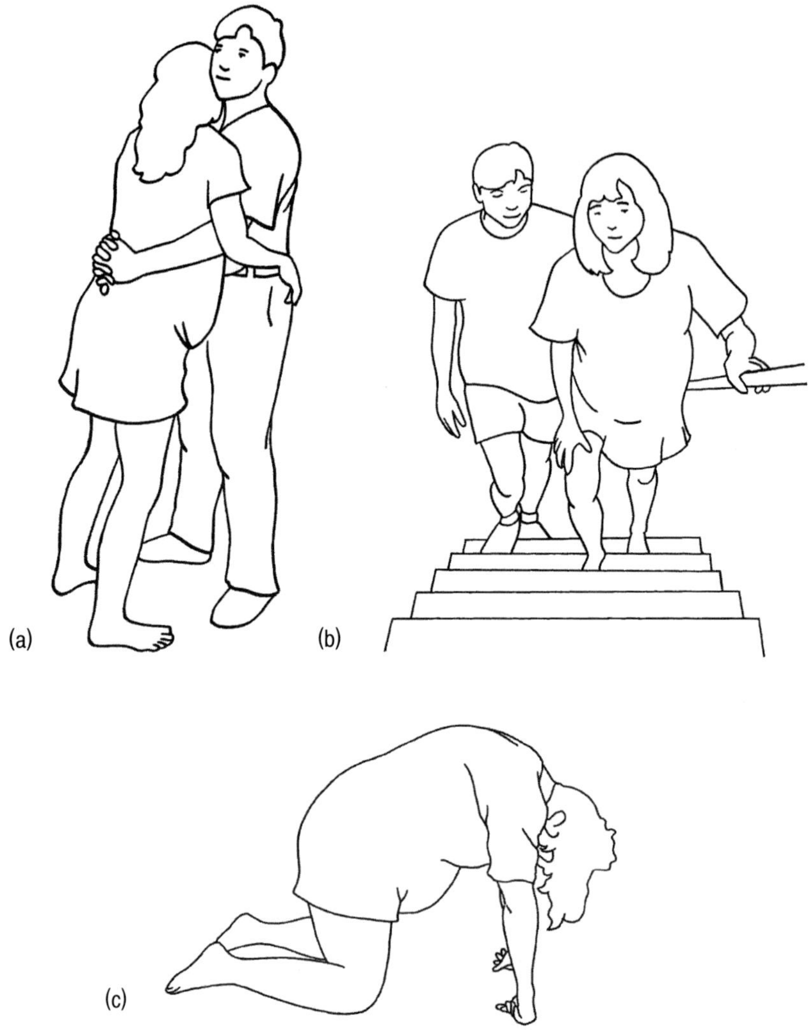

그림 6.34 (a): 슬로우 댄싱, (b): 계단 오르기, (c): 골반 흔들기, 등이 굴곡되어 위로 볼록한 상태

앙와위 자세 사용 The use of supine positions

북미에서는 분만 2기 때 앙와위 자세를 취하는 것이 가장 일반적이다. 산부의 출산 경험에 대한 두 개의 북미 설문조사에 따르면, 힘주기와 출산 시 했던 자세들에 대한 조사결과 산부 68%가 등을 대고 누웠고, 23%가 반좌위를 취했다고 답했다. 캐나다에서는 48%의 산부가 등을 대고 누웠고, 46%는 서 있거나 앉아 있었으며, 57%는 발걸이(stirrups, 등자)에 다리를 대고 있었다. 사실 많은 산부들이 서 있는 자세는 물론 다양한 자세가 가능함에도 분만 2기를 앙와위 또는 반좌위 자세로 유지한다(그림 6.35). 물론 앙와위 자세를 취할 때 돌봄제공자가 회음부를 사정하거나 내진, 회음절개, 흡입분만, 겸자분만을 하

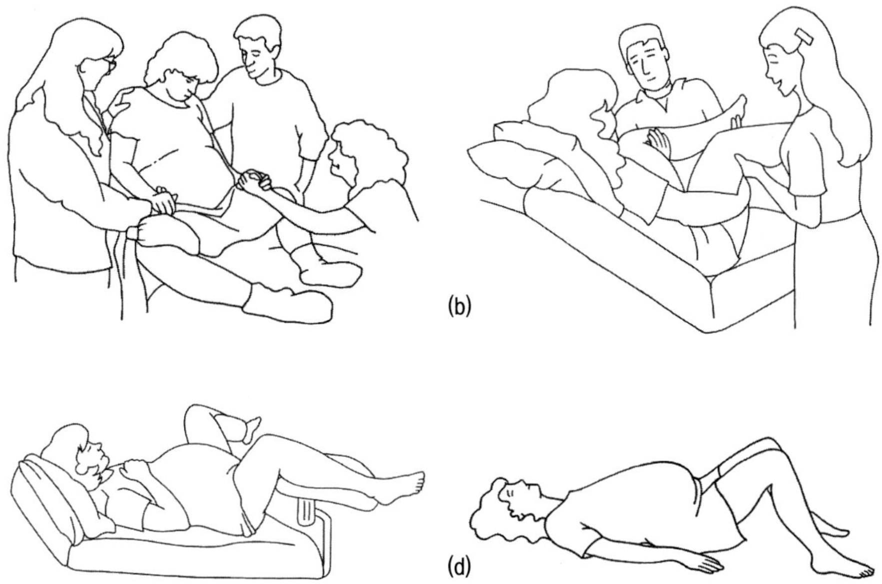

(a) (b) (c) (d)

그림 6.35 **(a)**: 힘주기를 위해 반만 앉기, **(b)**: 산부의 다리가 지지된 채로 반만 앉기,
(c): 산부의 다리가 지지된 채로 앙와위, **(d)**: 고관절과 무릎이 굴곡된 채로 앙와위

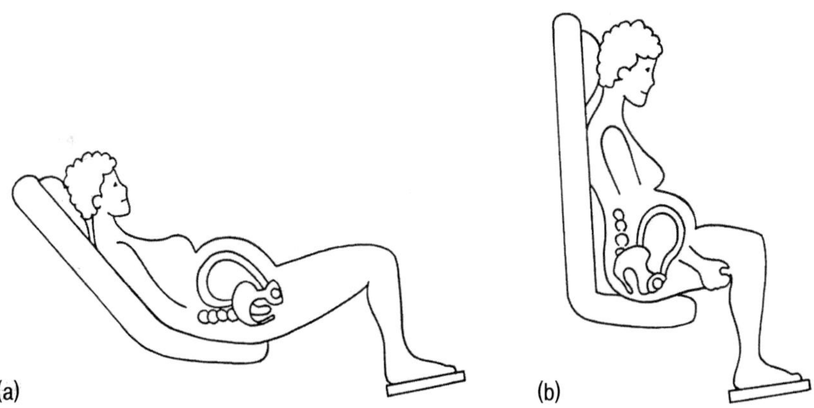

(a) (b)

그림 6.36 **드라이브 각도. (a)**: 앙와위, **(b)**: 똑바로 앉기

출처: Fenwick L, Simkin P. (1987). Maternal position to prevent or alleviate distocia in labor. Clin Obstet Gynecol 30(1), 80-89

기에는 수월하지만, 이런 자세는 부작용이 있다. 산부가 침대에 체중을 기대면, 천골과 미골에 압박을 가하고, 골반출구의 전후경을 축소시킨다. 그림 6.36의 (a)와 (b)를 비교해 보자. 하강 촉진을 돕는 중력은 앙와위나 누워 있는 자세에서 사라진다. 산부의 앙와위 저혈압은 자궁의 하대정맥과 대동맥의 무게 때문에 발생한다. 이 때문에 정맥환류와 심박출량이 줄어든다. 연이어 태반으로 혈류가 감소되고, 태아에게 가는 산소 부족으로

인해 태아는 저산소증을 경험할 수도 있다. 특히, 오랫 동안 숨참기와 최대 힘주기가 같이 이루어지면 저산소증을 경험할 확률이 높아진다.

앙와위 저혈압 이외에 자궁 무게와 척추 구조는 척추와 자궁의 각도를 좁히고,태아와 골반의 정렬을 좋지 못하게 한다(그림 6.36a).

지속성 후방두정위, 지속성 부동고정위 또는 다른 태아위치이상의 경우, 힘줄 때 산부가 앙와위 또는 반만 앉아 있는 자세를 취하기보다 산부에게 가장 좋은 힘주기 자세를 취할 수 있도록 돕는다. 분만 2기에 가장 널리 시행되는 길게 숨을 참으며 긴장하는 힘주기와 앙와위 자세가 빈번하게 관찰되는 태아 서맥의 원인이 되고, 이런 증상을 관찰한 돌봄제공자가 분만 2기를 단축해야겠다고 생각하는 게 역설적이다. 더 모순적인 것은 만약 산부에게 하고 싶은 대로 행동하라고 한다면, 대부분 등을 대고 눕거나 길게 숨을 참으며 긴장을 주는 힘주기를 하지 않는다는 것이다. 이는 분만 2기 때 나타나는 불안정한 태아 심음을 피할 수 있다. 마지막으로 질식분만 때 흔히 발생하는 골반기저근 손상은 널리 사용되는 회음절개와 고착된 두 가지 술기(숨참기와 앙와위) 때문에 대부분 나타난다고 여긴다. 출산 결과를 개선하려는 잘못된 노력(misguided effors)은 결과를 더 악화시킬 뿐만 아니라 이러한 해로운 관행을 바꾸기 어려웠기 때문에 문제들은 지속된다.

과장된 절석위 자세 Use of the exaggerated lithotomy position

앞서 기술된 내용에도 불구하고, 등을 대는 자세 중 과장된 절석위(쇄석위, McRoberts) 자세는 다른 자세와 달리 하강을 돕는다고 알려져 있다. 다른 어떤 자세로도 산부가 치골결합 아래로 태아를 밀어내지 못할 때, 등을 대고 누워, 무릎을 앞으로 당기게 한다. 그러면 둔부가 바닥에서 살짝 떨어지고 고관절이 매우 굴곡되고, 외전된다(그림 6.37). 이 자세는 치골궁이 산부의 머리 쪽을 향하여 올라가므로 수동적 회전을 도우며, 골반 입구를 직각으로 만들어 준다. 즉, 최대 힘주기를 통해 구축력을 강화시켜 골반입구가 수직이 되도록 한다.

또한 아두가 치골궁 아래에 있게 하여 통과를 용이하게 할 수 있다. 하강이 지속적으로 지연될 경우, 이 자세의 이점이 단점인 앙와위 저혈압과 중력상실보다 더 크다. 이런 자세는 최대 숨참기와 힘주기와 같이 사용된다. 수술분만이 예상될 때 시행되면 좋다. 어깨난산(8장 "어깨난산" 참고) 등의 과정에서도 사용된다.

- 주의사항: 과장된 절석위 자세 시, 산부 다리를 지지하고 있는 의료인은 다리가 극심하게 외전되거나 굴곡되게 당기면 안 된다. 치골결합, 천장관절, 고관절 등의 손상을

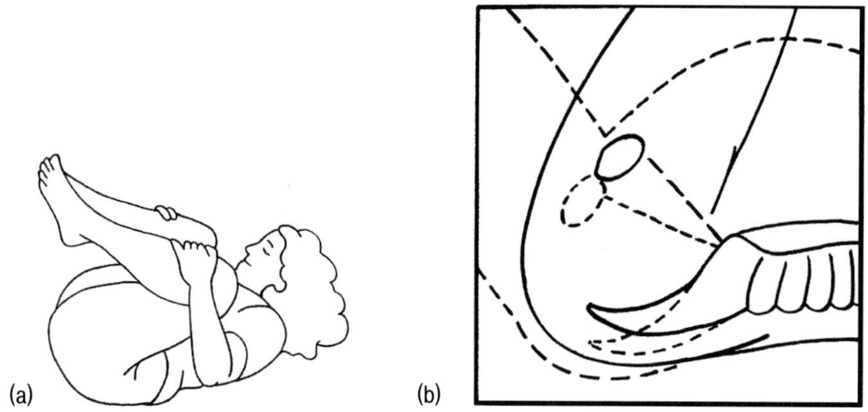

그림 6.37 (a): 과장된 절석위 자세, (b): 과장된 절석위의 자세한 설명.
산부의 발이 침대에 있을 때 골반 위치는 점선으로 표현; 다리를 올렸을 때 골반 위치는 실선으로 표현

가져오고, 신경도 손상될 수 있다. 과장된 절석위 자세는 경막외마취를 한 산부에게 사용할 경우, 요추와 천골의 신경 손상을 초래할 수 있다.

어깨난산 Shoulder dystocia

어깨난산은 아두 만출 후 추가적인 의료행위가 필요한 상황을 의미한다. 모체 치골결합에 한쪽 어깨가 끼어 있고, 내회전과 하강이 지연된다. 어깨난산은 응급상황일 수 있으며, 빠른 판단과 관리가 필요하다. 이 시기에 돌봄제공자는 긴장할 수 있다. 태아만출을 돕는 방법은 특정 지식과 기술이 필요하다. 적절한 행동으로 문제가 빨리 해결될 수 있다. 의학적 행위에 대해서는 8장 "어깨난산"을 참고한다.

수축이 적절하지 않다면 If contractions are inadequate

수축의 강도와 빈도가 분만 2기 때 줄어든다면 이유들을 고려해 봐야 한다. 5장에 소개된 이유들 때문에 수축 강도와 빈도가 줄어들었을 수 있다. 그 이유로 부동, 약물, 탈수, 모체 소진 등은 모두 해당된다. 자세를 바꾸거나(산부가 견딜 수 있는 선에서), 약물이나 경막외마취 효과가 없어지도록 기다리거나, 유두자극, 수분섭취, 몇 번의 수축 동안 자발적이고, 강력한 힘주기를 자제하거나, 수중 입욕 등을 통해 수축을 개선시킬 수 있다. 이 방법들은 분만 1기 활동기 동안 부적절한 자궁수축 때 소개되었던 방법들이다. 5장 "자궁수축이 불충분한 경우"를 참고해 부적절한 수축의 원인과 해결에 대한 추가적인 설명을

숙지한다. 또한 탈수증 및 경구 또는 정맥주사로의 과다수분공급에 대한 주의사항도 참고한다.

정서적 난산이 의심된다면 IF EMOTIONAL DYSTOCIA IS SUSPECTED

분만 2기 지연은 정서적 고통이 원인일 수 있다. 정서적 난산의 생리학과 분만 1기에 접목 가능했던 방법에 대해서는 2장과 5장을 참고한다.

분만 2기를 잘 견디는 방법 The essence of coping during the second stage of labor

정서적 고통을 유발하는 요소들을 살펴보기 전에 분만 2기에 "잘 대처한다."는 말이 무엇인지부터 살펴보도록 하자.

분만 2기가 시작되면 산부가 누구의 방해도 받지 않고 구속받지도 않는다면, 주변 상황에 대해 더 크게 인식하게 되고, 주의력이 높아지며, 활동성이 증가한다. 힘주고 싶어하는 반사 욕구(reflexive urge)가 커지면서, 산부가 본인에게 맞는 힘주기와 자세를 찾아 힘주기를 시작한다. 태아가 산도로 내려오면서, 산부는 회음부의 긴장과 늘어나는데 대한 두려움으로 잠시 멈출 수도 있다. 그 다음, 산부의 몸이 다시 힘을 되찾게 되며, 완전히 진통에 몸을 맡긴다. 골반저를 이완하고, 과정을 통제하려 들지 않는다. 산부는 다른 자세로 움직일 때 마다, 신음을 낼 수 있고, 그르렁거릴 수도 있고, 수축마다 고함을 지를 수도 있다. 3R(Relaxation, Rhythm, Ritual)(5장 이완, 리듬, 의식: 분만 1기의 "대처" 본질 참고)은 더 이상 적용 가능하지 않다.

이 상황에서 돌봄제공자는 태아와 산부의 웰빙에 대해 관찰하면서, 용기를 주고, 응원을 해 주는 것이 중요하다. 산부의 본능적인 행동들을 가능한 한 지지하고, 지속될 수 있도록 돕는다. 효과적이고 안전하며 다양한 자세들과 힘주기의 방법들을 사용할 수 있다. 분만 2기를 태아와 산부가 견디고, 분만이 어느 정도 진행되고 있다면, 중재의 필요성은 사라진다. 태아를 만출할 시기가 다가오면, 의료인이 적절하게 개입할 수 있게 산부의 자세를 바꾸는 것도 중요하다.

요약하자면, 분만 2기의 "잘 견딘다."라는 말은 으르렁거리고, 반사적으로 힘을 주고 싶어 하는 힘주기를 의미하며, 고함을 지를 수도 있다. 힘을 줄 때 숨을 쉬고 싶을 만큼

CHAPTER 6

쉬고, 산부가 편안하다고 느끼는 자세로 바꿀 수 있다. 이런 행동들은 정상적인 대처 방안이지, 고통의 징후는 아니다.

분만 2기 정서적 고통 징후 Signs of emotional distress in second stage

분만 2기 정서적 고통의 징후는 다음을 포함한다.

- 언어적 두려움, 안면 표현
- 울음 또는 공황장애
- 골반저 이완 참기가 불가능한 경우
- 다리 모음
- 분산된 힘주기(본 장의 "분산된 힘주기" 참조)
- 돌봄제공자에게 태아를 꺼내달라고 하거나 약물로 "진정"시켜 달라고 간청하는 경우
- 돌봄제공자의 지시를 따르지 못하고, 절망하는 경우

분만 2기에만 나타나는 정서적 고통 유발 요소

Triggers of emotional distress unique to the second stage

다음의 요소들은 분만 2기 산부가 분만에 대처하지 못하게 하고, 정서적 고통을 유발한다.

- 절망이나 불안을 야기시키는 불안과 절망감
- 분만 2기의 강력한 자극 또는 수기를 통한 질 확장: 여성이 과거에 성적 학대나 외상을 경험한 경우 이러한 감각은 과거를 회상할 수 있음. 과거 성적 트라우마에 대해서는 2장 "아동 성적 학대와 성인 트라우마" 참고
- 부적절하거나 무례한 행동에 대한 두려움(소음을 내거나, 힘주기를 하면서 대변을 보는 경우)
- 출산의 즉각성과 자녀양육의 책임, 특히 그녀의 부모가 장애가 있거나 그녀가 입양을 포기했거나 아이를 양육에서 제외시킨 적이 있는 경우에 더 심함
- 태아의 안녕에 대한 두려움(출산기간 동안 아이의 사망을 경험했거나, 좋지 못한 출산 결과를 경험했을 경우)
- 사생활 침해, 회음부 검사 시 낯선 이들로부터 둘러싸일 때 단정함의 문제
- 분만 2기 때 과거 제왕절개술 이력
- 분만 시 사랑하는 이들 또는 돌봄제공자로부터 무례하고, 친절치 못한 치료를 받았을 때

산부는 분만 2기에 느끼는 두려움 때문에 힘을 줄 때 하강을 억제하는 것처럼 골반저를 극심하게 긴장시킨다. 산부는 힘을 세게 주고 있지만, 효과적이지 않다. 산부는 횡격막과 복부 근육에 힘을 주면서, 의도적이지 않고, 의식하지 못한 채로 골반저 근육과 둔부를 수축하고 있을 수 있다. 힘주기 시 회음부의 긴장과 항문의 수축은 산부가 참고 있다는 것을 말해준다.

처음 힘주기를 할 때 어느 정도의 긴장과 위에 설명한 과도하고 오래 계속되는 골반 긴장을 구별할 수 있어야 한다. 힘주기를 효과적으로 하기 위해 산부는 몇 차례의 수축을 경험해야 한다. 힘주기 욕구가 나타나지 않은 산부의 경우 더욱더 그렇다. 이런 경우, 잠시 휴식을 취하고, 힘주기 욕구가 강해질 때를 기다리는 것도 좋은 방법이다.

만약 산부가 "분산된 힘주기"를 보이고(표 6.36과 차트 6.2 확인 필요, 본 장 "분산된 힘주기" 참고), 힘주기 향상을 위한 방법들이 효과가 없다면, 정서적 난산 가능성을 의심한다.

분만진행을 지연시키는 불안이나 긴장을 가지고 있는 산부가 갑자기 긴장과 불안에서 "기운을 내는 것"은 불가능하다. 하지만, 주변인들이 산부의 걱정을 알아주고, 완화시킬 수는 있다. 4장에서 설명한 방법들은 다음과 함께 도움이 될 수 있다.

CHAPTER 6

- 산부의 감정을 공유하며 장려한다. 산부에게 "지난 수축 때 무슨 생각이 드셨어요?"라고 물어보며 산모의 걱정을 들어주고, 공감하며, 인정해 준다. 적절한 확신과 응원을 주고, 정보와 조치에 대해서도 자세히 설명해 준다. 산부는 단순히 걱정을 공유할 상대가 필요할 수도 있다. 산부는 자신의 이야기를 누군가 듣고 있으며, 두려움은 자연스러운 것이고, 이 일을 헤쳐 나아갈 것을 산부가 알고 있으면 된다. 걱정이 많은 산부에게는 정상적인 일조차 어려운 일일 수 있다.
- 때로는 산부를 포함한 모두가 분만이 지연되고 있다고 인지할 때, 산부에게 지연의 원인을 물어보고, 유용한 정보를 제공할 수 있다. "제대로 힘을 못 주겠어요." 또는 "아기가 나오고 싶지 않은가 봐요.", "너무 아파요." 등의 답변은 정서적 난산을 의미한다.
- 유용한 정보를 제공한다. 산모가 힘주기 당시 화장실 가기에는 너무 늦어 대변을 볼까 걱정하고 있다면, 대변보는 느낌이 효과적인 힘주기이며, 흔히 일어나는 일임을 알려준다. 그리고 돌봄제공자들이 대변을 재빠르게 치워줄 테니, 걱정하지 말라고 말해준다.

- 산부가 힘을 주다가 회음부가 찢어지는 것에 대해 두려워한다면, 회음부를 이완시키고, 아기가 나올 수 있도록 몸에 힘을 푼다면, 회음이 더 잘 신장되고, 손상이 덜 갈 것이라고 안심시킨다. 그렇게 하지 말아야 할 합당한 이유가 없다면, 몇 번의 수축동안 힘주기를 시도하지 않으면서 산부를 밀어붙이지 말고 "다음 호흡으로 한번 해 봅시다."라고 한다. 이를 통해 산부에게 이 무서운 시간 동안 선택권이 있다고 느끼게 해준다.
- 산부가 분만 2기의 강력한 자극과 감정에 적응하도록 시간을 준다. 재촉하지 않는다. 돌봄제공자가 소리를 높여 지시할 이유는 전혀 없다.
- 수축 사이에는 회음부를 이완하도록 장려하고, 수축 시에는 회음이 불룩하게 나오는 것을 허용하도록 한다. 온찜질(따뜻한 물에 담근 후 물을 짠 수건)을 회음부에 놓으면, 이완을 돕고, 산부의 기분을 좋게 할 수 있다. 고온은 피하고, 손에 잡기 편안하도록 사용한다. 풍선을 상상해서 불 듯이 또는 소변을 보는 것처럼 힘을 주라고 장려한다. 효과적인 힘주기를 했을 때, 산부를 칭찬해 주고, 긍정적인 말을 건넨다. 이런 식으로 힘주기를 한다면, 돌봄제공자가 관찰할 수 있을 만큼, 골반저가 불룩해질 것이다. 만약, 산부가 더 이상 힘주기를 꺼려하여 진행이 없다면, 산부에게 "진통을 밀어내듯 힘을 주세요. 힘주기를 통해 진통이 사라지면 기분이 좋아질 거예요."라고 충고한다.
- 출산의자의 사용(화장실에 앉아 있는 자세) 등은 골반저 이완을 유도하기에 좋은 자세이다. 만약, 아기가 나올 것 같다면 적절한 출산 장소로 자리를 옮긴다. "분산"된 방식으로 힘을 준다면, 차트 6.2를 참고한다.

결론 CONCLUSION

분만 2기 과정은 돌봄제공자들을 위해 신속함과 편안함을 기준으로 설정되어 왔다. 초기 최대 힘주기, 부동, 앙와위 자세, 시간제한 등의 의료행위들은 실제로 분만진행을 방해했으며, 옥시토신 정맥주사, 겸자분만, 흡입분만, 회음절개, 제왕절개 등의 중재를 필요로 했다. 본 장에서는 최적의 분만진행을 촉진하기 위한 접근법에 대해 소개하였으며, 진행 실패의 심각한 사례를 방지하기 위해 간단한 관리에 대해 설명하였다.

참고문헌

1. Simkin P. (1984) Active and physiologic management of second stage: A review and hypothesis. In: S Kitzinger, P Simkin P (eds), Episiotomy and the Second Stage of Labor. Minneapolis, MN: ICEA, pp. 7–21.
2. Simkin P. (2013) Chapter 3. In: The Birth Partner, 4th edn. Boston: Harvard Common Press, pp. 57–109
3. Friedman E. (1978) Normal labor. In: Labor: Clinical Evaluation and Management, 2nd edn. New York: Appleton–Century–Crofts, pp. 45–58.
4. Cohen W, Friedman E. (1983) Dysfunctional labor. In: Management of Labor. Baltimore, MD: University Park Press, pp. 11–23.
5. Vasicka A, Kumaresan P, Han G, Kumaresan M. (1978) Plasma oxytocin in initiation of labor. American Journal of Obstetrics and Gynecology 130(3), 263–273.
6. Fuchs A, Romero R, Keefe D, Parra M, Oyarzun E, Behnke E. (1991) Oxytocin secretion and human parturition: Pulse frequency and duration increase during spontaneous labor in women. American Journal of Obstetrics and Gynecology 165(5pt 1), 1515–1523.
7. Rahm V, Hallgren A, Hogberg H, Hurtig I, Odlind V. (2002) Plasma oxytocin levels in women during labor with or without epidural analgesia: A prospective study. Acta Obstetricia et Gynecologica Scandinavica 81(11), 1033–1039.
8. Beynon C. (1957) The normal second stage of labour: A plea for reform in its conduct. Journal of Obstetrics and Gynaecology of the British Commonwealth 64(6), 815–820.
9. Kopas ML. (2014) A review of evidence–based practices for management of the second stage of labor. Journal of Midwifery and Women's Health 2014 May–Jun;59(3), 264–276.
10. Roberts J. (2002) The "push" for evidence: Management of the second stage. Journal of Midwifery and Women's Health 47(1), 2–15.
11. Clark S, Simpson K, Knox G, Garite T. (2009) Oxytocin: New perspectives on an old drug. American Journal of Obstetrics and Gynecology 200(1), 35.e31–e36.
12. Rooks J. (2009) Oxytocin as a "high alert medication": A multilayered challenge to the status quo. Birth 36(4), 345–348.
13. Rosevear S, Stirrat G. (1996) The Handbook of Obstetric Management. Oxford: Blackwell Scientific.
14. Fraser D, Cooper B. (2009) Myles' Textbook for Midwives, 15th edn. Oxford: Churchill Livingstone Elsevier.
15. Roberts J, Hanson L. (2007) Best practices in second stage labor care: maternal bearing down and positioning. Journal of Midwifery and Women's Health 52(3), 238–245.
16. Bing E. (1994) Personal communication.
17. Schaffer J, Bloom S, Casey B, McIntire D, Nihira M, Leveno K. (2006) A randomized trial of coached versus uncoached maternal pushing during the second stage of labor. American Journal of Obstetrics and Gynecology 194(1), 10–13.
18. Aldrich C, D'Antona D, Spencer J, et al. (1995) The effect of maternal pushing on fetal cerebral oxygenation and blood volume during the second stage of labour. British Journal of Obstetrics and Gynaecology 102(6), 448–453.
19. Simpson K, James D. (2005) Effects of immediate versus delayed pushing during second–stage labor on fetal well–being. Nursing Research 54(3), 149–157.
20. Carlson J, Diehl J, Sachtleben–Murray M, McRae M, Fenwick L, Friedman EA. (1986) Maternal position during parturition in normal labor. Obstetrics & Gynecology 68(4), 443–447.
21. Caldeyro–Barcia R. (1986) Influence of maternal bearing–down efforts during second stage on fetal well–being. In: S Kitzinger, P Simkin (eds), Episiotomy and the Second Stage of Labor. Seattle: Pennypress, Inc., pp. 43–48.
22. Enkin M, Keirse M, Neilsen J, et al. (2000) The second stage of labour. In: A Guide to Effective Care in Pregnancy and Childbirth, 3rd edn. Oxford: Oxford University Press, p. 298.
23. Rouse D, Weiner S, Bloom S, et al. (2009) Second–stage labor duration in nulliparous women: Relationship to maternal and perinatal outcomes. American Journal of Obstetrics and Gynecology 201(357), e1–e7.

24. Allen V, Baskett T, O'Connell C, McKeen D, Allen A. (2009) Maternal and perinatal outcomes with increasing duration of the second stage of labor. Obstetrics & Gynecology 113(6), 1248–1258.
25. Altman M, Lydon–Rochelle M. (2006). Prolonged second stage of labor and risk of adverse maternal and perinatal outcomes: A systematic review. Birth 33(4), 315–322.
26. Lai M, Lin K, Li H, Shey K, Gau M. (2009) Effects of delayed pushing during the second stage of labor on postpartum fatigue and birth outcomes in nulliparous women. Journal of Nursing Research 17(1), 62–72.
27. American College of Obstetricians and Gynecologists. (2003) ACOG Clinical Practice Bulletin no. 49: Dystocia and augmentation of labor. Obstetrics & Gynecology 102, 1445–1454.
28. Zhang J, Landy HJ, Branch DW, et al. (2010) Contemporary patterns of spontaneous labor with normal neonatal outcomes. Obstetrics & Gynecology 116, 1281–1287.
29. Spong CY, Berghella V, Wenstrom KD, Mercer BM, Saade GR. (2012) Preventing the first cesarean delivery: Summary of a joint Eunice Kennedy Shriver National Institute of Child Health and Human Development, Society for Maternal–Fetal Medicine, and American College of Obstetricians and Gynecologists Workshop. Obstetrics & Gynecology 120, 1181–1193.
30. American College of Obstetricians and Gynecologists (ACOG) & Society for Maternal–Fetal Medicine (SMFM). (2014) Obstetric care consensus No. 1: safe prevention of the primary cesarean delivery. Obstetrics & Gynecology 123, 693–711.
31. Osborne K, Hanson L. (2013) Labor down or bear down: A strategy to translate second stage labor evidence to nursing practice. Journal of Perinatal and Neonatal Nursing 28(2), 117–126.
32. Oppenheimer L, Black A. (2013) The second stage of labor. In: Posner GD, Dy J, Black AY, Jones, GD (eds), Oxorn–Foot Human Labor & Birth, 6th edn. McGraw Hill, pp. 266–281.
33. Davis E. (2004) Heart and Hands: A Caregiver's Guide to Pregnancy and Birth, 4th edn. Berkeley, CA: Celestial Arts.
34. Simkin P. (2003) Maternal positions and pelves revisited. Birth 30(2), 130–132.
35. Dudley N. (2005) A systematic review of the ultrasound estimation of fetal weight. Ultrasound in Obstetrics and Gynecology 25(1), 80–89.
36. Coomarasamy A, Connock M, Thornton J, Khan K. (2005) Accuracy of ultrasound biometry in the prediction of macrosomia: A systematic quantitative review. British Journal of Obstetrics and Gynaecology 112(11), 1461–1466.
37. Hanson L. (2009) Second–stage labor care: challenges in spontaneous bearing down. Journal of Perinatal and Neonatal Nursing 23, 31–39.
38. King TL. (2012) Preventing primary cesearean sections: intrapartum care. Seminars in Perinatology 36, 357–364.
39. Graseck A, Tuuli M, Roehl K, Odibo A, Macones G, Cahill A. (2014) Fetal descent in labor. Obstetrics & Gynecology 123(3), 1–6.
40. Declercq E, Sakala C, Corry M, Applebaum S, Risher P. (2013). Listening to Mothers: Report of the Third National U.S. Survey of Women's Childbearing Experiences. New York: Maternity Center Association.
41. Chalmers B, Dzakpasu S, Heaman M, Kaczorowski J. (2008) The Canadian Maternity Experiences Survey: An overview of findings. Journal of Obstetrics & Gynaecology Canada 30(3), 217–228.
42. Thies–Lagergren, L, Hildingsson, I, Christensson, K, Kvist, LJ. (2013) Who decides the position for birth? A follow–up study of a randomised controlled trial. Women and Birth (26) e99–e104.
43. Fenwick L, Simkin P. (1987) Maternal position to prevent or alleviate dystocia in labor. Clinical Obstetrics and Gynecology 30(1), 83–89.
44. Michel S, Rake A, Treiber K, et al. (2002). MR obstetric pelvimetry: Effect of birthing position on pelvic bony dimensions. AJR American Journal of Roentgenology 179(4), 1063–1067.
45. Gherman R, Tramont J, Muffley P, Goodwin T. (2000) Analysis of McRoberts' maneuver by x–ray pelvimetry. Obstetrics & Gynecology 95(1), 43–47.
46. Henderson C, MacDonald S. (eds) (2004). Mayes' Midwifery, 13th edn. London: Baillière–Tindall.
47. Health T, Gherman R. (1999) Symphyseal separation, sacroiliac joint dislocation transient lateral femoral cutaneous neuropathy associated with McRoberts' maneuver. A case report. Journal of Reproductive Medicine 44(10), 902–904.

48. Wong CA, Scavone BM, Dugan S, et al. (2003) Incidence of postpartum lumbosacral spine and lower extremity nerve injuries. Obstetrics & Gynecology 101, 279–288.
49. Baxley E, Gobbo R. (2004). Shoulder dystocia. American Family Physician 69(7), 1707–1714.
50. Odent M. (1999) The Scientification of Love. London: Free Association Books.

CHAPTER 7

최적의 신생아 이행기와 분만 3기와 4기 관리

Optimal Newborn Transition and Third and Fourth Stage Labor Management

Lisa Hanson, PhD, CNM, FACNM, and Penny Simkin, BA, PT, CCE, CD(DONA)

약물투여를 하지 않은 산모와 신생아를 위한 분만 3기와 4기 관리 개요

분만 3기 관리: 신생아 관리

구강흡인, 비인두 흡인

만기 탯줄결찰과 자르기

분만 시 태아 목에 감긴 탯줄관리

분만 3기 관리: 태반

분만 3기 생리적 관리

분만 3기 적극적 관리

분만 4기

산모와 아기 함께 있기

아기에게 친근한 (모유수유) 실무

신생아의 미생물에 관한 건강지원

신생아 사정

결론

참고문헌

주요용어

- 기관흡인 Endotracheal suctioning
- 미생물군유전체 Microbiome
- 분만 3기 적극적 관리 Active management of third stage, AMTS
- 분만 3기 생리적 관리 Physiologic (expectant) management of third stage
- 아기에게 친근한 (모유수유) 실무 Baby-friendly (breastfeeding) practices
- 만기 탯줄결찰 Delaying clamping, DC
- 캥거루 케어 Kangaroo care, KC
- 탯줄 짜기 Cord milking
- 피부와 피부접촉 Skin to-skin contact, SSC

약물투여를 하지 않은 산모와 신생아를 위한 분만 3기와 4기 관리 개요

OVERVIEW OF THE NORMAL THIRD AND FOURTH STAGES OF LABOR FOR UNMEDICATED MOTHER AND BABY

분만 3기는 태반만출과 신생아가 경험하는 엄청난 생리학적 변화가 일어난다. 태아는 모체 자궁에서 완전히 나와, 영양소와 산소를 공급받는 태반으로부터 독립하여 살아가기 시작한다. 자궁수축과 건강한 스트레스로 시작된 이 매력적인 드라마는 첫 호흡과 첫 울음으로 펼쳐진다.

태아에서 신생아로서의 이행은 몇 분 안에 완료되어 지속되며 많은 사람들에게 안도와 기쁨을 준다. 출산 후 첫 몇 분 동안 폐로 숨을 들이마시는 호흡은 죽는 날까지 숨을 멈추지 않는다.

호흡기를 관장하는 기관과 순환기계가 재정비되고, 신생아의 심장이 재구조화되면 폐는 제 기능을 하게 된다. 이런 과정을 통해 신생아의 혈액이 폐로 가게 되고 산소를 공급하게 된다. 신생아의 피부색은 혈액이 증가된 산소 때문에 불그스레하다. 신생아는 몸이 축축하게 젖어있고, 혈액, 점액, 양수, 태지 등이 묻어 있다. 처음에는 만지면 따뜻했던 몸의 열기가 줄어들면서 신생아는 스스로 체온조절을 할 수 있는 기능을 발달시킨다. 돌봄제공자가 신생아를 깨끗하게 닦아 주고, 산모의 온기로 신생아를 따뜻하게 한다. 자궁 내에서 발달된 감각들을 통해 신생아는 세상에 대해 알게 된다. 신생아는 산모를 보고,

냄새를 맡고, 듣고, 만지고, 맛을 느낀다. 신생아는 진정되면서 주의 깊게 산모를 쳐다보고, 산모 복부 위에서 꼼지락거리며, 정맥이나 양수를 기도로 뱉어낸다. 태아가 산도로 나오면서 산모와 아이가 처음 피부접촉을 할 때, 태아는 산모의 질과 피부 및 신체 일부에서 미생물을 받아들이게 된다("씨앗이 된다"). 이는 태아의 건강에 중요한 역할을 한다(본 장 뒷부분에 나오는 미생물체 부분 참고).

신생아는 15~30분 후 더 활동적이게 되며, 꼼지락거리고 손을 입에 가져다 대며, 머리를 까닥거리고, 산모의 젖가슴을 찾는 데 흥미를 느낀다. 엄마의 젖가슴 냄새에 이끌려 불가사의한 놀라운 지식으로 젖가슴을 향해 천천히 일정하지 않은 속도로 나아간다. 젖가슴에 도달했을 때 신생아는 입을 벌리고 재빠르게 유두를 물고 젖먹이를 시작한다. 산모는 필요에 따라 조정하고 완벽한 대상을 찾고 초점을 맞추어 엄마의 젖꼭지를 깊숙이 끌어당기는 신생아의 신비한 힘과 지식에 놀라고 감동한다.

산모의 경우, 분만 3기는 태반을 만출하는 임신의 마지막 단계를 의미한다. 또한 산모의 몸은 엄청난 변화를 겪고, 심리적 · 신체적으로 임신을 유지하는 과업에서 모성기로서의 새로운 역할 변화를 맞이할 준비를 한다. 태반을 만출하려고 자궁이 수축되면서 변화를 위해 다양한 호르몬이 분비된다. 분만 4기는 태반만출부터 시작되어 1~2시간 정도 걸리며, 산모의 측면에서 "회복기" 또는 "안정기"라고 불린다. 하지만 상승기(rising)는 산모와 신생아 두 명(쌍)의 관계 또는 세 명의 가족 관계 측면에서 "가족통합"의 단계라고 부르기도 한다. 신생아와 산모만의 측면에서 분만 4기를 이야기하는 것이 부적절할 수 있다. 왜냐하면 다른 포유류와 마찬가지로 신생아와 산모는 서로 의지하고, 한 쌍으로 존재하기 때문이다. 또한, 신생아의 아빠나 중요한 사람이 출산에 참여하는 요즘, 분만 4기는 다른 가족들의 참여가 있을 수도 있다.

아기를 처음 보게 된 산모의 경우 안도감을 느끼고 "끝났다"라는 생각이 들지만, 막상 임신이 끝났다는 사실이 믿겨지지 않을 수 있다. 수 시간 동안의 진통시간은 이제 과거일이 되었고, 아기에게 즉각적인 관심을 보일 현실을 자각할 때가 왔음을 인식해야 한다. 호기심, 실망, 몰입 또는 환희로 즉시 아기에게 집중할 수 있다. 태아가 산도로 하강하면서 옥시토신이 많이 분비되고, 엔도르핀이 넘쳐난다. 이 두 호르몬 때문에 산모의 기분은 "격앙"되고, 사랑과 감사함을 느낀다. 이러한 호르몬 때문에 피로, 고통, 좌절감 등을 이겨낼 수 있다.

산모가 품에 아기를 안고 있을 때 아기에게 필요한 모든 것을 제공하게 되면, 아기는 성공적인 모유수유 및 모아애착을 강화함으로써 산모의 자궁퇴축을 증진시켜 보답한다.

아이가 산모의 복부에서 꼼지락거리는 행동은 자궁수축과 태반만출을 자극하는 요인이 된다. 산모의 가슴에 얼굴을 비비고, 빨면서 옥시토신 분비를 촉진하여 자궁수축을 가져오며, 기쁨과 사랑의 감정을 증가시킨다. 또한 유즙분비를 자극하는 프로락틴 호르몬을 분비하도록 뇌하수체를 자극한다.

조산사와 의사는 분만 3기와 4기의 이상적인 환경을 만들어 내는 일을 어려워할 수 있다. 편안하고, 조용한 환경을 만들어 주면서 산모와 아기를 예의주시해야 하기 때문이다. 돌봄제공자와 간호사는 안도와 기쁨의 감정에 휩싸이지 않으며, 방해 없이 산모와 신생아 간호를 해야 한다. 돌봄제공자와 간호사는 산모와 아기의 건강에 대한 분만 3기와 4기의 중요성을 알고 있으며, 신속한 조치가 필요할 수 있는 문제들에 대해 경계를 늦추지 않는다. 이러한 관심사는 때때로 분만 3기와 4기에 이루어져야 할 정상적인 모아의 과업에 방해를 받게 된다. 자세한 내용은 본 장에서 알아본다.

만약 산모와 신생아 간의 상호작용과 호르몬의 교류가 지연되고, 방해를 받고, 조급하게 진행되거나, 약물로 인한 변화가 생기거나, 수술로 방해가 된다면, 지연 요소가 사라졌을 때 관계 형성이 원활하게 일어나지 않을 수 있다. 이러한 변화는 산모와 신생아에게 정서적 스트레스를 가중시키고, 신생아가 더 많이 울게 되거나 체온이 떨어지거나 자궁수축이 더 나빠지게 되며, 모유수유가 원활하게 시작되지 않거나 의학적 중재 필요성을 증가하게 만든다.

본 장에서는 분만 3기와 4기의 간호실무와 함께 일반적으로 진행되는 검사와 제안사항에 대해 설명하고자 한다. 이를 통해 산모와 신생아 또는 가족 간 상호작용을 증진시키고자 한다. 분만 시 구강 또는 코 흡인, 제대관리, 근거기반의 분만 3기 관리, 아기의 미생물 건강, 산모와 신생아의 방해받지 않는 교감형성과 모유수유 등에 대해 서술할 것이다.

분만 3기 관리: 신생아 관리 THIRD STAGE MANAGEMENT: CARE OF THE BABY

구강흡인, 비인두 흡인 Oral and nasopharynx suctioning

수천 년 동안, 출산 과정에서 태아의 가슴이 질을 통과하면서 압박을 받고, 그 압력은 호흡기에 있는 양수나 점액질을 제거하는 데 도움이 되었다. 수십 년 동안 양수와 분비물을 제거하기 위해 분만과정 동안 신생아의 코와 입에서 양수를 흡인하였다. 그러나 어깨가 나오기 전에 신생아의 구강과 비인두를 일상적으로 흡입해야 한다는 과학적 증거는 없고, 이를 통해 신생아 분만 결과가 좋아지는 것도 아니다. 사실 일상적인 분만 시 흡인은 신생아 호흡, 산소포화도, 심박수를 불안정하게 할 수 있다. 출생 전 흡인이 불필요하고 더 나아가 잠재적으로 위험할 수 있다. 출생 직후 신생아의 코와 입을 흡인하는 일상적인 치료 행위에 대해 알려진 이점은 없으며, 건강한 아기의 경우 스스로 자신의 기도를 깨끗하게 할 수 있다. Kellerher 등은 503명의 신생아를 대상으로 무작위 실험을 진행하였고, 흡인한 사례와 단순히 얼굴, 코, 입을 닦아주는 사례를 비교하였다. 단순히 얼굴, 입, 코를 닦아주는 사례가 정상 신생아들에게는 같은 결과를 가져온다는 것을 발견하였다.

역사적으로 출산도우미는 태변이 섞인 양수를 흡인한 경우 깊숙이 흡인하는 다양한 방법들을 사용해 왔다. 그러나 현재는 이러한 의료행위는 일반적인 치료에 포함하지 않는다. 활기찬 신생아의 경우, 태변이 섞인 양수를 제거하기 위해 부드럽게 기관흡인을 하고 일반적인 간호와 관찰을 한다. 상태가 좋지 못한 신생아(depressed infants)는 즉시 온열기에 넣고 소생술의 필요성에 대해 사정한다. 진한 태변이 섞인 양수가 발견되었다면 기관내 삽관에 대해 훈련받은 전문가가 성대 밑에 태변이 있는지를 사정해야 한다. 그러나 성대 아래 태변 사정을 위한 일상적인 기관내 삽관은 활기찬 신생아의 경우 선호하지 않는다. 그 대신 소생술을 시작하기 전 태변이 섞인 양수를 제거하기 위해 구강이나 비인두 흡입을 추천한다.

만기 탯줄결찰과 자르기 Delayed clamping and cutting of the umbilical cord

출생 시 탯줄을 즉시 결찰하는 일반적인 관행은 만삭아와 미숙아 모두에게 만기 탯줄결찰(delaying clamping, DC)을 할 때 상당한 이득이 있다는 과학적 증거 때문에 도전을 받아 왔다. 만삭아의 경우, 출산 후 대략 30%의 태아 태반혈액이 태반에 남아 있다. 즉시 탯줄결찰을 하게 되면, 신생아는 철분이 풍부한 혈액을 공급받지 못하게 된다. 만기 탯줄결찰은 태반 혈액이 태아에게 공급될 수 있도록 한다. 3kg으로 태어난 신생아의 경우 적혈구, 철분, 줄기세포를 포함한 전혈구의 50~85mL에 해당된다. 만기 탯줄결찰의 경우, 신생아는 15mL/kg의 적혈구를 공급받을 뿐만 아니라 생후 6개월 동안 나타날 수 있는 빈혈에 맞서 신생아를 보호해주는 철분을 공급받을 수 있다. 만기 탯줄결찰은 주요 기관의 이상적인 관류를 통해 신생아가 자궁 밖 환경에 적응할 수 있게 도와주고, 염증 완화에 효과적이며, 취약한 신생아가 감염에 맞서 싸울 수 있도록 도와준다. 만기 탯줄결찰에 관한 부작용은 현재까지 보고된 바 없다. 건강한 만삭아의 경우, 산모의 복부 위에 바로 놓을 수 있고, 피부를 맞대면서 간호를 제공받고 사정할 수 있다. 조산사 또는 의사는 태아심박수를 사정하기 위해 쉽게 탯줄을 사정할 수 있고, 맥박이 뛰지 않을 때를 파악할 수 있다. 신생아가 산모와 피부를 맞대고 있으면(태반의 위치에서 10cm 이상) 태반 혈액을 공급받는 데 대략 5분 정도 걸린다.

연구자들은 산모와 신생아 결과를 연구하기 위해 만삭아의 조기 탯줄결찰 또는 만기 탯줄결찰에 대한 무작위 임상실험 15개의 체계적 문헌고찰을 진행하였다. 만기 탯줄결찰은 분만 후 출혈이나 산모의 혈액 손실 등의 사례들에 크게 영향을 미치지 않았다. 신생아의 결과를 분석해 보니 신생아 사망률, 아프가 점수 또는 신생아 중환자 치료 등 역시 두 집단 간에 크게 차이가 없었다. 즉각적으로 탯줄을 자른 집단보다 만기 탯줄결찰을 한 집단의 경우, 신생아의 무게가 더 나갔다(101g 증가, 95% CI 45 대 157; 무작위 그룹; 12개의 실험, 3,139명의 신생아; I^2 62%). 7개의 임상실험(총 2,324명의 신생아 포함)은 결과로써 광선요법을 평가하였는데 두 집단 간 황달 진단에 큰 차이를 보이지 않았지만(2,098명의 신생아 대상; RR 0.84; 95% CI 0.66 대 1.07), 즉시 탯줄결찰을 한 집단보다 만기 탯줄결찰을 한 집단이 광선요법 치료를 더 많이 필요로 했다(RR 0.62; 95% CI 0.41 대 0.96). 적혈구증가증을 연구한 5개의 임상실험의 경우, 두 집단 간 큰 차이를 보이지 않았다(RR 0.39; 95% CI 0.12 대 1.27; 1,025 신생아 대상). 그러나 생후 24~47시간의 헤모글로빈 농도는 조기 탯줄결찰을 한 집단의 신생아들이 상당히 낮게 나타났다(MD-1.49g/dL; 95% CI-1.78 대-1.21). 태아 빈혈의 결과를 알기 위해 5개의 연구를 평가하였다. 만기 탯줄결찰은 철분 부족 가능성을 상당히 낮추어 주었고, 신생아 철분 보유량을 향상시켜 주었다(평균 RR 2.65; 95% CI 1.04 대 6.73). 저자들은 광선요법이 가능한 한 만기 탯줄결찰을 더 많이 사용하기를 권장한다. 이런 제안은 여전히 논쟁 중이다. 전문가들은 만기 탯줄결찰과 고빌리루빈혈증의 상관관계에 대한 체계적 문헌고찰의 관계에 대해 비판적인 태도를 보였다. 이들은 이러한 체계적 문헌고찰은 동료평가 또는 맹검심사가 이루어지지 않았기 때문에, 결과를 신뢰할 수 없다고 주장한다.

미국 소아과학회(the American Academy of Pediatrics)가 지지한 미국 산부인과학회(ACOG)의 성명서는 조산아의 경우 빈혈, 두개내출혈 가능성을 50% 감소시켜 주는 등의 이점을 들어 만기 탯줄결찰을 권장하고 있다. 신생아 소생술 가이드라인 7차 개정판

(The 7th edition of the Neonatal Resuscitation Guidelines)은 건강한 만삭아와 조산아의 경우, 최소 30~60초 후 만기 탯줄결찰을 포함하고 있다. WHO는 양압환기(positive-pressure ventilation, PPV)를 필요로 하는 만삭아와 조산아의 경우 즉각적인 탯줄결찰을 권장하며, 양압환기를 요하지 않는 경우, 1분 이전에 제대결찰을 반드시 하지 않아도 된다고 설명한다. WHO의 신생아 소생 가이드라인에 따르면 양압환기는 제대를 자르기 전 제대를 그대로 둔 상태에서 효과적인 양압환기를 사용해 본 경험이 있는 전문가가 시행하여야 한다고 서술되어 있다. 또한 WHO 가이드라인의 저자들은 만기 탯줄결찰의 이점이 위험요소(광선요법을 필요로 하는 빌리루빈 수치)보다 크다고 주장한다.

신생아가 목에 감긴 탯줄 때문에 창백하거나 미약하게 청색증이 있을 때 신생아를 30초~1분 정도 태반보다 아래에 위치하도록 한다(혈액을 최대한 공급하기 위해). 그 후 산모의 복부에 태아를 놓고, 총 3분 정도 탯줄결찰을 지연시킨다. 이를 통해 신생아가 자궁 밖 생활에 최대한 잘 적응할 수 있게 돕고, 또는 출생 시 건강한 신생아의 피부색과 톤을 개선할 수 있다. WHO 가이드라인(2012)은 탯줄이 그대로 있는 상태에서 신생아 조기 소생술을 수행할 수 있는지, 예를 들어 산모의 다리 사이 침상에서 진행될 수 있는지에 대해 구체적으로 기술하지 않았다. 이동식 카트를 이용해 산모의 침상 옆(회음부와의 거리 50cm 이내)에서 탯줄을 그대로 둔 상태에서 신생아 소생술을 시행한다. 24~41주의 재태 기간에 있는 신생아 78명을 대상으로 소생 운반대(resuscitation trolley) 사용에 대해 사정한 결과, 신생아 체온을 유지하면서 완전한 소생술이 이루어졌다고 한다. 그러나, 제대가 너무 짧은 경우에는 18명의 신생아의 경우에서 효과적이지 못했다고 한다. 이에 제대를 그대로 둔 상태의 소생술에 대한 추가적인 연구가 필요하다. 취약한 신생아가 만기 탯줄결찰의 이점을 누릴 수 있도록 제대를 그대로 둔 상태에서의 소생에 대한 추가적인 연구 또한 필요하다.

탯줄 짜기(cord milking)는 양압환기와 같은 소생술이 필요하거나 출산보조원이 즉각적인 탯줄결찰이 필요하다고 판단할 경우 수행할 수 있는 전략이다. 조산사나 의사는 탯줄을 묶기 전 신생아 쪽으로 3~4번 조심스럽게 훑어준다. 탯줄 짜기는 만기 탯줄결찰과 비슷하게 태반 혈액을 태아한테 공급할 수 있지만 30초 이내로 진행해야 한다. 탯줄 짜기에 대한 부작용은 보고된 바가 없다. 따라서 제왕절개분만 중 또는 급하게 심폐소생술이 필요한 신생아의 경우 탯줄 자르기 전에 탯줄 짜기를 사용할 수 있다.

분만 시 태아 목에 감긴 탯줄관리

Management of delivery of an infant with a tight nuchal cord

목에 탯줄이 감긴 상황에서 분만을 위해 "서머솔트 방법(재주넘기, somersault maneuver)"을 사용할 수 있고, 탯줄을 자르지 않아도 된다. 태아의 몸통이 나올 때 산모의 허벅지 사이에 아두를 대고 있으면, 탯줄을 과도하게 당겨지지 않고 그대로 있게 된다(8장 "서머솔트 방법"의 설명과 그림 참조).

분만 3기 관리: 태반 THIRD STAGE MANAGEMENT: THE PLACENTA

분만 3기는 태아만출 후부터 태반만출까지를 의미한다. 태반만출은 예상 가능한 패턴으로 이루어진다. 강한 수축으로 자궁은 두꺼워지고, 태반은 결국 박리된다. 자궁벽에서 완전 박리되어 태반이 만출된다. 태반만출의 징후는 다음과 같다. (a) 모체 복부에서 자궁 상승, (b) 자궁이 원반형에서 공 모양으로 변함, (c) 탯줄이 길어짐, (d) 모체의 질에서 작은 양의 피가 분출. 태반분리를 파악하는 것은 적절한 관리를 위해 중요하다. 분만 3기의 평균시간은 5~10분으로, 분만 후 출혈 위험이 있는 경우 30분 이상 걸린다.

분만 3기에는 대부분 출산도우미들은 두 가지 접근 방법, 즉 적극적 관리 또는 생리적 관리 중 하나를 사용하여 관리한다. 그러나 일부 실무자들은 이러한 접근방법을 조합하여 사용한다.

분만 3기 생리적 관리

Physiologic (expectant) management of the third stage of labor

분만 3기 생리적 관리는 일상적인 옥시토신 투여 없이 자연스러운 태반만출을 돕는다. 그러나 연구자들 간 정의가 다양하다. 생리적 관리기법을 사용하는 출산도우미들은 태반의 박리징후를 기다린다. 이런 징후들이 나타나면 일부 출산도우미들은 자궁을 지켜보고(그림 7.1), 태반만출을 위해 부드러운 마찰을 이용한다. 다른 이들은 중력의 힘으로 완전히 자연 태반만출이 되기를 기다린다. 생리적 관리는 대부분 조산사와 의사들이 가지고 있는 의료처치 개입이 적은 저위험 수준의 처치에 관한 철학과 일치하지만, 산후출혈 위험이 낮은 산모의 모집단에서 조산사가 정의한 저위험 기준을 적절하게 사용한 연구는 거의 되지 않았다. 저위험 기준은 다음과 같고, 이 모든 것은 저위험의 조산관리를 위해 필요한 부분이다.

1. 양호한 모성건강과 영양
2. 임신 말기에 단태아
3. 자연태반만출, 분만과정 중에 능동적 참여, 지속적인 피부접촉, 조기 모유수유에 관한 산모의 요구
4. 조산사와 신뢰관계 구축
5. 정보와 지지를 제공하는 출산 팀
6. 산모가 안전하게 느끼는 환경
7. 생리학적인 관리에 숙련된 조산사
8. 정상임신, 정상적인 분만 1기와 2기
9. 건강한 신생아
10. 필요시 자궁수축제 투여를 받아들이는 산모의 의지

산후출혈 위험이 낮다고 정의하는 조산기준("정신생리적 관리"라고도 불림)은 저위험을 정의하는 산부인과 기준보다 엄격하다. 조산기준은 추가적으로 생리적 · 환경적 요소들을 포함한다. 분만 3기 생리적 관리와 적극적 관리를 비교한 실험은 산과적으로 저위험군에 부합하는 산모들을 포함하여 진행하였다. 그러나 만약 위에 명시된 조산기준을 이용하였다면 많은 산모들은 고위험 분만으로 진단받았을 것이다. 현재의 무작위 실험결과에 따르면 생리적 관리는 분만 3기 적극적 관리보다 더 많은 혈액 손실 및 산후출혈과

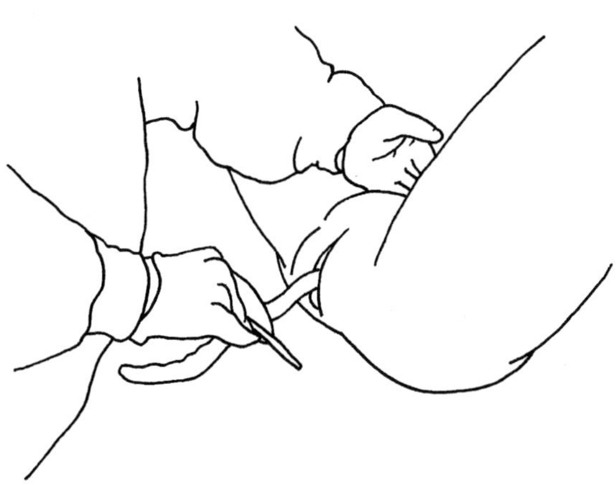

그림 7.1 자궁 보호하기

관련 있다고 보고하였다. 저위험 산모의 생리적 관리를 지지하는 과학적 증거가 아직 제한적이어서 모든 출산도우미에게 분만 3기 적극적 관리를 채택하도록 권하고 있다. 조산사와 저위험 수준의 처치를 제공하는 의사들 간에는 이 문제가 아직도 논란의 대상이다. 분만 3기 정신생리적 관리와 적극적 관리에 대하여 비교한 무작위 대조군 실험연구가 필요하다는 것은 확실하다.

분만 3기 적극적 관리 Active management of the third stage (AMTS) of labor

전 세계적으로 분만 3기 적극적 관리는 분만 3기의 시간을 줄이고 산후출혈을 예방하기 위해 수십 년간 시행되었다. 개발도상국에서는 특히 산후출혈이 모성사망률의 가장 큰 원인으로 간주된다. 수많은 기관들은 산후출혈을 예방하기 위해 분만 3기 적극적 관리(AMTS)를 포함한 가이드라인을 출간했다. 분만 3기 초반의 적극적 관리는 조기 탯줄결찰, 자궁수축제 투여, 탯줄견인법(controlled cord traction, CCT), 태반만출 후 자궁 마사지 등을 포함하였다. 모든 출산도우미들은 분만 후 출혈을 예방한다는 이유로 분만 3기 적극적 관리를 채택할 것을 추천받았다. 분만 3기 생리적 관리를 선호하는 출산도우미는 분만 3기 적극적 관리의 기준에 대하여 의구심을 가졌다.

분만 3기 적극적 관리의 요소들은 새로운 연구들을 통해 발전해 왔다. 예를 들어, 최근 분만 3기 적극적 관리는 건강한 신생아의 경우 만기 탯줄결찰을 장려한다. 탯줄견인법을 권장했지만 탯줄 파열, 태반의 일부 분리, 출혈, 자궁내번증의 위험 때문에 기준이 바뀌었다. FIGO 가이드라인의 경우, 자궁수축제나 다른 태반의 박리징후가 보일 때만 탯줄견인법을 권장한다. 반면, WHO 가이드라인은 숙련된 출산도우미가 있지 않는 한 탯줄견인법을 장려하지 않는다. 탯줄견인법은 태반 박리의 징후가 일어났을 때 할 수 있는 적절한 조치이다. 과도하게 탯줄견인법을 사용하면 탯줄 떨어짐 또는 생명을 위협하는 자궁내번증 등의 부작용이 발생한다. 자궁보호법(그림 7.1)을 이용해 탯줄견인법을 안전하게 시행할 수 있다.

자궁마사지는 태반만출 이후에만 권장한다. 특히, 자궁수축제를 투여하기 전에 수행하도록 한다. Cochrane 리뷰의 저자들은 2개의 실험연구에 참여했던 산모들 모두 분만 3기 관리의 일환으로 자궁수축제를 투여받았기 때문에 자궁마사지의 독립적인 가치에 대해 결론을 내리지 못했다. 연구결과를 통해 관리에 변화를 주지는 못했지만 추가적인 연구의 중요성은 피력했다. 태반박리 전 자궁마사지는 태반의 부분박리를 초래할 수 있고, 분만 후 출혈 위험이 커지기 때문에 위험할 수 있다.

모든 분만실에서 권장하는 분만 3기 적극적 관리에 관한 가장 큰 특징은 질병예방을 위해 자궁수축제를 투여하는 것이다. 분만 3기 적극적 관리에서 흔히 사용하는 약물은 합성 옥시토신(피토신), 메틸에르고노빈(메덜진), 미소프로스톨(사이토텍) 등이 있다. 이런 약물들은 유일한 기전으로 자궁수축을 자극한다.

합성 옥시토신은 자궁수축제로 흔히 쓰이며, 근육내로 투여되거나 정맥주사 용액으로 희석하여 투여한다. 전 세계의 수많은 산후출혈예방 가이드라인은 합성 옥시토신을 일차적인 산후출혈 예방약으로 사용하기를 권장한다. 합성 옥시토신을 이용할 수 없다면 개발도상국에서 근무하는 출산도우미들은 미소프로스톨 등 주입 가능한 다른 수축제를 찾는 것도 좋은 방안으로 보고 있다.

여러 연구에 따르면 미소프로스톨은 합성 옥시토신과 메덜진과 같은 효과가 있으며, 저렴한 비용과 주사바늘 및 냉장보관이 필요 없는 투여의 추가적 이점을 가지고 있다. 이러한 이유 때문에 개발도상국에서는 미소프로스톨에 관심을 보이고 있다. 그러나 미소프로스톨은 오한, 일시적인 발열현상 등의 부작용을 가지고 있으며, 투여받은 적이 있는 산모들은 수용하기 어렵다. 미소프로스톨은 개발도상국에서 산후출혈을 잠재적으로 낮추어주지만 WHO의 출혈예방 가이드라인에는 숙련된 출산도우미들이 예방 목적으로 미소프로스톨보다는 옥시토신을 사용하도록 권장하고 있다. 따라서 적절한 자궁수축제의 선택을 위해 현재 문헌의 비판적 평가뿐만 아니라 가능한 선택의 위험과 이득을 기준으로 평가하는 것이 필요하다고 본다.

적극적 관리의 한 부분으로서 자궁수축제 투여 시기는 아직도 논란의 대상이다. 분만 3기 적극적 관리의 과거 선행연구들에 따르면 출산 후 1분 내로 이러한 약물들을 투여하는 것을 권장한다. 만기 탯줄결찰을 시도한 출산도우미들은 탯줄을 결찰하고 자르기 전 약물투여도 역시 지연시켰다. Cochrane에서는 예방차원의 이상적인 자궁수축제 사용 시기에 대한 리뷰가 진행되었다. 1,671명의 산모들을 대상으로 한 3개의 임상실험 결과는 체계적 리뷰를 포함하고 있다. 이 실험에서 주로 사용한 자궁수축제는 옥시토신으로 정맥투여하였다. 추가적인 연구가 필요한 것은 사실이지만 예방차원의 자궁수축제 투여의 시기(태반만출 전, 후)는 산후출혈, 잔류태반, 분만 3기의 기간 등 출산 결과에 의미 있는 영향을 주지 못했다. 산후출혈 예방에 대한 새로운 지침에는 만기 탯줄결찰에 대한 조항이 포함되어 있으며, 증거가 이러한 관행을 뒷받침하고 있기 때문에 탯줄결찰과 절단 시까지 자궁수축제 투여를 지연하는 것이 산후출혈의 위험을 증가시키는 것으로 보이지는 않는다.

숙련된 모든 전문가들은 산후출혈을 관리할 수 있어야 한다. 반복적인 산후출혈의 사례는 5~15% 정도이며, 발생원인과 인구 간 차이는 있다. 거대아를 출산하거나 분만지연, 산후출혈의 이력이 있거나 다태임신, 5명 이상의 출산경력을 가진 산모의 경우 위험이 더욱 크다. 그러나 위험 요소들은 산모가 산후출혈을 할 것이라고 예측하지는 못한다. 따라서 이전에 설명하였듯이 산후출혈 예방을 위한 국제적인 노력은 산모와 태아의 건강에 중요하게 작용한다. 자궁이완은 산후출혈의 70% 정도를 차지하고, 그 다음으로 열상과 외상(20%), 잔류태반(10%)과 응고장애(1%) 순이다.

합성 옥시토신이 전형적인 첫 번째 예방차원의 자궁수축제이지만 산후출혈 동안 출산도우미는 도움을 요청할 것이다. 만약 도움을 받을 수 없다면 굵은 바늘의 정맥주사와 강한 자궁마사지를 이용할 것이다. 이러한 방법들은 자궁수축에 비효과적이라 출산도우미는 양손으로 자궁에 압력을 가할 것이다(양손압박법; 그림 7.2). 자궁수축제 투여와 양손압박법의 조합은 산후출혈관리로 대부분 성공적이다. 산후출혈 관리에서 태반검사와 자궁경부, 질, 회음부 열상과 혈종 검사는 중요하다. 4개의 단어 첫 스펠링 "4Ts"(긴장도, Tension; 외상, Trauma; 조직, Tissue; 트롬빈, Thrombin)는 출산도우미가 적절한 관리를 위해 출혈원인을 찾는 데 사용한다. 일부 또는 모든 자궁수축제는 연속적으로 사용할 수 있고, 출혈을 막기 위해 마지막으로 또 다른 프로스타글란딘 약물[카르보프로스트(헤마베이트)]을 투여할 수 있다. 프로스타글란딘은 오심, 구토 등 부작용을 유발하지만 이 약물을 투여하면 산모의 생명을 살릴 수 있다. 출혈을 막을 수 없을 때 대동맥 압박은

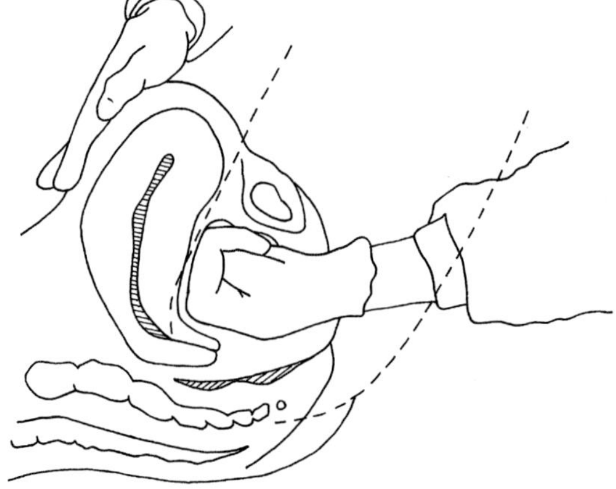

그림 7.2 **양손압박법**

효과적이다. 숙련된 출산도우미가 이 기법을 숙지하면 좋다. 개발도상국에서 산후출혈 때나 그 이후 비공압 충격 방지(non-pneumatic anti-shock) 의복을 사용하는 것은 극심한 저혈량성 쇼크에 빠진 산모들에게 도움이 될 수 있다.

출혈 관리는 산모와 가족에서 두려울 수 있다. 문제해결을 위해 때때로 고통스러운 절차 동안 둘라는 산부를 지지할 수 있다. 또한 모든 의료인이 산모에게 집중한다면 아기를 감시할 수 있어야 한다. 아기가 호흡곤란, 청색증 또는 축 처진 것처럼 보인다면 둘라는 아기를 위해 도움을 요청할 필요가 있다.

분만 4기 THE FOURTH STAGE OF LABOR

"분만 4기"는 태반만출 후 1~2시간까지의 시간을 의미한다. 대부분의 정의는 산모의 안정된 활력징후, 출혈조절, 열상치유, 자궁퇴축 시작의 징후 등에 초점을 두고 있지만, 7장의 분만 4기 정의는 가족의 통합을 포함하고 있으며, 분만 4기는 산모와 아기가 만나고, 피부를 맞대며 모유수유를 할 때까지 끝나지 않는다. 즉, "산모와 가족이 새로운 역할에 적응하는" 시기이다. 따라서, 분만 4기는 특정기간을 명시하기보다는 엄마와 아기의 독특한 과정(specific process)을 기반으로 기준을 정하도록 제안한다.

산모와 아기 함께 있기 Keeping the mother and baby together

Klaus, Kennell 등은 모아애착 측면에서 출생 후 첫 1시간 동안 산모와 태아가 같이 있는 것이 좋다고 주장하였다. 수십 년 동안 이들은 출생 후 약 1시간 동안 지속되는 "민감한 시기"의 개념을 더욱 발전시켰다. 또한 분만 3기와 4기가 사랑과 애착의 감정이 발달하는 시기라고 주장하였다. 산모-아기의 접촉은 이 장의 뒷부분과 처음 몇 페이지에 설명된 바와 같이 신생아 적응, 모유수유, 산모회복과 같은 서로 다른 결과들을 촉진시킨다. 또한 30개 무작위 대조군 실험연구인 Cochrane의 체계적 문헌고찰 연구에 따르면 초기 피부접촉은 신생아와 태아에게 이로운 영향을 미쳤다는 사실을 밝혀냈다. 그러나 많은 병원이 출산 중 산모-신생아 접촉을 즉시 또는 몇 시간 동안 허용하거나 장려하는 프로토콜을 정립했음에도 불구하고, 미국의 한 조사에 의하면 58%가 출산 후 첫 1시간 동안 아이를 품에 안고 있었다고 답했으며, 60%는 병원에 머무르는 동안 아기가 "신생아실에 있었다."고 응답했다.

현재 모자동실을 실천하는 병원에서는 아기의 탯줄이 여전히 붙어 있고 맥박이 뛰는 상태에서 탯줄을 말리고, 산모의 맨살 배 위나 가슴에 직접 올려놓는 분만 3, 4단계 초기 관리를 수행하고 있다. 산모와 아기 모두 미리 따뜻하게 데운 담요를 덮고 있다. 피부접촉은 초기 모유수유의 중요한 요소로 꼽힌다. 앞서 나온 Cochrane의 체계적 문헌고찰을 기반으로 초기 피부와 피부접촉(skin to-skin contact, SSC)의 이점은 다음과 같다. 모유수유의 초기 시작과 긴 기간(몇 달 동안), 산모의 사랑과 애착행위, 신생아의 울음 감소, 말기 조산아(late preterm infants)의 경우 자궁 밖 생활에 적응을 잘함 등 피부접촉에는 다른 부작용이 나타나지 않았다.

아기의 체온 유지는 전자 복사 온열기보다 더 좋은 방식으로 산모의 피부와 아기피부를 접촉하는 것이 가장 안정적이다. 피부접촉 대신 복사 온열기를 사용할 근거는 없다. 제7판 NRP 지침에는 피부와 피부접촉을 포함한다.

"캥거루 케어(kangaroo care, KC)"란 저체중아를 조기에 산모 가슴 사이에 장기간 피부접촉을 제공하는 실무를 말한다. 최근 Cochrane의 체계적 문헌고찰 연구에 따르면 전통적인 신생아 간호를 받은 군과 비교했을 때, 캥거루 케어가 낮은 군에서 사망률과 감염, 저체온증, 심각한 질병상태, 입원기간 연장과 같은 위험을 감소시키는 유의미한 결과가 나타났다고 한다. 또한 캥거루 케어는 신생아 성장, 모유수유, 간호에 대한 산모의 만족도를 향상시킨다. 조산아를 낳은 산모의 걱정을 덜어줄 뿐만 아니라 신생아와 피부접촉을 통해 애착관계가 형성되고, 아기 양육에 도움이 된다고 보았다. 산모와 아기의 피부접촉 참여는 아기를 잘 알 수 있는 기회로 다른 혜택이 없더라도 피부접촉을 통한 임상실무는 일반화할 가치가 있다. 사실 많은 사람들은 캥거루 케어가 저출산과 만삭의 모든 신생아를 위한 표준적 관리방법이 되어야 한다고 믿고 있다.

아기에게 친근한 (모유수유) 실무 BABY-FRIENDLY (BREASTFEEDING) PRACTICES

WHO에서 아기에게 친근한 실무(the World Health Organization's baby friendly initiative, BFI)는 산모가 출산 후 30분 내 모유수유를 하도록 권장하고 있다. 출생 1시간 내에 신생아의 본능적인 젖먹이 패턴은 일정하게 나타난다. 모유수유 시작은 자궁수축,

태반박리와 태반만출을 돕는다. 산모의 뇌하수체 후엽에서 옥시토신을 분비하도록 돕는다. 옥시토신은 모성의 애정과 깊은 관련이 있다. 모유수유는 산모와 아기에게 신체적·정서적으로 도움이 된다. 표 7.1은 아기에게 친근한 실무에 포함된 성공적인 모유수유를 위한 10단계를 설명하고 있다. 이 기준을 통해 돌봄제공자와 의료인은 모유수유를 도울 수 있다.

산모의 복부 중간에 놓인 신생아(신생아의 코가 유두의 위치에 있다)는 움직여서 유두를 찾고, 스스로 모유수유를 시작할 수 있는 능력을 지닌다. 이를 "가슴으로 기어가기(breast crawl)"라고 말하며, 국제적으로 모유수유를 증진하기 위한 전략으로 사용하고 있다. 약물투여 없이 분만한 산모의 신생아는 마취제를 투여한 산모의 신생아보다 가슴으로 기어가 젖먹이를 실천하는 행동을 더 잘한다. 가슴으로 기어가는 아기의 행동은 산모의 태반만출을 돕고, 산후출혈로 인한 손실을 감소시킨다. 이것은 신생아가 산모의 가슴으로 기어가는 동안 다리를 차서 자궁수축을 자극하는 것처럼 호르몬 상 젖꼭지의 자극이 산모의 옥시토신 방출을 자극하는 것과 같다. 따라서 이런 본능적인 모유수유 행위는 산모와 신생아 모두에게 유익하고, 궁극적으로 모유수유를 성공할 수 있다는 것을 산모에게 확신시켜 준다.

즉각적인 신생아 목욕은 피부와 피부접촉 시간, 모유수유 시도를 방해하고 신생아의 피부에 있는 보호용 태지와 건강한 미생물을 제거한다. WHO는 24시간 동안 목욕을 연

표 7.1 성공적인 모유수유를 위한 10단계

모성과 신생아 서비스를 제공하는 모든 기관은 다음을 수행해야 한다.
1단계: 병원은 의료요원을 위한 모유수유 정책을 문서화한다.
2단계: 이 정책을 실행하기 위하여 모든 의료요원에게 모유수유 기술을 훈련시킨다.
3단계: 엄마젖의 장점과 젖먹이는 방법을 임산부에게 교육시킨다.
4단계: 출생 후 30분 이내에 엄마젖을 빨리기 시작한다.
5단계: 임산부에게 엄마젖을 먹이는 방법과 아기와 떨어져 있을 때 젖 분비를 유지하는 방법을 자세히 가르친다.
6단계: 갓난아기에게 엄마젖 이외의 다른 음식물이나 음료를 주지 않는다.
7단계: 엄마와 아기는 하루 24시간 같은 방을 쓴다.
8단계: 엄마젖은 아기가 원할 때마다 먹인다.
9단계: 아기에게 인공 젖꼭지나 노리개 젖꼭지를 물리지 않는다.
10단계: 엄마젖 먹이는 모임을 만들도록 도와주고 퇴원 후 모임에 참여하도록 해준다.

성공적인 모유수유를 위한 10단계는 세계보건기구와 유니세프(WHO/UNICEF)의 공동성명서 "모유수유 보호, 홍보 및 지원: 출산 서비스의 특별한 역할"(WHO, 1989)은 아기-친근한 병원인증을 얻기 위한 최소 글로벌 기준으로 인정되어 왔다.

출처: http://whqlibdoc.who.int/publications/2009/9789241594967_eng.pdf (accessed August 2016). Reproduced with permission of WHO.

기할 것을 권고하고 있다. 만약 이것이 문화적 이유로 가능하지 않다면, WHO는 최소 6시간 이상은 지연시키라고 추천한다. 일부 기관에서는 "8시간까지 기다리기" 정책이 시작되었다. Preer 등은 702명의 신생아를 대상으로 후향적 차트 분석(retrospective chart review)을 사용해 신생아 목욕을 12시간 지연시키기와 모유수유의 영향을 연구하였다. 정책 변경 전에는 신생아들이 출생 후 평균 2.4시간에 목욕을 하였고, 정책변경 후에는 1차 목욕 시간이 평균 13.5시간이었다. 신생아의 목욕은 모유수유 시작과 모유수유율을 크게 증진시킨다고 보고하고 있다.

신생아의 미생물에 관한 건강지원 SUPPORTING MICROBIAL HEALTH OF THE INFANT

수십 년 동안 병원의료인들은 관장, 회음부 면도, 다양한 비누 스크럽, 멸균된 천을 사용하여 출산 과정을 가능한 한 깨끗하게 유지하기 위해 다양한 시도를 해 왔다. 출산 후 아기는 태지와 피를 제거하기 위해 재빨리 목욕을 시켰다. 이러한 방법은 증거에 근거하지 않기 때문에 많은 기관에서 폐기되었다. 최근 이러한 실무가 실제로 해롭다는 것을 알게 되었다.

박테리아와 다른 미생물은 인체 세포의 많은 부분을 형성한다. 신생아의 미생물 건강에 대한 관심이 높아지면서 인간 미생물에 대한 과학적 지식이 빠르게 발전하고 있다.

임신 기간과 정상분만과정에서 태아는 산모의 박테리아에 노출된다. 표 7.2는 미생물 용어에 관한 설명이다. 건강한 산모의 산도에는 유산균(lactobacilli)이 군집하고 있고, 위장관에는 비피더스균이 군집하고 있다. 건강한 산모의 정상분만으로 태어난 신생아에서는 이러한 미생물들과 또 다른 미생물이 서식하고 있다. 정상분만과 모유수유를 실천한 신생아는 자궁 밖의 환경에 대비해 신생아의 면역체계를 활성화하는 역할을 위해 미생물에 최대한 노출될 수 있다. 모유수유를 하면 아기가 모유와 피부 세균에 더 노출되고 모유 역시 공생한다. 그래서 모유수유를 통해 아기는 엄마의 피부와 신체접촉을 유지하고 미생물과 공생하는 모유를 공급받는데, 그것은 신생아의 면역력 발달에 필수적이며, 미생물로부터 영양을 공급받는 프리바이오틱 당을 함유하고 있다.

분만 중 돌봄제공자는 신생아에게 친화적인 미생물 건강에 영향을 끼칠 수 있다. 표 7.3은 비친화적인 미생물의 실무와 친화적인 미생물의 실무를 요약하였다.

제왕절개분만으로 태어난 태아의 피부에 존재하는 박테리아 군집은 산모의 친화적인 미생물이라기보다는 비친화적인 병원미생물로 간주될 수 있다. 계획하지 않은 제왕절개분만은 계획된 제왕절개분만보다 미생물학적으로 약간 유리하다. 제왕절개분만으로 태어난 아기와 인공 분유를 섭취한 아기는 친화적인 미생물 노출이 지연될 수 있으며, 통계적 유의 수준에서 1형 당뇨병, 천식, 알러지 등의 면역 관련 질병에 취약하다는 연구결과가 있다.

표 7.2 마이크로바이옴 용어집

용어	정의
유산균(Probiotic)	• 살아 있는 미생물 • 건강한 결과를 만들어낼 정도의 양을 섭취할 수 있음 • 젖산간균과 비피더스균은 유산균의 가장 흔한 종류이다.
프리바이오틱(Prebiotic)	살아 있는 유기체가 아님: 유산균이 섭취하는 음식
공생체(Symbiotic)	공생하고 상호의존적인 유산균과 프리바이오틱 미생물
개척 미생물총(Pioneer microbiota)	신생아에게 초기에 군집하는 박테리아

출처: Sousa e Silva and Freitas 2014.[52] Reproduced with permission of Taylor & Francis.

표 7.3 비친화적인 미생물의 실무와 친화적인 미생물의 실무

실무/사건	비친화적인 미생물의 실무와 사건	친화적인 미생물의 실무와 사건
재태기간	조산	만산
분만 실무	여러 번의 내진	제한된 내진
출산 방식	제왕절개분만	자연스러운 진통을 통한 정상분만
약물	분만 시 산모나 신생아에게 투여되는 항생제	항생제 사용하지 않음
분만 후 즉시 시행하는 간호	병원 담요에 싸여져, 부모와 떨어져 있음(신생아실)	산모 또는 부모 모두와 즉각적인 피부와 피부접촉; 산모의 집에서 가져온 담요로 신생아를 감쌈
목욕	조기(출산 후 몇 시간 내)	24시간 동안 목욕지연, 비누없이 물로만 목욕
식이	분유 또는 포도당액	모유만

최근에는 친화적인 미생물 복원에 초점을 둔 혁신적인 전략을 연구하고 있다. 산모와 신생아 18쌍을 대상으로 11명의 산모는 계획된 제왕절개분만을 했고, 7명의 산모는 정상분만을 했다. 분만 기준 결과 B 그룹 연쇄상구균(GBS)에서 혐기성 상태 및 질 pH < 4.5로 나타났다. 연구자들은 "질 미생물 이동"을 서술하였다. 4명의 연구대상자에게 제왕절개분만 전 사용한 관리 절차는 다음과 같다.

1. 계획된 제왕절개분만 전 산모의 질 내로 멸균 거즈를 삽입하였다.
2. 수술 동안 거즈는 무균 용기에 보관하였다.
3. 출산 후 2분 안에 신생아의 구강, 얼굴, 몸 전체를 거즈로 닦았다.

산모와 신생아의 항문, 구강, 다양한 피부 조직에서 미생물 샘플을 채취하여 유전자염기서열 분석을 진행하였다. 연구 대상이 된 모든 신생아는 모유수유를 한 상태였다. 질의 친화적인 미생물을 노출시킨 제왕절개분만을 한 4명 신생아의 사례에서 미생물 복원이 성공적이었다는 연구결과가 나왔다. 정상분만한 신생아와 비교했을 때 중재 그룹의 신생아와 친화적인 미생물 구성이 유사하였고, 특히 젖산균과 박테로이드(Lactobacillus와 Bacteroides)는 각각 생후 1주와 2주 기간에 많이 나타났다고 한다. 미생물 전이(microbial transfer)의 이점은 연구가 진행된 30일 동안 계속해서 나타났다. 연구자들은 신생아의 미생물은 출산 방식에 의해 결정된다는 결론을 내렸다. 더 많은 표본을 가지고 이런 연구결과를 뒷받침할 수 있는 후속 연구가 필요하다.

신생아 사정 ROUTINE NEWBORN ASSESSMENTS

많은 병원에서 산모와 아기를 오랜 시간 함께 있도록 하기 전에 일반적인 신생아 사정과 절차에 대한 체크리스트를 효율적으로 수행하는 것이 최우선의 과제이다. 이번 장은 미국 병원에서 수행하는 일반적인 신생아 사정과 관리에 대한 설명을 제공했다. 미국의 많은 병원이 신생아와 산모에게 더욱 친근한 실무를 수행하지만 근거기반의 안전한 실무와 관행적인 관리와는 큰 차이가 있는 것이 분명하다. 독자는 다음과 같은 정보를 친근한 병원의 일반적인 관행과 비교할 수 있다. Sobel 등은 미국 51개 병원에서 481명의 연속적인 출산을 체계적으로 관찰하여 정기적인 신생아 관리 실무가 체온조절과 모유수유 시작에 미치는 시기 및 영향에 대해 연구하였다. 즉각적인 탯줄결찰은 분만 후 평균 12초 후에 이루어졌다. 10% 미만의 신생아만이 피부와 피부접촉을 하였고, 90% 이상 신생아의 경우, 건조하기, 체중재기, 눈 보호, 비타민 K 주입이 빠르게 이루어졌다. 산모와 신생아는 평균적으로 2시간 35분 정도 떨어져 있었고, 평균 수유시간은 오직 2분 남짓하였다.

WHO는 근거기반 실무를 근거로 한 신생아 간호를 권장했다. 이 가이드라인에 따르면 분만 후 모유수유가 즉시 이루어져야 하며, 출산 이후 체온조절과 모유수유를 장려하기 위해 출생 몇 시간 후 바로 피부와 피부접촉이 이루어져야 한다고 주장하였다. WHO는 출생 1시간 이후에 비타민 K를 투여하라고 권장하고 있다.

적절한 사정과 간호를 위해 산모와 신생아 분리는 추천하지도 않으며, 필요하지도 않다고 주장하고 있다. 조산사나 간호사는 신생아가 산모의 품속에 있는 동안 추가적인 장비 없이, 신생아의 혈색, 호흡기, 근긴장, 맥박 사정을 통해 신생아 초기 이행(inital transition)을 관찰할 수 있다고 보고 있다. 예를 들어, 신생아의 맥박은 만약 탯줄을 결찰하고 잘랐다면, 탯줄의 남은 부분을 통해 쉽게 촉진할 수 있다. 출산 전 여성 및 가족과 즉시 돌보는 방법에 대해 논의하는 것이 가장 좋다. 이는 최적의 신생아 이행에 적극적으로 참여할 수 있도록 준비하는 데 도움을 줄 수 있다.

초기 이행기와 모유수유 시기를 거치면서 수많은 일반적인 사정과 의무적인 절차(시술)가 진행된다. 산모와 떨어져 신생아를 온열기로 옮기면 부모와 신생아와의 교류를 방해하게 된다. 돌봄제공자는 태아의 활력징후(체온, 맥박, 호흡수, 혈압)를 관찰하며 신생아의 자궁 밖 삶으로의 이행기를 관찰한다. 미국의 전형적인 간호처치에 따르면 에리트로마이신 안 연고는 신생아 결막염 예방을 위해 투여하고, 신생아 출혈성 질병을 예방하기 위해 비타민 K를 주입을 한다고 한다. 마지막으로 산모와 신생아 모두에 일치하는 밴드를 사용하여 아기의 신분을 상세히 문서화하는 데에는 상당한 간호시간이 필요로 한다. 피부와 피부접촉에 헌신하는 창의적인 돌봄제공자들은 신생아 교류를 최대한 장려하며, 산모의 품속에서 신생아를 사정할 수 있도록 한다. 대안적으로, 피부와 피부접촉 및 모유수유를 위해 신생아 사정을 연기할 수도 있다. 신생아와 지속적인 교류를 원하는 부모는 의료인에게 이를 명확히 알려주어야 한다. 다른 대안이 없으면 이동성 온열기를 산모의 침대 옆에 둘 수 있다. 둘라는 예비부모로부터 미리 선호하는 출산계획의 사항, 피부와 피부접촉을 위해 최소한의 분리를 희망하는지에 관해 파악하고, 예비부모에게 필요한 사항이 있으면 의견을 말하도록 권장한다. 분만 중과 산후에 이러한 계획을 다시 한번 산모와 가족들에게 재확인하는 절차가 요구된다.

결론 CONCLUSION

분만 3기와 4기는 산모와 아기를 돌보고 관찰하는 동안이 바쁜 시기이지만, 산모-아기가 서로 간 통제를 받는 시기이기도 하다. 산모와 신생아 돌봄의 기본으로 최적수준의 관리는 산모와 아기의 지속적인 피부와 피부접촉이다. 이는 신생아 적응, 산모회복, 가족 내 깊은 정서적 유대관계를 촉진시킨다. 이때 민감한 관리(sensitive care)에는 피부와 피부접촉의 편익에 대한 존중으로 다음 사항이 포함된다. 즉, 잊어버리고 지나치거나 방심하게 되는 아주 작은 소음의 중요성에 대해서도 간과하지 않는 신념이 있어야 한다.

참고문헌

1. Widström AM, Lilja G, Aaltomaa–Michalias P, Dahllöf A, Lintula M, Nissen E. (2011) Newborn behaviour to locate the breast when skin–to–skin: a possible method for enabling early self–regulation. Acta Paediatrica 100, 79–85. doi: 10.1111/j.1651–2227.2010.01983.x
2. Buckley SJ. (2015) Hormonal Physiology of Childbearing: Evidence and Implications for Women, Babies, and Maternity Care. Washington, DC: Childbirth Connection Programs, National Partnership for Women and Families.
3. Rising SS. (1974) The fourth stage of labor: Family integration. American Journal of Nursing 74(5), 870–874.
4. Mercer JS, Erickson–Owens DA, Graves B, Haley MM. (2007) Evidence–based practices for the fetal to newborn transition. Journal of Midwifery & Women's Health 52(3), 262–272. doi: 10.1016/j.jmwh.2007.01.005
5. Velaphi S, Vidyasagar D. (2008) The pros and cons of suctioning at the perineum (intrapartum) and post–delivery with and without meconium. Seminars in Fetal Neonatal Medicine 13, 375–382.
6. Kelleher J, Bhat R, Salas A, et al. (2013) Oronasopharyngeal suction versus wiping of the mouth and nose at birth: A randomized equivalency trial. Lancet 382(9889), 326–330.
7. Weiner GM, Zaichkin J (eds). (2016) Textbook of Neonatal Resuscitation (NRP) 7th edn. Elk Grove Park: American Academy of Pediatrics and American Heart Association.
8. Mercer JS, Erickson–Owens DA. (2012) Rethinking placental transfusion and cord clamping issues. Journal of Perinatal & Neonatal Nursing 26(3), 202–217.
9. Mercer JS, Erickson–Owens DA. (2014) Is it time to rethink cord management when resuscitation is needed? Journal of Midwifery & Women's Health 59(6), 635–644. doi: 10.1111/jmwh.12206
10. McDonald SJ, Middleton P, Dowswell T, Morris PS. (2013) Effect of timing of umbilical cord clamping of term infants on maternal and neonatal outcomes. Cochrane Database of Systematic Reviews, Issue 7, Art. No.:CD004074. doi: 10.1002/14651858.CD004074.pub3
11. American College of Obstetricians and Gynecologists, Committee on Obstetric Practice. (2012) Timing of umbilical cord clamping after birth (Committee Opinion No. 543). Obstetrics & Gynecology 120(6), 1522–1526. doi: 10.1097/01.AOG.0000423817.47165.48
12. World Health Organization. (2012) Guidelines on basic newborn resuscitation. Geneva: WHO. Retrieved from: http://apps.who.int/iris/bitstream/10665/75157/1/9789241503693_eng.pdf?ua=1 (accessed August 20, 2016).
13. World Health Organization. (2014) Guideline: Delayed umbilical cord clamping for improved maternal and infant health and nutrition outcomes. Geneva: WHO.

14. Mercer JS. (2001) Current best evidence: A review of the literature on umbilical cord clamping. Journal of Midwifery & Women's Health 46(6), 402–414.
15. Evans A. (2011) Neonatal resuscitation with intact umbilical cord. Midwifery Today with International Midwife (102), 42–43.
16. Weeks AD, Watt P, Yoxall CW, et al. (2015) Innovation in immediate neonatal care: development of the Bedside Assessment, Stabilisation and Initial Cardiorespiratory Support (BASICS) trolley. BMJ Innovations 1(2), 53–58.
17. Thomas MR, Yoxall CW, Weeks AD, Duley L. (2014) Providing newborn resuscitation at the mother's bedside: Assessing the safety, usability and acceptability of a mobile trolley. BMC Pediatrics 14, 135. doi: 10.1186/1471–2431–14–135
18. Erickson–Owens DA, Mercer JS, Oh W. (2012) Umbilical cord milking in term infants delivered by cesarean section: a randomized controlled trial. Journal of Perinatology 32(8), 580–584.
19. Herman A, Zimerman A, Arieli S, et al. (2002) Down–up sequential separation of the placenta. Ultrasound in Obstetrics & Gynecology 19(3), 278–281.
20. Schorn M N, King TL. (2015) The third and fourth stages of labor. In: TL King, MC Brucker, JO Fahey, JM Kriebs, CL Gegor, HV Burst (eds), Varney's Midwifery, 5th edn. Burlington, MA: Jones & Bartlett Learning, pp. 1031–1070.
21. Fahy KM. (2009) Third stage labour care for women at low risk of postpartum hemorrhage. Journal of Midwifery & Women's Health 54(5), 380–386. doi: 10.1016/j.jmwh.2008.12.016
22. Tan WM, Klein MC, Saxell L, Shirkoohy SE, Asrat G. (2008) How do physicians and midwives manage the third stage of labor? Birth 35(3), 220–229. doi: 10.1111/j.1523–536X.2008.00243
23. Fahy K, Hastie C, Bisits A, Marsh C, Smith L, Saxton A. (2010) Holistic physiological care compared with active management of the third stage of labour for women at low risk of postpartum haemorrhage: A cohort study. Women and Birth 23(4), 146–152. doi: 10.1016/j.wombi.2010.02.003
24. Hastie C, Fahy KM. (2009) Optimising psychophysiology in third stage of labour: Theory applied to practice. Women and Birth 22(3), 89–96. doi: 10.1016/j.wombi.2009.02.004
25. Anderson JM, Etches D. (2007) Prevention and management of postpartum hemorrhage. American Family Physician 75, 875–882.
26. International Confederation of Midwives (ICM) & International Federation of Gynaecologists and Obstetricians (FIGO). (2004) Joint statement: Management of the third stage of labour to prevent post–partum haemorrhage. Journal of Midwifery & Women's Health 49(1), 76–77. doi: 10.1016/j.jmwh.2003.11.005
27. World Health Organization. (2012) WHO recommendations for the prevention and treatment of postpartum haemorrhage. Geneva: WHO.
28. Dahlke JD, Mendez–Figueroa H, Maggio L, Hauspurg AK, Sperling JD, Chauhan SP, Rouse DJ. (2015) Prevention and management of postpartum hemorrhage: a comparison of 4 national guidelines. American Journal of Obstetrics and Gynecology 213(1), 76–e1.
29. Lalonde A & International Federation of Gynecology and Obstetrics. (2012) Prevention and treatment of postpartum hemorrhage in low–resource settings. International Journal of Gynaecology & Obstetrics 117(2): 108–118. doi: 10.1016/j.ijgo.2012.03.001
30. Hofmeyr GJ, Abdel–Aleem H, Abdel–Aleem MA. (2013) Uterine massage for preventing postpartum haemorrhage. Cochrane Database of Systematic Reviews, 2013(7), CD006431. doi: 10.1002/14651858.CD006431.pub3
31. Kundodyiwa TW, Majoko F, Rusakaniko S. (2001) Misoprostol versus oxytocin in the third stage of labor. International Journal of Gynecology & Obstetrics 75, 235–241.
32. Garg P, Batra S, Gandhi G. (2005) Oral misoprostol versus injectable methylergometrine in management of the third stage of labor. International Journal of Gynecology & Obstetrics 91, 160–161.
33. McDonald S. (2007) Management of the third stage of labor. Journal of Midwifery & Women's Health 52(3), 254–261.

34. Jackson KW, Allbert JR, Schemmer GK, Elliot M, Humphrey A, Taylor J. (2001) A randomized controlled trial comparing oxytocin administration before and after placental delivery in the prevention of postpartum hemorrhage. American Journal of Gynecology & Obstetrics 185, 873–877.
35. Soltani H, Hutchon DR, Poulose TA. (2010) Timing of prophylactic uterotonics for the third stage of labour after vaginal birth. Cochrane Database of Systematic Reviews, Issue 8, Art. No.: CD006173. doi: 10.1002/14651858.CD006173.pub2
36. Bair ME, Williams J. (2007) Management of the third stage of labor. Journal of Midwifery & Women's Health 52(4), 412–414.
37. Gould D. (2000). Normal labour: a concept analysis. Journal of Advanced Nursing 31(2), 418–427.
38. Klaus MH, Jerauld R, Kreger NC, McAlpine W, Steffa M, Kennell JH. (1972) Maternal attachment: Importance of the first post–partum days. New England Journal of Medicine 286, 460–463.
39. Klaus MH, Kennell JH. (2001) Care of the parents. In: MH Klaus, AA Fanaroff (eds), Care of the High–Risk Neonate, 5th edn. Philadelphia: Saunders, pp. 195–222.
40. Moore ER, Anderson GC, Bergman N, Dowswell T. (2012) Early skin–to–skin contact for mothers and their healthy newborn infants. Cochrane Database of Systematic Reviews, Issue 5, Art. No.: CD003519. doi: 10.1002/14651858.CD003519.pub3
41. Declerq E, Sakala C, Corry M, Appelbaum S, Herrlich A. (2013) Listening to Mothers III: Pregnancy and Birth. New York: Childbirth Connection.
42. Conde–Agudelo A, Díaz–Rossello JL. (2014) Kangaroo mother care to reduce morbidity and mortality in low birthweight infants. Cochrane Database of Systematic Reviews, Issue 4, Art. No.: CD002771. doi: 10.1002/14651858.CD002771.pub3
43. Bergman J. (2011) The importance of skin-to-skin contact for every newborn. Breastfeeding Today 6, 4–6.
44. World Health Organization, UNICEF (2009) Baby–friendly Hospital Initiative. Retrieved from: http://www.who.int/nutrition/topics/bfhi/en/index.html (accessed August 20, 2016).
45. Uvnas–Moberg K. (2003) The Oxytocin Factor: Tapping the Hormone of Calm, Love and Healing. Cambridge, MA: Da Capa Press.
46. Varendi H, Porter RH, Winberg J. (1994) Does the newborn baby find the nipple by smell? Lancet 344(8928), 989–990.
47. UNICEF, World Health Organization, Worldwide Alliance for Breastfeeding Action. (2009) Initiation of breastfeeding by breast crawl: A scientific overview. Retrieved from: http://www.breastcrawl.org/science.shtml
48. Brimdyr K, Cadwell K, Widström AM, et al. (2015) The association between common labor drugs and suckling when skin–to–skin during the first hour after birth. Birth 42(4), 319–328.
49. Righard L, Alade MO. (1990) Effect of delivery room routines on success of first breast–feed. Lancet 1105(8723), 1105–1107.
50. Lipka D, Schulz M. (2012) Wait for eight: Newborn bath delay. Journal of Obstetric, Gynecologic & Neonatal Nursing 41(Suppl.): S46–S47. doi: 10.1111/j.1552–6909.2012.01360.x
51 Preer G, Pisegna JM, Cook JT, Henri A–M, Philipp BL. (2013) Delaying the bath and in–hospital breastfeeding rates. Breastfeeding Medicine 8(6), 485–490. doi: 10.1089/bfm.2012.0158
52. Sousa e Silva JP, Freitas AC. (eds) (2014) Probiotic Bacteria: Fundamentals, Therapy, and Technological Aspects. Boca Raton, FL: Taylor & Francis Group, CRC Press.
53. Hanson L, VandeVusse L. (2013) The microbiology and immunology of normal birth: A plea for the nature of mother. Journal of Perinatal and Neonatal Nursing 27(4), 278–280.
54. VandeVusse L, Hanson L, Safdar N. (2013) Perinatal probiotic and prebiotic administration: An integrative review. Journal of Perinatal and Neonatal Nursing 27(4), 288–301.
55. Levy J. (1998) Immunonutrition: the pediatric experience. Nutrition 14, 641–647.
56. Food and Agriculture Organization of the United Nations & World Health Organization (FAO/WHO). (2001) Report on Joint FAO/WHO expert consultation on evaluation of health and nutritional properties of probiotics in food including powder milk with live lactic acid bacteria. Cordoba, Argentina: FAO/WHO. Retrieved from: http://www.fao.org/3/a–a0512e.pdf (accessed September 7, 2016).

57. Dominguez–Bello MG, De Jesus–Laboy KM, Shen N, Cox LM, Amir A, Gonzalez A, Mendez K. (2016) Partial restoration of the microbiota of cesarean–born infants via vaginal microbial transfer. Nature Medicine 22, 250–253.
58. Sobel HL, Silvestre MAA, Mantaring III JBV, Oliveros YE, Nyunt–U S. (2011) Immediate newborn care practices delay thermoregulation and breastfeeding initiation. Acta Paediatrica 100(8), 1127–1133.

CHAPTER 8

정상분만 진행을 위한 저위험 수준의 의료중재

Low-Technology Clinical Interventions to Promote Labor Progress

Lisa Hanson, PhD, CNM, FACNM

- 경고 징후
- 어깨난산 수기
- 맥로버츠 수기
- 치골상부 압박
- 개스킨 수기
- 서머솔트(재주넘기) 수기

분만 시 통증 완화를 위한 비약리적/약리적 최소 침습 수기

침술

멸균수 주입

- 피하 멸균주사 과정

아산화질소

회음부에 사용되는 국소 부위 마취

결론

참고문헌

주요용어

- 어깨난산 Shoulder dystocia
- 경관협착 Cervical stenosis
- 경막외마취 Epidurall anesthesia
- 멸균수 주입 Sterile water injection
- 후방두정위(혹은 측방두정위) 시 아두회전술 Digital or manual rotation of the fetal head
  - 손가락 회전술 Digital rotation
  - 손 회전술 Manual rotation
- 아두 발로 Crowning of the fetal head
- 유두자극 Nipple stimulation
- 인공양막파수 Artificial Rupture of Membrane, AROM
- 자궁경부 립의 감소를 위한 손 수기술 Manual reduction of cervical lip
- 출산 자세 Birth position
- 침술 Acupuncture
- 태포 Bag of water
- 회음부 관리 Perineal management
- 회음부 마사지 Perineal massage
- 힘주기 Bearing-down efforts

분만 문제 관리를 위한 중간 단계 중재
INTERMEDIATE-LEVEL INTERVENTIONS FOR MANAGEMENT OF PROBLEM LABORS

8장은 조산사와 의료진을 포함한 돌봄제공자들이 흔히 사용하는 중재의 효과성, 이점, 부작용, 기법, 근거, 적응증에 대해 다루고 있다. 산부 간호를 위해 시행되는 일부 중재들은 분만 당시나 출산 시 흔히 사용되는 고위험 수준의 의료중재를 대안으로 쓰고 있다. 일반적인 의료 기법의 범주에 포함되지 않는 것들도 있지만, 돌봄제공자들은 분만 시 문제 해결을 위해 저위험 수준의 의료중재를 선호하기도 한다. 본 장에 기술된 중재는 문제 해결을 위한 단계별 접근법의 중간단계이다. 초기 중재는 본 장 초반에 설명된다. 본 장 후반부에서는 복잡하고, 침습적이며, 고위험 수준의 의료적 · 수술적 중재를 필요로 하는 심각한 문제 해결을 위한 고차원의 중재 단계에 대해 소개하고자 한다.

8장은 돌봄제공자 기술에 관한 전문 교육을 대체하는데 그 목적을 두고 있지 않다. 조산학, 의학, 간호학 교육은 분만 시 흔히 발생하는 문제에 필요한 의료 행위와 이론을 포함한다. 또한 모든 돌봄제공자는 자신의 의료 행위 책임 안에서 간호를 진행하고, 자신의 의료 책임 밖의 문제가 발생했을 때는 자문을 구해야 한다.

둘라는 분만 시 문제가 발생했을 때 산부들을 간호하는 중요한 역할을 맡고 있다. 본 장은 비의료적 방식을 포함해 돌봄제공자의 중재가 문제 해결을 위해 필요할 때 둘라가 도움을 줄 수 있는 방법에 대해 기술하고 있다.

CHAPTER 8

분만 전기나 잠재기에서 분만진행이 원활하지 않을 때
WHEN PROGRESS IN PRELABOR OR LATENT PHASE REMAINS INADEQUATE

분만 전기 또는 잠재기 때 산부의 분만진행이 지연된다면 상황이 허락하는 한 여러 전략을 시행할 수 있다. 치료적 휴식, 유두자극, 자궁경관협착(cervical stenosis) 관리 등이 그 예이다.

치료적 휴식 Therapeutic rest

2장과 4장에서 지연분만 전기 또는 잠재기의 병인론에 대해 설명하며, 분만 촉진을 위한 안전하고 저위험 수준의 의료중재 방식을 소개했다. 만약 이런 조치들을 사용했음에도 분만이 진행되지 않는다면 산부는 지치고, 낙담하고 좌절할 수 있다. 대부분의 경우 돌봄제공자는 분만 촉진을 하거나 지침의 문제를 사정해야 한다. 다른 요인들이 정상인데도 잠재기가 지연된다면 돌봄제공자는 "치료적 휴식"의 일환으로 약물을 처방하여 분만진행을 원활하게 하고 산부를 편안하게 해주어야 한다. 휴식을 통해 산부의 통증을 없애고자 하기보다는 숙면을 취할 수 있게 도와준다. 하지만, 부작용을 최소화하고, 이점을 늘리기 위해 약물을 신중히 선택해야 한다.

유두자극 Nipple stimulation

2장과 5장에서 나와 있듯이 수축이 부적절할 때 분만 촉진을 하기 위해 유두자극(nipple stimulation)을 시행할 수 있다. Cochrane 리뷰에서는 719명의 산부를 대상으로 유두자극과 유두자극을 주지 않은 경우를 비교한 5개의 실험과 유두자극과 옥시토신 효과를 비교한 2개의 실험을 진행했다. 두 그룹의 산부 자궁경부 상태가 모두 양호했다는 것을 전제로, 유두자극과 유두자극을 주지 않은 경우를 비교했다. 유두자극 요법을 시행한 산부들의 경우, 72시간 후에도 분만이 진행되지 않은 산부의 수는 상당히 줄어들었고, 출산 후 출혈 비율도 상당히 낮았다. 제왕절개율, 태변이 포함된 양수, 자궁의 과도자극 부분에서는 큰 차이를 보이지 않았다. 유두자극과 옥시토신을 비교한 실험에서는 분만 시작 72시간 후 제왕절개율, 태변이 포함된 양수 등에서는 큰 차이가 없었다. 따라서 분만 촉진을 위해 옥시토신을 사용하기 전, 유두자극을 사용하는 것도 하나의 방법이다. 고위험 산부를 대상으로 진행한 연구에서는 여러 명의 태아사망 결과를 보였기 때문에 Cochrane 리뷰의 저자들은 고위험 산부에게는 유두자극을 권장하지 않으며, 안전한 중재를 위한 추가적인 연구가 필요하다는 사실을 피력했다.

유두자극이 분만 시작에 도움이 되는 사실은 알려져 있지만 출처에 따라 프로토콜이 다르며, 정확한 정의가 불분명하다. 여러 연구에서 다양한 프로토콜을 소개하고 있다. 한 접근법은 전동 유축기(착유기)를 각각의 가슴에 15분씩 사용하기를 권장한다. 대안으로 가장 낮은 강도로 10분 동안 수동이나 전동 자극법을 번갈아 시행하고 5분의 휴식시간을 갖는 것이다. 수축 간격이 3분 미만이 될 때까지 기법을 최대 4번 반복할 수 있다. 산부나 배우자가 수동 자극을 진행할 수 있으며, 직접적으로 유두를 마사지하거나 옷 위에서 마사지를 진행할 수 있다. 의료진이 설명한 또 다른 프로토콜에 따르면 수축이 나타날 때 자극을 멈추고 수축 사이에만 유두를 자극하는 방법도 소개한다. 두 가지 프로토콜의 효과성에 대해서는 연구가 많이 이루어져 있지 않아 추가적인 연구가 필요한 실정이다.

경관협착 관리 또는 “지퍼(zipper)” 자궁경부

Management of cervical stenosis or the “zipper” cervix

3장과 4장에서는 느린 자궁경부 개대의 원인이 되는 몇 가지 특이한 자궁경부 검진 결과에 대해 기술하고 있다. 과거 자궁수술력이나 자연발생 유착이 자궁경부 협착의 원인일 수 있다. 돌봄제공자는 자궁경부가 완전히 소실되었을 때 자궁경부를 부드럽게 원을 그리며 마사지하며, 유착을 이완한다. 수축 사이에 진행되면 산부가 불편함을 덜 호소한다. 또 다른 방법은 자궁경부구에 하나 또는 두 손가락을 집어넣어 부드럽게 늘리는 것이다. 유착이 이완되면서, 지퍼처럼 자궁경부구가 열리고, 때론 한 번의 수축 시 1~4cm 정도 개대되기도 한다.

활동기 분만진행이 원활하지 않을 때

WHEN PROGRESS IN ACTIVE PHASE REMAINS INADEQUATE

활동기 때 분만진행이 지연되었다면 상황에 알맞은 처치를 진행할 수 있다. 처지에는 인공양막파수, 계속 남아 있는 자궁경부 립의 손 수기술에 의한 감소 또는 아두의 수동회전 등이 있다.

인공양막파수(AROM) **Artificial rupture of the membranes (AROM)**

조산사와 같이 저위험 수준의 의료중재를 사용하는 돌봄제공자들은 분만과 출산의 자연스러운 과정을 지지하는 철학 때문에 규칙적으로 시행하는 일상적인 중재를 선호하지 않는다. 따라서 많은 조산사들이 특별한 경우가 아니고는 인공양막파수를 시행하지 않는다. 선행문헌고찰에 의하면 저자들은 일반적으로 행해지는 인공양막파수(초산 및 경산 모두에서)가 제왕절개 위험 증가를 대응하는 방법으로서 유의하지 않았다고 주장했다.

분만 시작 시 태포(bag of water)가 온전하다고 가정할 때, 그대로 두면 10명 중 7명이 자궁경부가 완전히 개대될 때까지 온전하게 남아 있다. 온전한 태포는 아두회전에 도움이 될 뿐만 아니라 상행성 감염 예방에도 도움이 된다.

인공양막파수는 자궁경부와 자궁분절 하부의 압을 증가시키고, 이에 프로스타글란딘과 옥시토신 분비가 활성화되면서 분만진행을 향상시키고, 효과적으로 분만 촉진을 하는 것으로 본다. 인공양막파수가 예정되어 있다면 탯줄 안전성의 문제로 활동기에 아두가 골반에 진입했고, 자궁경부에 안착했는지를 확인하면서 진행 과정을 신중히 기다려야 한다. 전통적인 접근을 하려 한다면 내진을 통해 최소 4cm 개대, 100% 소실, 하강정도 0일 때까지 인공양막파수를 유보하는 것이 좋다. 아두가 진입하지 않았고, 높은 하강정도에서의 파막은 제대 탈출 위험 가능성을 높일 수 있다. 상태가 적절하더라도 인공양막파수의 부작용이 존재하지 않는 것은 아니며 결과를 예측할 수 없다. 우선 이상적인 분만진행 결과가 나오지 않을 수 있다. 두 번째, 인공양막파수는 감염 위험성을 증가시킬 수 있다. 또한 인공양막파수 후 탯줄 압박으로 인해 다양한 종류의 가변성 감속(variable decelerations)이 나타날 수 있다. 돌봄제공자는 파수 후 수축이 강력할 수 있음을 미리 산부에게 설명한다. 인공양막파수 때 둘라의 역할은 정서적 지지와 도움으로 인공양막파수에 의한 강한 수축을 산부가 대처할 수 있게 돕는 역할을 한다.

후방두정위(혹은 측방두정위) 시 수동적 아두회전술

Digital or manual rotation of the fetal head

아두가 후방두정위 또는 측방두정위에 지속적으로 위치할 때, 산부는 지연분만, 수술적 질식 출산, 심각한 회음열상과 제왕절개의 위험에 더 크게 노출된다. 후방두정위 또는 측방두정위 태아를 임신한 50%의 경산부와 최소 25%의 초산부가 자연분만을 한다고 알려졌다. 따라서 골반 크기가 적절하다고 판단되고, 분만 2기 진행이 보인다면 태아 심박수가 안정적일 때 분만을 시도할 수 있다. 하지만 진행이 지속적이지 않고 이전 장에 기술된 중재가 성공적이지 못하다면, 조산사 또는 의사는 손가락 또는 손으로 후방두정위 또는 측방두정위 태아를 전방두정위 자세로 낮은 수준의 합병증의 위험은 있지만 회전시킬 수 있다. 손가락 또는 손 태아 회전은 합병증이 거의 없지만 일부의 경우, 제태탈출, 태아 손과 발 등의 탈출(fetal small parts), 자궁 열상(수동 회전의 경우만)이 나타날 수 있다.

손가락 또는 손 회전술 시 정확한 태향 파악은 필수이기 때문에 초음파를 실시해야 한다. Youseef 등은 태향 파악을 위한 분만 시 초음파 기술에 대해 설명하고 있다.

불확실한 태아심음이 사정되면 분만을 촉진하기 위해 후방두정위 태아의 손 또는 손가락 회전술이 시행된다고 주장하고 있다. 하지만 회전 처치가 이루어지는 동안 태아 심음이 떨어진다면 이는 즉각적으로 회전을 금지해야 한다.

산부인과학이나 조산학 교과서에 손가락 또는 손 회전술이 기술되어 있고, 최근 연구의 주제가 되기도 했지만, 미국이나 다른 지역에서 주로 시행되는 의료적 중재는 아니다. 하지만 Cargill과 캐나다 산부인과협회에서는 "저위험 산부와 태아의 경우, 회전술을 단독 혹은 기계적 출산과 함께" 사용하기를 권장하고 있다. 따라서 이 기법을 시행하고 싶은 의료진은 수련을 마치고 이 의료 행위에 숙련된 돌봄제공자의 지도에 따라 초기 회전을 시행한다.

손가락 또는 손 회전술의 효과를 위해 조산사나 의사는 태아 두개골의 기준점을 파악할 수 있어야 하고, 시술 전 정확한 태향 사정을 위해 자세한 복부 촉진이 필수이다. 일부 돌봄제공자의 경우, 시술 전 아두 위치 확인을 위해 초음파를 권장하기도 하지만, 손가락 또는 손 회전술 전 초음파를 대부분 일상적으로 하지는 않는다. 침상 옆에 사용이 용이하고, 이동 가능한 초음파 기계가 많아지면 의료진들은 안전하게 이 시술들을 진행할 수 있다. 자궁경부 개대가 7cm 이상 되었을 때 손가락 또는 손 회전술을 진행하는 게 제일 효과적이라고 한다. 손가락 또는 손 회전술을 시행했을 때와 시행하지 않았을 때를 비교한 연구 결과에 따르면 회전을 시행했을 때 자연분만율이 대략적 2~3배 증가했다고 한다.

Reichman 등은 후방두정위 태아의 분만 2기 진입에 대해 산부 61명의 결과를 발표하였다. 50%의 산부는 중재를 받지 않았고, 나머지 산부들에게는 손가락 또는 손 회전술을 시행했다. 손가락 또는 손 회전술은 전방두정위로 돌려 자연질식분만 비율을 유의미하게 높였으며, 또한 분만 2기 기간을 상당히 단축시켰으며, 회음절개, 제왕절개, 입원 기간 등도 단축시켰다고 한다.

손가락 또는 손 회전술의 선택에 관해서는 의료적 또는 과학적 연구가 아직까지는 많이 진행되지 않았다. 하강정도가 높을 때에는 두 손가락만을 이용해 술기를 진행할 수 있기 때문에 손가락 회전술이 더욱 수월하다. 하강정도가 낮고, 전체 아두를 쉽게 촉지할 수 있는 분만 1기 후반이나 초기 분만 2기에서는 손 회전술이 더 좋은 방법이다. 어떤 접근법을 사용하든 산부에게 이점, 부작용, 시술과 관련한 불편함 또는 대안책들을 우선적으로 설명하고, 사전 동의가 필요하다. 산부는 방광을 비우고(필요시 카테터를 통해) 신체적 · 정서적 지지와 함께 앙와위를 취한다. 최적의 이완을 위해서 통증 완화제를 투여할 수 있다. 지속적인 태아 감시를 통해 태아 가사를 확인한다.

둘라는 수축이 시작되면 조산사 또는 의료진의 지시에 따라 산부의 힘주기를 돕고 지지해 주며 시술을 돕는다.

손가락 회전술 Digital rotation

손가락 회전술(digital rotation)은 한 손의 검지와 중지의 끝을 사용해 진행된다. 질 내로 손가락을 삽입해 후두골과 만나는 후방 소천문의 시작점, 즉 두정골의 가장 후면에 위치한 람다봉합을 촉진한다. 검사자의 손과 팔뚝의 회전으로 생기는 상승 압박(upward pressure)을 통해 치골결합 쪽으로 후방 소천문을 회전시킨다. Cargill 등은 이때 후방두정위로 다시 돌아가지 않게(그림 8.1) 몇 번의 수축 동안 회전된 채로 아두를 고정시키도록 추천하였다.

손 회전술 Manual rotation

손 회전술(manual rotation) 시 산부에게 마취제를 필수적으로 권장하지는 않는다. 하지만 산부가 처치 시 불편함을 상당히 호소하기 때문에 모체 이완은 수동 회전을 원활하게 하는 데 도움이 될 수 있고, 이 때문에 경막외마취(epidurall anesthesia) 또는 아산화질소가 고려되기도 한다. 실제로 많은 돌봄제공자들이 마취제 없이는 손 회전술을 하지 않으려 한다.

손 회전술을 시행할 시, 조산사 또는 의사는 아두 위치의 반대 손을 사용한다. 예를 들어, 태아가 좌후방두정위 또는 좌측방두정위에 위치하면 돌봄제공자는 오른손을 사용한다. 수축 후, 돌봄제공자는 손바닥 전체를(손바닥이 위로 향함) 태아 귀 뒤로 보내, 아두의 위치를 미묘하게 바꾸고, 굴곡을 장려한다. 손가락은 후방두정골 아래에 위치하며, 엄지 손가락은 전방두정골에 위치한다(그림 8.2). 다음 수축 시 산모가 힘주기를 하면 돌봄제공자는 태아의 후두골을 전방 위치로 회전한다. 상황에 따라 손목으로 회전하거나 팔뚝 전체로 회전시킬 수 있다. 손가락 회전 때 설명했듯이 후방두정위 자세로 다시 돌아가

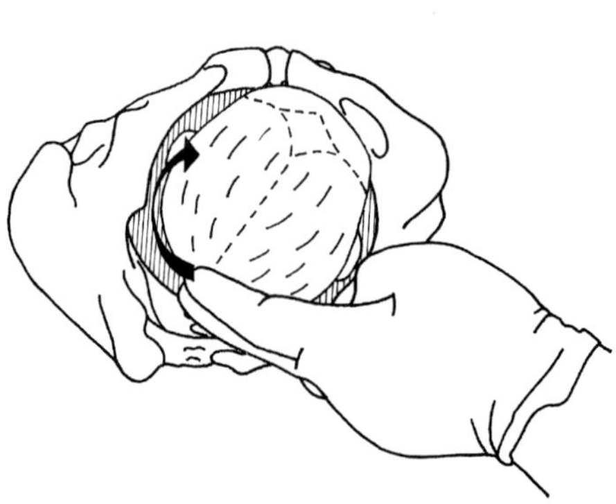

그림 8.1 손가락 회전술

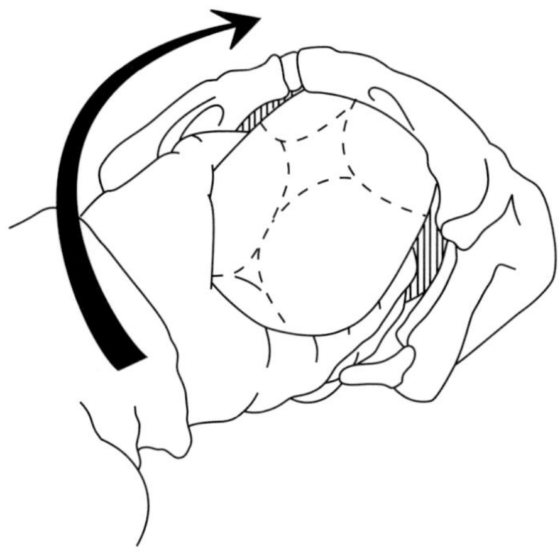

그림 8.2 **손 회전술**

지 않게 몇 번의 수축 동안 아두를 고정시킨다. 만약 시술이 효과적이지 못했지만 태아심박수가 안정적이라면, 다시 시도해 봐도 괜찮다. 하지만 산부가 불편함을 견딜 수 있는지 확인해야 한다.

연구진은 손 회전술의 결과를 평가했는데 경산부와 35세 미만이 전방두정위로의 성공적인 회전과 관련이 있었다. 회전술의 시행은 분만 1기의 시행이 완전개대 후보다 3배 이상이었다. 분만 1기에 시행된 예방적 회전은 당연히 분만지연으로 인한 회전보다 더 효과적이었으며, 제왕절개율은 회전술 성공 시 2%였고, 회전술 실패 시 34%였다. 지속적 후방두정위에 태아에 대한 동일한 후향적 코호트 결과를 평가한 최근 연구에 따르면 연구진들은 손 회전술이 제왕절개분만의 위험, 심한 열상, 산후출혈, 융모양막염 등을 현저히 줄였다고 발표했다.

손가락 또는 손 회전술은 태아가 후방두정위 또는 측방두정위일 때 원활한 분만을 가능케 하는 저위험술기 중재 요법이다. 이런 회전술을 통해 질식분만을 할 수 있기 때문에, 더 많은 교육이 필요하고 병원 환경에서 시행되어야 한다.

지속적인 자궁경부 립의 손 수기술 Manual reduction of a persistent cervical lip

전방 자궁경부 립은 때때로 후방두정위 또는 부동고정위 위치에 있다는 것을 의미한다. 만약 기다림, 자세변화, 수중요법 등이 자궁경부 립을 줄이는 데 성공적이지 못하다면 손 수기술을 고려해 보는 것도 방법이다. 태아심박수의 문제가 있거나, 산부가 자궁경부의 완전개대 혹은 거의 되기 전에 비자발적인 힘주기(involuntary bearing-down efforts)

를 심하게 하고 비협조적일 때 특히 유용하다. 조산사와 의사가 사용하는 손 수기술은 다음 설명을 참조한다.

- 손 수기술을 시행하기 전에 절차를 설명한다. 불편함이 있을 수 있으나 완전개대까지의 시간이 단축될 수 있다는 이점을 설명하고, 산부의 협조가 적극 필요함을 말한다.
- 수용성 윤활제를 사용해 두 손가락을 살짝 벌려, 수축 시작 전 아두와 자궁경부의 립 사이 11시와 1시 방향에 손가락을 위치시킨다(손바닥은 아래로 향한다).
- 산부의 힘주기가 있을 수도 있고, 없을 수도 있으나 지시가 있을 때까지 힘을 주지 않도록 한다.
- 수축이 시작되었다고 느끼면 전방 자궁경부 립을 아두 뒤로 올려준다(마치 윗입술을 위로 밀어 올려 치아가 보이게 하는 것처럼). 자궁경부 립이 쉽게 움직인다면 아두가 내려올 수 있도록 산부에게 힘을 주도록 하고 자궁경부 립을 잘 위치시킨 후 질 밖으로 손가락을 뺀다.
- 수축 후 내진해서 자궁경부 립이 다시 내려오지 않았는지 확인한다.
- 산부가 견딜 수 있다면 과정을 반복한다.
- 몇 번의 수축 후에 재진찰을 하는 것이 좋다. 자궁경부가 완전개대 상태로 유지되고 있다는 것을 확신하는 것은 어렵지만 더 이상 립이 보이지 않고 부종도 없다.

자궁경부 부종과 전방 립 감소 Reducing swelling of the cervix or anterior lip

자궁경부 부종과 자궁경부 립은 분만진행의 지속을 방해하는 또 다른 요소이다. 자궁경부 부종을 완화하려면 동종요법의 아르니카(arnica) 12~30C(Centuria, 100배)를 구강 섭취할 수 있고, 자궁경부에 달맞이꽃 종자유를 직접적으로 바르거나, 얼음 팩을 대고 있을 수 있다.

정상적인 출산의 강화 FOSTERING NORMALITY IN BIRTH

회음부 관리 Perineal management

산전 회음부 마사지 Prenatal perineal massage

산전에서 회음부 마사지(perineal massage)는 임신 35주차부터 일상 관리로 시작된다.

봉합성 치유와 관련된 회음부 손상 감소에 효과적이다.

임부나 배우자가 질의 자극이나 조직 파괴가 없는 경우에 한해 산전 회음부 마사지를 진행할 수 있다. 질 좋은 수용성 윤활제, 코코넛 오일 또는 식물성 오일을 사용해 매일 3~10분 정도 마사지를 진행한다. 미네랄 오일이나 석유 가공 제품들을 효과적으로 세정하지 못하고, 자연 식물군을 변화시키고, 다른 생물들의 과도한 성장으로 감염이 생길 수 있기 때문에 장려되지 않는다.

배우자가 마사지를 진행한다면 임부는 반좌위를 취해 무릎을 굽히고, 베개에 몸을 비스듬히 기댄다. 배우자는 손을 씻고 깨끗한 손으로 오일이나 윤활제를 검지나 다른 손가락과 회음부 조직에 바른다. 배우자는 질 안 2.5~4cm까지 손가락을 집어넣고 약간 굴곡시킨 후 양쪽으로 문지른다. U 모양으로 움직이며 마사지하고, 중앙부에서 직장 쪽 아래를 향해 압을 준다(그림 8.3). 임부는 의식적으로 회음부를 이완한다. 임부가 경미한 작열감을 경험한다면 임부는 이완과 호흡하기를 시행하고, 배우자는 하나 또는 두 손가락을 같은 위치에서 1~2분 정도 유지한 채 멈춘다. 임부가 작열감이 계속 있고 긴장한다면 대처할 수 있는 수준으로 압을 낮춘다.

임부 스스로 마사지를 진행할 경우 욕조나 의자에 한쪽 발을 걸친다. 깨끗하고, 짧게 다듬은 엄지로 마사지를 진행한다. 엄지에 오일 몇 방울을 떨어트린 후, 질 내로 삽입해 굴곡시킨다. 위에 설명한 대로 마사지를 진행하고, 골반기저근 이완에 신경 쓴다.

1주일 내로 임부나 배우자는 조직이 유연해지고 있다는 느낌을 경험할 것이고, 회음부 마사지 중의 작열감도 덜 느낄 것이다. 이완을 하면 할수록 압을 천천히 증가시킬 수 있다.

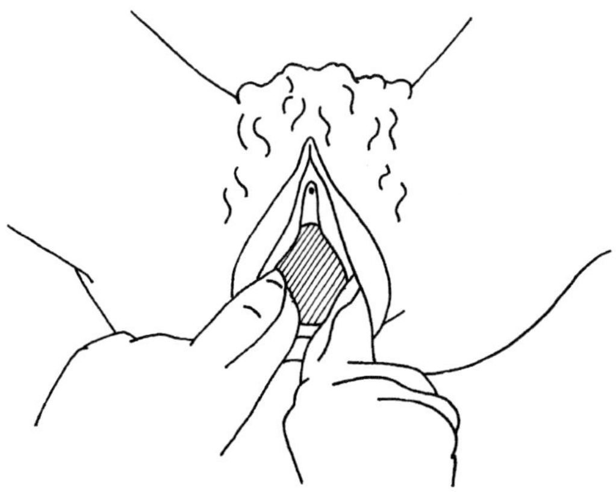

그림 8.3 산전 회음부 마사지

368명의 임부를 대상으로 한 후향적 연구에 따르면 산전 회음부 마사지는, 특히 초산부의 경우 출산 시 회음부 외상을 덜 경험한다고 알려져 있다. Beckmann과 Stock은 2,497명의 임부를 대상으로 전동 회음부 마사지에 대한 4개의 대조군 실험을 검토했다. 초산부의 경우, 산전 마사지는 분만 시 봉합이 필요한 손상 또는 회음절개술의 비율을 유의미하게 낮추어 주었다. 그러나 경산부에서는 긍정적인 결과가 나오지 않았다. 메타분석에서는 회음부 마사지가 수술적 질식 출산율을 낮추거나 회음열상의 깊이에 변화를 주지 못한다는 결과를 얻었으며, 장기간의 산후통증, 성적 만족감, 요실금 및 대변 실금의 경우에서도 유의미한 변화가 없었다. 결론적으로 산전 회음부 마사지는 단기 또는 장기적 위험에서는 효과가 없고 초산부들에게서는 이점을 제공하는 것으로 보인다.

회음부 마사지의 이점은 골반 기저근의 유연성을 증가시키거나 또는 적절한 반응(즉, 아두 하강과 발로 시 의식적인 이완)을 준비시키는 데에서 온다.

분만 2기의 회음부 관리 Perineal management during second stage

회음 절개의 일상적인 시행은 과학적 증거가 뒷받침되고 있지 않기 때문에 저위험 수준의 의료중재를 사용하는 조산사나 일부 의료진 등의 돌봄제공자는 회음부 손상을 최소화할 수 있는 시술을 선호한다. 지속적인 강한 힘주기보다 자연스러운 힘주기 등이 그 예이다. 자연스러운 힘주기는 발살바(Valsalva)의 지시적인 힘주기의 결과와 비교했을 때 회음부와 태아 상태가 더 좋다고 알려져 있다.

자연스러운 힘주기를 구두로 지지하기

Verbal support of spontaneous bearing-down efforts

힘주기(bearing-down effort)를 하는 산부를 구두로 도와줄 수 있는 가장 적절한 방법은 응원과 확신의 말을 전해주는 것이다. 다리와 회음부 이완을 잊지 말라고 말하는 것도 중요하다. 자연스러운 톤으로 이루어진 구두 지지와 응원은 시대에 뒤떨어진 소리만 크게 지르는 시끄러운 방법을 대체할 수 있다. 10을 세라는 지시는 많은 분만실에서 흔히 쓰이며, 다음은 지지할 수 있는 예시이다.

- "자연스럽게 힘주세요. 당신의 몸은 어떻게 해야 하는지 이미 알고 있어요."
- "맞아요. 그렇게 하시면 돼요. 아기를 위한 충분한 공간이 있어요."
- "회음부가 늘어나기 시작했어요. 아주 좋은 징후입니다."
- "잘하셨어요."

- "머리가 보여요."
- "힘을 줄 때마다 아기가 움직이고 있어요."
- "수축 사이에 휴식을 취하세요. 좋아요. 맞아요. 그렇게요"
- "당신이 느끼는 작열감은 정상적인 것이에요. 지금 몸에 긴장이 일어나고 있다는 것을 의미해요. 작열감이 사라질 때까지 힘주는 것에 대해 조금이라도 마음 편히 쉬십시오."

6장에서는 분만 2기에 도움이 되는 간호에 대해 방대한 토의를 포함하고 있다.

모체 출산 자세 Maternal birth positions

산부들이 이상적인 출산 자세(birth position)를 자유롭게 선택할 수 있도록 해주는 것이 좋다. 분만 2기, 조산사 또는 의사는 산부의 선택을 존중하고, 산부가 편안해 할 수 있는 환경을 만들어 줄 수 있고, 이를 통해 산부의 출산과 분만과정이 원활히 진행될 수 있다. 서 있는 자세로 출산하는 산부는 회음절개의 감소, 비정상적인 태아심박수 감소, 경미하지만 분만 2기의 단축, 수술적 출산의 필요성이 낮아진다. 또한 불편함을 덜 호소하고, 만족감이 상승하며, 출산 시 적극적으로 참여할 수도 있다.

산부가 절석위를 취하고 있어 다리가 멀리 떨어져 있다면 회음부의 예민한 조직이 더 강하게 긴장해 회음절개 여부와 상관없이 조직이 더 많이 손상된다. 따라서 산부의 다리가 이완될 수 있는 자세가 회음부 건강에는 더욱 이롭다. 조산사가 출산을 도운 2,756명의 산부를 대상으로 진행한 후향적 분석이 이 주장을 뒷받침한다. 다리를 벌린 채 누워있는 자세로 출산한 산부의 경우, 회음부 봉합을 더 많이 했지만 바닥에 무릎과 손을 대고 출산을 한 여성의 경우, 회음부 봉합의 비율이 낮았다. 따라서 특정 자세가 회음부 조직을 긴장시킨다면 긴장 완화를 위해 자세를 바꾸는 것이 필요하다. 이런 이유로 분만 2기 때 주기적으로 자세를 바꾸어주는 일은 회음부 손상을 예방하고, 골반 모양을 바꿀 수 있고, 하강을 돕는 중력의 힘을 받을 수 있다.

지연분만 2기 때 진행을 촉진시키고 싶다면 돌봄제공자는 천골을 침대에 붙일 수 있는 자세를 고려해봐도 좋다. 예를 들어, 옆으로 눕는 자세에서는 산부의 복부에 다리 한쪽만 굴곡되어 있기 때문에 회음부의 긴장을 방지하고, 대정맥 압박을 예방할 수 있다. 따라서 태아에게 공급되는 혈류가 증가하고, 최대한으로 골반을 움직일 수 있다. 일부 출산 상황에서 과하게 쓰이는 과장된 절석위를 대처할 수 있는 자세이다(6장과 9장의 분만 2기 자세에 대한 추가적인 설명 참고).

아두 발로 시 산부 돕기 Guiding women through crowning of the fetal head

태아가 만출되면 조산사 또는 의사는 강력한 작열감과 긴장을 겪는 산부를 돕는다. 의료진은 온열찜질 또는 국소 마취제를 사용해 통증 완화를 돕는다. 산부가 통일성 없는 지시를 듣지 않게 하는 것이 중요하다. 따라서 자연스러운 힘주기와 이전에 설명되었던 구두지지를 줄 수 있는 방법들을 모든 이가 숙지하고 있는 것이 중요하다. 다른 이가 말하는 중이라면 고요하고, 야단스럽지 않은 응원을 제공하는 것이 좋다. 산부가 집중하지 못하면 간호사 또는 둘라가 산모에게 속삭일 수 있다. "조산사 [의료진]의 말에 귀 기울이세요. 도움이 될 거예요. 조산사 또는 의료진은 평온하고 설득력 있는 어조로 출산 환경에 있는 모든 이에게 다음과 같은 말을 할 수 있다. "모든 것이 잘 될 거예요. 산부와 태아 모두 건강합니다. 조급해 할 필요 없어요. [산부의 이름]님이 제 말을 듣고, 분만과정을 거치는 것이 중요합니다." 산부에게 수를 세게 하거나, 어떻게 힘주기를 해야 하는지 지시할 필요가 없다. 어떻게 출산하는지 이미 알고 있고, 산부가 잘 해내고 있다.

회음부에서 아두가 천천히 만출하게 되면서 회음부 조직은 서서히 신장한다. 길고 닫힌 성문 힘주기 대신 많은 조산사들은 발로(crowning) 시 "숨 쉬세요."라고 호흡을 장려하면서, 수축이 없을 때 수축 사이에 아두를 출산하려고 한다. 돌봄제공자는 아두가 발로하는 수축기 동안 힘주기를 자제해야 하는 이유를 산부에게 자세히 교육해야 한다. 최근 연구에 의하면 대부분 미국 간호-조산사와 조산사는 발로 시 회음부 손상 예방을 위해 모체 힘주기에 대한 교육을 실시하고 있다.

회음부 보호를 위한 손 수기술 Hand skills to protect the perineum

아두 출산 관리 방법은 회음부 결과에 영향을 주는 것으로 나타났다. 하지만 현재 문헌에는 기술되어 있지 않다. 조산사들은 산부 개인의 요구에 응하기 위해 아두가 만출될 때 다양한 방법을 통해 지시를 내린다. 빠른 속도로 아두가 만출된다면 "부드러운 힘빼기(gentle counterpressure)"를 통해 분만을 지연시킬 수 있고, 회음부 손상을 방지할 수 있다. 예를 들어, 세 손가락을 이용해 두정위(vertex)에 압을 주어 지지와 통제를 할 수 있다. 일부 조산사들은 회음부를 부드럽게 압축해 예민한 조직이 갑자기 과도하게 신장되는 것을 방지한다. 수건을 사용하며 회음부의 촉촉한 조직의 경미한 마찰을 주어 발로를 시각화할 수 있다.

태아가 전방두정위에 위치한다면 아두가 굴곡될 수 있게(그림 8.4) 아래로 압을 제

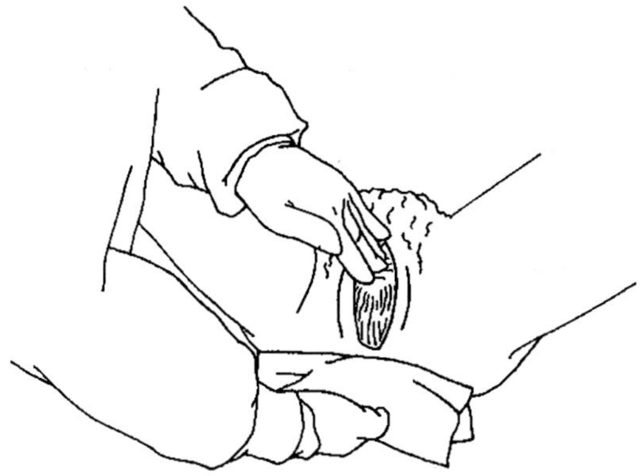

그림 8.4 지지된 발로

공한다. 태아가 후방두정위에 위치하면 굴곡을 유지할 수 있게 위로 압을 제공한다. 하지만 손 수기술에 의한 굴곡 기법의 사용은 태아가 산도의 굴곡(curve of the birth canal)을 스스로 뚫고 나가는 본능적인 힘이 있으므로 자연출산, 즉 임상적인 분만중재의 최소화(low-tech clinical interventions labor)에 반하기 때문에 비판이 일고 있다. 이 주제에 대해서는 추가적인 연구가 필요하다.

McCandlish 등은 5,471명 산부의 출산을 도운 조산사들의 핸즈 온(hands-on) 접근법과 핸즈 포이즈드(hands-poised) 접근법을 비교 연구했다. 핸즈 온 접근법은 조산사가 발로 시 굴곡을 유지할 수 있게 하는 기법이다. 동시에 회음부를 지지하고, 측면 굴곡을 이용해 의도적이고, 부드럽게 태아의 어깨출산을 돕는다. 핸즈 포이즈드 접근법은 급속분만의 경우 회음부 가까이 손을 가져다 놓는 조치로서 아두나 회음부를 직접적으로 만지지는 않고, 자연스럽게 어깨를 출산할 수 있도록 돕는다. 핸즈 온 그룹의 산부들은 핸즈 포이즈드 그룹보다 출산 후 통증이 유의미하게 줄었다.

Albers 등은 회음부 손상을 줄이는 3개의 일반적인 기법을 연구했다.

- 지속적으로 회음부에 온열찜질을 한다.
- 윤활유를 바른 손가락으로 회음부를 부드럽게 마사지하고, 아래로 압을 주고 좌우로 움직이고 마사지를 진행한다.
- 아두가 발로될 때까지는 핸즈 오프(hands-off) 접근법을 사용한다.

Albers 등은 회음부 관리에 대한 연구에서 집단 간 회음부 관리에 대한 차이점을 찾아내지 못하여, 회음부 관리에 대한 다양한 접근방식이 회음부 결과(perineal outcomes)와 어떤 관련이 있는지 그 효과를 결정하기 위해 8개의 무작위 대조군 실험에 대한 체계적인 문헌고찰을 수행하였다.

온열찜질이나 회음부 마사지는 핸즈 오프 관리(발로 시 손대지 않고 가만히 두는 것)에 비해 분만 3기와 4기 "열상" 확률은 유의미하게 낮추어 주었고, 핸즈 포이즈드 관리(급속분만에 대비해 회음부 가까이 손을 두기는 하나 아두나 회음부를 만지지는 않고 자연스럽게 어깨를 출산할 수 있도록 돕는 것)에 비해서는 "회음절개" 비율을 유의미하게 낮추어 주었다.

회음부 마사지와 다른 중재의 차이점 Differentiating perineal massage from other interventions

분만 중 회음부 마사지는 회음부 손상을 낮추어 주는 다른 강력한 기법을 설명할 때 넓은 의미에서 사용되는 용어이다. 여기에는 산부가 어느 지점에 초점을 두어 힘주기를 해야 하는지 알기 위해 질 뒤쪽 벽을 강하게 누르는 것이 포함된다. 지시적인 닫힌 성문(발살바) 힘주기와 함께 쓰이면 회음부관리 결과에 악영향을 끼칠 수 있다. 전에 설명되었던 부드러운 마사지에 비해 이런 중재의 조합은 기법과 결과에서 차이를 보인다.

분만 2기 진행이 원활하지 않을 때
WHEN PROGRESS IN SECOND STAGE LABOR REMAINS INADEQUATE

분만 2기 기간 Duration of second stage labor

자연스러운 힘주기는 분만 2기 기간을 임상적으로 유의미하게 증가시키지 않았다. 분만 2기를 재개념화한 접근법에 따르면 분만 2기는 자궁경부의 완전 개대 시간만으로 결정되는 것이 아니라 산부의 자연스러운 힘주기 욕구로 시작된다고 한다. 산부는 자연스럽게 그들이 경험하는 자극에 반응할 수 있고, 수동적인 하강 기간이 늘어나고, 적극적이고 자연스러운 힘주기 기간은 단축될 것이다. 적극적인 힘주기는 잠재적으로 태아의 혈류역학(hemodynamic)에 문제가 될 수 있는 변화와 더 관련 있기 때문에 태아에게 이롭다.

산부는 5~10cm 사이의 범위 내에서 9±1cm 개대 정도에 힘주기 욕구를 경험한다.

일부 산부들은 완전개대되었음에도 힘주기 욕구가 생기지 않는다. 분만 2기 기간의 제한 시간은 수술적 질식분만 또는 제왕절개분만 등 다수의 분만 중재들이 임의로 설정하였다. 사정 결과에 따라 산모와 태아의 상태가 양호하면 돌봄제공자는 자연스러운 힘주기를 지지하고, 하강 진행이 지속적으로 이루어지도록 간호한다.

분만 2기 잠재기는 자궁경부가 완전개대되었음에도 자연스러운 힘주기 욕구가 생기지 않는 기간이라고 정의된다(6장 "분만 2기 정의" 참고). 산모에게 최소한의 힘주기 욕구가 생겨나기 전까지 산부는 충분한 휴식을 취하고, 수축 시 호흡법을 진행한다. 대안적으로 천골이 압박되지 않는 서 있는 자세(스쿼트 또는 서 있기)를 많이 취하는 것이 태아 회전, 하강을 촉진하고, 태아만출(퍼거슨) 반사를 촉진하고, 자연스러운 힘주기 욕구로 이어질 수 있다.

산부는 자연스럽게 힘주기를 진행할 때, 수축마다 기간과 강도가 달라진다. 산부가 지쳐한다면 수축 시 원기 회복을 할 수 있는 호흡법을 장려한다. 기간에 집중하기보다는 산부와 태아 상태의 자연스러운 힘주기를 다양한 상태에서 인지하고, 산부가 원기를 충전할 수 있도록 돕는다.

태아심박수가 안정적이지 않다면 몇 번의 수축 동안 숨쉬기 요법을 진행하거나 매 수축마다 힘주기를 격려할 수 있다. 이런 간단하고 일차적인 자궁 내 소생 전략은 해결책이 될 수 있다. 태아의 서맥이 보인다면 수축과 함께 힘주기보다는 호흡법이 더 적합하다. 정상적인 심박수 기준선으로 더 빠르게 회복할 수 있다.

미국에서 어깨난산(shoulder dystocia)의 전반적인 비율은 1.4%이다. 거대아의 경우 어깨난산 위험이 더 높은 건 사실이지만 50% 사례의 경우가 태아 4,000g 미만일 때 나타났다. 모체 비만 또는 산전 체중 증가는 어깨난산의 확률을 높이는 원인으로 알려져 있다. 모체와 태아의 체중에서 모두 영향을 주기 때문에 어깨난산에 대한 모체 비만의 영향을 독자적으로 평가하는 데는 어려움이 있다. 당뇨 산부의 경우 어깨난산 위험도가 30~70%로 증가한다. 당뇨인 산부에게 태어난 아이는 체중과 관계없이 평균 가슴둘레가 더 넓고, 체지방률도 높고, 상지에 지방 분포 비율도 높게 나타난다. 일부 저자들은 어깨난산과 지연분만 관계에 대해 연구했지만, 그 연구 결과는 거대아 등의 다른 위험 요소들도 고려되어야 했기 때문에 신뢰할 수 없다. 이전 어깨난산의 산과력은 어깨난산의 위험도를 10배가량 증가시켰다. 수술적 질식분만은 어깨난산의 위험과 상당히 관련이 있으며 어깨난산과 태아 손상의 위험을 증가시킨다. 빠른 태아 하강 시 태아 어깨가 회전할 충분한 시간이 없기 때문에 이 역시 관련이 있다. 어깨난산은 상완신경총 손상, 에르브 마비(Erb's palsy), 쇄골 골절, 무산소증 같은 태아 손상으로 이어질 수 있고, 심지어 사망할 수 있다. 따라서 부정적인 결과를 최소화하고 예방하기 위해서 적절한 중재와 빠른 행동이 필요하다.

예방조치 Precautionary measures

거대아 출산이 예정되면 조산사는 옆으로 누운 자세나 바닥에 무릎과 손을 댄 자세를 출산 시 권장할 수 있다(그림 8.5). 이런 자세들의 경우, 산부 체중이 천골을 누르지 않게 된다. 따라서 골반 출구의 크기가 최대한 확대되어 태아에게 더 많은 공간을 제공할 수 있으며, 간호를 진행할 공간이 커지기 때문에 돌봄제공자에게도 이롭다.

태아 어깨가 자연스럽게 회전할 때까지 시간을 주는 것은 일부 조산사나 의료진이 취하는 또 다른 예방책이다. 아두가 만출된 후, 돌봄제공자는 어깨만출을 위해 다음 수축을 기다린다. 이 요법을 쓰는 의료진은 전방 어깨를 서둘러 출산하려고 하면 어깨난산의 위험을 증가시킨다고 주장한다. 그러나 다른 돌봄제공자들은 수축을 기다리면 어깨난산이 나타났을 때 문제 해결을 위해 쓸 수 있는 시간을 잃어버릴 수 있다고 주장한다. 이와 같은 예는 돌봄제공자의 의료 가치관이 의료 시술에 영향을 끼칠 수 있음을 보여준다.

어깨난산을 예측할 수 있다면 돌봄제공자가 추가적인 의료진을 미리 구성하는 데 도움을 준다. 거대아가 예상될 경우, 많은 조산사가 필요하다. 추가적인 간호사 지원을 통

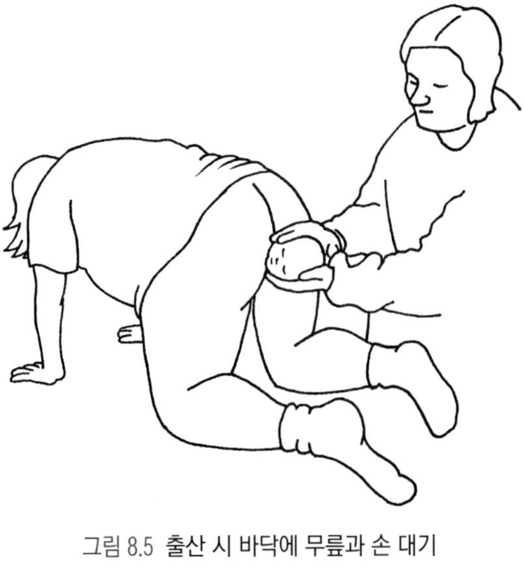

그림 8.5 출산 시 바닥에 무릎과 손 대기

해 필요시 치골결합 부위 압박을 진행할 수 있다(그림 8.7). 의자에 앉아 간호사가 최적의 접근과 압박 시 최대의 하향 압력을 제공할 수 있도록 돕는다. 돌봄제공자는 출산 전, 태아에게 가능한 많은 공간을 제공할 수 있도록 산부의 방광이 비어 있는지 확인한다.

경고 징후 Warning signs

돌봄제공자가 전방 어깨를 만출할 때까지 어깨난산은 나타나지 않을 수 있고, 손 요법이 효과적이지 않을 수 있다. 하지만 어깨난산이 곧 나타날 것이라고 알려주는 경고 징후들은 다음과 같다.

- 아두가 보일 때 수동으로 아두 위로 회음부 조직을 누르면서 돌봄제공자는 회음부를 짜내야 한다(milk the perineum).
- 거북이 징후는 아두가 만출된 후, 회음부 뒤로 머리가 움츠러들고 청색(파랑색)으로 변함을 의미한다. 이런 징후가 보이면, 어깨가 치골결합 뒤에 걸렸다는 의미이다.

어깨난산 수기 Shoulder dystocia maneuvers

돌봄제공자는 표 8.1에 나온 수기 등을 통해 어깨난산을 관리할 수 있다. 태아가 성공적으로 출산될 때까지 다양한 수기들을 효과적이고, 지속적으로 사용하는 것이 효과적인 관리의 핵심이다. 문제가 해결되지 않는다면 같은 수기를 반복적으로 사용하는 것은 피한다. HELPERR는 연상 기호로 돌봄제공자들이 어깨난산을 완화하기 위해 단계적으로 사용할 수 있는 요법을 쉽게 기억하도록 돕는다. 과정의 이름 앞글자를 알파벳 순서대로 표기해 놓았다.

H: 도움을 요청한다.
E: 회음절개를 사정한다.
L: 맥로버츠 체위로 다리를 움직인다.
P: 치골상부 압박
E: 내회전 등의 수기를 시행한다.
R: 뒤쪽 팔을 부드럽게 빼낸다.
R: 무릎과 손이 모두 바닥에 닿을 수 있도록 산부를 돌린다.

이런 단계를 밟는 것이 중요하기 때문에 의료진은 체크리스트, 프로토콜, 시뮬레이션 등을 통하여 팀의 성과를 높일 수 있다. Hoffman 등은 질식분만을 한 132,098명의 산부의 의무기록을 분석했다. 2,018명의 산부(1.5%)가 어깨난산을 경험했고, 그중 101명의 산부(5.2%)가 신생아 손상과 관련이 있었다. 뒤쪽 팔(posterior arm) 만출은 신생아 손상에서 가장 높은 비율을 차지한다. 추가적인 연구가 필요하지만 저자들은 맥로버츠와 치골상부 압박 후 뒤쪽(위) 팔 출산이 진행되어야 한다고 주장한다. 어깨난산 관리에 대한 의사결정 시 현명하고 신중한 판단을 해야 한다는 사실에는 변함이 없다.

과거부터 어깨난산 관리는 일찍이 일상적으로 (때론 크게) 회음절개를 시행하였다. 최근 임상의들은 어깨난산이 연조직의 폐쇄가 아니기 때문에 회음절개술의 효용성에 대해 의문을 제기했다. 어깨난산 시 회음절개술의 효과성에 대해 연구하기 위해 9,769명의 어깨난산 사례를 포함한 14개의 임상실험이 체계적인 문헌고찰 결과, 저자들은 어깨난산이 회음절개와 회음부 열상위험을 유의미하게 증가시켰으며, 어깨난산 관리로 회음절개를 시행해야 하는 증거는 찾지 못했다고 하였다.

표 8.1 어깨난산 수기

수기명	동작과 참고사항
맥로버츠 수기 (McRoberts' maneuver)	다리를 산부의 배에 닿도록 구부려서 치골결합을 들고, 태아의 어깨에 약간의 공간이 생기게 도와준다.
아두의 가벼운 하강 견인	출산을 돕기 위해 추가적인 수기(maneuvers) 후 반복될 수 있다.
치골상부 압박 (자궁저부 압박과 다름)	전방 어깨의 공간을 만들기 위해서 출산도우미는 산부의 치골결합 뒤를 단단하게 누른다. 맥로버츠 수기와 하강 견인과 함께 쓰인다.
바닥에 무릎과 손을 대는 수기 [개스킨 수기(Gaskin maneuver)]	산부는 재빠르게 무릎과 손을 바닥에 댄다(돌봄제공자는 후방어깨를 먼저 출산하려고 한다).
루빈 수기(Rubin maneuver)	질 속에 두 손가락을 삽입해 어깨 가장 윗부분 뒤로 보낸다. 돌봄제공자는 골반 사경으로 태아를 회전시키려 한다.
우드즈 코크스크류 (Woods corkscrew)	루빈 수기와 동일한 위치에 손가락을 놓은 후, 돌봄제공자는 태아 어깨 하부 앞에 두 손가락의 반대 손을 위치시킨다. 돌봄제공자는 양손을 이용해 태아를 비스듬한 골반 직경으로 회전시키려 한다.
반대 우드즈 코크스크류 (Reverse Woods corkscrew)	태아 어깨가 반대쪽에 위치한다. 우드즈 코크스크류 수기가 효과적이지 못하면 사용한다.
뒤쪽 팔(posterior arm) 만출	돌봄제공자는 질 내에 손을 삽입하여 태아 앞쪽 팔(anterior arm)의 손을 잡아 가슴을 가로질러 질 밖으로 부드럽게 꺼낸다.

맥로버츠 수기 The McRoberts' maneuver

맥로버츠 수기는 대부분 일차 수기로 쓰이며, 40~60% 사례에서 해결책으로 사용되었다. 이 수기에서 산부가 다리를 복부에 맞대어 굴곡시켜 과장된 절석위를 취한다. 맥로버츠 수기(그림 8.6)는 수축의 수의적 힘과 골반 크기를 증가시키는 것으로 알려졌다. 최상의 결과를 위해서 여러 명의 간호사와 돌봄제공자의 도움이 필요하다. 하지만 산부와 가족들은 추가적인 간호사가 분만실로 들어오는 것이 내키지 않을 수 있고, 돌봄제공자로부터 얻는 지시에 집중하지 못하게 할 수도 있다. 따라서 돌봄제공자는 편안하지만 단호한 어조로 도움을 요청하고, 지시를 내려야 한다. 의료진은 조산사 또는 의사의 지시대로 수기를 도와줄 수 있도록 준비해야 한다.

둘라는 돌봄제공자와 협동하면서, 산부를 돕는 역할을 한다. 돌봄제공자가 요청하면 산부의 자세를 빠르게 바꾼다.

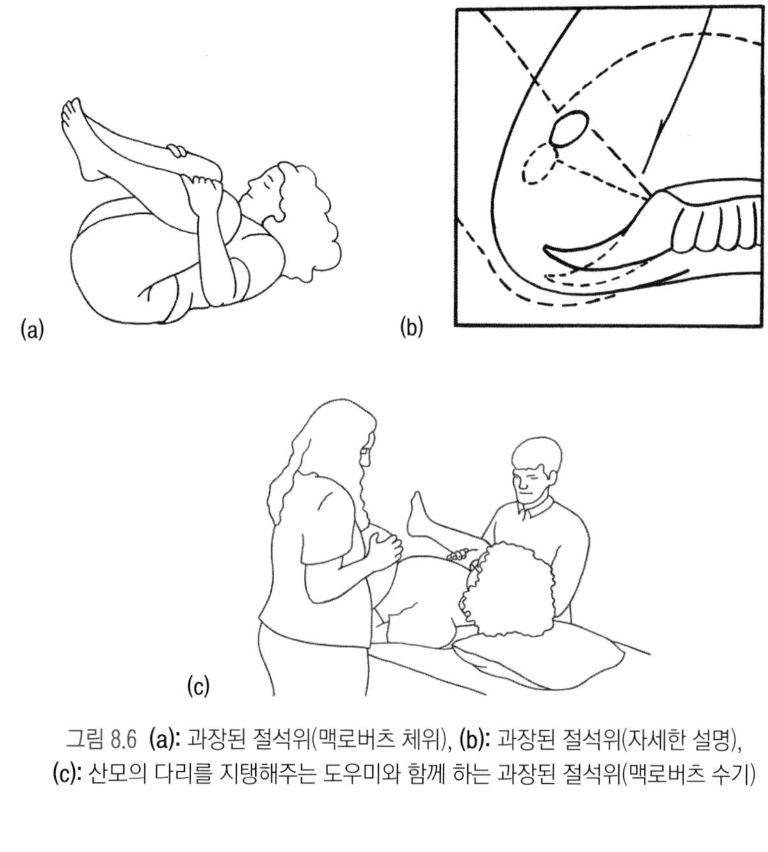

(a) (b) (c)

그림 8.6 (a): 과장된 절석위(맥로버츠 체위), (b): 과장된 절석위(자세한 설명), (c): 산모의 다리를 지탱해주는 도우미와 함께 하는 과장된 절석위(맥로버츠 수기)

치골상부 압박 Suprapubic pressure

치골상부 압박(그림 8.7)은 맥로버츠 수기의 필수적인 보조기법이다. 치골상부 압박을 하기 위해서는 산부의 치골결합 상부에서 추가적인 압으로 눌러 태아의 전방 어깨만출을 돕는다. 치골상부 압박을 제공하기 위해서, 치골 위에 고정되어 있는 어깨를 출산 도우미가 다른 위치로 이동시키는 게 필수적이다. 돌봄제공자는 도우미에게 치골상부를 압박하도록 지도한다.

자궁저부 압박은 치골상부 압박과 다른 압이고, 어깨난산 때 사용하는 것은 적합하지 않다. 자궁저부 압박은 자궁저부의 기계적인 압을 제공해 출산 속도를 가속화하는 것으로 정의된다. 어깨난산 관리를 위해서는 권장되지 않고, 산부 간호에 일상적으로 사용되고 있지도 않다. 사실 대부분의 선진국에서는 자궁저부 압박은 구식의 조치로 여기며, 잠재적으로 위험하다고 인식되어 왔다. 문헌도 이를 뒷받침한다. 개발도상국의 경우, 다른 선택지가 없는 응급 상황에서 자궁저부 압박을 사용하기도 한다. 자궁저부 압박은 만출 힘을 28% 정도 증가시키기도 하지만, 출산을 촉진시킨다는 연구결과는 아직까지 나와 있지 않다. 자궁저부 압박의 위험은 자궁파열, 극심한 회음부 손상 등이 있다. 태아의 경우 골절, 뇌 손상 등이 부작용으로 나타날 수 있다.

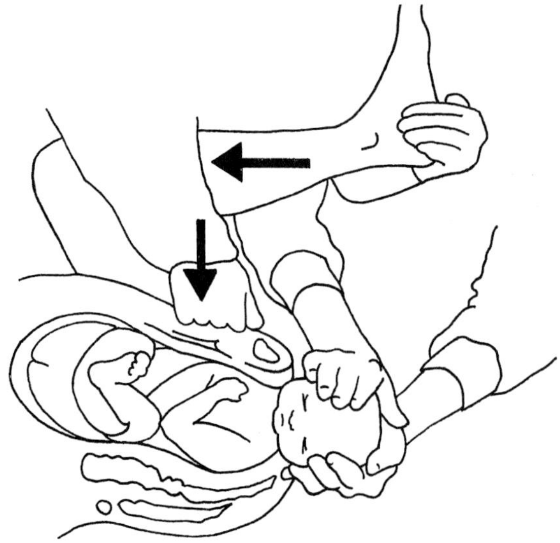

그림 8.7 치골상부 압박

개스킨 수기 The Gaskin maneuver

출산 시 어깨만출이 방해받을 때, 산부를 바닥에 무릎과 손을 대게 하는 수기를 "개스킨 수기"이며 어깨난산에 효과적인 것으로 알려졌다.

바닥에 무릎과 손을 대는 자세는 여러 기전으로 시행된다. 우선 이 자세를 통해 천골이 더 자유롭게 움직일 수 있고, 골반 출구 시상 직경을 1~2cm 정도 넓혀준다. 더 나아가 영향받는 어깨의 위치를 변화시킬 수 있다. 또한 어깨의 양쪽이 영향받았을 때, 천골곶(sacral promontory)을 넘어 후방 어깨가 움직일 수 있도록 중력을 제공한다. 이런 상황에서 부드러운 하방 압을 통해 후방 어깨를 먼저 출산한다.

서머솔트(재주넘기) 수기 Somersault maneuver

신생아의 25%는 탯줄이 목에 감겨 있는 상태로 태어난다. 이를 "목(경부) 제대(nuchal cord)"라고 부른다. 일반적으로 돌봄제공자는 만약 탯줄이 헐겁게 감겨 있으면, 어깨 출산 전 아두의 머리 너머로 탯줄을 푼다. 하지만 일반적인 처치가 불가능하게 탯줄이 단단

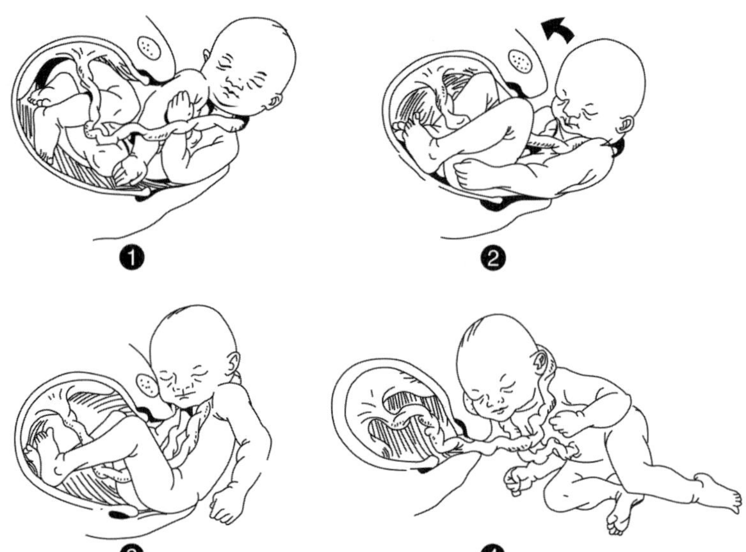

그림 8.8 서머솔트 수기.

❶ 목 제대가 사정되었다면 탯줄을 건드리지 않으며, 아래 앞어깨와 뒤어깨를 천천히 만출한다.
❷ 어깨를 출산한 후, 모체 허벅지 쪽으로 태아의 얼굴이 나올 수 있게 아두가 굴곡되어 있다.
❸ 태아가 출산되고, 서머솔트로 나올 수 있도록 아두를 회음부 옆에 둔다.
❹ 탯줄을 풀고, 일상적인 관리를 이어간다.

출처: Mercer et al. 2005. Reproduced with permission of John Wiley & Sons

히 감겨 있는 경우, 이는 출산 시 분만 지연의 원인이 되고, 수축 시 태아 순환에 방해가 될 수 있고, 다양한 종류의 태아 심박수 감속이 발생할 수 있다.

이러한 경우, 출산 시 두 개의 클램프를 만들어 단단한 목 제대(tight nuchal cord) 해소를 위해 탯줄을 빠르게 집고 자른다. 이런 처치는 효과적이지만 탯줄 클램핑으로 인해 태아로 가는 산소화된 혈액의 흐름과 태반 수혈의 이득을 받지 못한다.

단단한 목 제대의 클램핑 방지를 위해 돌봄제공자는 서머솔트 수기로 태아를 출산할 수 있다. 이 수기는 처음으로 Schorn과 Blanco에 의해서 기술되었다. 이 수기는 4단계로 이루어진다(그림 8.8).

1단계: 서두르지 않는 어깨만출

2단계: 아두를 산부의 허벅지 쪽으로 굴곡

3단계: 서머솔트 수기(태아 신체가 공중에서 재주넘기)로 출산할 수 있게 하며 아두를 회음부 근처로 유지

4단계: 아기의 목에 감겨 있는 탯줄풀기

서머솔트 수기를 통해 돌봄제공자는 안전하게 단단한 목 제대를 관리할 수 있고, 신생아의 탯줄 무손상에서 오는 이점을 얻을 수 있다. 서머솔트 수기 후 돌봄제공자는 만기 탯줄 클램핑을 시행하고, 팽팽한 탯줄로 인해 어느 정도 손상되었을 수 있는 태아의 혈색이나 긴장도를 관찰한다. 따라서 7장에 설명된(분만 3기와 4기) 이점들을 제공받을 수 있다.

서머솔트 수기는 아두굴곡된 채로 잡고, 치골 또는 대퇴 위나 좌우로 위치시켜 태아가 서머솔트 동작(재주넘기)을 취할 수 있게 돕는 기법이다. 산부의 무릎에 태아의 발이 위치하게 하고, 아두는 여전히 회음부 쪽에 위치한다.

분만 시 통증 완화를 위해 비약리적/약리적 최소 침습 수기

NON-PHARMACOLOGIC AND MINIMALLY INVASIVE PHARMACOLOGIC TECHNIQUES FOR INTRAPARTUM PAIN RELIEF

약물 투여는 잠재적으로 산부의 적극적인 출산 참여에 영향을 줄 수 있고, 통증 완화제와 경막외마취 사용을 원하지 않는 산부가 있기 때문에, 출산 돌봄제공자들은 통증 완화를 위한 비약리학적 조치들을 숙지하고 있어야 한다.

침술 Acupuncture

전통적인 중국 약술법에서 전해 내려오듯 침술 이론에 따르면 침술은 신체의 자오선(에너지 흐름의 길)을 따라 흐르는 에너지의 흐름(기)을 원활히 하고, 분만 시 사용할 경우 통증, 긴장, 지연분만 등을 완화한다. 침술은 자오선을 따라 신체의 특정 부위를 가는 바늘로 찌른다. 그다음 침을 회전시키거나, 열을 가하거나 전류를 흐르게 한다. 침은 기를 회복하여 효과를 최대화하기 위해 5~10분마다 자극되어야 한다. 환자는 침 맞은 부위가 얼얼하거나 부위에 감각이 없어졌다는 것을 통해 기의 흐름을 자극받고 있다는 것을 인지하고, 시술자는 침 맞은 부위가 꽉 조이는 것을 알아차림으로 흐름을 자극받고 있다는 것을 알게 된다. 침술은 베타엔도르핀(내성 진통제)의 분비를 활성화하고, 분만 시 이완을 돕는다고 알려졌다. 일회성 침을 가지고 숙련된 침술자가 처치를 할 시 부작용은 보고된 바가 없다. 일부 조산사들은 분만 시 침술에 대해 교육받기도 한다. 스웨덴에서는 침술은 자주 쓰이는 처치이다. 하지만 숙련된 전문가가 없다면 분만 시 침술사를 병실에 투입하기에는 어려울 수 있다.

Cho 등은 2,038명의 산부를 대상으로 한 10개의 무작위 실험에 대해 체계적 문헌조사를 진행했다. 실험군에는 표준화된 침술을 시행하였고, 대조군에는 가짜 침을 사용하였다. 그 결과 1~2시간 동안은 효과에 차이가 없었다. 또 다른 연구에서는 침술이 중재가 없는 경우보다 통증 강도를 처음 30분 동안은 11% 정도 낮추었다. 일반적인 마취제와 비교했을 때 침술 요법을 받은 산부가 진통제(페티딘)를 덜 요구했다.

Smith 등은 1,550명의 산부를 대상으로 9개의 무작위 실험에 대한 체계적 문헌고찰을 진행했다. 첫 번째 실험에서 침술은 통증 완화에 상당히 효과적이라는 결과가 나왔고, 두 번째 실험에서는 진통에 대한 만족도가 증가했고, 세 번째 실험에서는 약리적 마취제의 사용 빈도도 줄었다는 결과가 나왔다. 이런 실험의 결과 차이는(진통 강도, 만족도) 진통 관리에서 침술 효과를 측정하기에 제한점을 갖고 있기 때문이다.

체계적 문헌고찰 결과 차이는 진통 관리와 침술 연관성을 연구하는 임상 실험이 많이 진행되지 않았기 때문이다. 진통 완화 중재의 효과성을 사정하기 위해 질 좋은 수많은 연구가 시행되어야 한다. Borup 등은 무작위 대조군 실험연구를 진행했다.

침술과 분만유도의 관련성을 연구하기 위해 2,220명의 산부를 대상으로 진행한 14개의 실험에 대한 체계적 문헌고찰을 진행했다. 임상적 결과가 나타나기까지 추가적인 연구가 진행되어야 한다고 저자들은 주장했다.

멸균수 주입 Sterile water injections

태아가 후방두정위인 경우, 산부는 때론 "진통 중 허리 하부 통증"이라고 불리기도 하는 상당히 센 요통을 경험한다. 원인에 관계없이 요통은 상당히 고통스러울 수 있다. 피내 멸균주사를 산부 허리의 특정 네 부위에 주입하며 비약리적 방식으로 진통 중 요통 완화에 도움을 준다. 이 요법의 기전에 대해서는 완벽한 이해가 이루어지지 않았지만 통증 완화에 관한 관문 통제 이론(gate control theory)과 관련이 있는 것으로 보인다. 추가적으로 국소 부위의 불편함을 경미하게 자극하는 물질로 멸균수가 작용한다. 멸균수 주입(sterile water injections)을 했다고 해서 경막외마취를 시행하지 못하는 것은 아니다. 따라서 경막외마취를 원하지 않는 산부는 우선 멸균수 주입을 통해 단계적으로 고통스러운 요통 완화 치료를 진행해 나갈 수 있다.

과거에는 피내로 멸균수(0.05~0.1mL)를 주입했다. 30초 정도 지속되는 급성 통증이 나타나고, 진통 완화 효과가 60~90분 정도 지속되었다. 피내 멸균수 단일 주입은 같은 기법을 사용하는 것에 대체법으로 사용될 수 있다. 주입 부위를 결정하기 위해 산부는 가장 통증이 심한 곳을 돌봄제공자에게 알려준다. Lee 등의 연구진들은 요통을 경험하는 305명의 산부를 대상으로, 내피 멸균주사의 효과를 비교하는 무작위 임상 실험을 진행했다. 한 번의 주사만으로도 통증이 상당히 완화되었지만 4번의 주사를 맞은 산부의 경우 30분 후 진통 효과가 상당히 컸다고 답했다.

피하주사(0.5mL)와 피내주사를 비교하는 연구가 진행되었다. 무작위 대조군 실험연구는 0.5mL의 멸균수를 피하로 4 부위에 주입하는 경우와 0.1mL를 피내로 주입한 후, placebo로 1mL의 멸균수를 각 부위에 주입했다. 피하주사의 경우가 요통 완화와 투입 시 통증에 피내주사보다 상당히 효과적이었다. 이런 결과를 지지하는 연구가 추가로 진행되었다. 따라서 전문가들은 분만 시 요통 완화를 위해서는 피내주사보다 피하주사를 권장한다. Hutton 등의 연구진은 8개 무작위 대조군 실험연구를 포함한 멸균수의 메타분석을 진행했다. 연구진들은 멸균수 주입을 받은 산부의 경우, 제왕절개율이 상당히 줄었다는 사실을 보고했다. 이런 결과는 멸균수의 이점을 나타내며, 추가적인 연구 필요성도 피력했다.

피하 멸균주사 과정 Procedure for subcutaneous sterile water injections

생리식염수는 효과가 없기 때문에 피하주사에 사용하지 않는다. 멸균수는 하나 이상의

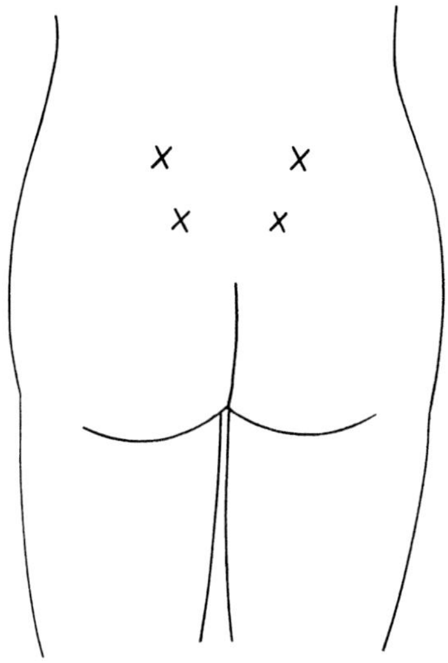

그림 8.9 **멸균수 주입 부위**

투베르쿨린 주사기에서 뽑아낸다(0.5mL를 4번 투여하기 위해 충분한 양). 이소프로필 알코올솜으로 피부를 소독한 후, 허리의 천골 부위 네 곳에 피하로 멸균수를 투여한다. 피내주사보다 피하주사가 덜 고통스럽지만 추가적으로 두 명의 의료진이 동시에 수축 사이보다 수축 동안에 두 곳을 투여한다면 통증이 줄어들 수 있으며, 몇 분 내로 진통 효과가 나타날 수 있다고 한다.

멸균수를 투여할 때 둘라는 산부가 자세를 잡게 돕고, 불편한 처치 시 겪을 수 있는 정서적 · 신체적 고통을 완화하기 위해 돕는다(그림 8.9).

CHAPTER 8

아산화질소 Nitrous oxide

아산화질소와 산소를 결합한 무향의 기체로 비침습적인 방식으로 진통 마취를 진행할 수 있다. 매 수축 또는 고통스러운 의료처치(태아의 수동 회전, 태반의 용수박리 등) 동안 산부가 흡인하면서 투여된다. 미국에서 흔히 사용되는 요법은 아니지만 다른 나라에서는 흔히 사용되고, 가정 출산과 병원 출산 환경에서 모두 쓰인다. 아산화질소는 매우 짧은 반감기라는 이점이 있고, 출산 시 권장되는 농축양으로 직접 투여된다. 아산화질소는 모체 또는 신생아 호흡억제, 지연분만, 태아 변위를 발생시키지 않고 수술적 질식분만 또는 제왕절개율을 높이지 않는다. 또한 조산사들이 시행하는 다른 비중재적인 접근법과 동시에 아산화질소 투여를 진행해도 무방하다. Klomp 등의 연구진은 분만 시 흡입하는 마취제에 대한 26개의 연구를 검토했고, 진통 완화에 흡입 마취가 효과적이었다고 밝혔다. 최근 진행된 체계적 문헌고찰의 저자들은 아산화질소에 대한 추가적인 연구의 필요성을 피력했다. 미국에서는 아산화질소의 이용성과 사용법에 대한 관심이 점점 높아지고 있다.

회음부에 사용되는 국소 부위 마취 Topical anesthetic applied to the perineum

리도카인 젤은 국소마취제로 분만 2기 회음부 통증 관리에 효과적이고 그 안정성은 연구를 통해 입증받았다. 산부가 자연스러운 힘주기를 방해하는 과도한 작열감을 느끼고, 온열찜질이 도움되지 않을 때, 의료진은 회음부와 질 외부의 내적/외적 조직에 리도카인 젤을 바를 수 있다. 리도카인 젤에 대한 연구에 따르면, 리도카인 젤은 산부와 태아 모두에게 안전하다고 밝혔다. 출산 후 회음부 봉합이 필요할 시, 비슷한 국소 마취제가 마취 주사 대체법으로 사용될 수 있다.

결론 CONCLUSION

분만이 지연되면 경막외마취, 수술적 질식분만 또는 제왕절개분만 등의 중재를 즉각적으로 시행하기보다 효과적이고 약리적 또는 비약리적 · 비수술적 중재를 고려해보는 것도 좋은 방법이다. 조산사와 의료진은 이런 요법들을 시행하기 위해 추가적인 교육을 받아야 할 수도 있다. 근거기반의 기법 시행은 질식 출산율과 산부 만족도 증가 등 분만 결과를 향상시킬 수 있다. 돌봄제공자는 어깨난산 기간을 단축시키거나 분만 마지막 단계의 부작용 등을 최소화하는 기법들로 수행할 수 있다. 결과적으로 이런 기법 등 산부간호의 비용을 줄이고, 산부와 태아의 회복 시간을 단축시키며, 새로운 환경에서 함께 살아가야 할 산부와 태아를 돕는다.

참고문헌

1. Greulich B, Tarrant B. (2007) The latent phase of labor: diagnosis and management. Journal of Midwifery and Women's Health 52(3), 190–198. doi: 10.1016/jmwh.2006.12.007
2. Kavanagh J, Kelly AJ, Thomas J. (2005) Breast stimulation for cervical ripening and induction of labour. Cochrane Database of Systematic Reviews, Issue 3; Art. No.: CD003392. doi: 10.1002/14651858.CD003392.pub2
3. Razgaitis EJ, Lyvers AN. (2010) Management of protracted active labor with nipple stimulation: a viable tool for midwives? Journal of Midwifery and Women's Health 55, 65–69. doi: 10.1016/j.jmwh.2009.05.002
4. Stein JL, Bardeguez AD, Verma UL, Tegani N. (1990) Nipple stimulation for labor augmentation. Journal of Reproductive Medicine 35(7), 710–714.
5. Curtis P, Resnick JC, Evens S, Thompson CJ. (1999) A comparison of breast stimulation and intravenous oxytocin for the augmentation of labor. Birth 26, 115–122.
6. Vincent M. (2005) Amniotomy: to do or not to do? Midwifery 8(5), 228–229.
7. Smyth RM, Markham C, Dowswell T. (2013) Amniotomy for shortening spontaneous labour. Cochrane Database of Systematic Reviews Issue 6, Art. No.: CD006167. doi: 10.1002/14651858.CD006167.pub4
8. Stewart P, Kennedy JH, Calder AA. (1982) Spontaneous labour: when should the membranes be ruptured? British Journal of Obstetrics and Gynaecology 89(1), 39–42.
9. Neal JL, Ryan SL, Hunter LA. (2015) The first stage of labor. In: TL King, MC Brucker, JO Fahey, JM Kriebs, CL Gegor, HV Burst (eds), Varney's Midwifery, 5th edn. Burlington, MA: Jones & Bartlett Learning, pp. 813–838.
10. Senecal J, Xiong X, Fraser WD. (2005) Effect of fetal position on second-stage duration and labor outcome. Obstetrics & Gynecology 105(4), 763–772. doi: 10.1097/01.AOG.0000154889.47063.84
11. Argani CH, Satin AJ. (2009) Management of the fetus in occiput posterior position. UpToDate 17(3), 1–3.
12. Cargill YM, MacKinnon CJ, Arsenault M–Y, et al. (2004) Guidelines for operative vaginal birth. Journal of Obstetrics and Gynaecology Canada 26(8), 747–761.
13. Gibbs R, Danforth D, Karlin B, Haney A (eds) (2008) Danforth's Obstetrics and Gynecology, 10th edn. Philadelphia: Lippincott Williams & Wilkins.
14. LeRay C, Serres P, Schmitz T, Cabrol D, Goffinet F. (2007) Manual rotation in occiput posterior or transverse positions: risk factors and consequences on the cesarean delivery rate. Obstetrics & Gynecology 110(4), 873–879.
15. Shaffer BL, Cheng YW, Vargas JE, Caughey AB. (2011) Manual rotation to reduce caesarean delivery in persistent occiput posterior or transverse position. Journal of Maternal–Fetal and Neonatal Medicine 24(1), 65–72.
16. Youssef A, Ghi T, Pilu G. (2013) How to perform ultrasound in labor: assessment of fetal occiput position. Ultrasound in Obstetrics and Gynecology 41(4), 476–478. doi: 10.1002/uog.12439
17. Reichman O, Gdansky E, Latinsky B, Labi B, Samueloff A. (2008) Digital rotation from occipito–posterior to occipito–anterior decreases the need for cesarean section. European Journal of Obstetrics, Gynecology and Reproductive Biology 136(1), 25–28.
18. Shaffer BL, Cheng YW, Vargas JE, Laros RK, Caughey AB. (2006) Manual rotation of the fetal occiput: predictors of success and delivery. American Journal of Obstetrics and Gynecology 194, e7–e9. doi:10.1016/j/ajog.2006.01.029
19. Phipps H, de Vries B, Hyett J, Osborn DA. (2014) Prophylactic manual rotation for fetal malposition to reduce operative delivery. Cochrane Database of Systematic Reviews, Issue 12, Art. No.: CD009298. doi: 10.1002/14651858.CD009298.pub2
20. Frye A.(2004) Holistic Midwifery: A Comprehensive Textbook for Midwives in Homebirth Practice, Volume 2: Care of the mother and baby from the onset of labor through the first hours after birth. Portland, OR: Labrys Press, pp. 1032–1033.
21. American College of Nurse–Midwives (ACNM). (2005) Share with women: perineal massage in pregnancy. Journal of Midwifery and Women's Health 50(1), 63–64.

22. Beckmann MM, Stock OM. (2013) Antenatal perineal massage for reducing perineal trauma. Cochrane Database of Systematic Reviews, Issue 4, Art. No.: CD005123. doi: 10.1002/14651858.CD005123.pub3
23. Davidson K, Jacoby S, Brown MS. (2000) Preventing lacerations during delivery. Journal of Obstetrics, Gynecology and Neonatal Nursing 29(5), 474–479.
24. Carroli G, Mignini L. (2009) Episiotomy for vaginal birth. Cochrane Database of Systematic Reviews, Issue 1, Art. No.: CD000081. doi: 10.1002/14651858.CD000081.pub2
25. Bloom SL, Casey BM, Schaffer JI, McIntire DD, Leveno KJ. (2006) A randomized trial of coached versus uncoached maternal pushing during the second stage of labor. American Journal of Obstetrics and Gynecology 194(1), 10–13.
26. Roberts J, Hanson L. (2007) Best practices in second stage labor care: maternal bearing down and positioning. Journal of Midwifery and Women's Health 52, 238–245. doi:101016/j.jmwh.2006.12.011
27. Sampselle CM, Miller JM, Luecha Y, Fischer K, Rosten L. (2005) Provider support of spontaneous pushing during the second–stage of labor. Journal of Obstetrics, Gynecology and Neonatal Nursing 34, 695–702.
28. DeJonge A, Lagro–Janssen AL. (2004) Birthing positions: a qualitative study into the views of women about various birthing positions. Journal of Psychosomatic Obstetrics and Gynecology 25(1), 47–55. doi:10.1080/01674820410001737432
29. McKay S. (1981) Second stage labor: has tradition replaced safety? American Journal of Nursing 81, 1016–1019.
30. Soong B, Barnes M. (2005) Maternal positions at midwife–attended birth and perineal trauma: is there an association? Birth 32(3), 164–169.
31. Osborne K, Hanson L. (2012) Directive versus supportive approaches used by midwives when providing care during second stage labor. Journal of Midwifery and Women's Health 57(1), 3–11.
32. McCandlish R, Bowler U, vanAsten H, et al. (1998) A randomized controlled trial of care of the perineum during second stage of normal labour. British Journal of Obstetrics and Gynaecology 105(12), 1262–1272.
33. Albers LL, Sedler KD, Bedrick EJ, Teaf D, Peralta P. (2005) Midwifery care measures in the second stage of labor and reduction of genital trauma at birth: a randomized controlled trial. Journal of Midwifery and Women's Health 50(5), 365–372. doi:10.1016/j.jmwh.2005.05.012
34. Aasheim V, Nilsen AB, Lukasse M, Reinar LM. (2011) Perineal techniques during the second stage of labour for reducing perineal trauma. Cochrane Database of Systematic Reviews, Issue 12, Art. No.: CD006672. doi: 10.1002/14651858.CD006672.pub2
35. Roberts J. (2003) A new understanding of the second stage of labor: Implications for nursing care. Journal of Obstetrics, Gynecology and Neonatal Nursing 32, 794–801.
36. Roberts J, Goldstein S, Gruener J, Maggio M, Mendez–Bauer CA. (1987) A descriptive analysis of involuntary bearing–down efforts during the expulsive phase of labor. Journal of Obstetrics, Gynecology and Neonatal Nursing 16, 48–55. doi: 10.1016/j.ejogrb.2006.12.025
37. Hanson L. (2009) Challenges in spontaneous bearing down. Journal of Perinatal and Neonatal Nursing 23, 31–39.
38. Roberts J, Woolley D. (1996) A second look at the second stage of labor. Journal of Obstetrics, Gynecology and Neonatal Nursing 25(5), 415–423.
39. Simpson KR, James DC. (2005) Effects of immediate versus delayed pushing during second–stage labor on fetal wellbeing: a randomized clinical trial. Nursing Research 54, 149–157.
40. Hansen A, Chauhan SP. (2014) Shoulder dystocia: definitions and incidence. Seminars in Perinatology 38, 184–188.
41. Mehta SH, Sokol RJ. (2014) Shoulder dystocia: risk factors, predictability, and preventability. Seminars in Perinatology 38, 189–193. doi: 10.1053/j.semperi.2014.04.003
42. Camune B, Brucker M. (2007) An overview of shoulder dystocia: the nurse's role. Nursing for Women's Health 11(5), 489–497. doi/10.1111/j.1751–486X.2007.00231.x
43. Dajani NK, Magann EF. (2014) Complications of shoulder dystocia. Seminars in Perinatology 38(4), 201–204. doi: 10.1053/j.semperi.2014.04.005

44. Baxley EG, Gobbo RW. (2004) Shoulder dystocia. American Family Physician 69(7), 1707–1714.
45. Grobman WA. (2014) Shoulder dystocia: simulation and a team centered protocol. Seminars in Perinatology 38, 205–209.
46. Hoffman MK, Bailit JL, Branch DW, et al. (2011) A comparison of obstetric maneuvers for the acute management of shoulder dystocia. Obstetrics & Gynecology 117(6), 1272–1278. doi: 10.1097/AOG.0b013e31821a12c9
47. Sagi–Dain L, Sagi S. (2015) The role of episiotomy in prevention and management of shoulder dystocia: a systematic review. Obstetrical and Gynecological Survey 70(5), 354–362.
48. Mahlmeister LR. (2008) Best practices in perinatal nursing: risk identification and management of shoulder dystocia. Journal of Perinatal and Neonatal Nursing 22(2), 91–94.
49. Buhimschi CS, Buhimschi IA, Malinow A, Weiner CP. (2001) Use of McRoberts' position during delivery and increase in pushing efficiency. Lancet 358(9280), 470–471.
50. Verheijen EC, Raven JH, Hofmeyr GJ. (2009) Fundal pressure during the second stage of labor. Cochrane Database of Systematic Reviews, Issue 4, Art. No.: CD006067. doi: 10.1002/14651858.CD006067.pub2
51. Meenan AL, Gaskin IM, Ball CA. (1991) A new (old) maneuver for the management of shoulder dystocia. Journal of Family Practice 32(6), 625–629.
52. Mercer JS, Skovgaard RL, Peareara–Eaves J, Bowman TA. (2005) Nuchal cord management and nurse–midwifery practice. Journal of Midwifery and Women's Health 50(5), 373–379.
53. Schorn MN, Blanco JD. (1991) Management of the nuchal cord. Journal of Nurse–Midwifery 36, 131–132.
54. Mercer JS, Erickson–Owens DA. (2014) Is it time to rethink cord management when resuscitation is needed? Journal of Midwifery and Women's Health 59(6), 635–644. doi: 10.1111/jmwh.12206
55. Martensson L, Wallin G. (2006) Use of acupuncture and sterile water injections for labor pain: a survey in Sweden. Birth 33(4), 289–296.
56. Nesheim BI, Kinge R, Berg B, et al. (2003) Acupuncture during labor can reduce the use of meperidine: a controlled clinical study. Clinical Journal of Pain 19(3), 187–191.
57. Cho SH, Lee H, Ernst E. (2010) Acupuncture for pain relief in labour: a systematic review and meta–analysis. British Journal of Obstetrics and Gynaecology 117(8), 907–920. doi: 10.1111/j.1471–0528.2010.02570.x
58. Smith CA, Collins CT, Crowther CA, Levett KM. (2011) Acupuncture or acupressure for pain management in labour. Cochrane Database of Systematic Reviews, Issue 7, Art. No.: CD009232. doi: 10.1002/14651858.CD009232
59. Borup L, Wurlitzer W, Hedegaard M, Kesmodel US, Hvidman L. (2009) Acupuncture as pain relief during delivery: A randomized controlled trial. Birth 36(1), 5–12. doi: 10.1111/j.1523–536X.2008.00290.x
60. Smith CA, Crowther CA, Grant SJ. (2013) Acupuncture for induction of labour. Cochrane Database of Systematic Reviews, Issue 8, Art. No.: CD002962. doi: 10.1002/14651858.CD002962.pub3
61. Martensson L, Nyberg K, Wallin G. (2000) Subcutaneous versus intracutaneous injections of sterile water for labour analgesia: a comparison of perceived pain during administration. British Journal of Obstetrics and Gynaecology 107, 1248–1251.
62. Simkin P, Klein MC. (2015) Nonpharmacological approaches to management of labor pain. UpToDate 17(3), 1–14.
63. Lee N, Webster J, Beckmann M, et al. (2013) Comparison of a single vs. a four intradermal sterile water injection for relief of lower back pain for women in labour: a randomized controlled trial. Midwifery 29, 585–591.
64. Bahasadri S, Ahmadi–Abhari S, Dehghani–Nik M, Habibi GR. (2006) Subcutaneous sterile water injections for labour pain: a randomised controlled trial. Australian and New Zealand Journal of Obstetrics and Gynaecology 46(2), 102–106. doi: 10.1111/j.1479–828X.2006.00536x
65. Hutton EK, Kasperink M, Rutten M, Reitzma A, Wainman B. (2009) Sterile water injection for labour pain: a systematic review and meta–analysis of randomised controlled trials. British Journal of Obstetrics and Gynaecology 116, 1158–1166. doi:10.1111/j.1471–0528.2009.0221.x.

66. Martensson L, Wallin G. (1999) Labour pain treated with cutaneous injections of sterile water: a randomised controlled trial. British Journal of Obstetrics and Gynaecology 106, 633–637.
67. Rooks J. (2007) Use of nitrous oxide in midwifery practice: complementary, synergistic, and needed in the United States. Journal of Midwifery and Women's Health 52(3), 186–189.
68. Collins MR, Starr SA, Bishop JT, Baysinger CL. (2012) Nitrous oxide for labor analgesia: expanding analgesic options for women in the United States. Reviews in Obstetrics and Gynecology 5(3–4), e126–e131.
69. Klomp T, van Poppel M, Jones L, Lazet J, Di Nisio M, Lagro–Janssen AL. (2012) Inhaled analgesia for pain management in labour. Cochrane Database of Systematic Reviews, Issue 9, Art. No.: CD009351. doi: 10.1002/14651858.CD009351.pub2
70. Likis FE, Andrews JC, Collins MR, et al. (2012) Nitrous oxide for the management of labor pain. Comparative Effectiveness Reviews, No. 67. Rockville, MD: Agency for Healthcare Research and Quality (AHRQ), Report No.: 12–EHC071–EF.
71. Collins MK, Proter KB, Brook E, Johnson L, Williams M, Jevitt CA. (1994) Vulvar application of lidocaine for pain relief in spontaneous vaginal delivery. Obstetrics & Gynecology 84(3), 335–337.

CHAPTER 9

분만진통 완화를 위한 경막외마취 (기타 신경축마취 포함): 난산 예방에 초점을 둔 검토

Epidural and Other Forms of Neuraxial Analgesia for Labor: Review of Effects, with Emphasis on Preventing Dystocia

Penny Simkin, BA, PT, CCE, CD(DONA)

서론: 진통제 및 마취제 – 많은 나라들에서 진통 완화를 위한 필수적인 요소

신경축마취(경막외/척수) 진통법은 오래된 진통 완화법에 대한 새로운 용어인가?

태아 성장과 건강을 돕는 생리적 적응

경막외마취가 분만진행에 미치는 다중시스템 효과

내분비계

중추신경계와 말초신경계(감각, 운동조절, 자율신경계; 교감신경계와 부교감신경계)

근골격계

비뇨생식기계

분만 관리의 변화가 경막외마취 부작용을 줄여줄 수 있는가?

1. 미리 임부에게 알리기

2. 진통기간 단축하기

3. 경막외마취를 하지 않은 산부처럼 대하기

4. 산부의 정서적 요구에 응하기

산부의 중추적 역할 되찾기

결론

참고문헌

주요용어

- 경막외마취 Epidural analgesia
- 다중시스템 효과 Multisystem effects
- 마취제 Anesthesia
- 진통제 Analgesia
- 신경축마취 Neuraxial analgesia
- 척수마취 Spinal analgesia

■ **저자의 노트**: 본 장은 신경축마취(neuraxial analgesia)(경막외/척수)가 산부와 태아의 생리적 계통에 어떠한 영향을 주고, 신경축마취의 부작용을 최소화하기 위해 어떤 관리가 이루어지는지에 대해 초점을 두고 있다. 이 책을 통해 독자들은 분만진행에 사용하는 경막외마취에 대한 추가적인 정보도 얻을 수 있다.

서론: 진통제 및 마취제 – 많은 나라들에서 진통 완화를 위한 필수적인 요소

INTRODUCTION: ANALGESIA AND ANESTHESIA – AN INTEGRAL PART OF MATERNITY CARE IN MANY COUNTRIES

예비 부모와 의료인은 산부와 신생아의 안전 다음으로 진통 관리를 가장 크게 신경 쓰고 있을 것이다. 이런 이유로 저위험 의료중재 또는 고위험 의료중재를 제공하는 의료인뿐만 아니라, 그 외 돌봄제공자들도 약리적, 정신 · 생리적으로 진통을 안전하게 완화시킬 수 있는 방법을 찾는다. 경막외(척수 포함) 진통법은 선진국에서 가장 흔하게 쓰이는 처치가 되어 버렸고, 적어도 경막외마취를 경제적으로 감당할 수 있다면 50% 이상에서 이를 사용한다. 다른 비약물 처치와 비교해 경막외(척수 포함) 진통법의 안전성과 효과성은 여전히 전 세계적으로 논란의 대상이다. 본 장에서 이 논란에 더욱 불을 지피는 것이 아니라, 논쟁을 넘어 경막외마취의 부작용을 최소화할 수 있는 현실적이고, 실용적인 방법과 모든 산부가 사용할 수 있는 방안에 대해 살펴보고자 한다.

신경축마취(경막외/척수) 진통법은 오래된 진통 완화법에 대한 새로운 용어인가?

NEURAXIAL (EPIDURAL AND SPINAL) ANALGESIA—NEW TERMS FOR OLD APPROACHES TO LABOR PAIN?

신경축마취(경막외/척수) 진통법은 아편유사제 또는 부위 마취제를 통칭하는 다양한 통증 완화 기법을 의미하는 포괄적 용어이다. 경막내/외 부위에 주입되거나 지속적으로 투여된다. 신경축마취는 뇌줄기와 척수를 포함한다(Box 9.1).

마취가 흔히 쓰이기 시작하던 1960년대와 1970년대부터 경막외 진통법에 대한 효과, 이점, 부작용, 장점에 대해 과학적 효과성에 대한 논쟁이 끊임없이 이어져왔다. 통증 완화, 정신 각성, 휴식 제공 등 효과에 대해서는 논란의 여지가 없지만 이에 상충하는 부작용은 여전히 논쟁이 뜨겁다. 분만 1기와 2기 동안 난산에 대한 진단과 중재의 증가, 즉 태아위치이상, 모체 발열, 태아가사, 제왕절개술, 기계적 분만, 낮은 아프가 점수, 신생아 중환자실 입원, 회음부 손상, 모유수유의 어려움 등은 경막외마취의 잠재적인 부작용이다. 의료진들이 이런 잠재적인 부작용을 줄이기 위해 간단한 예방적 조치나 교정조치를 어떻게 사용할 수 있는지에 대해 연구된 바는 거의 없다.

경막외마취와 다른 신경축마취에 대한 직접적인 부작용과 이점에 대해서는 과학적 검증이 많이 있지만, 경막외마취의 안전하고, 효과적인 관리, 간접적인 부작용, 이점, 효과에 대해서는 아직까지 많은 연구가 이루어지지 않았다. 경막외마취가 분만 상황에서 나

Box 9.1 신경축마취제

아래 기술된 내용은 모든 신경축마취제에 관련된 다양한 기법들을 포함한다.

- 척수마취(제왕절개술 시에만 사용)
- 척수강내의 아편유사제
- 경막외 아편유사제
- 자가조절 경막외마취
- 일반적인 경막외마취(대부분의 제왕절개술 시 사용)
- 분절 경막외마취
- 통합 척수-경막외마취

출산 시 가장 흔히 사용되는 신경축마취가 경막외마취이고, 신경축마취라는 용어보다 경막외마취란 용어가 의료인과 대중에게 더욱 친숙하기 때문에 이 책에서는 경막외마취에 초점을 두고 있다.

타나는 모든 부작용의 직접적인 원인이라고 단정 지을 수 없다. 관리 소홀로 인해 문제가 발생하거나 악화될 수 있다.

경막외마취나 다른 종류의 신경축마취제는 신체기능을 변화시킨다. 다음의 유의사항을 참고한다.

1. 임신과 분만과정에 있는 모체–태아–태반의 생리적 부분에 초점
2. 경막외마취와 다양한 종류의 척수마취(spinal analgesia)가 일으키는 생리적 변화에 대해 검토
3. 부작용 완화를 위한 간단한 의료 처치 또는 중재 고려하기
4. 통증이 많이 완화된 산부라도 분만 시 건강한 분만진행과 출산 경험에 대한 만족감과 성취감을 더욱 향상시키기 위해 추가적인 행동을 한다. 이 과정에서 산부가 경험하는 생리적 · 정서적 어려움을 고려해야 한다. 대부분의 경막외마취는 매우 효과적이지만, 의료진은 산부가 통증이 없다고 해서 정서적으로 안정을 찾았다고 성급하게 판단해서는 안 된다.

태아 성장과 건강을 돕는 생리적 적응
PHYSIOLOGICAL ADJUSTMENTS THAT SUPPORT FETAL GROWTH AND WELLBEING

2장에서 논의된 바와 같이 분만과정, 출산, 모아상호작용의 생리적 과정은 호르몬의 영향을 받으며, 새로운 환경에 산모와 신생아가 협동하여 생활할 수 있도록 돕는다. 이 과정은 보통 건강한 결과를 가져오며 조화롭다. 이는 임부의 일상적 활동, 즉 걷고, 자유롭게 움직이고, 먹고, 마실 때에도 지속된다. 그러나 인공파막, 정맥주입, 합성옥시토신, 경막외마취와 같은 추가적 개입은 이를 방해하며 부작용이나 상충관계(tradeoff)가 나타나기도 한다.

선택적인 중재가 필요할 경우 어떻게 정상적인 과정이 변화되는지 이해하고 득과 실을 고려해야 한다. 이러한 분석은 일부 원치 않는 부작용을 줄이거나 제거할 수 있으며, 적용가능한 대안이나 부작용을 예방할 수 있는 대안들로 대체하여 중재할 수 있게 함으로써 경막외마취 진통법이나 다른 신경축마취의 사용 시 도움이 될 것이다.

경막외마취가 분만진행에 영향을 미치는 다중시스템 효과
MULTISYSTEM EFFECTS OF EPIDURAL ANALGESIA ON LABOR PROGRESS

이전 장에서 기술하였듯이 경막외마취는 신체의 일부 부위에 국소적으로 투여하는 마취이지만, 많은 기관에 영향을 준다. 이 책은 어떻게 경막외마취가 분만진행을 지연시키고, 중지시키는지 밝히고자 한다. 우리는 다음 신체계통에 대해 차례대로 알아본다. 내분비계; 중추신경계와 말초신경계; 근골격계와 비뇨생식기계.

내분비계 The endocrine system

분만과정에서 옥시토신, 베타엔도르핀, 카테콜아민 등 주요 호르몬의 미묘한 상호작용은 분만진행, 산부의 정신상태, 각성(alertness), 통증 내성, 에너지, 만출 능력 등을 조정한다. 산모와 신생아의 애착관계와 상호조절 및 산모의 모유수유 능력에도 영향을 미친다. 정신적 스트레스, 신체질환, 합성 옥시토신, 에피네프린, 자궁수축억제제(tocolytics)에 의해 이런 기능들이 제한되거나 변화를 일으킨다. 대부분 경막외 부위로 주입되는 수펜타닐(sufentanil), 펜타닐(fentanyl), 케인류(caine)의 마취제 역시 호르몬 작용을 방해한다.

경막외마취는 때론 내분비계의 옥시토신 분비를 방해하면서 분만진행을 지연시킨다. 그 결과로 만출 시 힘주기(reflexive pushing)를 자극하는 분만 2기 옥시토신 분비를 방해하여 수축을 지연시킨다. 분만진행을 유지시키기 위해 합성 옥시토신을 정맥 주사로 주입하기도 한다. 또한 돌봄제공자는 최대한 숨참기와 힘주기(지시적인 힘주기)에 의지하며, 효과적이지 못한 수축 시 수축을 효과적으로 바꾸려고 산부에게 노력을 더욱 요구한다. 출산을 촉진시키기 위해 기계적 분만이나 제왕절개술이 권장된다. 경막외마취제는 모체 각성상태와 힘을 제공하는 카테콜아민(catecholamine)의 분비를 느리게 해 분만을 방해한다. 또한 본능적인 행동과 안녕 증진에 도움을 주고, 출산 후 환희의 감정을 느끼게 하는, 신체가 만들어내는 진통제인 베타엔도르핀 분비 역시 방해한다.

반면에 분만 1기에 모체 카테콜아민이 많이 분비되어 산부가 극심한 두려움과 고통을 느끼며 생리적 투쟁-도피 반응으로 비정상적으로 분만이 지연될 수 있다. 분만 후기의 카테콜아민 분비 상승은 자연스러운 현상이며 유익하지만, 산부의 두려움, 불안, 분만 초기의 극심한 고통은 자궁혈류를 감소시키고 분만을 지연시킬 수 있다. 이런 경우, 입증되지는 않았지만 여러 연구에 따르면 경막외마취가 카테콜아민(특히 에피네프린 등) 분비를 감소시키고 신체와 정신을 분리시키며, 결과적으로 분만진행에 도움을 준다고 한다. 때로 산부가 개대 없이 진행이 되지 않으면서 오랫동안 강한 수축이 있을 때, 돌봄제공자가 원인을 파악하지 못한다면, 경막외마취를 투여받고, 충분한 휴식을 취하면 분만진행되는 경우가 있다. 이 경우 경막외마취는 난산 해소를 위해 효과적이다.

중추신경계와 말초신경계 (감각, 운동조절, 자율신경계; 교감신경계와 부교감신경계)

The central nervous system and peripheral nervous system (sensory, motor, and autonomic, including the sympathetic and parasympathetic nervous systems)

마취제의 혼합(cocktail) 투여 부위에 따라(경막 또는 경막외), 감각과 운동 전달은 중추신경계(뇌척수강내 아편제제와 척추 마취제 같이)나 말초신경계(경막외마취 아편유사제, 분절 또는 일반적인 경막외 차단)에서 차단되고 방해받는다. 척수 경막외마취의 조합은 중추신경계와 말초신경계의 전달에 모두 영향을 미친다. 아편유사제(펜타닐 또는 수펜타닐)는 뇌척추강내 마취와 경막외마취의 경우 순환을 통해 산부의 뇌로 전달되어 호흡량을 감소시킬 수 있다. 아편유사제가 중추신경계에 도달하면 산부는 오심, 가려움, 경미한 진정 등을 경험할 수 있다. 태아나 신생아에게도 이런 약물이 전달된다. 투여량에 따라 결과는 달라진다.

경막외마취 또는 뇌척추강내 마취의 진통 효과는 척수와 뇌, 근육과 기관들을 연결하는 감각 뉴런의 자극과 통증 전달을 차단하면서 나타난다. 감각은 중간 체간(mid-trunk) 전체에 걸쳐 차단되고, 하체에서 감소하면서 진통 완화 효과가 나타난다. 산부의 운동 차단(motor block)은 운동 전달이 차단되면서 하체 움직임의 통제력과 골반기저근의 근긴장을 감소시킨다. 부교감신경계를 차단하면 자궁수축이 감소하고, 체온조절에 변화가 일어나고, 영향받은 부위의 혈관 확장이 일어난다. 또한 영향받은 부위에서 땀이 나지 않기 때문에 열을 내보내는 능력이 줄어든다.

이런 영향은 투여 양과 기간에 영향을 받고, 모체와 태아 발열과 태아 빈맥과 관련 있다. 산모가 임상적으로 발열이 있을 때(38℃ 또는 100.4℉), 돌봄제공자는 산모와 신생아 감염 여부를 사정해야 한다. 감염 결과를 알기 위한 배양이 48시간 정도 걸리기 때문에 배양이 음성이면 사용 중지시킬 예정으로, 결과를 기다리는 동안 항생제가 투여된다. 그 사이 신생아는 산모와 떨어져 신생아실에서 간호를 받거나, 때로는 병원에서 산모와 신생아를 이 기간 동안 함께 하도록 한다. 그 후 배양 결과에 따라 가족들을 만나거나 신생아가 항생제 치료를 받는다. 이 시간은 부모와 신생아 모두 스트레스를 받는다. 하지만 배양결과가 음성이고, 열이 38℃(100.4℉)로 올라가지 않았더라도 감염이든 다른 이유에서든 분만 시 산부의 체온 상승은 태아와 분만과정에 악영향을 미친다.

태아 체온의 경미한 상승(37.5℃ 이상)은 출산 시 태아 후방두정위의 가능성을 현저하게 증가시킨다. Osborne 등은 경막외마취 투여를 한 1,438명의 초산부를 대상으로, 경막외마취 후 고체온증(37.5℃ 이상; n=669, 47%)을 경험한 산모들의 신생아 결과와 고체온증을 보이지 않은 산모를 비교 연구했다. 고체온증을 경험한 집단의 경우, 후방두정위 비율이 두 배나 많았다. 또한 고체온증이고 후방두정위인 경우, 두 가지 증상이 없는 집단보다 제왕절개술 비율이 12배 높았다. 원인에 대해서 연구자들이 일치된 의견을 보이지는 않았지만, 경막외마취 기간이 길어지면 산모의 체온이 올라간다는 최근 연구결과들이 있다.

산부의 체온이 상승하면 태아의 체온도 같이 상승한다. 산부보다 태아는 대략 0.5~0.9℃ 정도 체온이 높다. 태아가 열이 있는 채로 태어나면 출산 시 근긴장 저하를 경험한다. Osborne 등은 근긴장 저하가 자궁에서부터 존재했다고 추정하며, 골반을 지나 고르지 못한 산도를 지나가는 데 필요한 태아의 움직임을 방해할 수 있고, 이에 대한 추가적인 연구가 필요하다고 주장하였다.

경막외마취로 인한 태아/신생아 체온상승은 열의 원인으로 감염을 제외해야 하기 때문에 문제를 야기시킨다. 혈액검사를 기다리는 동안 신생아는 불필요한 폐혈증 검사와 항생제 투여를 할 수 있다. 연구에 따르면 경막외마취를 한 산부의 체온이 37.5℃보다 높으면 신생아 결과가 안 좋을 확률이 높다고 하였다.

체온 상승은 경막외마취, 감염 또는 뜨거운 목욕이 원인이 될 수 있으며, 이는 다양한 결과를 초래할 수 있기 때문에 산부 체온 상승을 방지하여 태아를 보호해야 한다. 목욕의 온도에 관해서는 11장을 참고한다.

근골격계 The musculoskeletal system

운동 신경 차단의 효과는 차단의 밀도에 따라 달라진다. 산부는 체간의 감각 상실, 체간과 하부체간(lower trunk)의 수의근 통제 감소와 상실, 산부 다리 움직임의 일시적 허약감이나 완전 손실을 경험할 수 있다. 산부가 숨을 최대한 참고, 최대한 힘을 주어도, 효과적인 힘주기를 할 수 없을 수 있다. 골반 근긴장 역시 낮아져서 태아 회전에 방해가

된다.

일반적으로 임부의 골반기저근은 아두가 회전할 수 있는 강한 지지대를 제공하고, 골반과 정렬(lining)된 근육은 회전을 향상시키는 강한 완충작용을 돕는다. 근육에 압력이 가해지면 근육이 신장이 되어 하강의 중요한 움직임에 큰 영향을 준다(굴곡, 내회전, 신전, 외회전). 경막외마취의 경우, 골반기저근이 마비되면서 근긴장이 축소되고, 아두 회전이 방해를 받으며, 출산 시 후방두정위 가능성을 증가시킨다. 산부에게 수축 시 숨을 최대한 참고, 힘을 주라고 하는 등 잘못된 해결 방식으로 문제를 교정하려고 할 수 있다. 안타깝게도 이런 처치들은 지속적인 태아위치이상 또는 깊은 횡경정지(transverse arrest)로 이어져 분만을 어렵게 할 수 있다. 2시간 정도까지 힘주기를 시키거나 양쪽 음순 사이로 아두가 보일 때까지 힘주기를 지연하는 것은 전방두정위로 태아가 스스로 자세를 바꿀 수 있는 시간을 주고, 출산 시 후방두정위 가능성을 낮추어 준다.

경막외마취 시 위치 및 움직임을 향상시키는 중력의 사용은 일반적으로 불가능하다. 단지 지정된 자리에서 보조자가 있을 때만 가능하다. 투여 경로, 약의 종류, 투여량, 기간 등에 따라 효과는 차이를 보인다.

골반기저근 손상, 항문, 요실금, 변실금 등의 증상은 초기의 지시적인 힘주기(최대한 숨참기와 힘주기) 때문에 증가할 수 있다. 또한 경막외마취가 사용되었을 때 태아위치이상 확률이 증가하고, 기계적 분만이 필요할 수 있고, 회음부 손상을 불러올 수도 있다.

비뇨생식기계 The genitourinary system

산부가 방광자극을 느끼지 못하고, 자유롭게 소변을 볼 수 없는 경우, 분만 시와 분만 후 요정체와 방광 팽창의 가능성이 높아진다. 팽창된 방광은 골반의 공간을 채워 태아 회전과 하강을 방해하기 때문에 분만을 지연시킬 수 있다. 산부는 방광의 증상에 대한 세심한 관찰, 수분 섭취 및 배출량 모니터링, 방광을 비우기 위한 지속적 또는 주기적인 카테터 관리가 필요하다. 또한 기계적 분만의 확률이 높아지는 것은 물론, 회음부 손상의 가능성이 높아지고, 3도, 4도 열상의 가능성도 높아진다. 요실금과 변실금이 기계적 분만 후 증가할 수 있다.

분만 관리의 변화가 경막외마취 부작용을 줄여줄 수 있는가?
CAN CHANGES IN LABOR MANAGEMENT REDUCE PROBLEMS OF EPIDURAL ANALGESIA?

경막외마취 효과에 대한 연구를 지속적으로 해야 하지만 다른 문제에도 초점을 두어야 한다. 다음과 같은 질문을 할 수 있다. 관리 방법이 분만 생리의 방해를 예방하거나 되돌릴 수 있을까? 경막외마취의 부작용을 완화시킬 수 있을까? 다른 관리들은 분만 결과를 향상시키고, 비용 절감에 도움이 되고, 산부의 참여도를 증가시킬 수 있을까? 분만과정을 유지하고, 증상 완화에 도움이 되는 비약리적 접근법이 분만 관리에 포함되면 더욱 효과적인 간호를 진행할 수 있다. 다음은 의료인의 임산부간호를 위한 4단계 관리에 대한 제안이다.

1. 미리 임부에게 알리기

임부에게 출산 교실의 수업, 추천할 만한 자료, 분만 전 상의해야 할 부분에 대해 미리 알려준다. 예를 들어, (a) 대안 처치에 대한 장점과 부작용, (b) 마취가 어떤 방식으로 투여되는지에 대한 자세한 설명, (c) 경막외마취를 안전하게 진행하기 위해 시행되는 병원 정책, 일반적인 처치(산부들에게는 낯설 수도 있는 처치로 정맥 주사와 합성 옥시토신, 지속적인 태아전자감시, 움직임의 제한, 도뇨, 빈번한 혈압측정, 산소포화도 측정 등). 경막외마취의 잠재적이고, 흔한 부작용에 대해 설명하고, 분만 전 산부에게 경막외마취가 투여될 시 모체 저혈압, 태아 서맥이 나타날 수 있고, 산부가 자연적으로 발생되는 자극 없이 힘주기를 하는 데서 오는 어려움 또는 좌절감을 경험할 수 있고, 태아가 열이 있다면 시행되는 신생아 간호 등에 대해 미리 알려준다. 부작용 완화를 위해 시행되는 처치들을 산부가 미리 알고 있다면 예상치 못한 불쾌한 경험과 고통이 줄어들 수 있다.

2. 진통기간 단축하기

경막외마취 투여를 지연시키므로 진통시간을 단축시킨다. 진통 완화를 위한 비약리적 방법을 시행하는 것은 추가적인 통증 없이 산부를 간호할 수 있는 가장 좋은 방법이다. 이에 대해서는 10장과 11장을 참고한다. 분만 전 완화 방법을 배우는 것이 중요하기 때문에 완화 방법에 대한 출산 교실의 수업은 매우 효과적일 수 있다. 숙련된 둘라, 배우자 또는 돌봄제공자가 분만 동안에 대안적으로 마취제를 투여하는 경우도 있다. 경막외마취를 지연시키는 이유는 많은 부작용이 시간이 지나면서 생기기 때문이다. 예를 들어, 분만지연, 모체열상, 태아 빈맥, 하지의 운동 신경 상실(차단의 누적 분포 때문에), 제왕절개술의 가능성(이에 대해서는 논쟁이 있다), 지속성 태아위치이상, 태아 가사, 모유수유 지연 등의 부작용이 생길 수 있다. 하지만 진통을 산부가 참지 못한다면 경막외마취를 지연해서는 안 된다.

3. 경막외마취를 하지 않은 산부처럼 대하기

경막외마취를 하지 않은 산부를 간호하듯 의료 처치를 진행한다. 예는 다음과 같다.

- 산부의 체온이 상승하는 즉시 냉요법을 실시하며, 의료적으로 발열이라는 진단이 내려지기까지 기다리지 않는다. 산부에게 감각이 정상인 신체 부위에 차가운 팩을 올리고, 병실 온도를 낮추기 위해 선풍기를 작동시키고 담요를 치운다. 이 기법은 과학적으로 연구되지 않았지만, 산부와 신생아 열, 신생아 중환자실 입원률, 태아 후방두정위, 산부와 신생아의 항생제 투여 비율, 신생아 중환자 간호 비율은 낮추어 주는지에 대해서는 무작위 실험연구를 할 만한 가치가 있다.
- 산부의 정상성 유지와 안정감 회복을 위해 소량의 음료수를 제공한다.
- 안전이 보장되는 한도 내에서 산부를 움직이게 한다. 각 체위에서 30분 정도 롤오버(rollover)를 진행하는 것도 하나의 방법이다(그림 9.1). (1) 반만 앉아 있기, (2) 좌측으로 눕기, (3) 좌측 심스 체위(반복와위, 상부 다리가 올라가 있고, 고관절과 무릎이 굴곡되어 있는 체위), (4) 침대 아래쪽에 무릎을 꿇고 베개 더미 또는 땅콩모양의 출산공에 몸을 올리고 앞으로 기대기, (5) 우측 심스 체위, (6) 우측으로 눕기. 산부의 근긴장도가 너무 낮거나 태아가 한두 가지의 체위를 견디지 못한다면 이 체위를 피하고, 다른 체위를 시도한다. 롤오버 체위나 땅콩 볼을 이용한 체위가 골반 모양과 중력 영향에 변화를 줄 수 있다. 체위 변경을 위해 도움 요청을 한다. 산부가 지쳐 있고, 휴식이 필요하다면 자세를 빈번하게 바꾸지 않도록 한다. 위 프로토콜은 연구가 제대로 진행되지 않았다. 태향, 분만진행, 출산 방식에 어떤 영향을 끼치는지 추가적인 연구가 요구된다.

분만 2기 때 경막외마취를 받은 산부에게 앙와위 또는 서 있는 자세 중 더욱 효과적인 그룹을 비교한 22개 실험의 메타 분석에 따르면 서 있는 체위의 경우, 기계적 분만과 회음절개의 비율은 더 적었지만 더 많은 혈액 손실이 있었다. 5개의 무작위 대조군 실험연

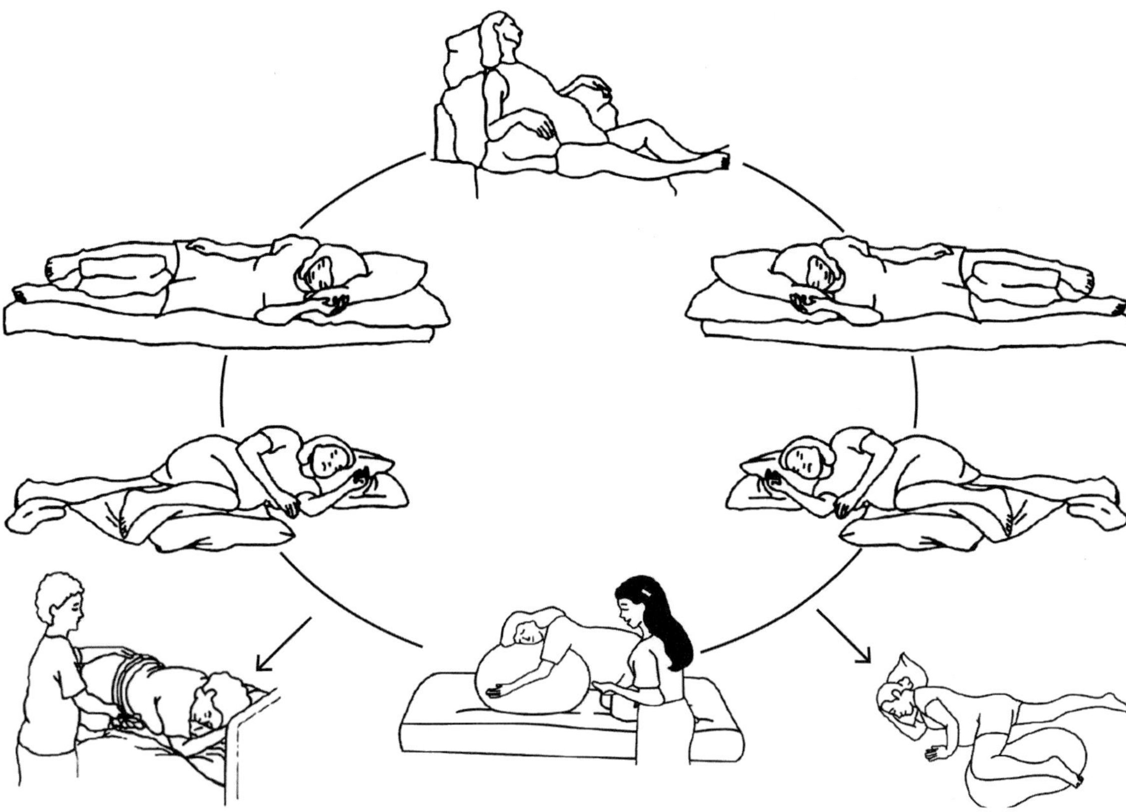

그림 9.1 롤오버 순서

구에 대해 최근에 이루어진 연구에 따르면 경막외마취를 받은 산부의 경우, 두 체위의 우위를 가릴 수 없었다고 한다. 따라서 산부 자신이 선호하고, 편안함을 추구하는 자세를 취하고, 주기적으로 자세를 바꾸는 것이 중요하다(그림 9.2).

- 아두가 보이거나 산부가 힘주기 욕구가 생길 때까지 힘주기를 지연한다(차트 9.1). 지연 기간은 시간제한이 없다. 산부와 태아 상태를 사정해 의사 결정을 진행한다.
- 경막외마취가 생리적 분만과정에 큰 변화를 주기 때문에 완전한 자극을 느끼고, 정상적인 호르몬 기능과 근골격 기능을 하는 산부처럼 힘주기가 어려울 수 있다. 힘주기 욕구는 생기는데 효과적으로 힘주기를 할 수 없다면 "하지 못하겠어요. 그냥 아이를 꺼내줘요!"라고 좌절하고 긴장할 수 있다. 이때 도움을 받아 안전하고 효과적으로 힘주기를 진행할 수 있다. 수축 동안 산부에게 숨과 힘주기를 참으라고 조언하기보다 경막외마취를 하지 않은 것처럼 힘을 주라고 장려할 수 있다. 경막외마취를 하지 않은 산부의 자연스러운 자발적인 힘주기에 대한 연구에 따르면 돌봄제공자는 다음과 같은

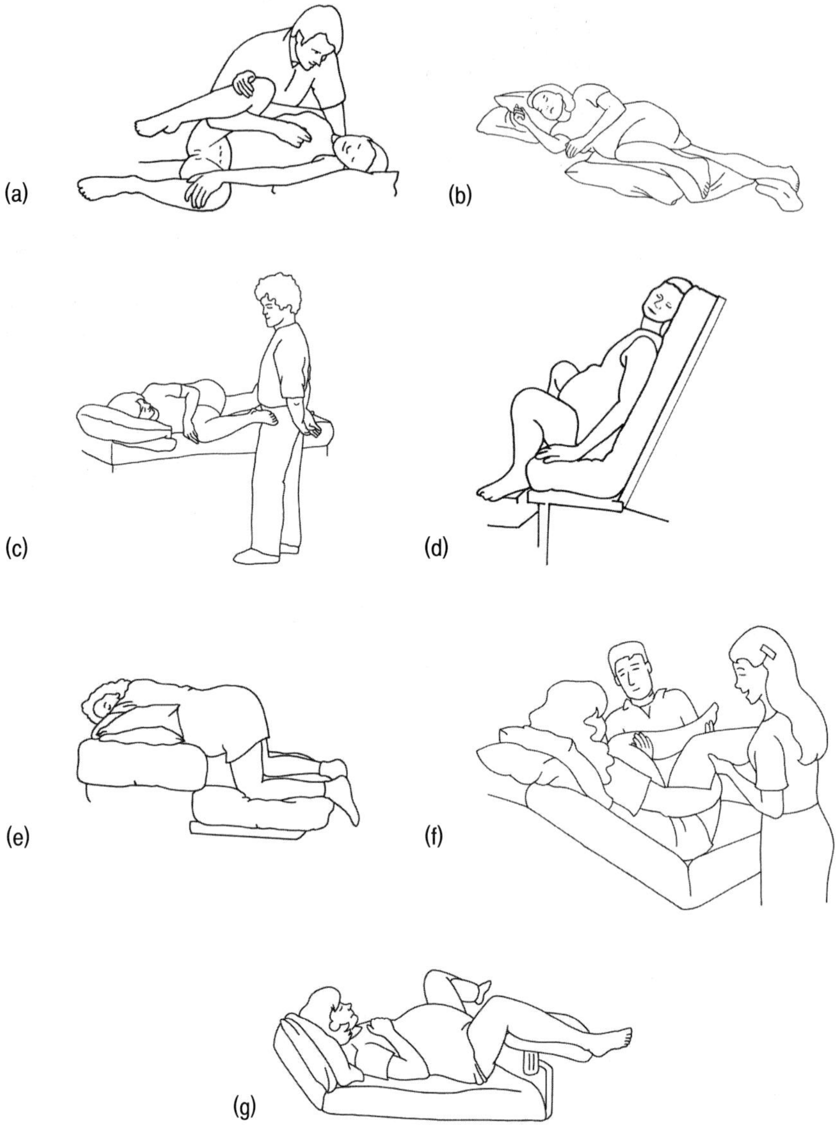

그림 9.2 **경막외마취를 한 산부가 시행할 수 있는 힘주기 체위**

조언을 한다. 숨참기를 6초(5~7초) 이상 시행하지 않고, 힘주기 시작 전에 짧은 호흡을 한다. 수축 시 힘주기 패턴을 3~5번 반복하거나, 경막외마취 없이 나타나는 산부의 자연스러운 행동을 모방한다. 흔히 사용되는 지시적인, 천천히 10까지 세면서 최대한 숨을 참으면서 힘주기를 시키기보다 그렁거리는 힘주기 방법을 더 선호한다. 복부 촉진이나 수축 모니터로 감시하여 수축을 확인할 수 있고, 수축의 정점에서 산부의 힘주기를 효과적으로 도울 수 있다. 자궁수축변환기를 사용하였다면 힘을 줄 때 측정이

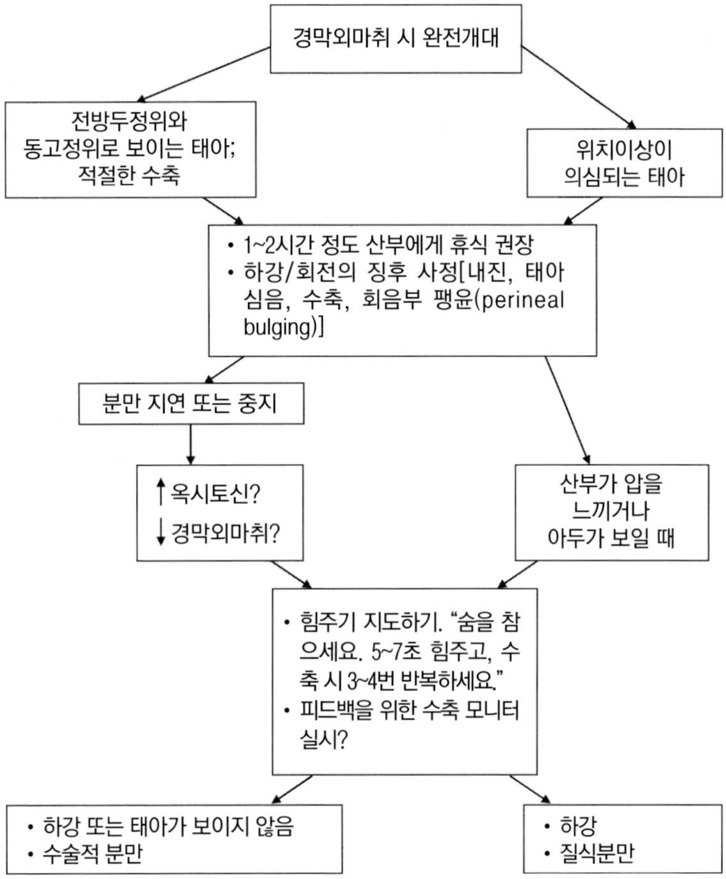

차트 9.1 **경막외마취로 지연된 힘주기**

어떻게 되는지 피드백을 줄 수 있고, 수축 강도에 산부의 노력이 얼마나 기여되었는지 파악할 수 있다. 흔히 "10까지 세기"라고 알고 있는 지시적인 힘주기보다 이런 지시가 산부에게 더욱 효과적이고, 산부의 힘주기를 응원해줄 수 있다(그림 10.11 참고).

- 분만 시, 자세 변경을 도울 시 산부의 체간을 돌리지 않도록 한다. 힘주기 시, 발걸이가 사용되거나 산부의 한쪽 또는 양쪽 다리를 지지하고 있거나 절석위 또는 변형된 심스 자세로 외전되어 있다면, 산부는 이런 관절과 신경에 과도한 압력이 가해지고 있다는 것을 느끼지 못하기 때문에 고관절, 무릎관절, 허리는 장기적인 압박이나 신장으로 인해 다칠 수 있다. 돌봄제공자는 산부의 고관절과 무릎관절, 허리 등의 한계를 알고, 장기적으로 과한 굴곡, 외전, 고관절과 무릎의 외회전을 피해야 한다. 과장된 절석위(복부에 허벅지가 닿도록 과하게 굴곡)는 요추신경 손상의 위험이 있기 때문에 하지

Box 9.2 경막외마취 시 생리적 힘주기 가이드

산부가 수축을 느끼지 못하거나 좌절하거나 도움이 필요한 경우, 다음과 같은 방식으로 산부를 도울 수 있다. 다음은 생리적 힘주기를 알려주는 방식이다.

- 산부는 수축 시작 시 수축 강도가 20 포인트 또는 힘주기 욕구가 생길 때까지 숨을 쉰다. 6초 미만으로 힘주기를 진행하고, 그 후 짧은 호흡을 내쉰다. 수축이 확연하게 줄어들 때까지 이를 반복한다. 일부 산부는 배우자, 둘라, 조산사가 모니터의 수축 강도를 알려주고(그림 9.3), 산부의 노력이 수축 강도에 얼마나 도움이 되는지 수치로 알려주면 산부는 더욱 힘을 낼 수 있다.

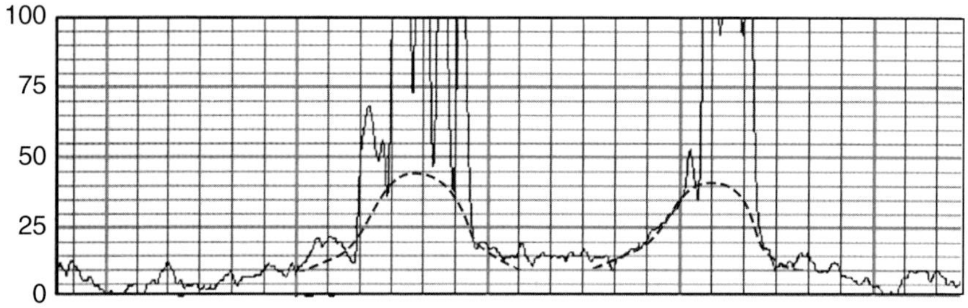

그림 9.3 **산부가 힘주기를 할 때 수축 모니터는 점선으로 나타나는 수축과 압의 급격한 증가를 보여준다.**

않는 것이 좋다. 출산 후 35~50%의 산부가 요통을 경험했고, 요통의 원인 일부는 의원성이기 때문에 예방될 수 있다. 마취제를 투여받은 산부의 하지를 지탱하는 많은 돌봄제공자 역시 업무 중 손상을 입기도 한다.

- 산모와 신생아의 피부를 맞대게 도와주고, 산모와 신생아가 같이 있을 때 사정과 의료처치를 진행한다. 조급하지 않도록 모유수유를 위해 충분한 시간을 주고, 최소한의 지도 또는 유방을 관리한다. 모유수유 시작에 대해서는 7장을 참고한다.

4. 산부의 정서적 요구에 응하기

의료인과 배우자는 산부가 통증을 호소하지 않으면 정서적으로 산부가 편안한 상태일 것이라 생각한다. 통증이 완화되었다는 것은 매우 기쁜 사실이지만, 다양한 일들이 산부를 정서적으로 불안하게 만들 수 있다. 산부들은 외롭고, 걱정되고, 실망하고, 심지어 학대당했다고 생각할 수도 있다. 다음은 경막외마취 사용 시 산부가 정서적으로 불안을 느낄 만한 상황의 예시이다.

- 경막외마취 전문의를 기다려야 할 때
- 원활히 경막외마취 투여가 진행되지 않을 때
- 안전 예방조치 또는 중재가 낯설거나 충격적일 때
- 배우자 또는 간호사가 병실에 없어 산부와 이야기할 사람이 아무도 없고, 도움(얼음 조각이나 물 한 잔, 베개 요청 등)을 줄 사람이 없을 때 산부가 느끼는 외로움
- 갈증 및/또는 허기
- 산부가 통제할 수 있는 요소가 많이 없고, 간호사가 모든 결정을 하기 때문에 산부로부터 수동적인 협조를 요구(자세 변화 등)
- 무력감과 부동, 마비, 가려움, 메스꺼움, 통증으로 인한 불편함
- 갑자기 혈압이 낮아졌거나 태아 심음이 불안정할 때 의료인의 조급한 처치에서 느끼는 불안
- 태아의 건강에 대한 두려움, 분만 기간에 대해 조급함
- 산부의 체온이 올라가거나 태아 빈맥의 경우 불안, 긴장
- 힘주기가 어렵고, 힘주기 지시를 잘 따르지 못하고, 최대한 힘주고 있는데 힘주기가 되지 않을 때 느끼는 무력감 또는 좌절감

분만 시 경막외마취에 대한 산부의 정서적 반응에 대해서는 연구가 많이 이루어지지 않았다. 한 연구에 따르면 경막외마취가 산부의 진통 완화에는 효과적이었지만, 정서적 고통 수치는 낮아지지 않았고, 경막외마취를 하지 않은 산부와 그 수치가 비슷했다. 즉, 경막외마취 후 산부의 고통이 진통에서 다른 문제(위에 설명한 예시)로 넘어갔다는 것을 알 수 있다.

경막외마취 후 초산부를 대상으로 한 선행 연구에 따르면 산부는 경막외마취 후 진통 완화와 스트레스 감소 효과가 있었지만, 그 후에는 여전히 불안하고, 양가감정을 느꼈다고 보고되었다. 의료인의 태도, 행동, 치료 방식과 경막외마취 관리의 부작용에 대해 제한된 지식이 원인인 것으로 밝혀졌다. 저자들은 경막외마취가 출산 결과의 질 향상을 보장하지 않는다고 주장했다. 직접적인 통증이 없더라도 산부들은 여전히 출산 후 정서적 지지를 받아야 하며, 교육받아야 한다는 것을 주장했다.

산부의 중추적 역할 되찾기 RESTORING WOMEN TO A CENTRAL ROLE

경막외마취 연구 결과가 많이 진행되었지만 연구자들은 여전히 경막외마취의 안전성, 부작용, 산부의 안전, 분만진행, 건강한 가족의 출발, 간호의 비용과 치료의 복잡성을 증가시키는 직 · 간접적인 역할에 대해서는 연구가 부족하다. 초기 분만 시 경막외마취의 일상적인 사용을 지지하는 자들은 최소한의 대안적 사용(경막외마취를 적게 하고, 늦은 투여)을 옹호하는 자들과 대립하고 있다. 양측 모두에서 연구가 진행되고 있지만 견해 차이가 있었다.

본 장의 의도는 논쟁을 더욱 키우고자 함에 있지 않다. 그보다 토의의 초점을 산부와 태아의 신체 정신 건강에 맞추고, 경막외마취가 어떻게 신체에 영향을 주는지에 대해 초점을 두고 있다. 부작용에 대한 이해도를 높이고, 최대한 정상적인 생리적 기능을 유지하면서 부작용을 최소화하여 통증 완화 효과를 누리고자 하는 전체적인 관점을 채택하고 있다. 이를 통해 산부가 분만진행에서 중추적인 역할을 되찾아 분만진행에 더욱 적극적으로 참여하고, 산부의 생리적 요구에 대해 의료인들이 더욱 관심을 보인다면, 산부의 만족도가 높아져 분만결과도 향상될 것이다.

결론 CONCLUSION

9장은 신체 주요 기관, 진통, 분만과정, 저위험 의료중재, 산부의 생리학적 반응에 경막외마취와 다른 종류의 신경축마취가 어떤 영향을 미치는지 알아보았다. 경막외마취와 동반되는 일반적인 관리체계를 분석하면서 일부 정책과 의료 처치(경막외마취 이외에도)가 부작용을 초래할 수도 있다는 사실을 알아냈다. 예를 들어, 비약리적 안정 조치를 취하지 않거나 침상 제한, 움직임 제한 등의 조치를 취하지 않고, 경막외마취를 즉각적으로 시작한 경우, 체온을 정상적으로 유지하는 노력 없이 산부 체온이 올라가도록 지켜본 경우, 분만 2기의 너무 빠른 힘주기, 과도한 정맥 주사 투여로 수분 과잉 유발, 진통을 겪지 않은 산부의 경우 정서적 고통을 헤아리지 않은 경우이다. 이런 부작용을 최소화하면 경막외마취의 효과성을 높일 수 있다.

참고문헌

1. Simkin P. (2012) Moving beyond the debate: a holistic approach to understanding and treating effects of neuraxial analgesia. Birth 39(4), 327–332.
2. Wong C. (2009) Advances in labor analgesia. International Journal of Women's Health 1, 139–154. Available from: 10.2147/ijwh.s4553
3. Goer H, Romano A. (2012) Epidurals and combined spinal–epidurals: The "Cadillacs of analgesia." In: H Goer, A Romano (eds), Optimal Care in Childbirth: The Case for a Physiologic Approach. Seattle, WA: Classic Day Publishing, pp. 267–301.
4. Buckley S. (2015) Hormonal Physiology of Childbearing: Evidence and Implications for Women, Babies, and Maternity Care. Washington DC: Childbirth Connection.
5. ACNM, MANA, NACPM. (2013) A Consensus Statement. Supporting healthy and normal physiologic childbirth. Journal of Perinatal Education 22, 14–18. doi: 10.1891/1058–1243.22.1.14
6. Shnider SM, Abboud TK, Artal R, et al.(1984) Maternal catecholamines decrease during labor after lumbar epidural anesthesia. Obstetric Anesthesia Digest 4(1), 8.
7. Segal S. (2010) Labor epidural analgesia and maternal fever. Anesthesia and Analgesia 111, 1467–1475. doi: 10.1213/ANE.0b013e3181f713d4
8. Osborne C, Ecker JL, Gauvreau K, Davidson KM, Lieberman E. (2011) Maternal temperature elevation and occiput posterior position at birth among low–risk women receiving epidural analgesia. Journal of Midwifery & Women's Health 56(5), 446–451.
9. De Orange FA, Passini R, Amorim MMR, et al. (2011) Combined spinal and epidural anaesthesia and maternal intrapartum temperature during vaginal delivery: a randomized clinical trial. British Journal of Anaesthesia 107(5), 762–768.
10. Akerman N, Hall W. (2012) Maternal temperature increase. British Journal of Anaesthesia 108(4), 699–700.
11. Greenwell EA, Wyshak G, Ringer SA, Johnson LC, Rivkin MJ, Lieberman E. (2012) Intrapartum temperature elevation, epidural use, and adverse outcome in term infants. Pediatrics 129(2), e447–e454.
12. Bonica J, Miller F, Parmley T. (1995) Anatomy and physiology of the forces of parturition. In: J Bonica, J McDonald (eds), Principles and Practice of Obstetric Analgesia and Anesthesia, 2nd edn. Philadelphia: Williams & Wilkins, pp. 98–134.
13. Lieberman E, Davidson K, Lee–Parritz A, Shearer E. (2005) Changes in fetal position during labor and their association with epidural analgesia. Obstetrics & Gynecology 105(5, Part 1), 974–982.
14. Goer H. (2014) Epidural analgesia: to delay or not to delay, that is the question. Science & Sensibility [research blog]. Available from: https://www.scienceandsensibility.org/blog/epidural–analgesia–to–delay–or–not–to–delay,–that–is–the–question (accessed September 28, 2016).
15. Brancato R, Church S, Stone P. (2008) A meta–analysis of passive descent versus immediate pushing in nulliparous women with epidural analgesia in the second stage of labor. Journal of Obstetrics, Gynecology and Neonatal Nursing 37(1), 4–12.
16. Albers L, Borders N. (2007) Minimizing genital tract trauma and related pain following spontaneous vaginal birth. Journal of Midwifery and Women's Health 52(3), 246–253.
17. Anon. (2011) Post–partum bladder care: Background, practice and complications. Obs Gynae & Midwifery News. Available from: http://www.ogpnews.com/2011/12/post–partum–bladder–care–background–practice–and–complications/444 (accessed August 23, 2016).
18. Kearney R, Cutner A. (2008) Postpartum voiding dysfunction. The Obstetrician & Gynaecologist 10(2), 71–74.
19. Simkin P, Hull K. (2011) Pain, suffering and trauma in labor and prevention of subsequent posttraumatic stress disorder. Journal of Perinatal Education 20(3), 166–176.
20. Harty C, Sproul E, Bautista MJ, et al. (2015) A review of fasting and the risk of aspiration in labor. Presented at: Anesthesiology 2015, the Annual Meeting of the American Society of Anesthesiologists, October 24–28, San Diego, CA.
21. Carlson N, Barukh R. (2016) New recommendations on oral intake in labor. Journal of Obstetric, Gynecologic & Neonatal Nursing 45, 253–261.

22. Tussy C, Botsios E, Gerkin R, Mensik J. (2015) Reducing length of labor and cesarean surgery rate using a peanut ball for women laboring with an epidural. Journal of Perinatal Education 24, 16–24.
23. Gupta JK, Hofmeyr GJ, Shehmar M. (2012) Position in the second stage of labour for women without epidural anaesthesia. Cochrane Database of Systematic Reviews, Issue 5, Art. No.: CD002006. doi: 10.1002/14651858.CD002006.pub3
24. Kemp E, Kingswood CJ, Kibuka M, Thornton JG. (2013) Position in the second stage of labour for women with epidural anaesthesia. Cochrane Database of Systematic Reviews, Issue 1, Art. No.: CD008070. doi: 10.1002/14651858.CD008070.pub2
25. Osborne K, Hanson L. (2014) Labor down or bear down. Journal of Perinatal & Neonatal Nursing 28(2), 117–126.
26. Simkin P. (2013) The Birth Partner: A Complete Guide to Childbirth for Dads, Doulas, and All Other Labor Companions, 4th edn. Cambridge, MA: Harvard Common Press, pp. 269–303.
27. Reynolds F. (2011) Peripheral neuropathy. In: D Gambling, J Douglas, R McKay (eds), Obstetric Anesthesia and Uncommon Disorders, 2nd edn. Cambridge: Cambridge University Press, pp. 215–228.
28. Wong C, Scavone B, Dugan S, et al. (2003) Incidence of postpartum lumbosacral spine and lower extremity nerve injuries. Obstetrics & Gynecology 101(2), 279–288.
29. Simkin P, Bolding A. (2008) Supporting the laboring woman without injuring yourself. International Journal of Childbirth Education 22(4), 17–21.
30. Stichler J, Feiler J, Chase K. (2012) Understanding risks of workplace injury in labor and delivery. Journal of Obstetric, Gynecologic & Neonatal Nursing 41, 71–81. doi: 10.1111/j.1552-6909.2011.01308.x
31. BabyFriendly USA. (2010) The Ten Steps to Successful Breastfeeding. Available at: www.babyfriendlyusa.org (accessed August 23, 2016).
32. Jepsen I, Keller KD. (2014) The experience of giving birth with epidural analgesia. Women and Birth 27(2), 98–103.
33. Wuitchik M, Bakal D, Lipshitz J. (1990) Relationships between pain, cognitive activity and epidural analgesia during labor. Pain 41(2), 125–132.
34. Hidaka R, Clark-Callister L. (2012) Giving birth with epidural analgesia: The experience of first-time mothers. Journal of Perinatal Education 21(1), 24–35.

CHAPTER 10

분만진행 툴킷 파트 1: 자세와 동작

The Labor Progress Toolkit Part 1: Positions and Movements

Penny Simkin, BA, PT, CCE, CD(DONA), and Ruth Ancheta, BA, MA, ICCE, CD(DONA)

산부 체위와 방법이 분만에 미치는 영향

측위

- 측위와 반복와위(과장된 심즈 체위)
- 반 엎드린 런지
- 측위에서 이완하기

앉기 체위

- 반좌위
- 좌위
- 지지와 함께 앞으로 기대어 앉기
- 서서 앞으로 기대기

무릎 꿇는 체위

- 무릎 꿇고, 지지대 잡고, 앞으로 기대기
- 손과 무릎을 바닥에 대기
- 열린 슬흉위
- 닫힌 슬흉위

비대칭 직립(서기, 무릎 꿇기, 앉기) 체위

스쿼트 체위

- 스쿼트
- 지지된 스쿼트(매달리기)
- 반-스쿼트, 런지, 흔들기
- 스쿼트 자세(무릎을 배우자 허벅지에 걸친 쭈그려 앉기)

앙와위 체위

- 앙와위
- 시트 잡아당기기
- 과장된 절석위(McRoberts' 체위)

주요용어

- 과장된 심즈 체위 Exaggerated Sims
- 과장된 절석위 McRoberts
- 레보조 Rebozo
- 박자감 있는 동작 Rhythmic movements
- 반복와위 Semiprone
- 부동고정위 Asynclitism
- 산부 체위 Maternal positions
- 스쿼트 Squat
- 앞으로 기대기 Leaning forward
- 이완 Release
- 전상장골극 Anterior superior iliac spine, ASIS
- 척추만곡증 Swayback
- 측위 Side-lying positions
- 후방두정위 Occiput posterior, OP
- 측방두정위 Occiput transverse, OT

분만 중 진통제를 사용하지 않고도 이완을 강화하고 통증을 경감시킬 수 있는 다양한 기법들이 개발되었다. 이 기법들은 진통제에 대한 의존도를 감소시키고 약물로 인한 잠재적 부작용(부동, 호르몬 균형 변화, 산부나 태아에 미치는 부작용 포함) 노출을 최소화하는데 도움이 된다.

10장에서는 산부 자세와 동작에 대해 다룰 것이다. 산부가 스스로 체위를 결정할 경우, 더욱 편안해 할 수 있고, 골반 모양과 중력의 힘을 변화시킴으로써 분만진행이 향상된다는 연구 결과가 있다.

11장에서는 통증 완화와 이완 촉진을 위한 도구들(tools)과 기법들(techniques)에 대해 다루고 있다. 이런 기법들은 불안, 두려움, 고통을 완화함으로써 카테콜아민 수치를 감소시키며, 분만진행에 도움을 준다. 카테콜아민 상승은 자궁수축을 지연시키고, 태아 스트레스 또한 증가시킬 수 있다. 긴장과 두려움을 덜 겪는 산부에서 카테콜아민 수치는 낮게 나타난다. 정서적 안정과 카테콜아민 분비, 산부의 안녕감(well-being) 향상을 위한 조치들은 2장을 참고한다.

산부 체위와 방법이 분만에 미치는 영향

MATERNAL POSITIONS AND HOW THEY AFFECT LABOR

체위에 관한 설명과 특징들을 살펴보기 위해 체위를 분류해 보았다. 각 분류에 속한 체위들은 비슷한 효과를 보인다. 예를 들면 다음과 같다.

- 반좌위(semisitting)와 측위(side-lying)는 중력을 중립으로 만들고, 휴식을 취할 수 있는 체위이다. 지친 산부가 에너지를 회복하기에 좋고, 특히 장시간 걸어 다니고, 서 있었다면 이 체위는 더욱 효과적이다. 만약 진행이 급속하게 진행된다면 중립성 중력은 중력을 중화하여 분만진행 속도를 지연시킬 수 있다.
- 선 자세는 중력의 도움을 받아 선진부를 자궁경부에 닿게 하고, 자궁수축의 질을 향상시키며, 태아 하강을 돕는다.
- 앞으로 기댄 자세의 체위는 태아 회전을 돕거나 이상적인 전방두정위를 취하게 하고, 요통 완화에도 효과적이다.
- 엉덩이와 무릎을 구부리는 비대칭 자세는 골반 모양을 변화시키고, 회전을 향상시키며, 요통 완화에 효과적이다.

- 과장된 절석위(exaggerated lithotomy position)는 분만 2기에 몇 차례의 자궁수축에 걸쳐 진행된다. 치골결합 아래 "태아가 끼어 있는 경우" 산도를 빠져나갈 수 있도록 돕는다.
- 앙와위(prone position)는 체위성저혈압과 요통을 증가시킨다고 알려져 왔으며, 잦은 수축을 유발하여 통증을 강하게 하므로 분만진행을 더디게 한다.

측위 Side-lying positions

측위와 반복와위(과장된 심즈 체위) Pure side-lying and semiprone (exaggerated Sims')

- **진행시기**: 분만 1기와 2기
- **방법**: 산부는 둔부를 옆으로 하여 무릎을 굴곡시키고 다리 사이에 베개를 넣어 위쪽 다리를 올리거나 지지한다(그림 10.1~10.4).

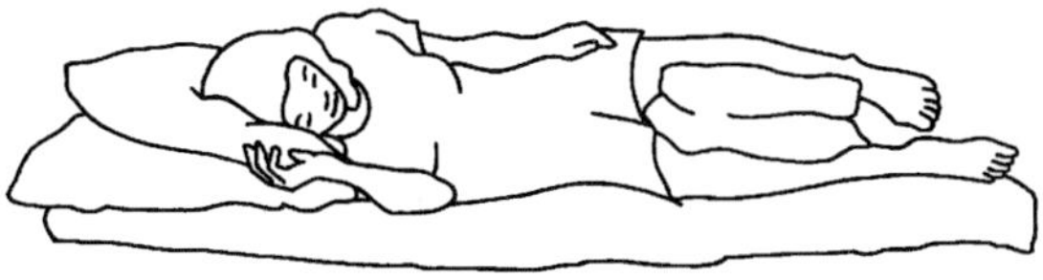

그림 10.1 옆으로 눕기

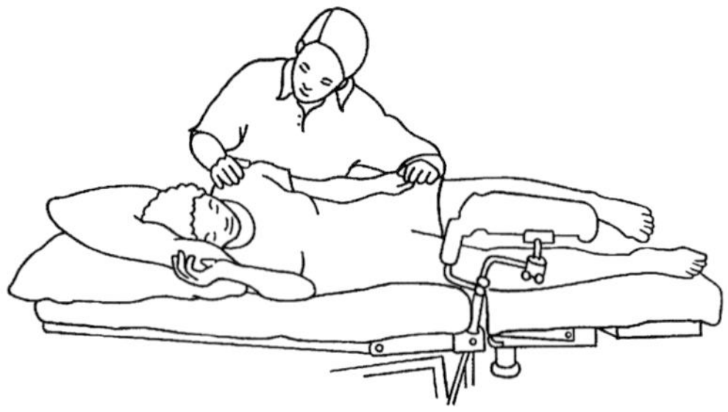

그림 10.2 옆으로 눕기(다리 휴식)

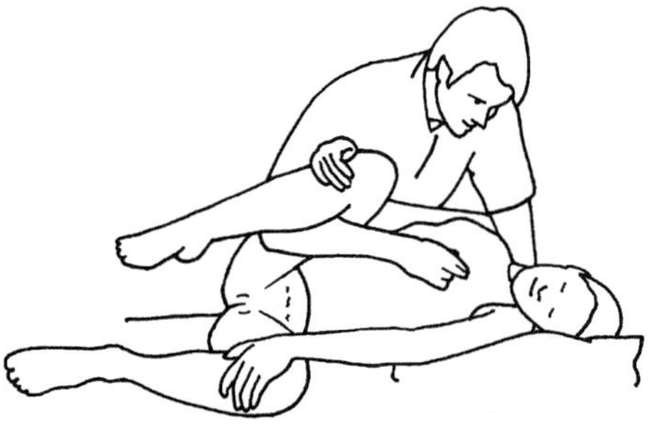

그림 10.3 옆으로 누워 힘주기(위쪽 다리 지지)

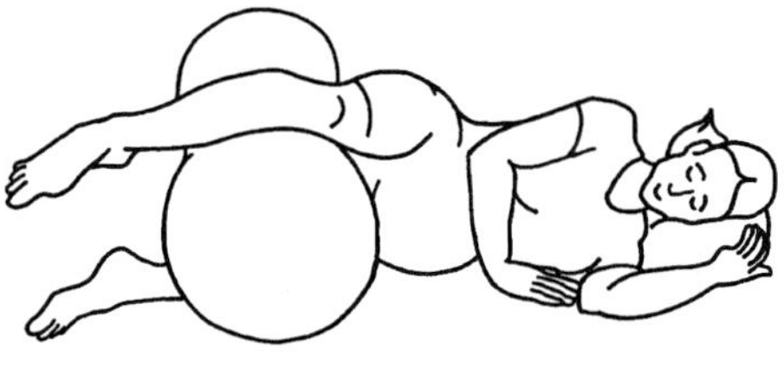

그림 10.4 옆으로 눕기(땅콩 모양의 공 이용)

- **측위와 반복와위(과장된 심즈 체위)**: 산부는 옆으로 눕는다. 몸 아래쪽 팔은 몸통 뒤(혹은 앞)에 둔다. 하지는 신전되어 있고, 상부 엉덩이와 무릎은 90° 이상 굴곡시킨 후 한 개 또는 두 개의 베개, 땅콩 모양 공에 몸을 기댄다. 산부는 몸통을 전방 혹은 후방을 향해 부분적으로 굴린다(그림 10.5~10.7). 아래를 참고해 어떤 방향으로 산부가 누울지를 확인한다.

- **체위의 효과**

- 산부가 휴식을 취할 수 있음
- 진통제 사용 후에도 체위가 가능함
- 중립 중력(1기와 2기 때 급속분만이 있을 때 사용 가능)
- 치질 완화에 효과적
- 탯줄 압박 또는 체위성저혈압으로 인한 태아심박수 문제를 완화할 수 있음
- 고혈압을 낮추어 줌(특히 좌측위의 경우)
- 걷기와 번갈아 사용하면 분만진행을 촉진
- 천골에 압력이 가해지는 것을 방지(앙와위나 반좌위 경우와 다르게)

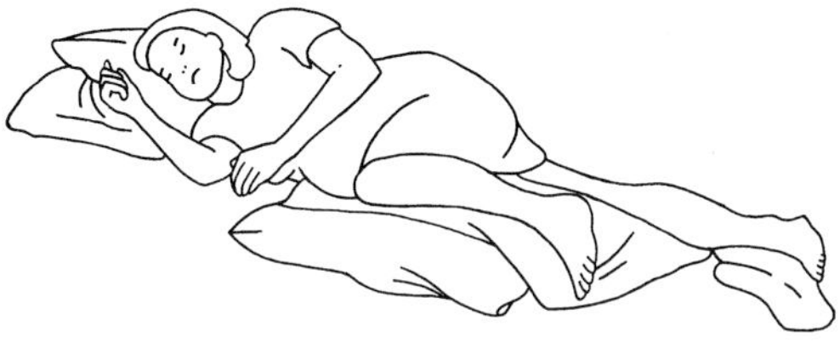

그림 10.5 **아래쪽 팔이 앞을 향한 반복와위**

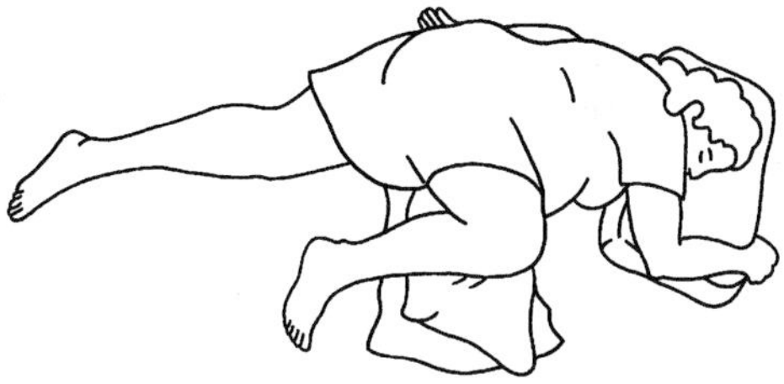

그림 10.6 **아래쪽 팔이 뒤를 향한 반복와위**

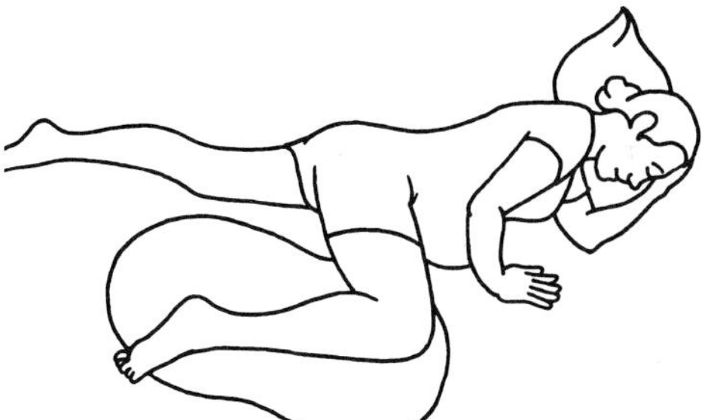

그림 10.7 **땅콩 모양 공을 이용한 반복와위**

- 분만 2기 때 천골에 압력이 가해지지 않기 때문에(앉아 있을 때는 압이 가해짐), 이런 체위들은 태아가 하강하면서 천골 후방이 움직일 수 있게 함
- 후방두정위 태아의 회전을 도움

■ **참고**: 완전히 옆으로 누워 있을 때와 반쯤 옆으로 누운 체위를 취할 때 중력의 영향은 달라진다.

옆으로 누운 체위를 취할 시 후방두정위가 의심되거나 확실한 경우, 산부는 태아의 후두와 등이 일치한 쪽으로 눕는 것이 효과적이다("태아의 등이 침대 쪽을 향함"; 그림

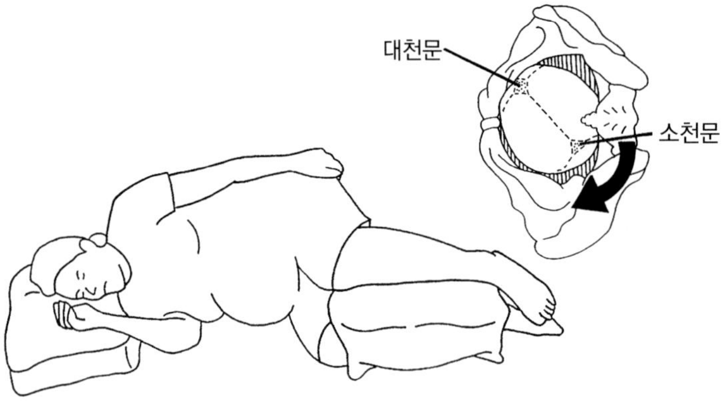

그림 10.8 태아의 등과 같은 방향인 산모의 자세는 "올바른" 자세로, 후방두정위가 의심되거나 확실하다면 오른쪽으로 눕는다. 중력이 태아 후두와 몸통을 측방두정위로 당긴다(OP→OT).

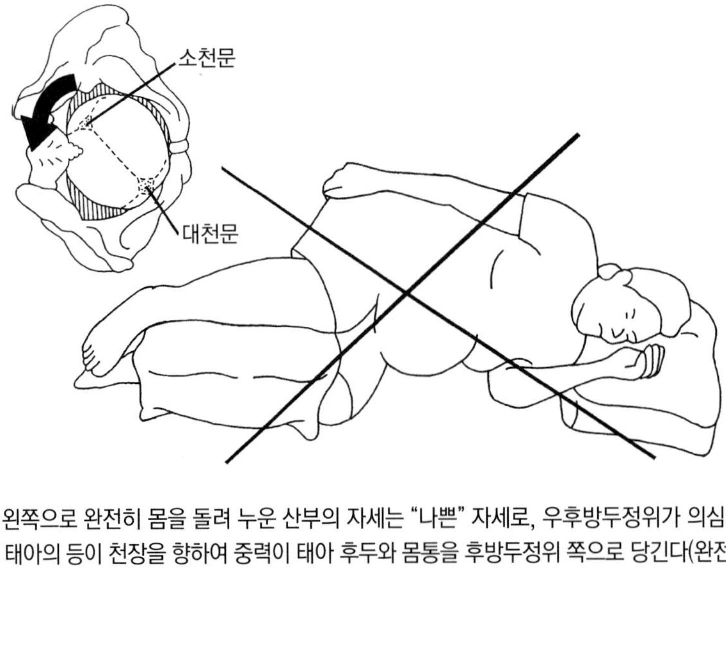

그림 10.9 왼쪽으로 완전히 몸을 돌려 누운 산부의 자세는 "나쁜" 자세로, 우후방두정위가 의심되거나 확실한 경우 태아의 등이 천장을 향하여 중력이 태아 후두와 몸통을 후방두정위 쪽으로 당긴다(완전한 OP).

10.8). 태아가 후방두정위에서 측방두정위로 체위를 바꾸도록 돕는다. 후방두정위 태아를 임신한 산부는 후방두정위에서 측방두정위로 회전하기 위해 후두가 위치한 같은 방향으로 눕고, 15~30분 정도 체위를 유지한 다음 무릎 꿇기(kneeling)와 앞으로 기대는(leaning forward) 체위는 15~30분 정도 취하라고 권장한다(측방두정위에서 전방두정위로 회전을 돕는다). 그림 10.9에서 살펴보듯이 태아 후두 반대편으로 눕는 경우, 태아가 완전히 후방두정위가 되어버리는 경우가 있다.

산부는 반복와위(과장된 심즈 체위)를 적어도 15분에서 30분 정도 취하며, 태아 후두와 반대로 눕는 것이 이상적이다(태아 등이 위를 향한 체위; 그림 10.10). 이 체위의 경우 산부 골반이 회전되고, 치골이 완전히 옆으로 누운 체위 때보다 더 침대 쪽을 향하게 된다. 중력에 의해 태아의 몸통이 측방두정위로 회전하고, 그다음 전방두정위로 회전한다.

만약 후두위 위치가 불확실하다면(분만 시 태향 진단의 어려움에 관해서는 5장 참고), 다양한 시도를 통해 8개의 체위를 바꾸어 취해가면서 체위의 편안함을 기준으로 분만진행을 판단한다(그림 10.11).

■ **측위의 사용**

- 분만진행이 원활하고, 산부가 원할 경우
- 체위성저혈압이 발생할 경우
- 경막외마취 또는 마취제를 투여한 경우

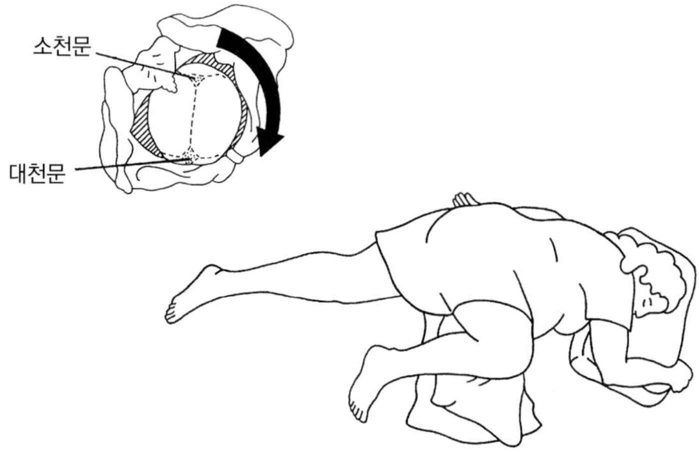

그림 10.10 태아의 등이 "천장 쪽을" 향해 있고, 후방두정위 태아를 임신한 산부가 반복와위를 이용한 "올바른" 체위. 우후방두정위가 의심되거나 확실시될 때 반복와위를 취한 산부는 왼쪽으로 눕는다. 중력이 태아 아두와 몸통을 우측방두정위로 당기고, 다음 우전방두정위로 위치시킨다.

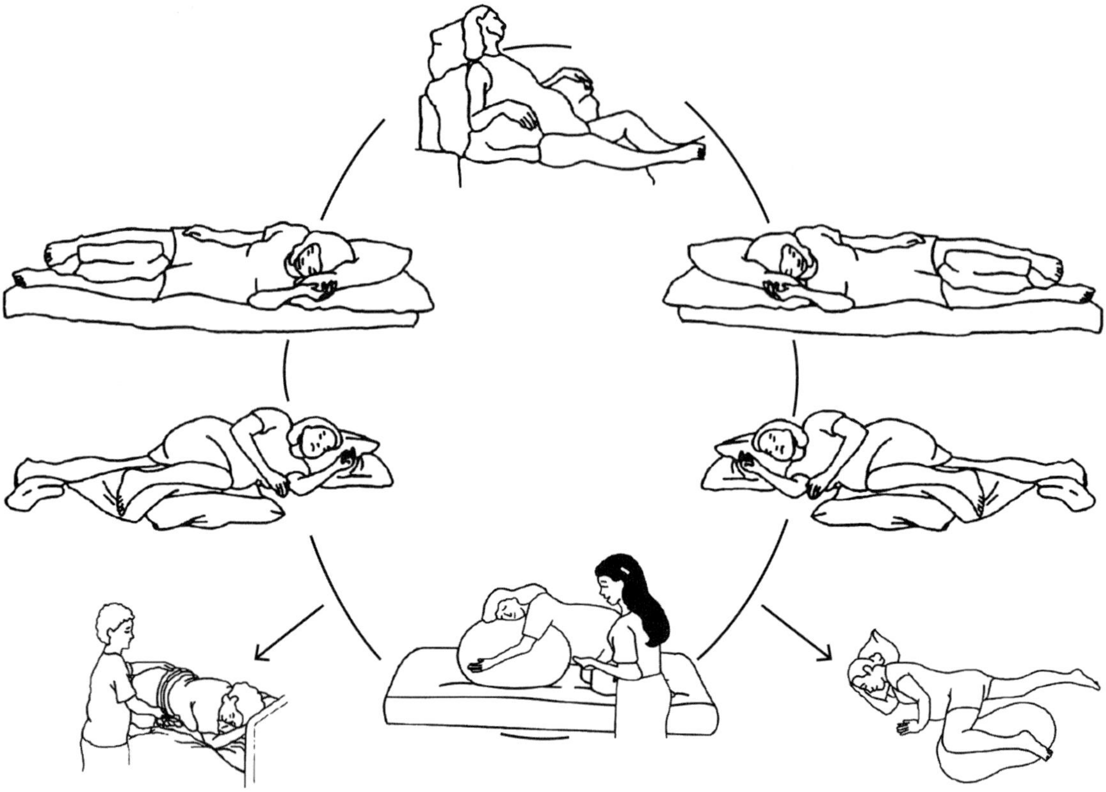

그림 10.11 "롤오버 스퀀즈(rollover sequence)"는 태아위치이상의 징후가 없거나 태아 등을 만지기 어렵거나, 경막외마취를 한 경우에도 사용할 수 있다.

- 임신성 고혈압이 나타난 경우
- 분만 1기 또는 2기 때 산부가 체위를 편안해하는 경우
- 산부가 지쳐 있을 경우
- 분만 2기, 치질이 있을 때 등을 대고 눕는 체위가 고통스러운 경우
- 급속분만 2기에서 중력의 영향을 상쇄시키고자 할 때

■ **측위 사용의 금기**

- 극심한 통증이 있거나 산부가 다른 체위를 선호하여 체위를 거부하는 경우. 하지만 체위의 효과에 대해서 산부에게 설명한 후 산부가 동의한다면 체위를 취할 수 있다.
- 특히 분만 2기가 지연되었을 경우, 하강을 돕기 위해 중력의 도움이 필요로 할 때(수직 체위)
- 진행 없이 1시간 이상 측위를 유지했을 때

반 엎드린 런지 Semiprone lunge

- **진행시기**: 분만 1기와 2기
- **방법**: 산부가 반복와위 자세를 취한다면 배우자 또는 둘라는 침대를 향해 서 있고, 산부의 윗발바닥이 배우자의 고관절에 위치하게 한다. 수축 시 배우자는 산부가 고관절과 무릎을 더 굴곡시키고, 굴곡된 체위를 유지할 수 있게 산부의 발쪽으로 살짝 기댄다(그림 10.12). 배우자가 과하게 산부의 발쪽으로 기대지 않는 것이 중요하다. 산부의 천장관절이나 고관절의 인대가 과신전될 수 있고, 이후 통증이나 기능이 안 좋아질 수 있으며, 특히 경막외마취를 한 경우에는 신전 시 나타나는 불편감을 느끼지 못할 수 있으므로 주의해야 한다.
- **체위의 효과**

- 골반의 모양에 변화를 주어 상부천장관절(upper sacroiliac joint)을 경미하게 열어 골반의 윗부분에 공간을 제공함
- 후방두정위 또는 부동고정위 태아의 회전을 도움
- 산부가 편안함을 느끼고, 힘쓰지 않아도 됨
- 그림 10.13

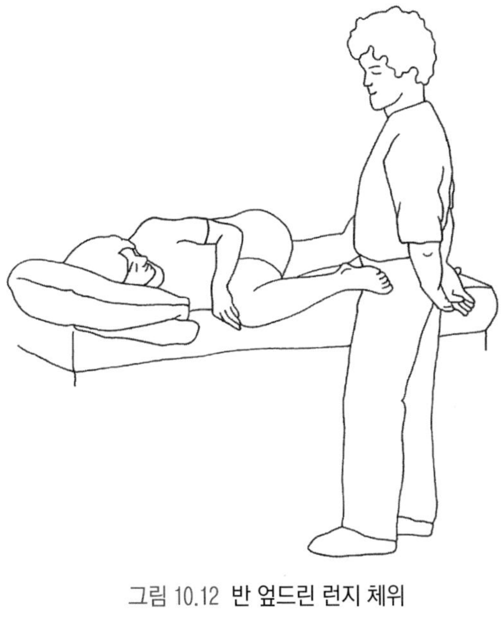

그림 10.12 **반 엎드린 런지 체위**

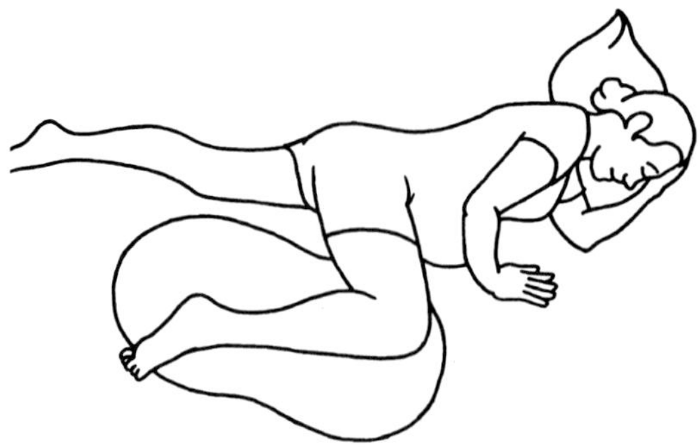

그림 10.13 **땅콩 모양 공을 이용한 반 엎드린 런지 체위**

■ **반 엎드린 런지 체위의 적용**

- 개대 또는 하강이 지연되었을 때
- 태아위치이상(malposition)이 의심될 때
- 경막외마취로 도움 없이는 다리를 상부로 굴곡시킬 수 없거나, 취할 수 있는 체위가 제한적일 때
- 산부가 지쳐 무릎 꿇기나 서서 런지를 할 수 없는 경우에 골반 형태를 바꾸는 것이 바람직함

■ **반 엎드린 런지 체위의 금기**

- 분만 2기가 지연되었을 경우, 특히 하강을 돕기 위해 중력의 도움이 필요할 때(수직 체위)
- 분만진행 없이 1시간 이상 측위를 유지해야 할 때

측위에서 이완하기 Side-lying release

■ **진행시기**: 분만 1주일 전 2회 정도 또는 분만 시 사용(2분 30초 정도 번갈아 양쪽 진행), 분만 수축 지연, 진행 없는 수축, 태아위치이상, 한쪽 또는 양쪽 고관절이나 골반에 통증이 있을 때 효과적이다.

이 기법은 Carol Phillips에 의해 고안되었고, 임신과 출산 시 출산 지도자들에 의해서 많이 사용되었다. 진통과 분만 지연으로 이어질 수 있는 연조직 긴장과 골반과 그 주변 회전력을 교정하는 데 효과적이다. 스피닝 베이비 접근법의 중요한 부분을 차지한다(C. Phillips, personal communication, 2016; and refs 8 and 9).

■ **방법(그림 10.14)**

• 적당히 단단한 표면에서 진행한다. 산부가 충분히 신전할 수 있을 정도의 길이가 좋다. 병원 침상, 마사지 테이블, 소파 등이 적절하다. 산부는 둘라, 간호사, 배우자, 조산사 등의 도움을 받아 진행한다.

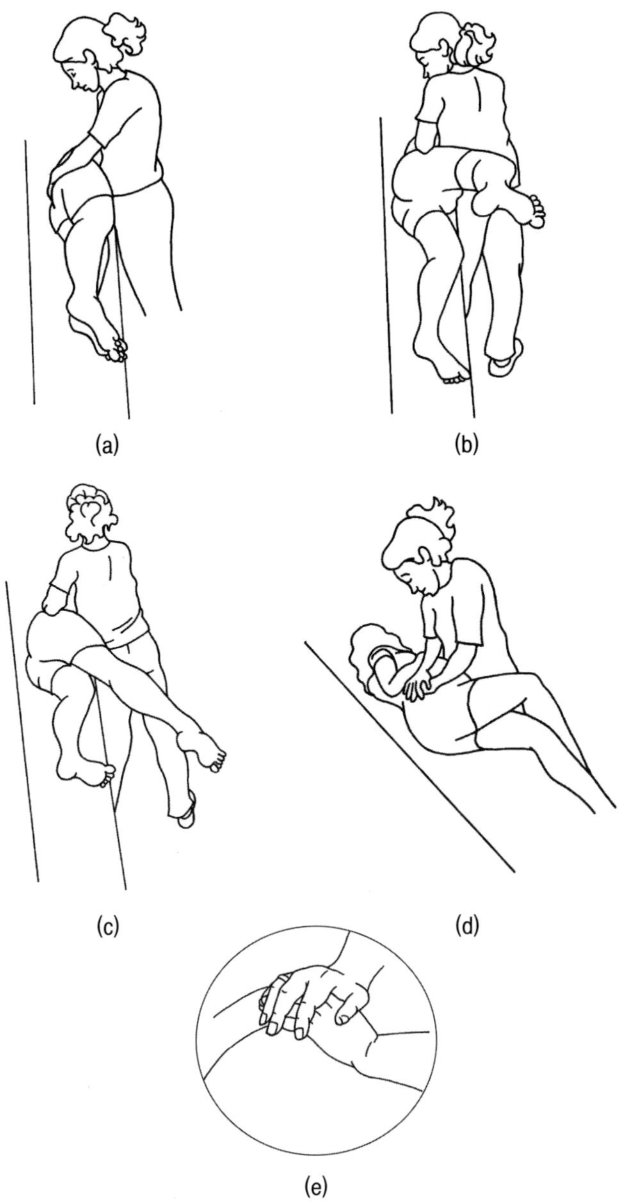

그림 10.14 **옆으로 누워 이완.**
(a): 시작 체위, **(b):** 산부는 다리를 들어 앞으로 내민 후, 침대 양쪽 위에서 체위를 유지한다. **(c):** 윗다리를 침대 옆쪽 너머 위치하고, 체위를 유지한다. **(d):** 도우미는 산부의 앞 고관절 위-전상장골극(ASIS=반골)에 오므린 손을 올린다(위에서 볼 수 있듯이). **(e):** (d)와 동일, 산부의 뒤에서 바라본 모습

- 산부가 어느 쪽으로 먼저 누울지를 결정한다.
- 머리맡에 베개를 베고, 옆으로 눕는다. 척추와 머리의 위치가 일직선을 이루도록 정렬한다.
- 도우미는 산부 앞에 선다. 낙상 방지를 위해 산부는 침대 가장자리에서 도우미의 고관절이나 몸에 기댄다. 의자를 침대 옆에 두어 산부가 의지할 수 있도록 하는 방법도 있다. 산부는 병원 침대 난간을 붙잡을 수도 있다.
- 산부는 우측으로 움직여 침대 가장자리로 간다. 가장자리로부터 산부의 고관절이 2인치(5cm) 정도 떨어진다. 임신 3기 산부 또는 진통 중인 산부는 가장자리 너머로 임신한 배를 위치시킨다.
- 산부의 고관절과 어깨가 균형, 즉 위쪽 고과절과 어깨가 아래쪽 고관절과 어깨보다 앞뒤로 더 기울어지지 않게, 수직으로 정렬하는 것이 매우 중요하다.
- 위팔을 머리 위로 뻗어서 볼과 머리 옆에 올려놓으면 신체 정렬이 개선될 수 있다.
- 도우미는 두 손을 모아(한 손 위에 다른 한 손을 올린다) 산부의 전상장골극(anterior superior iliac spine, ASIS)의 고관절 위와 앞에 위치시킨다. 정렬을 맞추어 고관절이 앞으로 나오지 않게 적당한 압력을 준다. 그 부위의 근육 이완을 돕기 위해 산부의 고관절을 부드럽게 앞뒤로 흔들 수 있다.
- 산부는 발과 발가락을 배굴(무릎쪽으로 굴곡)한 채로 아래 다리를 도우미 도움 없이 편다.
- 도움을 받아 산부는 옆으로 완전히 눕는다. 산부는 도움 없이 다리를 대략 30° 정도 올리고, 침대 가장자리 너머로 다리를 앞으로 움직이고, 천천히 내려 산부 앞에 자연스럽게 다리가 매달리도록 한다. 체위를 유지하고, 다리를 이완시킨다. 2~20분 정도 지속하거나 다리가 이완되고, 길어질 때까지 체위를 유지한다. 산부의 다리를 지지하지 않아야 하며, 다리가 공중에 자유롭게 매달리게 해도 된다.
- 도우미는 산부의 등이 수직이 될 수 있도록 돕고, 위쪽 어깨-고관절과 아래쪽 어깨-고관절이 수직으로 정렬될 수 있도록 엉덩이와 등을 눌러준다. 고관절과 등에 압력을 가해 수직적으로 고관절이 정렬될 수 있게 한다.
- 반대쪽도 번갈아 가면서 진행한다. 옆으로 눕는 이완을 번갈아 하는 것이 중요하다. 골반 관절과 근육의 균형을 형성하고 유지하는 데 도움을 준다.

■ **체위의 효과**

- 골반저를 포함한 골반지지 근육을 이완하고 신장시키며 요통 완화에 효과적이다.
- 다리의 무게 때문에 고관절과 골반 주변 근육의 긴장도가 부드럽게 신장되고 이완된다. 골반강 안에 더 많은 공간을 만들고, 골반 관절의 유연성을 높여 아두가 이상적인 위치에 자리 잡을 수 있도록 돕는다.

■ **측위에서 이완하기 체위의 적용**

- 고관절과 골반근육을 부드럽게 신장하거나 골반 또는 고관절 통증 완화를 위해 임신기간 중 일주일에 두 번씩 진행한다.
- 진통이 시작된 후 수축이 지연되거나 중지되었을 때
- 진행 없는 수축 시
- 태아위치이상이 의심될 때
- 한쪽 또는 양쪽 고관절이나 골반에 통증이 있을 시

■ **측위에서 이완하기 체위의 금기**

- 산부가 원하지 않을 시(하지만 요통과 분만진행의 효과에 대해 설명을 듣고 나서 산부가 수락할 때 시도할 수 있음)
- 분만진행이 원활한 경우

■ **참고**: 만약 관절 질병, 원인미상 출혈, 고관절 또는 골반 사고 이력, 특정 관절의 제한된 동작 등을 산부가 경험한다면 전문가와 상담 후 체위를 진행하거나 기법을 사용하지 않는다(Gail Tully의 문헌에서 채택된 옆으로 누운 이완 체위).

앉기 체위 Sitting positions

반좌위 Semisitting

■ **진행시기**: 분만 1기와 2기

■ **방법**: 산부는 체간이 45° 이상 넘어 위치시킨 후 기대어 앉아 있는다(그림 10.15).

■ **체위의 효과**

- 앙와위 체위와 비교해 중력의 도움을 받음
- 앙와위보다 더 효과적인 이유

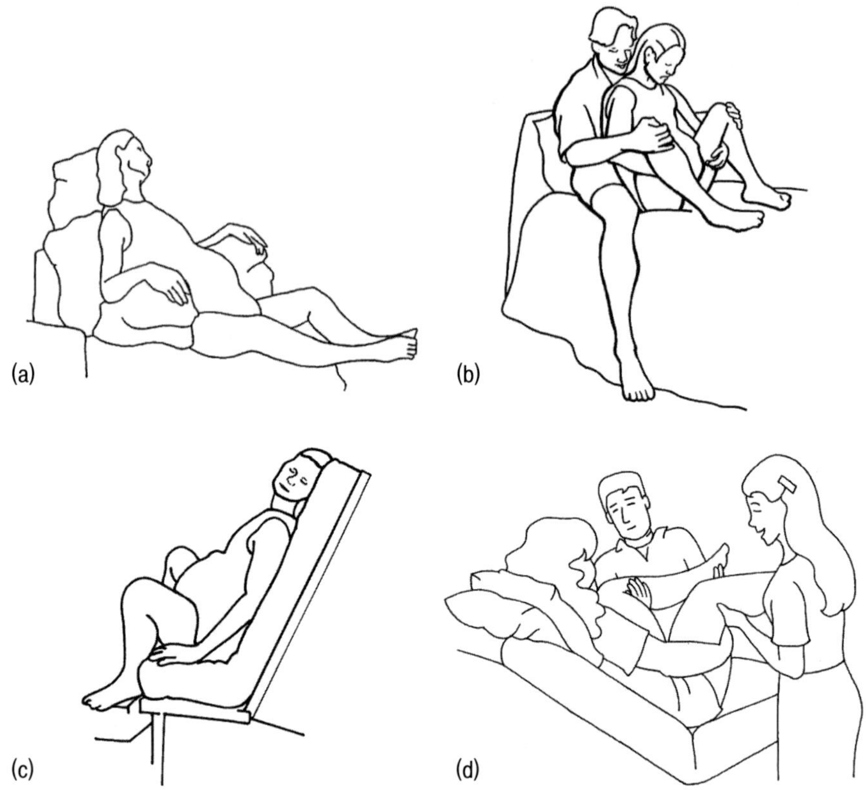

그림 10.15 **(a)**: 반만 앉아 있기, **(b)**: 힘주기 위해 반만 앉아 있기,
(c): 허리를 올린 채 침대에서 반만 앉아 있기, **(d)**: 산부의 다리가 지지된 채로 반만 앉아 있기

- 골반 입구 크기(pelvic inlet dimensions) 증가
- 태아 산소화 향상

- 쉽고 편안한 체위
- 특히 산부가 단단한 바닥에 앉아 있으면 천골과 꼬리뼈에 가해지는 압박이 골반 출구의 확대를 방해할 수 있다.

■ **반좌위 체위의 적용**

- 진행이 원활하고, 산부가 선호할 시
- 산부에게 휴식이 필요할 때
- 경막외마취를 한 경우, 앙와위 또는 옆으로 눕기의 대체 체위
- 분만 2기 회음부 검진을 용이하게 하기 위해 체위 선택

■ **반좌위 체위의 금기**

- 후방두정위가 의심되거나 확실시될 때
- 태아심박수가 좋지 않을 때
- 산부에게 고혈압이 있고, 체위가 이를 악화시킬 때
- 통증이 극심하거나 산부가 다른 체위를 선호하여 체위를 거부하는 경우. 하지만 체위의 효과에 대해 산부에게 설명한 후, 산부가 동의한다면 체위를 취할 수 있다.

좌위 Sitting upright

■ **진행시기**: 분만 1기와 2기

■ **방법**: 산부가 침대, 의자, 스툴 의자에 똑바르게 앉아 있는 경우(그림 10.16)

■ **체위의 효과**

- 중력의 도움을 받음
- 산부가 수월하게 기댈 수 있다면 지친 산부에게 휴식을 제공함
- 온열 팩(어깨, 등 하부, 하복부), 냉온 팩(등 하부) 사용 시
- 흔들의자 또는 출산 공에서 몸을 흔들거나, 동작을 취할 수 있게 도와줌

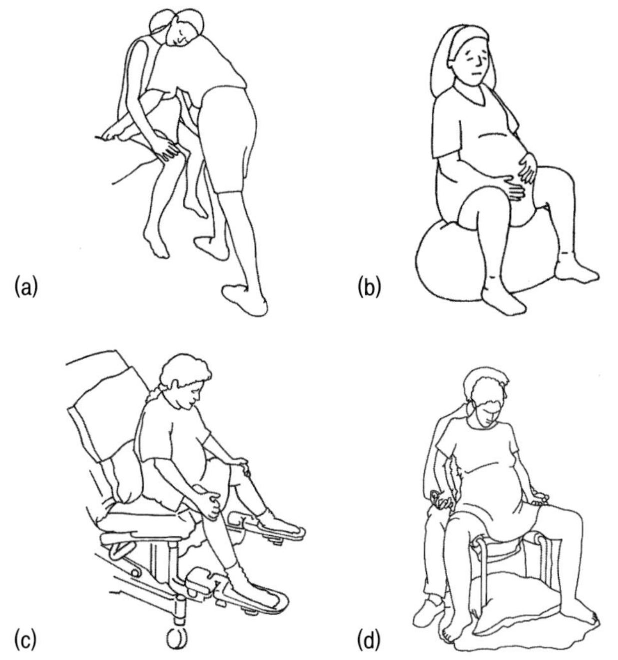

그림 10.16 (a): 분만 1기, 배우자에게 기대 똑바로 앉기, (b): 출산 공 위에 똑바로 앉기, (c): 힘주기 위해 똑바로 앉기, (d): 출산 의자 위에서 똑바로 앉기(adapted from photograph of the DeBy Birth Support)

■ **좌위 체위의 적용**

- 산부가 쉬고 싶을 때
- 산부가 요통이 있을 때
- 분만 1기와 2기 산부가 체위를 편안해 할 때
- 활동기의 분만진행이 지연되었을 때, 산부의 무릎이 고관절보다 아래에 위치할 경우, 바로 앉는 체위는 특히 효과적이라고 알려져 있다.

■ **좌위 체위의 금기**

- 통증이 극심하거나 산부가 다른 체위를 선호하여 체위를 거부하는 경우. 하지만 체위의 효과에 대해 산부에게 설명한 후, 산부가 동의한다면 체위를 취할 수 있다.
- 체위 때문에 태아심박수에 지장을 초래할 때
- 경막외마취로 체위 유지에 몸의 힘이 충분하지 않을 때

지지와 함께 앞으로 기대어 앉기 Sitting leaning forward with support

■ **진행시기**: 분만 1기와 2기

■ **방법**: 산부는 무릎을 벌리고 몸을 앞으로 기대거나 발을 바닥에 단단히 고정하고, 팔을 허벅지나 산부 앞에 놓여진 받침대(테이블 쿠션)에 올려놓는다(그림 10.17a, b). 또는 화장실 변기에 앉아 등을 반대 방향으로 돌려 상체를 기댄다(그림 10.17c, d).

■ **체위의 효과**

- 중력의 도움을 받음
- 몸을 잘 기댈 수 있다면 산부에게 편안함을 제공함
- 요통 완화
- 후방두정위에서 회전을 도움(앙와위와 반좌위보다 효과적)
- 골반과 태아 정렬(그림 2.2 참고)
- 앙와위와 비교해 골반 입구 확대
- 등마사지를 원활히 할 수 있음

■ **앞으로 기대어 앉는 체위의 적용**

- 산부가 반만 앉아 있고 분만이 진행되지 않는다면, 척추에 가해지는 태아 체간의 무게를 분산하기 위해 진행

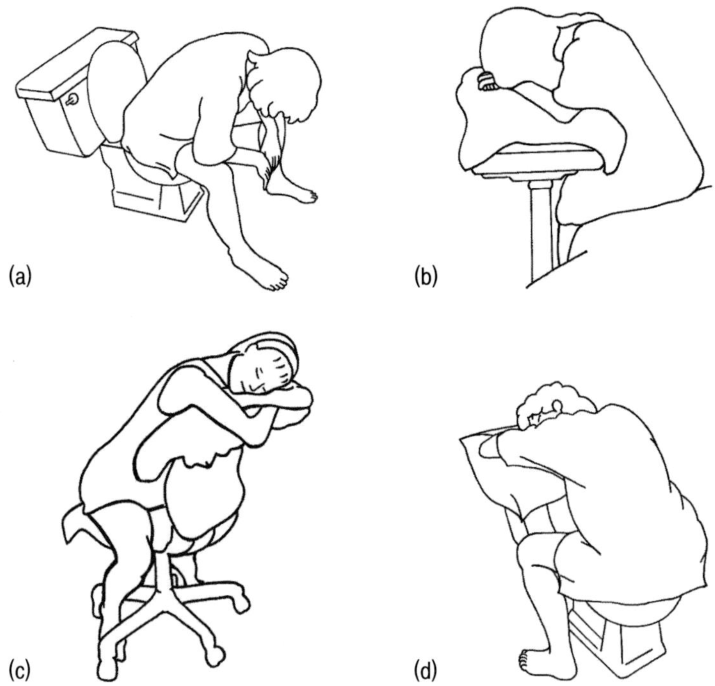

그림 10.17 (a): 변기에서 앞으로 몸을 숙여 앉기, (b): 트레이 테이블에 몸을 기대 앉기, (c): 의자에 다리를 벌리고 앉기, (d): 변기에 다리를 벌리고 뒤로 앉기

- 산부가 요통이 있을 경우
- 분만 1기 또는 2기 때 산부가 체위를 편하게 여길 시
- 활동기 분만진행이 지연되었을 때

■ **앞으로 기대어 앉는 체위의 금기**

- 통증이 극심하거나 산부가 다른 체위를 선호하여 체위를 거부하는 경우. 하지만 체위의 효과에 대해서 산부에게 설명한 후, 산부가 동의한다면 체위를 취할 수 있다.
- 체위를 유지한 채 6~8회의 수축이 진행해도 분만진행이 향상되지 않을 때
- 경막외마취 또는 마취제 때문에 이 체위를 유지하기 힘들 때

서서 앞으로 기대기 Standing, leaning forward

■ **진행시기**: 분만 1기와 2기

■ **방법**: 산부는 배우자, 침대 위, 침대 위 짐볼, 벽난간, 세면대 앞에 서거나 기댄다(그림 10.18). 산부는 몸을 좌우로 움직일 수 있다.

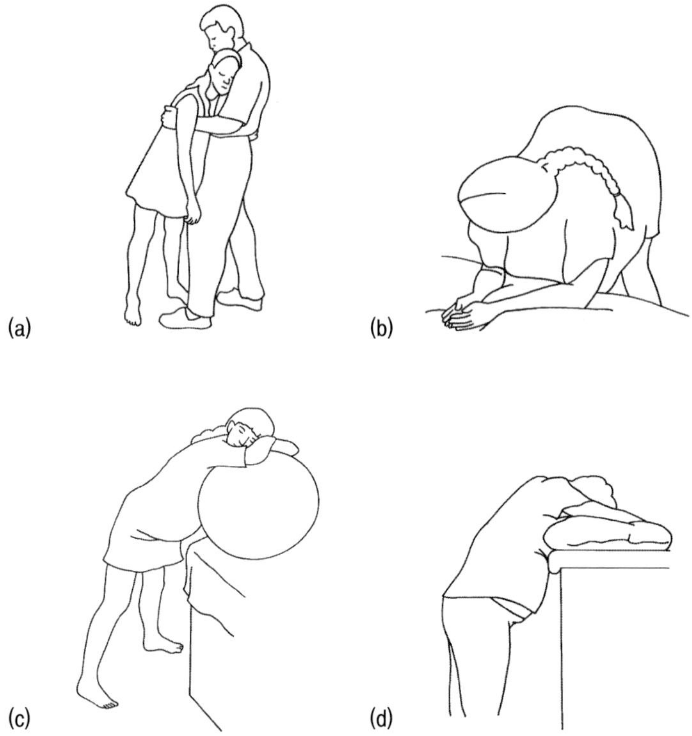

그림 10.18 (a): 배우자에 기대어 서 있기, (b): 몸을 침대에 기대어 서 있기,
(c): 짐볼에 기대어 서 있기, (d): 카운터에 기대어 서 있기

■ **체위의 효과**

- 중력의 도움을 받는다.
- 앙와위 또는 좌위 시보다 골반 입구를 확대한다.
- 골반 입구에 태아 정렬(그림 2.2 참고)
- 아두 굴곡 증진
- 후방두정위 또는 측방두정위 태아 회전에 도움을 준다. 움직이는 동작과 함께 했을 때 더 효과적이다.
- 앙와위 또는 좌위보다 수축 시 덜 고통스럽고, 진행은 더 효과적이다.
- 산부의 천골에 놓여 있는 태아선진부의 압력 감소로 요통을 완화한다.
- 바닥에 무릎과 손을 둔 체위보다 유지하기 쉽다.
- 산부가 배우자에게 기대어 포옹하거나 지지를 받으면 산부의 정서에 도움을 주고, 카테콜아민 분비도 줄어들 수 있다.
- 분만 2기 때 힘주기 욕구를 증가시킨다.

■ **서서 앞으로 기댄 체위의 적용**

- 분만이 지연되거나 중지되었을 때
- 수축 간격이 늘어나거나 강도가 약해졌을 때
- 요통이 있을 때
- 분만 1기와 2기 때 산부가 취한 체위를 편안해 할 때

■ **서서 앞으로 기댄 체위의 금기**

- 통증이 극심하거나 산부가 다른 체위를 선호하여 체위를 거부하는 경우. 하지만 체위의 효과에 대해서 산부에게 설명한 후, 산부가 동의한다면 체위를 취할 수 있다.
- 분만진행이 원활할 때
- 출산이 임박했고, 의료진이 본 체위에서 만출하기를 선호하지 않을 때
- 경막외마취와 마취제가 산부의 운동 통제 기능을 방해할 때

무릎 꿇는 체위 Kneeling positions

무릎 꿇고, 지지대 잡고, 앞으로 기대기 Kneeling, leaning forward with support

■ **진행시기**: 분만 1기와 2기

■ **방법**: 산부는 무릎 보호대 또는 무릎 아래 베개를 대고 침대나 바닥에 무릎을 꿇는다. 침대 뒤 받침대 쪽으로 기대거나 의자, 짐볼 또는 다른 지지대를 이용하여 몸을 앞으로 기댄다(그림 10.19).

■ **체위의 효과**

- 중력의 도움을 받음
- 골반 입구에 태아 정렬
- 옆으로 눕기, 앙와위, 앉기 체위보다 골반 입구 확장에 더욱 효과적
- 허리에 쉽게 압력을 가할 수 있음
- 바닥에 무릎과 손을 두는 체위보다 손과 손목에 무리가 덜 감
- 다른 동작들을 쉽게 할 수 있음(그네, 흔들기)
- 탯줄 압박 완화
- 무릎에 통증을 유발할 수 있음(이를 방지하기 위해 산부는 베개를 무릎 아래에 놓거나 무릎 보호대를 착용)

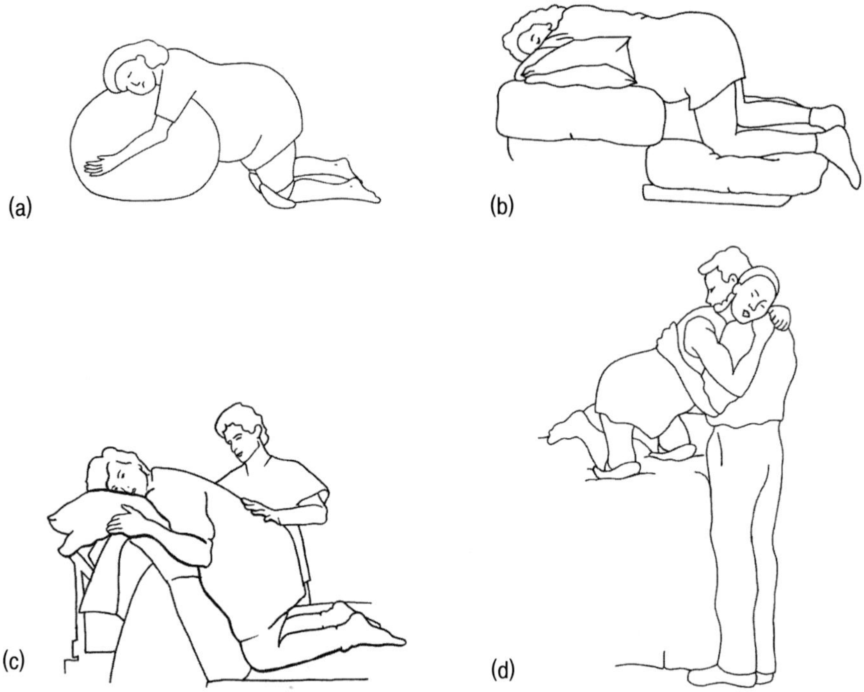

그림 10.19 (a): 무릎 보호대 착용 후 공에 기대어 무릎 꿇기, (b): 침대 발치에서 무릎 꿇기,
(c): 침대 등 부분을 높혀 기댄 채 무릎 꿇기, (d): 무릎 보호대 착용 후 무릎 꿇기로 배우자에 기대어 힘주기

■ 무릎 꿇고, 지지대 잡고, 앞으로 기댄 체위의 적용

- 후방두정위가 의심되거나 확실시될 때 또는 태아위치이상일 때
- 산부가 요통이 있을 때
- 분만 1기 또는 2기에 분만진행이 지연될 경우
- 공간이 있다면, 욕조나 풀에서 진행
- 불확실하거나 불안정적인 태아 심음이 앙와위 또는 옆으로 누운 체위에서 나타날 때
- 태아의 하강정도가 높을 때
- 산부가 체위를 편안해 할 때
- 요통 완화를 위해 다른 체위와 번갈아 사용

■ 무릎 꿇고, 지지대 잡고, 앞으로 기댄 체위의 금기

- 무릎과 다리에 통증이 있을 때
- 산부가 매우 지쳐 있을 때
- 체위가 분만 1기와 2기 진행에 도움이 되지 않을 때

• 경막외마취 또는 마취제가 운동조절기능을 방해할 때
• 통증이 극심하거나 산부가 다른 체위를 선호하여 체위를 거부하는 경우. 하지만, 체위의 효과에 대해서 산부에게 설명한 후, 산부가 동의한다면 체위를 취할 수 있다.

손과 무릎을 바닥에 대기 Hands and knees

■ **진행시기**: 분만 1기와 2기

■ **체위 취하는 방법**: 산부는 몸을 앞으로 기대어 무릎을 꿇는다(폭신한 바닥에서 체위를 진행하는 것이 이상적이다). 손바닥 또는 주먹을 쥐어 몸을 지탱한다(산부의 손이 부었거나 손목터널증후군이 있다면 후자가 더 이상적이다)(그림 10.20). 무릎 보호대를 착용하면 산부가 편안함을 더 느낄 수 있다.

■ **체위의 효과**

• 후방두정위 또는 측방두정위 태아의 회전을 도움
• 분만 1기 말에 자궁경부의 전방경부립(anterior lip)을 줄이는 데 효과적
• 요통 완화
• 태아 회전에 도움을 주고, 편안히 흔들기, 기기, 좌우로 흔들기 등 체위를 추가적으로 할 수 있게 함
• 치질 완화
• 탯줄 압박으로 인한 태아심박수 문제를 완화
• 역압(counterpressure) 또는 양손으로 엉덩이 누르기(double hip squeeze) 등의 동작을 쉽게 할 수 있음(요통 완화를 위한 기술과 기구는 11장 참고)
• 내진 가능

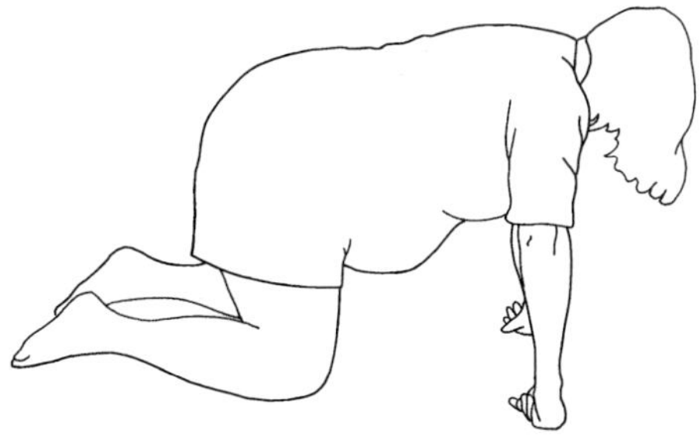

그림 10.20 손과 무릎을 바닥에 댄 체위

- 팔에 무리가 갈 수 있음. 이를 완화하기 위해 베개, 의자, 짐볼에 머리를 기대고, 상체를 기댐

■ **손과 무릎을 바닥에 댄 체위의 적용**

- 분만 1기 또는 2기 분만진행이 지연되었을 때
- 태아 심음이 불안정하거나 불확실할 때
- 산부가 요통이 있을 때
- 후방두정위가 의심되거나 확실할 때
- 분만 1기 또는 2기에 산부가 체위를 편안해 할 때
- 자궁경부의 전방경부가 분만을 지연시킬 때

■ **손과 무릎을 바닥에 댄 체위의 금기**

- 통증이 극심하거나 산부가 다른 체위를 선호하여 체위를 거부하는 경우. 하지만 체위의 효과에 대해서 산부에게 설명한 후, 산부가 동의한다면 체위를 취할 수 있다.
- 산부의 운동조절능력이 경막외마취 또는 마취제 때문에 방해받을 때

열린 슬흉위 Open knee–chest position

■ **진행시기**: 분만 전기, 분만 1기와 2기

■ **방법**: 산부가 손과 무릎을 꿇고 가슴은 바닥으로 낮추되 엉덩이가 가슴보다 높아지게 한다. 열린 슬흉위(그림 10.21a~c)에서 산부의 무릎은 함께 모여 있고, 엉덩이는 일반적인 닫힌 슬흉위(그림 10.22)보다 덜 구부러져 있다(>90°). 이보다 더 열린 자세는 무릎을 벌리고, 엉덩이를 더 높게 하여, 무릎이 몸통 아래로 펼쳐지거나 당겨지게 하여 골반의 각도가 달라지게 만든다.

■ **체위의 효과**

- 제대탈출과 관련된 태아저산소증/산소결핍증 방지
- 잠재기 또는 진입 전에 사용되면 아두 위치를 변경할 수 있다. 산부는 목적을 위해 연속으로 8~10회 또는 30~45분 동안 이 자세를 유지할 필요가 있다. 중력은 골반에서 아두가 "후퇴"하도록 장려하고 재진입 전 회전하거나 굴곡하게 한다.
- 태아심박수 문제 해소에 도움을 줌
- 자궁경부의 전방경부 줄어듦

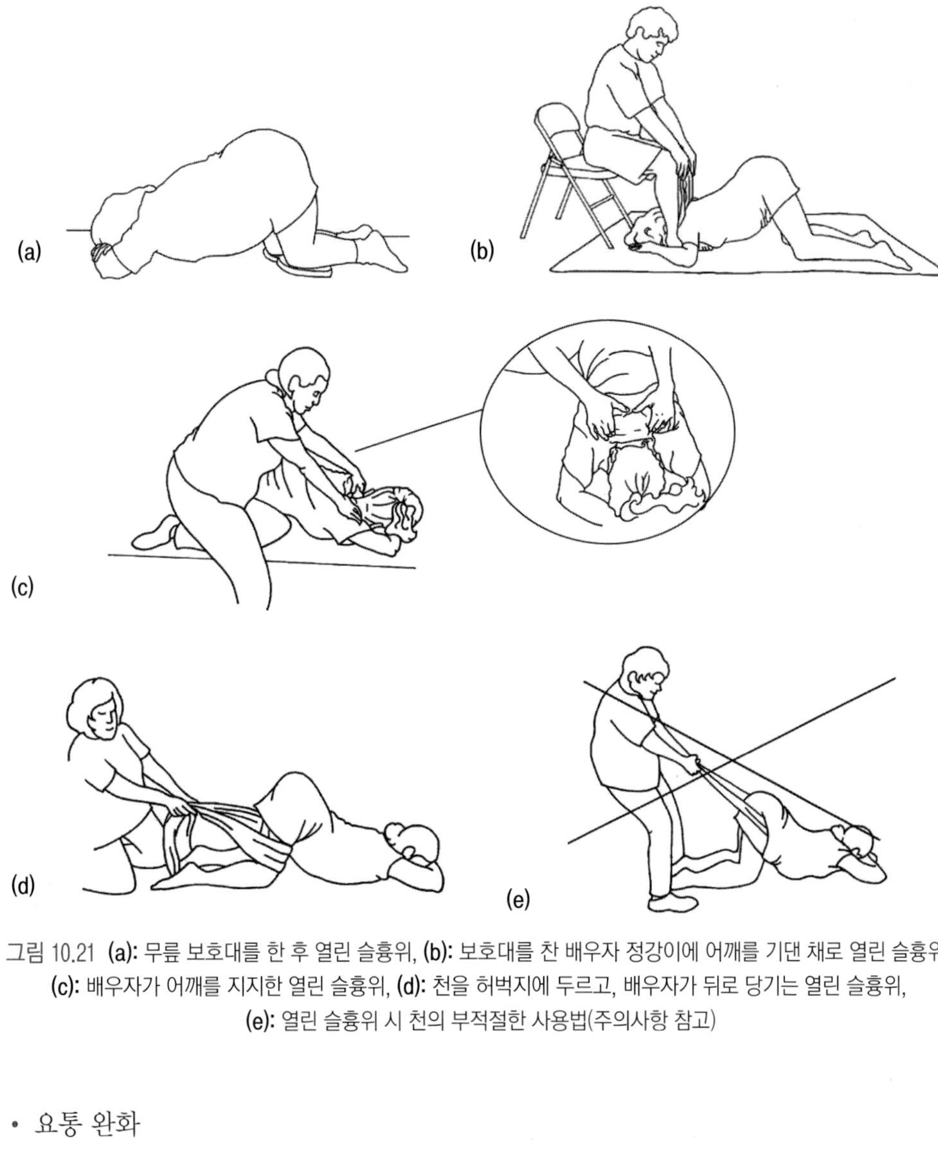

그림 10.21 **(a)**: 무릎 보호대를 한 후 열린 슬흉위, **(b)**: 보호대를 찬 배우자 정강이에 어깨를 기댄 채로 열린 슬흉위, **(c)**: 배우자가 어깨를 지지한 열린 슬흉위, **(d)**: 천을 허벅지에 두르고, 배우자가 뒤로 당기는 열린 슬흉위, **(e)**: 열린 슬흉위 시 천의 부적절한 사용법(주의사항 참고)

- 요통 완화
- 치질 완화

본 체위는 30분 이상 체위를 유지하기는 어렵다. 다음과 같은 조치를 취하면 체위 변경이 더욱 편할 수 있다. (1) 가슴 아래 베개를 놓는다. (2) 산부가 무릎을 꿇고, 배우자의 발목 사이에 머리를 둔다(그림 10.21b). 배우자의 정강이로 산부의 어깨를 지탱한다(편안함을 위해 배우자의 정강이에 보호대를 놓는다). (3) 배우자가 산부의 허벅지를 감쌀 정도로 천을 펼친 후, 당긴다(그림 10.21b). 또는 (4) 산부가 등을 젖힐 때 배우자가 산부의 어깨 위로 등을 당긴다(그림 10.21c). 이런 기법은 산부가 체위 유지에 드는 힘을 완화시킬 수 있다(그림 10.21d, e).

■ **열린 슬흉위 체위의 적용**

- 제대탈출이 있을 시
- 분만 전기 또는 분만 초기에 후방두정위가 의심되는 경우; 자궁경부의 개대 없이 수축이 연달아 오거나 수축의 간격이 길어지거나 짧고, 빈도가 잦고, 불규칙하며 통증이 있을 때(특히 등하부 요통), 반복와위(과장된 심즈 체위)와 번갈아 사용. 앞서 설명한 완전한 측위와 반복와위 참고. 자세한 설명은 본 장의 앞부분에 나오는 "측위와 반복와위" 참고. 이 체위는 대체 방법으로 반복와위(과장된 심즈 체위)를 사용할 수 있다.
- 요통이 있을 때
- 조기 힘주기를 피해야 할 때
- 자궁경부나 경부의 전방에 부종이 있는 경우
- 분만 1기 또는 2기에 후방두정위 태아의 수동(manual) 또는 기계적(digital) 회전을 해야 할 때(본 장의 아두 수동 회전에 대해 참고)

■ **열린 슬흉위 체위의 금기**

- 자연스러운 분만 2기 진행이 있을 때 이 체위는 중력의 반대 방향으로 진행되므로 금지한다.
- 숨이 차거나 위경련 또는 다른 불편함을 호소할 때
- 경막외마취 또는 마취제가 운동조절기능을 방해할 때
- 통증이 극심하거나 산부가 다른 체위를 선호하여 체위를 거부하는 경우. 하지만 체위의 효과에 대해서 산부에게 설명한 후 산부가 동의한다면 체위를 취할 수 있다.

> 주의사항: 산부의 복부 아래에서 좁게 접은 레보조를 사용하여 잡아당기지 않는다. 서혜부 쪽 순환을 방해할 수 있다. 천의 넓이는 대략 8~10인치(20~25cm)가 좋다. 산부의 허벅지에 넓게 올린 후, 위로 잡아당기기보다는 바닥이나 침대와 천이 평행이 되게 뒤로 잡아당긴다. 서혜부에 압력을 가하거나 천이 좁아지는 것을 방지한다. 그림 10.21e를 참고해 레보조 사용의 올바른 방법을 확인한다.

닫힌 슬흉위 Closed knee–chest position

■ **진행시기**: 분만 1기와 2기

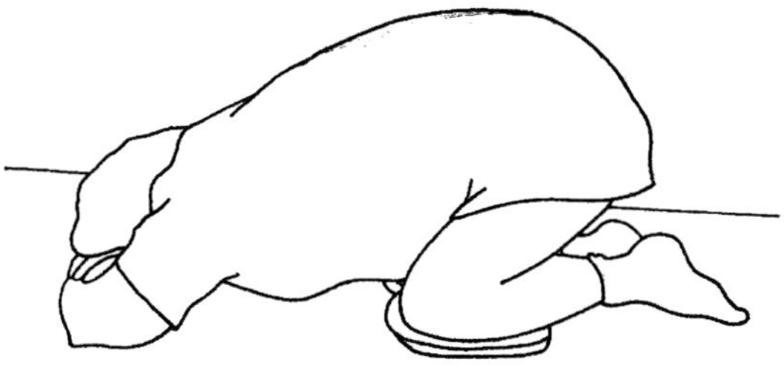

그림 10.22 닫힌 슬흉위

- **방법**: 산부가 무릎을 꿇고 앞으로 기댄다. 손으로 몸을 지탱하고, 침대 쪽으로 가슴을 내린다. 무릎과 고관절이 굴곡되고 복부 아래로 외전되었다(그림 10.22).
- **체위의 효과**
  - 요통 완화
  - 바닥에 무릎과 손을 대는 체위 또는 열린 슬흉위보다 무리가 덜 간다.
  - 좌골을 넓히고, 골반 출구를 확대한다(좌골극 간경과 좌골조면 간 거리).
  - 치질 완화
  - 태아심박수 문제 완화
  - 반중력 체위로, 자궁 전방경부 완화
- **닫힌 슬흉위 체위의 적용**
  - 요통이 있을 시
  - 자궁경부나 자궁경부의 전방에 부종이 있는 경우
- **닫힌 슬흉위 체위의 금기**
  - 태아 회전을 해야 하는 분만 전기 또는 분만 초기(대신, 열린 슬흉위 체위를 통해 고관절을 90° 이상으로 위치시킨다. 9장 참고)
  - 통증이 극심하거나 산부가 다른 체위를 선호하여 체위를 거부하는 경우. 하지만 체위의 효과에 대해서 산부에게 설명한 후 산부가 동의한다면 체위를 취할 수 있다.
  - 숨이 차거나 위경련 또는 다른 불편함을 호소할 때
  - 자연스러운 분만 2기 진행 중일 때(중력과 반대로 작용)

비대칭 직립(서기, 무릎 꿇기, 앉기) 체위

Asymmetrical upright (standing, kneeling, sitting) positions

- **진행시기**: 분만 1기와 2기
- **방법**: 산부는 한쪽 무릎과 고관절만 굴곡시켜 다른 쪽 발의 위치보다 위에 위치하게 앉거나 서 있거나 무릎을 꿇는다(그림 10.23). 산부가 다리를 올리기 쉬운 쪽부터 진행한 후 반대편으로 진행한다. 어느 한쪽이 다른 한쪽보다 편안할 수 있다. 더 편안한 쪽으로 동작을 진행한다.
- **체위의 효과**

• 올려진 허벅지의 내전근에 약간의 스트레칭을 가하여 한쪽 좌골 측면의 움직임을 유발하여 골반 출구 직경을 증가시킨다. 이것은 산부 다리를 앞으로 뻗지 않고 옆으로 들어 올릴 때 더 두드러진다.

• 후방두정위 시 회전을 도움

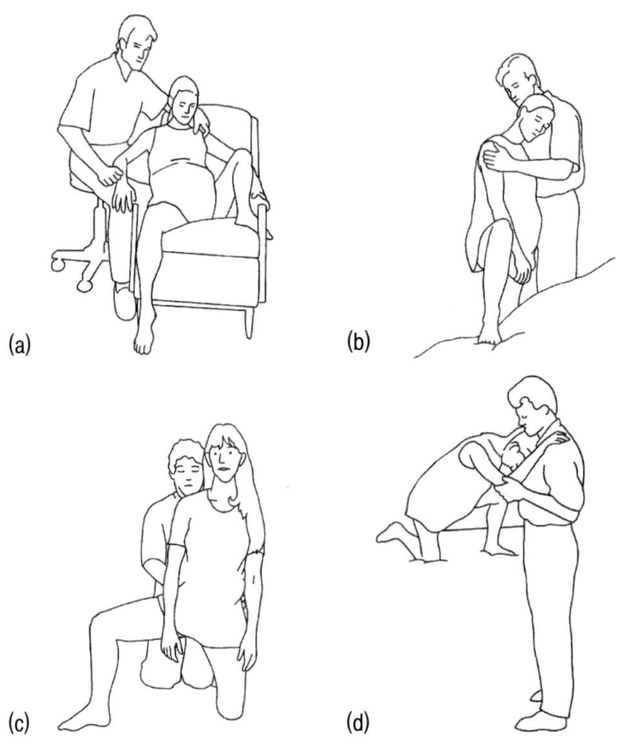

그림 10.23 (a): 비대칭적 앉기, (b): 비대칭적 서 있기, (c): 비대칭적 무릎 꿇기, (d): 배우자의 지지와 함께 비대칭적 무릎 꿇기

- 요통 완화
- 중력의 도움을 받음
- 산부가 이 체위에서 런지 체위를 취하면, 런지를 취하는 쪽의 골반 출구가 더 넓어진다(본 장의 런지 부분 참고).

■ **비대칭 직립 체위의 적용**

- 요통이 있을 때
- 활동기의 분만진행이 지연되었을 때
- 분만 1기 또는 2기에 회전이 필요할 때
- 태아가 비대칭이거나 위치이상으로 의심되는 경우

■ **비대칭 직립 체위의 금기**

- 산부가 무릎, 고관절, 치골관절(pubic joint)에 통증을 경험할 때
- 경막외마취를 받은 경우, 다리의 힘이 없거나 균형을 잡지 못할 수 있음

스쿼트 체위 Squatting positions

스쿼트 Squatting

■ **진행시기**: 주로 분만 2기 때 진행하지만 산부가 편안할 때 언제든지 시행해도 무방

■ **방법**: 서 있는 산부는 스쿼트 체위로 몸을 낮춘다. 바닥이나 침대에 발을 평평하게 놓고, 배우자 또는 스쿼트 바, 다른 지지대가 필요하다면 이를 이용한다(그림 10.24).

■ **체위의 효과**

- 중력의 도움을 받음
- 좌골조면 간 거리를 넓혀 골반 출구 확대
- 수평적 체위보다 힘주기가 원할
- 힘주기 욕구 향상
- 태아 하강 향상
- 요통 완화
- 체중 분산이 가능해 산부가 더욱 편안해 함
- 기전적인 이점: 상부 체간이 자궁저부를 다른 체위들보다 더 누름
- 상대적으로 아두하강이 높은(high station) 부동고정위에서는 아두 각도 교정을 방해

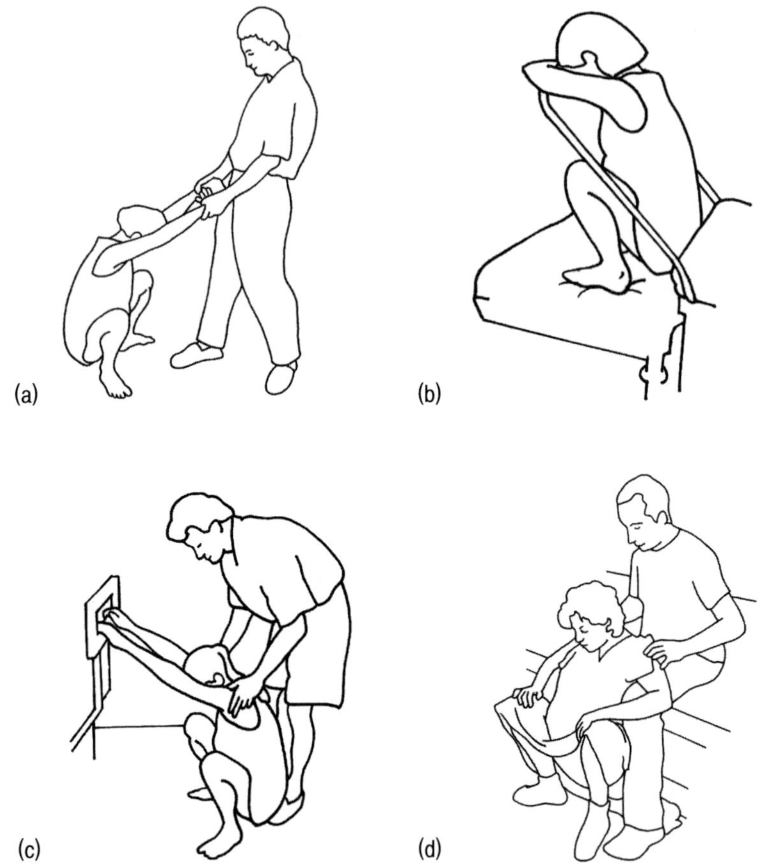

그림 10.24 (a): 배우자 도움을 이용한 스쿼트, (b): 바(bar)를 이용한 스쿼트,
(c): 침대 난간을 이용한 스쿼트, (d): 앉은 배우자의 다리에 기댄 스쿼트

할 수 있다. 자궁저부로 가해지는 상부 체간의 압력이 태아가 부동고정위로 가게 하는 공간을 축소할 수 있다. 앉아 있는 배우자의 다리를 지지대로 사용해 스쿼트를 하면(그림 10.24d), 자궁저부에 압력이 과하게 가해지지는 않아 더욱 효과적일 수 있다. 체간을 신장하고, 골반 관절을 이완시키는 체위가 더 선호될 수 있다["아래 지지된 스쿼트('매달리기') 체위" 참고]. 하지만 아두가 진입해 있고, 전방두정위와 정렬되어 있다면 스쿼트 체위는 하강을 촉진할 수 있다.

- 스쿼트 자세를 장기간 지속할 경우 무릎관절 뒤에 위치한 신경 및 혈관이 압박되어 신경장애가 발생할 수 있다. 산부가 매 수축이나 두 번 정도의 수축 후, 뒤로 기대거나 서 있는다면 이런 문제를 방지할 수 있다.

  참고사항: 일반적으로 스쿼트를 휴식 체위로 시행하는 산부에게는 이런 잠재적인 신경 및 순환 문제가 나타나지 않는다.

■ **스쿼트 체위의 적용**

- 분만 2기에 골반의 공간이 더 많이 필요한 경우(특히 태아가 전방두정위이고, 하강정도가 플러스 단계인 경우)
- 분만 2기 지연으로 하강이 적절치 못할 때

■ **스쿼트 체위의 금기**

- 하지관절손상, 관절염이 있거나 하지관절이 약할 경우
- 경막외마취로 인해 하지 운동 또는 감각이 방해된 경우
- 최대 지연된 숨참기와 힘주기가 진행될 때(긴장을 증가시킴)

지지된 스쿼트(매달리기) Supported squatting (“dangling”) positions

■ **진행시기**: 분만 2기

■ **지지된 스쿼트 체위를 취하는 방법**: 수축 시 산부는 배우자에게 기댄다. 이때 배우자는 팔뚝을 산부의 팔 아래 위치하고, 손을 잡아 산부의 무게를 지탱한다(그림 10.25a). 산부는 수축 사이에는 서 있고 무게를 지지한다(주의사항: 배우자의 힘이 필요한 체위이다. 허리에 무리가 갈 수 있으니 앞으로 기대지 말아야 한다. 배우자는 곧바로 서 있거나 등에 기대어 산부를 지탱한다).

■ **“매달리기” 체위를 취하는 방법**: 배우자는 지지된 스쿼트보다 이 체위를 더욱 편해할 것이다. 배우자는 높은 침대 또는 카운터에 앉고, 의자에 다리를 지지하거나 발판으로 쓰고, 허벅지를 벌린다. 배우자의 다리 사이에 산부가 서 있고, 등을 배우자에게 기댄다. 산부는 팔을 구부려 배우자의 허벅지 위에 올려놓는다. 수축 시 산부는 천천히 몸을 내리고, 배우자는 자신의 허벅지로 산부의 가슴 양쪽을 누른다. 허벅지에 올려진 팔이 산부의 전체 무게를 지탱하고 있고, 배우자의 허벅지가 산부의 상부 체간을 잡고 있는다(그림 10.25b). 배우자가 발을 무릎 바로 아래 위치시키면 배우자가 근력만으로 산부의 무게를 지탱하는 것보다 배우자의 골격으로 산부체중이 실리게 된다. 힘주기 욕구가 생기면 산부는 힘주기를 진행하고, 수축 사이에는 서 있는다.

출산 끈(rope)은 천장에 매달아 놓는다. 산부가 이를 통해 체중을 지지받을 수 있다(그림 10.25c). 줄이나 출산 끈은 지지된 스쿼트보다 배우자에게 더 편할 수 있다.

■ **출산 끈 만들기**: 출산 끈은 길고 튼튼한 천을 대략 60cm 넓이로 접어 만들 수 있다. 천

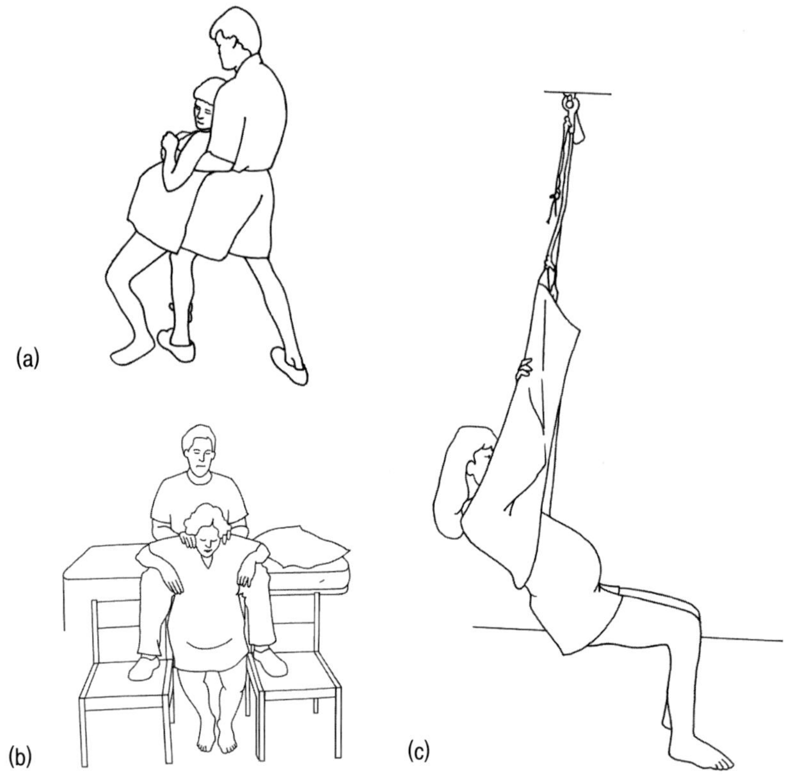

그림 10.25 (a): 지지된 스쿼드, (b): 매달리기, (c): 출산 끈을 이용해 매달리기

장이나 다른 튼튼한 지지대에 아이볼트로 고정시킬 수 있도록 양쪽에 공간을 만든다. 출산 끈은 산부가 어깨를 숄처럼 두르거나 무릎을 굴곡시키고, 끈이 체중을 지탱할 수 있을 정도의 몸 낮추기가 가능한 정도로 길어야 한다. 산부는 몸을 낮추면서 끈의 양쪽을 잡는다. 숄처럼 끈을 걸치면서 겨드랑이에 직접적인 압력은 가하지 않고, 팔꿈치를 굴곡시킬 수 있다(그림 10.25c). 무게를 가했을 시, 끈이 안전한지 확인하고, 끈을 사용할 때 옆에 누군가가 있어 안전을 확보한다.

■ **체위의 효과**

- 중력의 도움을 받음
- 산부의 체간(몸통) 늘이기: 골반 안에 있는 아두의 각도를 재배치시켜 골반강을 더 확보해 부동고정위를 해소할 수 있음
- 골반을 직접적으로 밀거나 당기지 않아 압력이 가해지지 않기 때문에 다른 체위들보다 골반 관절이 더 많이 이동할 수 있게 함(태아의 선진부 제외)

- 필요하면 아두가 골반 크기에 맞게 주형(mold)이 이루어지게 함
- 산부는 배우자나 끈에 안정되게 기댈 수 있고, 이는 카테콜아민 분비를 낮춤
- 장기간 동안 지지된 스쿼트 또는 매달리기 체위를 진행하면 배우자의 팔 또는 다리의 압력이 산부의 겨드랑이로 가해져 상완신경총에 신경압박(산부의 손에 마비, 저림과 같은 이상감각)이 나타날 수 있다. 이를 방지하기 위해 수축 사이에도 매달리기 체위를 진행하기보다 산부는 서 있거나 배우자에게 기댄다. 배우자의 다리나 출산 끈으로 산부의 체중을 지탱하게 하되 체중이 전적으로 실리게 한다. 산부의 흉곽에 자신의 허벅지로 압력을 주는 적절한 사용은 마비나 저림 현상이 나타나지 않을 수 있다. 적당함이란 산부 흉곽에 저항하는 배우자 혹은 산부의 대퇴압력을 말하며, 이는 지지된 스쿼트보다 배우자를 덜 지치게 한다.
- 매달리기 체위 시 배우자는 팔을 자유롭게 사용할 수 있기 때문에 산부를 쓰다듬거나 잡을 수 있다.

■ **지지된 스쿼트 체위의 적용**

- 골반 관절의 이동성이 많이 필요할 때
- 산부 체간의 늘어남이 필요할 때(부동고정위의 경우)
- 분만 2기에서 아두가 커서 통과가 어려울 때(부동고정위, 후방두정위, 측방두정위)
- 하강이 이루어지지 않을 때

■ **지지된 스쿼트 체위의 금기**

- 통증이 극심하거나 산부가 다른 체위를 선호하여 체위를 거부하는 경우. 하지만 체위의 효과에 대해서 산부에게 설명한 후, 산부가 동의한다면 체위를 취할 수 있다.
- 산부의 어깨 관절이 약하거나 통증이 있을 때
- 출산이 임박했을 때(이 체위로 출산하기를 선호하여 돌봄제공자가 수락한 경우 제외)
- 경막외마취나 마취제를 투여받은 산부가 균형을 못 잡거나 다리를 제대로 사용하지 못할 때
- 산부를 지탱할 사람이 없거나 출산 끈이 없을 때

반-스쿼트, 런지, 흔들기 Half-squatting, lunging, and swaying

■ **진행시기**: 분만 1기 또는 2기

■ **방법**: 산부는 서 있는 채로 천장에 고정된 지지대를 잡는다(출산 끈 참고, 그림

10.26a). 몸을 낮추고, 뒤로 기대 반만 스쿼트하는 체위를 취한다(그림 10.26b). 서 있는 런지처럼 한쪽 발을 올리고 있어도 된다(그림 10.35a에 나와 있듯이, 본 장 이후에 설명). 또는 안정감을 찾기 위해 양쪽으로 몸을 돌린다(그림 10.26c).

- **참고**: 상체의 신장을 돕기 위해 고안된 출산 끈은 튼튼한 문에 고정시키고, 문은 체위 유지 시 닫아놓는다. 문이 열리는 반대 방향에 기구를 달아놓는다. 지지 기구는 산부가 지탱할 수 있도록 돕는다. 지지 기구가 없다면 산부는 체위를 유지할 수 없다.
  주의사항: 도우미는 산부가 균형을 잡을 수 있도록 옆에 상시 대기해야 한다.

- **체위와 동작의 효과**

- 중력의 도움을 받음
- 산부가 서 있는 체위에서 반 스쿼트 체위로 바꾸거나 반 스쿼트 체위에서 양쪽으로 몸

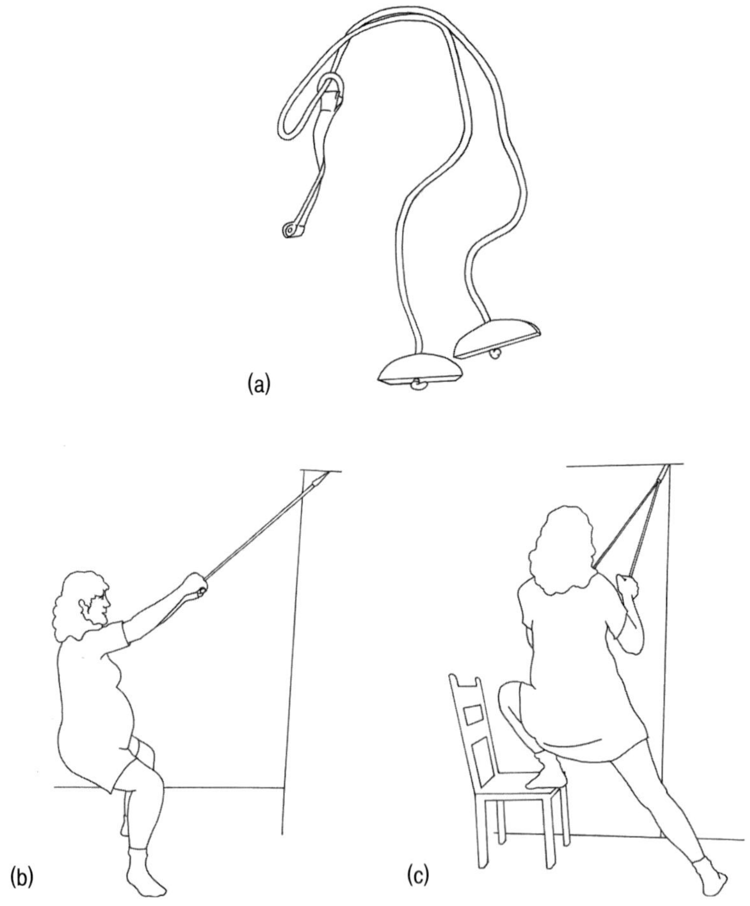

그림 10.26 (a): 출산 끈, (b): 출산 끈을 이용한 반 스쿼트 체위,
(c): 출산 끈을 이용한 런지(Drawing of the rope based on PrePak Products, Inc.)

CHAPTER 10

을 돌리거나 한쪽 다리를 들어 올렸을 때 골반 크기(dimensions)를 변화시킨다.

- 태아 회전과 하강을 촉진한다.
- 산부가 지쳤거나 상체가 약한 경우 힘이 없다면 체위를 유지하기 힘들다.

■ **반-스쿼트, 런지, 흔들기 체위의 적용**

- 골반 관절의 이동성이 필요할 때
- 산부가 완전한 스쿼트를 하지 못할 때
- 아두가 크거나 부동고정위, 후방두정위 또는 측방두정위가 의심될 때
- 분만 2기에서 하강이 진행되지 않을 때

■ **반-스쿼트, 런지, 흔들기 체위의 금기**

- 산부가 원하지 않을 시
- 출산이 임박했을 때(이 체위로 출산하기를 선호하여 돌봄제공자가 수락한 경우 제외)
- 경막외마취 또는 마취제가 균형이나 다리 움직임에 방해를 줄 때

스쿼트 자세(무릎을 배우자 허벅지에 걸친 쭈그려 앉기) Lap squatting

■ **진행시기**: 분만 2기 시 4~6번의 수축 동안 진행한 후 다른 체위로 바꿈

■ **체위를 취하는 방법**: 배우자는 팔걸이가 없는 의자에 앉고, 산부는 배우자의 무릎에 앉는다. 산부는 배우자를 바라보며 앉고, 배우자의 허벅지 위에 다리를 벌리고 앉는다.

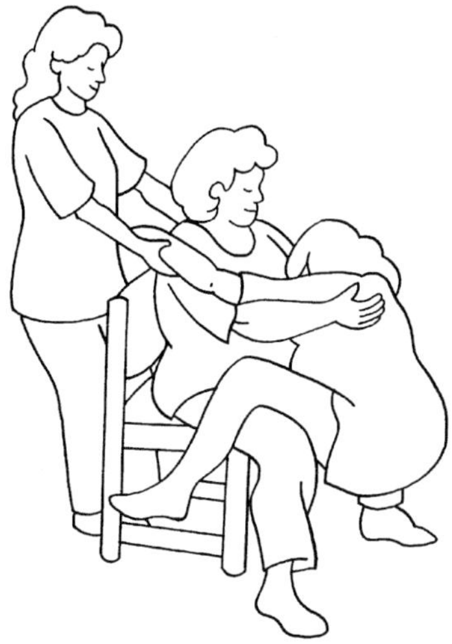

그림 10.27 3명이 참여한 랩 스쿼트

배우자는 수축 시 자신의 허벅지를 벌려 산부의 엉덩이가 허벅지 사이에 놓일 수 있도록 한다. 배우자의 허벅지 위에서 무릎을 굽히며, 엉덩이가 너무 내려가지 않게 한다. 배우자는 곧바르게 서 있고, 앞으로 기대지 않는다(그림 10.27). 배우자가 앞으로 기대게 되면 산부나 배우자가 앞으로 넘어질 수 있다. 수축 시 배우자는 자신의 다리를 모으고, 자신의 허벅지 위에 산부가 바르게 앉아 있을 수 있도록 돕는다. 둘라 또는 다른 사람이 배우자 뒤에서 산부의 손목 또는 손을 잡아 산부를 지탱한다. 둘라가 뒤로 기대면 산부의 무게가 균형을 잡으면서 배우자가 수월하게 동작을 도울 수 있다.

■ **체위의 효과**

- 스쿼트의 효과를 볼 수 있지만(중력, 골반 크기 확대) 스쿼트 자세처럼 모든 체중을 지탱하지 않아도 된다.
- 수축 시 산부가 쉴 수 있고, 배우자나 산부의 손목이나 손을 잡고 있는 사람이 산부를 지탱한다.
- 수동적으로 골반 출구를 확대한다.
- 다른 체위들보다 힘주기 노력이 덜 필요하다.
- 골반저근 이완
- 전방두정위 태아의 경우 하강을 돕고, 전방두정위가 아니라면 위치를 조정하는 데 도움이 된다.
- 태아가 골반 아래 위치한다면 기계적인 이점이 있다. 상부 체간이 자궁저부를 다른 체위들보다 더 누른다.
- 도우미가 가까이 있어 안정감을 높일 수 있음
- 돌봄제공자에게 체위가 어색하다고 느껴질 수 있다(바닥에서 진행 과정을 확인해야 한다).
- 산부의 체중을 지탱하는 사람이 지칠 수 있다. 안전상의 이유로 도와줄 수 있는 또 다른 사람이 있는 것이 중요하다.
- 태아가 부동고정위이면 효과가 덜 하다.

■ **스쿼트 자세의 적용**

- 분만 2기가 중단되었을 때
- 관절이 손상되어 스쿼트 체위를 하지 못할 때
- 스쿼트나 매달리기를 못할 정도로 산부가 지쳐 있을 때

- 다른 체위들을 모두 시도해 보았을 때
- 경미한 경막외마취 후에 체위를 진행해도 된다. 산부는 다리를 벌리고, 매달려 있는 채로 침대 바깥쪽에 앉는다. 배우자는 돌아가는 의자에 앉아 침대 가장자리 쪽으로 의자를 움직인다. 배우자의 무릎보다 약간 더 높은 위치에 의자 높이를 맞춘다. 배우자는 산부를 바라보고, 산부는 배우자의 목 주변을 감싸 안고, 배우자는 산부의 허리를 감싸 안은 채 산부를 자신의 허벅지 위에 걸터앉은 상태에서 부드럽게 밀어내 침대에서 멀리 떨어지게 한다. 둘라(또는 다른 사람)는 산부가 침대에서 배우자의 허벅지 위에 앉을 수 있도록 돕는다. 그다음 둘라는 배우자 뒤에 서서 산부의 손을 잡고, 산부와 둘라는 서로 팔목을 안정감 있게 잡는다. 수축 사이와 수축 시 이 체위를 사용할 수 있는 방법에 대해서는 이전 설명 참고.

■ **스쿼트 자세의 금기**

- 산부에게 이 체위가 불가능하거나 통증이 극심할 때
- 도우미가 없거나 산부의 체중이 많이 나갈 때
- 도와줄 수 있는 제3자가 없을 때
- 강한 경막외마취 때문에 산부가 다리를 제대로 사용하지 못할 때

앙와위 체위 Supine positions

앙와위 Supine

■ **진행시기**: 분만 1기와 2기

■ **방법**: 산부는 등을 대고 눕거나 체간을 경미하게 올린다(<45°). 다리를 펴고, 침대에 발바닥이 닿게 무릎을 굽혀도 된다. 다리받침에 발을 올려놓거나 어깨 쪽으로 다리를 당겨 올릴 수 있다(그림 10.28).

■ **체위의 효과**

- 힘주기를 돕기 위해 시트(sheet)를 사용할 수 있다(아래 "힘주기 위해 당기기" 참고).
- 내진이 용이하다.
- 기계적 출산 시 용이하다.
- 산부 체위성저혈압이 나타날 수 있고, 태아 산소 공급량이 저하될 수 있다.
- 골반 크기를 축소시키는 체위 특징 때문에 아두골반불균형으로 착각할 수 있다(다른 체위를 취하면 문제가 사라짐).

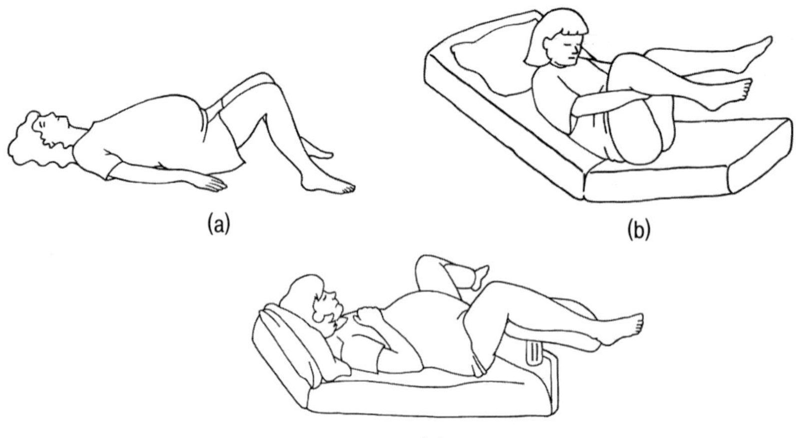

그림 10.28 **(a)**: 배횡와위, **(b)**: 상체를 약간 올린 앙와위, **(c)**: 상체를 약간 올린 절석위

- 후방두정위 또는 측방두정위에서 전방두정위 회전을 방해할 수 있다.
- 중력에 반해 산부가 힘주기 용이하다.
- 골반에 비해 태아가 이상적이지 않은 드라이브 각도에 위치하게 한다.
- 산부가 수직으로 위치해 있을 때보다 수축 빈도가 증가하고, 통증 강도가 세지고, 덜 효과적이다.

■ **앙와위의 적용**

- 다른 체위로는 의료적 중재를 시행할 수 없을 때
- 힘주기 위해 당기기를 위한 시트를 준비할 때(본 장의 뒷부분 참고)

■ **앙와위의 금기**

- 의료적 중재가 필요하지 않을 때

시트 잡아당기기 Sheet "pull-tol-push"

■ **진행시기**: 분만 2기, 수축 시(그림 10.29)

■ **방법**: 산부는 등을 대고 침대에 누워, 체간을 30° 정도 올린다. 무릎은 굴곡하여 있거나 발바닥을 침대에 붙이거나 스쿼트 바(squatting bar)의 지지대에 기댄다. 손잡이 시트는 스쿼트 바에 감겨져 있거나 침대 밑에 위치한 지지대에 감겨 있다. 한쪽을 배우자, 둘라, 간호사가 잡고 있을 수 있고, 다른 한쪽은 산부가 잡고 있다.

수축이 시작되면 산부는 천을 꽉 잡고, 당기며, 머리를 들고, 힘주기를 진행한다. 산부가 완전히 앉게 될 정도로 당기지는 않는다. 산부는 거의 누워 있는 체위를 유지한다. 복부 근육을 최대한 쓰고, 힘주기를 효과적으로 할 수 있게 돕는다. 만약 산부가 앉을 정도로 천을 당기게 되면 복부 근육을 덜 사용하게 되어 체위의 목적이 사라진다. 타인이 시트의 반대편을 잡고 있다면 산부 쪽으로 당겨지지 않게 시트를 잡고 있는 것이 중요하다. 수축이 끝나면, 산부는 뒤로 눕고 휴식을 취한다.

■ **시트 잡아당기기의 효과**

- 비효율적으로 힘주기를 하는 산부에게 도움이 된다(경막외마취 또는 다른 원인으로 인해).
- 다른 앙와위보다 이점이 많을 수 있지만 비슷한 부작용을 가지고 있다(체위성저혈압, 태아 산소 공급 저하, 하강, 태아 회전을 방해하는 축소된 골반 부피, 중력에 반하는 체위). 만약 반만 누운 체위에서 힘주기를 위한 당기기 체위를 진행한다면 잠재적 부작용은 줄어들 수 있다.

■ **시트 잡아당기기의 적용**

- 특히 경막외마취를 사용한 경우, 산부가 효과적으로 힘주기를 진행하지 못할 때
- 병원 정책 또는 문화적 관습 때문에 앙와위 체위에서 힘주기를 진행하지 못할 때
- 다른 체위로도 분만진행이 되지 않을 때

■ **시트 잡아당기기의 금기**

- 앙와위 체위가 불가능할 때
- 태아 심음이 불안정할 때
- 체위성저혈압이 있을 때

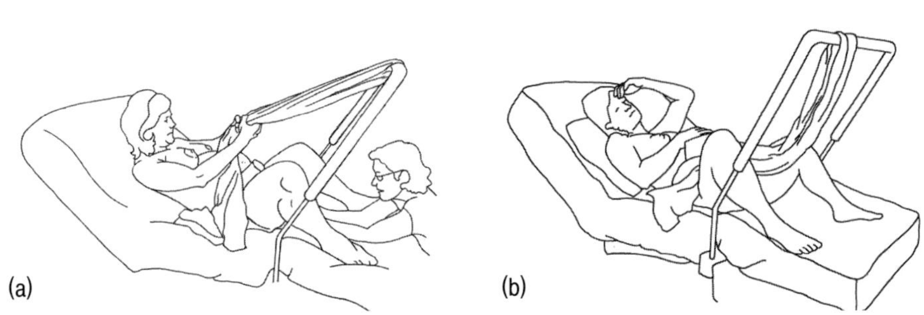

그림 10.29 **시트 잡아당기기. (a)**: 수축 시 잡아당기기, **(b)**: 수축 사이 휴식

과장된 절석위(McRoberts' 체위) Exaggerated lithotomy (McRoberts' position)

- **진행시기**: 분만 2기
- **방법**: 산부는 등을 대고 눕고, 다리를 외전하고, 어깨 쪽으로 무릎을 끌어당긴다(스스로 체위를 진행하거나 두 명의 도우미가 산부를 돕는다. 각각 산부의 한쪽 다리를 들고, 어깨 쪽으로 당긴다)(그림 10.30).
- **체위의 효과**

- 체위성저혈압이 생길 수 있고, 태아 산소 공급 저하로 이어질 수 있다.
- 중력의 도움을 받지 못할 수 있다.
- 산부가 체위를 어색해하고, 지칠 수 있다.
- 예외는 있지만(본 장 이후 참고), 태아가 불리한 드라이브 각도로 회전하게 할 수 있다.
- 다른 체위를 취할 때, 만약 아두가 꽉 끼어 있어 치골을 통과하지 못한다면 다른 체위를 취함으로써 이점이 될 수 있다. 즉, 산부의 무릎을 어깨 쪽으로 당기면 골반이 후방으로 회전된다. 동시에 등 하부분은 평평해지고 산부의 머리는 치궁을 향하여 전방

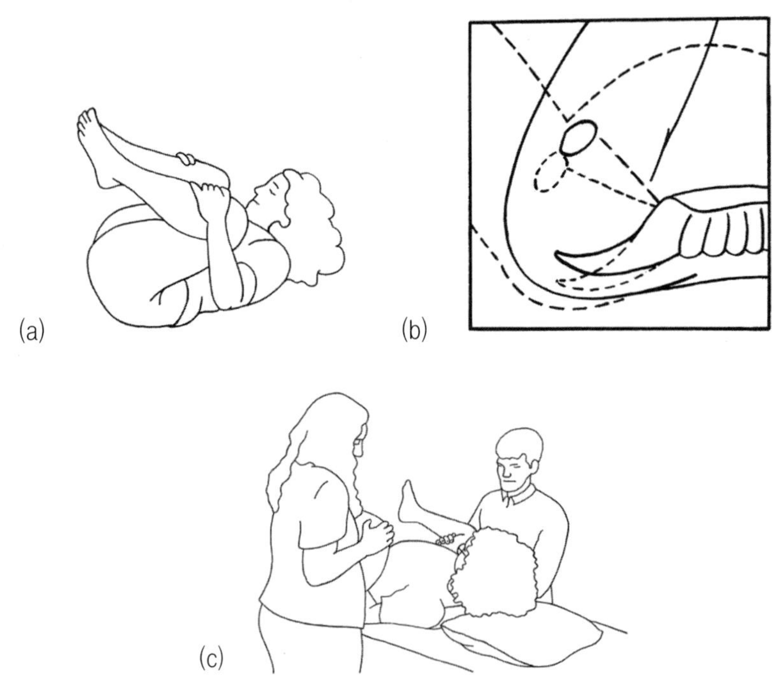

그림 10.30 **(a)**: 과장된 절석위(맥로버츠 체위), **(b)**: 과장된 절석위(자세한 설명), **(c)**: 산부의 다리를 지탱해주는 도우미와 함께 하는 과장된 절석위(맥로버츠 수기)

으로 향하게 된다. 이러한 체위는 아두 위의 치골이 움직이게 만들어 태아가 치골 아래로 미끄러지게 하며 지속적인 하강이 일어난다(그림 10.30).

주의사항: 만약 산부가 경막외마취를 했다면 안전한 범위를 넘어 다리가 뒤로 넘어갈 수 있기 때문에 치골결합 또는 천장관절에 손상을 입을 수 있다. 산부는 감각을 못 느끼기 때문에 관절 통증을 인지하지 못한다. 장기적인 손상으로 이어질 수 있기에 도우미들은 과하게 산부의 다리를 뒤로 넘기지 않는다.

■ 과장된 절석위의 적용

- 중력 체위나 골반 부피를 확대하는 체위를 시도했지만 태아가 여전히 치골에 끼어 있을 때
- 겸자나 흡인분만이 사용되었을 때

■ 과장된 절석위의 금기

- 1차 시도된 자세가 스트레스가 적은 자세로 시도한 경우(예: "손을 무릎에 대고 엉덩이와 무릎을 굴곡시키는 자세"는 과장된 심즈 체위와는 180° 다른 자세이다). 그러나 만약 산부가 손과 무릎의 굴곡이 가능하다면 과장된 절석위의 많은 단점은 제거될 수 있으며 아두 위 치골의 움직임은 유익을 가져다줄 수 있다.

분만 1기와 2기의 모체 동작
MATERNAL MOVEMENTS IN FIRST AND SECOND STAGES

때론 특정한 동작들은 산부에게 편안함을 제공하고, 태아가 산도를 수월하게 찾을 수 있게 도와준다. 산부가 할 수 있는 동작(움직임)들에 대해 설명하고 있다.

- 태아위치이상 시 도움을 준다(후방두정위, 지속적인 측방두정위, 부동고정위).
- 지속적으로 골반강의 크기와 모양을 변경함으로써 태아 하강에 도움을 준다.
- 산부의 더 편안한 체위와 움직임은 진통을 완화시켜주고, 골반을 통과하기 위한 태아 압박과 자궁경부 개대를 위한 수축에 잘 대처하도록 한다.
- 산부가 적극적으로 분만에 참여할 수 있고, 정서적 고통을 완화하고, 태아 안녕에 도움을 준다(2장 참고).

산부가 움직일 시 태아심박수와 수축의 변화 감시 방법에 대해서는 2장을 참고한다.

다음의 동작들은 일부 산부에게는 적합하지 않을 수 있다. 예를 들어, 관절 문제가 있거나 마취를 투여했거나 특정 동작을 할 때, 태아 심음이 불안정할 때 다음 동작들의 진행은 적합하지 않다.

골반 흔들기(골반 기울기) 및 기타 골반 동작

Pelvic rocking (also called pelvic tilt) and other movements of the pelvis

- **진행시기**: 주로 분만 1기 초기에 시행하지만 분만과정 중 언제나 사용해도 됨
- **방법**: 바닥에 무릎과 손을 대고, 산부는 복부 근육을 수축하고, 등을 볼록하게 구부린 후 이완하고, 중립체위로 돌아오며 "엉덩이를 아래로 향한다"(그림 10.31). 산부가 요통을 경험하거나 후방두정위 또는 다른 태아위치이상이 의심된다면 수축 동안 천천히 리드미컬하게 진행한다.

  산부가 손으로 무게를 지탱할 수 없다면, 상체를 빈백, 의자, 출산 공, 움직일 수 있는 침대 등의 지지를 사용해 팔과 팔목에 무리를 덜어 준다(그림 10.32).

(a) (b)

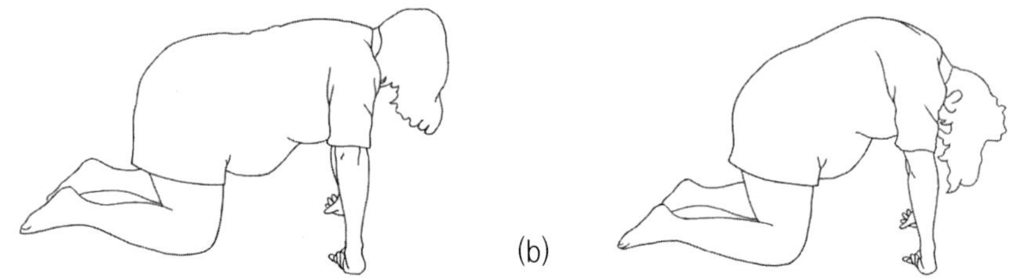

그림 10.31 **(a)**: 골반 흔들기, 첫 번째 자세-평평한 등,
(b): 골반 흔들기, 두 번째 자세-엉덩이가 아래로 향하는 체위

(a) (b)

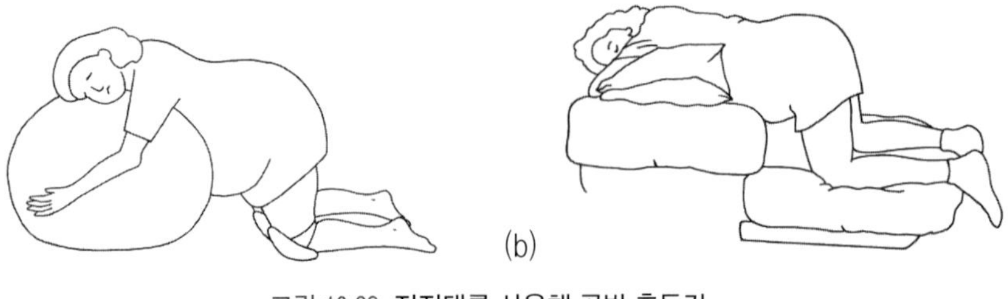

그림 10.32 **지지대를 사용해 골반 흔들기.**
(a): 상체를 공 위에 올려놓는다. **(b)**: 상체를 침대에 기대고, 침대 밑으로 발을 내려놓는다.

고관절을 좌우로 움직이는 등 다른 골반 동작들도 함께 진행해도 효과적이다. 출산공을 사용해 상체를 공에 기대어 상하좌우로 흔들거나 힘을 빼고, 몸으로 원을 그린다.

- **골반 흔들기 효과**: 공이나 의자에 무릎을 꿇고 몸을 기대면 중력 때문에 후방두정위 태아가 전방두정위로 회전할 가능성이 높아진다. 아두 주변에서의 골반 흔들기 동작은 전방두정위로 회전하면서 아두 위치를 바꾸거나 부동고정위가 해소될 수 있다. 이런 체위나 동작은 요통에 효과적이고, 산부의 천장관절에 위치한 태아 후두위의 압을 해소하여 요통에 효과적이다. 많은 산부의 경우, 요통이 극심할 때 이 체위만 진행할 수도 있다.

- **이점**
  - 중력 + 움직임은 골반내 아두 위치 변경에 도움되며, 후방두정위 회전을 촉진한다.
  - 요통 완화
  - 만약 실수로 후방두정위로 추정했을 경우에도 이 운동은 태아를 후방두정위로 회전시키지 않는다.

- **부작용**
  - 산부 무릎에 무리가 갈 수 있다. 무릎 보호대 착용이 통증완화에 도움을 준다.
  - 감시 기기의 벨트가 빠질 수 있다. 보조자 및 보호자가 변환기를 잡고 있어야 하거나(그림 2.7 참고) 또는 간헐적으로 태아감시장치를 확인할 수도 있다. 일부 모니터의 경우, 태아감시장치 벨트와 변환기 사이에 수건을 삽입하여, 변환기가 미끄러지지 않도록 복부를 더 편안하게 누를 수 있다(그림 2.8 참고).

엉덩이 흔들기 Hip sifting

- **진행시기**: 후방두정위가 의심되거나 산부가 편안한 체위를 원할 때

- **방법**: 산부는 무릎과 손을 바닥에 두고, 돌봄제공자는 산부의 엉덩이 위에 천을 대고, 엉덩이 옆에서 레보조(rebozo)를 돌린다(그림 10.33a). 한 손으로는 앞으로 당기고 한 손으로는 뒤로 당긴다. 각각 4~5인치(10~12cm) 정도 길이를 맞춘다. 이렇게 번갈아 진행되는 동작으로 인해 산부는 엉덩이를 좌우로 흔들 수 있게 된다(그림 10.33b, c). 상하로 번갈아 당기면서 동작이 진행될 수 있다. 산부가 엉덩이에 동작을 느낄 수 있게 빠르게 진행하면 덜덜 떨리는 진동(jiggling)을 느껴 체간과 고관절이 이완된다. 이

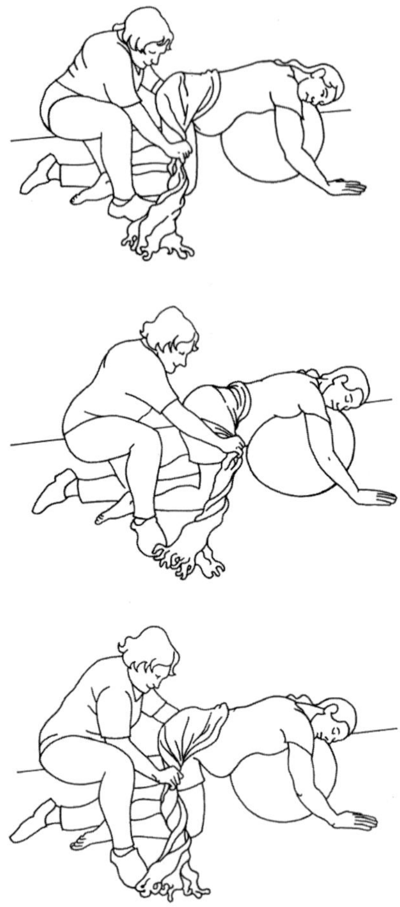

(a)

(b)

(c)

그림 10.33 (a): 엉덩이 좌우 흔들기 시작 위치, (b): 엉덩이 우측으로 흔들기, (c): 엉덩이 좌측으로 흔들기

동작을 산부가 선호한다면 수축이 있을 때 혹은 수축 사이에도 시행 가능하다. 리드미컬한 동작은 산부에게 편안함을 주고 태아위치이상이 있는 경우에도 더 나은 위치를 잡도록 돕는다. 골반 흔들기 동작과 이 동작은 비슷한 장단점을 가지고 있다.

바닥에 손과 무릎을 대는 체위에서 고관절과 무릎 굴곡(그림 10.34)

Flexion of hips and knees in hands and knees position (Fig. 10.34)

- **진행시기**: 분만 2기에 주로 사용, 하강이 매우 지연될 때
- **방법**: 산부는 무릎을 벌린 채로 바닥에 무릎과 손을 댄다. 그다음 체간을 천천히 뒤로 움직여 발꿈치 위에 엉덩이가 오게 하고, 최대한 무릎과 고관절이 굴곡될 수 있게 한다. 수축 시 힘주기 동안 체위를 유지할 수 있다. 다음 수축이 올 때까지 처음 동작으

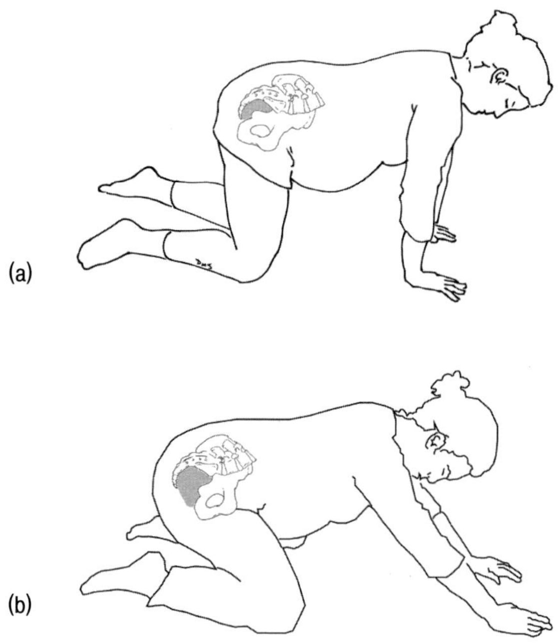

그림 10.34 손과 무릎을 바닥에 대고 구부리고 흔들기. (a): 시작 체위, (b): 고관절과 무릎이 완전 굴곡된 상태

로 천천히 돌아간다. 몇 차례의 수축 동안 천천히 흔들기 동작을 반복한다. 이를 "업사이드 다운 맥로버츠 요법(upside down McRoberts' maneuver)"이라고 부른다.

- **바닥에 손과 무릎을 댄 체위에서 고관절과 무릎 굴곡 체위의 효과**: 무릎과 손을 바닥에 댄 채 고관절과 무릎을 굴곡시키면 천장관절의 움직임(앞끄덕임, nutation)과 골반이 후방으로 기울어지게 하므로(posterior tiltings) 천골의 하부와 전상장골극(ASIS) 모두 후방으로 돌게 된다. 따라서 골반 출구의 전후경선이 커진다.

- **바닥에 손과 무릎을 댄 체위에서 고관절과 무릎 굴곡 체위의 적용**
  - 분만 2기 하강이 지연될 때
  - 태아위치이상이 의심될 때
  - 산부가 선호할 때

- **바닥에 손과 무릎을 댄 체위에서 고관절과 무릎 굴곡 체위의 금기**
  - 관절 손상으로 동작을 진행할 수 없을 때
  - 태아심음이 불안정할 때
  - 마취 때문에 산부가 수월하게 동작을 취할 수 없을 때

• 통증이 극심하거나 산부가 다른 체위를 선호하여 체위를 거부하는 경우. 하지만 체위의 효과에 대해서 산부에게 설명한 후, 산부가 동의한다면 체위를 취할 수 있다.

런지 The lunge

- **진행시기**: 분만 1기에 주로 시행하지만 원할 시 분만 2기에도 가능
- **방법**: 의자를 고정시켜 의자가 흔들리지 않게 한다. 산부는 앞을 바라보며 의자 옆에 선다. 다리 한쪽을 올리고 의자 위에 올려놓는다. 그다음 올린 무릎과 발을 오른쪽으로 회전해 산부의 시선이 가는 쪽으로 돌린다(그림 10.35a). 상체는 꼿꼿이 서 있고, 체중을 옆으로 옮기고(런지), 고관절을 외전시키고, 올린 무릎을 굴곡시키고, 다시 서 있는 체위로 돌아온다. 매 수축마다 옆으로 움직이는 런지를 반복한다. 연속해서 수축 동작을 몇 차례 반복한다. 허벅지 안쪽에 신장되는 느낌을 느낄 수 있다. 자극을 느끼지 못한다면 의자에 올린 발과 바닥의 발 간격을 더 넓히는 것도 한 방법이다. 배우자는 산부가 균형을 잡도록 도와준다.

  무릎을 꿇은 체위로 침대에서 런지를 진행할 수도 있다(그림 10.35b).

> 주의사항: 런지를 하는 동안 계속 움직이는 것이 중요하다. 무릎이 최대한으로 굴곡되어 있을 때 동작을 멈추지 않는다. 멈출 시, 무릎 관절을 지지하는 인대에 부담을 줄 수 있다. 지속적인 동작이 이런 손상을 방지한다.

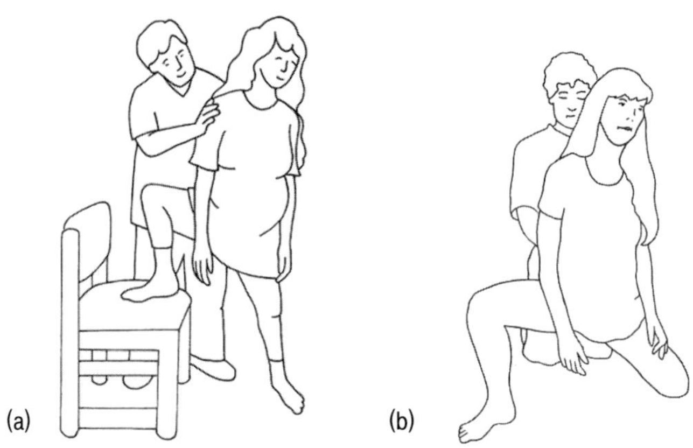

그림 10.35 (a): 서 있는 런지, (b): 무릎을 이용한 런지

- **런지 진행 방향 결정하기**: 태아가 후방두정위라면 후두 방향으로 런지를 진행한다(태아가 우후방두정위라면 산부는 오른쪽으로 런지를 진행한다).

  태아가 후방두정위가 아니고, 산부가 요통이 없더라도 활동기에서의 분만진행이 느려진 시점에서는 언제든지 런지를 진행할 수 있다. 골반 모양에 변화를 주어 경미한 태향 문제를 교정할 수 있다. 아마도 산부는 어느 한쪽이 다른 쪽보다 런지 하는 것이 더 편하다는 것을 발견하게 될 것이다. 편하게 느껴지는 쪽이 후두부 회전에 더 용이한 공간일 것이다.

- **런지의 효과**: 올라간 대퇴골은 고관절의 지렛대 역할을 하며, 좌골을 바깥쪽으로 유도한다. 이를 통해 후방두정위가 회전할 수 있도록 골반의 공간이 확보되며 부동고정위 문제를 해결할 수도 있다. 또한 런지는 중력에 의한 도움도 받을 수 있다.

- **런지의 적용**
  - 지속적인 수축이 나타남에도 분만이 느려졌거나 중지되었을 경우
  - 태아위치이상이 의심되거나 확실시 될 경우

- **런지의 금기**
  - 산부가 균형을 잘 잡지 못하거나 고관절, 무릎, 치골결합의 통증이나 손상이 있는 경우
  - 경막외마취 또는 마취제 때문에 안전하지 않는 경우
  - 산부가 지쳐 휴식이 필요한 경우
  - 통증이 극심하거나 산부가 다른 체위를 선호하여 체위를 거부하는 경우. 하지만 체위의 효과에 대해서 산부에게 설명한 후, 산부가 동의한다면 체위를 취할 수 있다.

걷거나 계단 오르기 Walking or stair climbing

- **진행시기**: 주로 분만 1기 초기에 시행, 분만 2기에 원할 경우 시행 가능

- **방법**: 산부는 걷거나 계단을 오른다(그림 10.36). 수축 시 가능하다면 지속한다. 수축이 와서 계단 오르기가 힘든 경우, 배우자나 난간에 기댄다. 만약 각 계단에서 발을 넓게 벌리면 결과적으로 산부는 "런지" 체위를 취하게 되고, 동시에 계단 오르기가 된다. 또한 난간을 마주보고 한 번에 한두 단계씩 계단을 옆으로 올라갈 수도 있다.

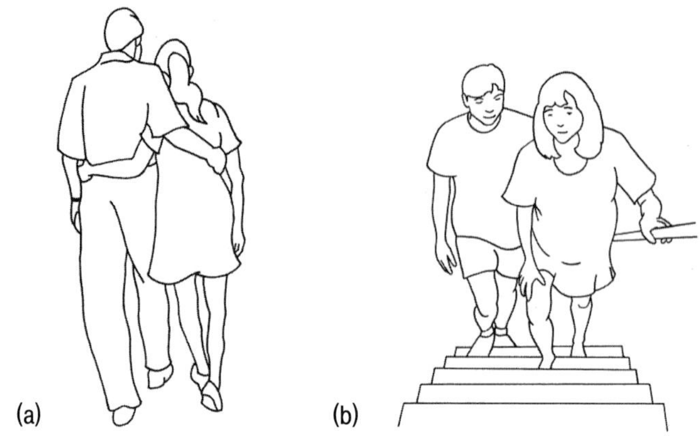

그림 10.36 **(a)**: 걷기, **(b)**: 계단 오르기

- **걷거나 계단 오르기의 효과**: 계단을 오를 때마다 골반 관절의 정렬에 경미하지만 반복적인 변화가 있다(계단을 오를 때 더 많이). 태아의 회전과 하강을 촉진한다. 걷기와 계단 오르기는 중력 효과에 유리하게 작용하며, 특히 운동 장소(환경변화)에 따라 기분 전환을 향상시킬 수 있다.

- **걷거나 계단 오르기의 적용**
- 지속적인 수축에도 불구하고, 분만진행이 지연되었거나 중지되었을 때
- 태아위치이상이 의심되거나 확실시 될 때
- 산부의 관심을 다른 곳으로 돌리거나 기분 전환이 필요할 때
- 산부가 걷고 싶을 때

- **걷거나 계단 오르기의 금기**
- 런지 체위를 금해야 하는 상황(윗부분 참고)
- 계단 오르기 적절치 못한 환경일 때

슬로우 댄싱 Slow dancing

- **진행시기**: 주로 분만 1기 초기에 시행, 분만 2기에도 원할 시 시행 가능

- **방법**: 산부는 배우자 앞에 서서 배우자의 몸에 기댄다. 그리고 좌우로 천천히 몸을 흔든다. 배우자는 산부를 안고, 산부의 허리를 지지한다. 산부는 배우자에 목에 팔을 감싸거나 몸 옆에 배우자의 뒷주머니 또는 허리밴드에 엄지를 넣을 수 있다. 배우자의

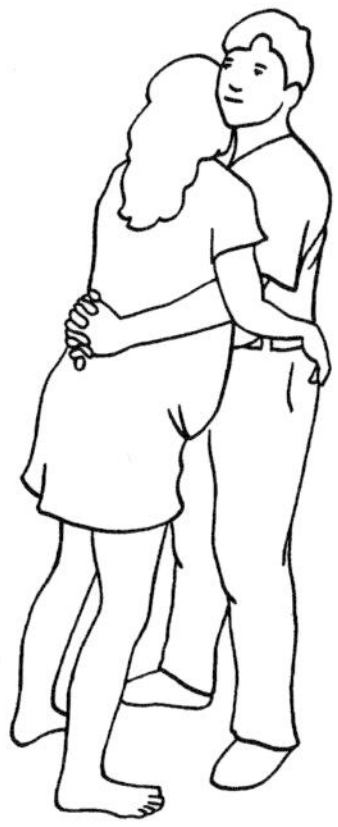

그림 10.37 **슬로우 댄싱**

어깨나 가슴에 머리를 기댄다. 배우자는 똑바로 서 있는다. 앞으로 기대게 되면 요통이 발생할 수 있다. 서로 좋아하는 노래를 틀고, 좌우로 움직이며 체중을 분산시킨다. 산부는 “춤” 박자에 맞추어 호흡을 한다. 배우자가 산부를 지지하고 있기 때문에 서 있는 체위를 유지하는 것은 가장 힘이 덜 들고, 편안한 체위가 될 것이다(그림 10.37).

수축 사이, 산부는 배우자와 천천히 춤을 추거나, 걷거나, 다음 수축까지 자리에 앉아 있을 수 있다.

배우자가 산부의 무게를 모두 지탱하지 않는 것이 중요하다. 오랜 기간 배우자가 산부의 무게를 지탱할 수 없기 때문에 배우자에게 완전히 기대지 않는다.

- **슬로우 댄싱의 효과**: 산부가 몸을 흔들면 골반 관절이 경미하지만 반복적인 변화가 일어나고, 태아 회전과 하강을 촉진한다. 수직 체위는 중력의 도움을 받는다.

- **이점**

• 배우자의 지지와 도움이 산부의 스트레스 수치와 카테콜아민 분비를 낮출 수 있고, 이로 인해 자궁경부가 더 효율적으로 기능할 수 있게 한다.
• 배우자는 산부를 가장 잘 알고, 사랑하는 사람이다. 배우자에게 받는 지지는 다른 사람이 대처할 수 없다. 도움을 주고 싶지만 방법을 모르는 배우자에게 사용할 수 있는 가장 좋은 방법이다.
• 반복적인 동작은 산부를 편안하게 해주고, 체간과 골반 근육을 이완시키는 데도 효과적이다.

- 배우자는 산부의 아래 허리를 눌러 요통을 완화하기 위해 역압을 제공할 수 있다.
- 침대 옆에서 체위를 취할 수도 있고, 산부의 몸에 검사 기기나 정맥 주사가 달려 있어도 가능한 체위이다.
- 걷기의 대체 방안으로 사용하면 좋다.

복부 리프팅 Abdominal lifting

- **진행시기**: 주로 분만 1기 초기에 시행, 분만 2기에 원할 시 시행 가능
- **방법**: 똑바로 서 있는다. 무릎을 구부려 골반을 기울인 채 수축이 있을 때 복부 아래에서 양손 깍지를 끼고 복부를 위아래로 들어 올린다(그림 10.38). 배우자는 길이 150~180cm, 너비가 45cm 이상되는 레보조 또는 숄을 사용하여 복부 리프팅을 도울 수 있다. 레보조 또는 숄을 2~3번 접어 산부 복부 아래에 두르고 등 뒤쪽에서 무릎을 구부린 채 복부 리프팅을 시행한다. 이때 산부는 자신이 시행한 방법과 배우자의 방법이 동일한지 피드백을 주어야 한다. 만약 그렇지 않다면 레보조나 리프팅의 각도가 조정되어야 한다.

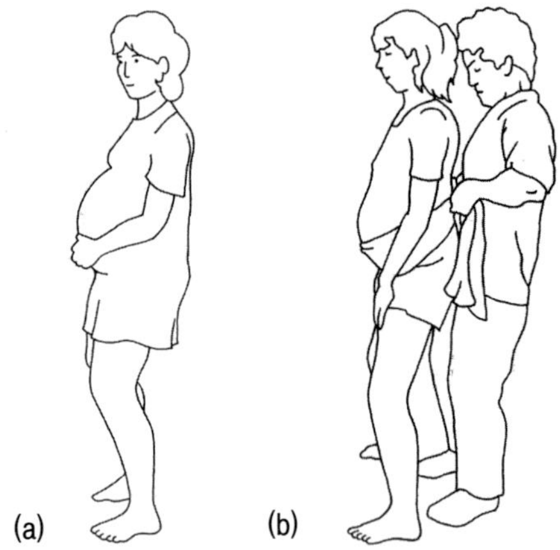

그림 10.38 (a): 복부 리프팅, (b): 레보조를 이용한 복부 리프팅

> 주의사항: 드물지만 탯줄이 자궁의 전방 아래에 위치한 경우, 복부 리프팅이 탯줄을 압박할 수 있다. 이때 태아는 반사적으로 탯줄압박을 해소하려고 움직임이 증가된다. 이런 경우, 복부 리프팅을 중지해야 한다. 그러므로 돌봄제공자 또는 조산사가 옆에 있는 상황에서 복부 리프팅을 진행해야 한다고 사전에 산부에게 알려주고, 태아가 현저하게 많이 움직인다면("아이가 좋아하지 않나 봐요.") 복부 리프팅을 중지해야 한다. 복부 리프팅 진행 시 수축 동안 태아 심음을 주기적으로 검사하는 것도 현명한 방법이다. 태아심박수가 감소한다면 역시 복부 리프팅을 중지한다.

CHAPTER 10

주의사항: 복부 리프팅 후 분만진행이 빠르게, 갑자기 일어날 수 있다. 그러므로 만약 강하고 활동적인 자궁수축이 있다면 산부가 출산하려고 하는 장소가 정해질 때까지 복부 리프팅은 시행하지 말아야 한다.

- **복부 리프팅의 효과**: 기법의 효과에 대한 연구가 진행되지는 않았지만, 분만진행과 함께 요통 완화에 효과적이라는 일화로 이 기법은 상당히 유명해졌다. 복부 리프팅은 요통 완화에 효과적이고, 태아의 장축을 골반 입구의 축과 정렬하는 데 도움이 될 수 있다. 이 방법은 태아 체위를 향상시키고 수축에도 효과적이다.

  특히, 다음과 같은 증상을 겪고 있는 산부에게 효과적이다.

• 태아 후방두정위 또는 다른 모체 상태와 관련된 분만 시 요통
  - 허리가 확연하게 곡선인 경우(척추만곡증)
  - 복부 하수(약한 복부 근육)
  - 짧은 허리(장골능에서 가장 아래 갈비뼈 사이)
  - 과거 허리손상

- **이점**

• 요통 완화
• 중력의 도움을 받음
• 분만 전 단계부터 분만 2기까지 어느 시기의 분만 시점에서도 사용 가능
• 급속분만을 초래할 수 있음(특히 복부 하수가 있는 경산부의 경우)

- **부작용**

• 오랜 시간 동안 지속할 시 산부가 지칠 수 있음

레보조로 복부 흔들기 Abdominal jiggling with a rebozo

"흔들기" 기법(레보조 흔들기 또는 태아 흔들기로 알려져 있음)은 레보조를 사용한다. 길이 150~180cm, 너비 약 45cm 또는 그 이상 정도가 적절하다(레보조의 사용은 임신과 출산 중 많이 사용하는 것으로 라틴 아메리카의 전통적인 조산사들로부터 시작되었다).

- **진행시기**: 분만 1기 또는 분만 2기 진행 지연, 산부 요통 시, 태아위치이상이 의심될 때

■ **방법**

- 산부는 무릎을 꿇고, 고관절부터 앞으로 기댄다(무릎과 손을 바닥에 대거나 출산 공, 의자에 기댈 수 있다).
- 레보조를 30~45cm 너비로 접어 산부의 복부 중간 아래에 위치시킨다(레보조 중간이 산부의 복부에 위치하고, 양쪽을 산부 뒤에서 잡는다).
- 조산사 또는 다른 돌봄제공자는 무릎 꿇은 산부 뒤에 다리를 벌리고 선다(그림 10.39). 또는 서 있는 산부 뒤에 서서, 레보조의 양 모서리를 잡는다. 산부의 체간과 수직이 될 수 있게 한다.
- 돌봄제공자는 산부의 등쪽으로 복부가 살짝 들릴 수 있게 양쪽 레보조를 당긴다. 산부는 이 느낌을 좋아할 것이다.
- 수축 사이 또는 수축기 동안(산부가 선호하는 동안) 돌봄제공자는 레보조의 한쪽 모서리를 번갈아 리드미컬하게 양쪽으로 부드럽게 좌우로 흔들고 당긴다. 번갈아 진행하며, 산부의 체간을 이완시킨다. 돌봄제공자는 천천히 또는 빠르게 진행한다. 산부의 복부가 흔들릴 수 있게 한다.
- 일정 시간이 지나면(30~45분 정도 또는 산부가 견딜 수 있는 정도) 태아는 좀 더 이상적인 체위로 위치를 바꿀 수 있다.

■ **레보조로 복부 흔들기의 효과**: 산부가 많이 긴장하고 있다면 흔들기는 체간 이완을 돕고, 태아가 더욱 이상적인 체위로 움직이게 돕는다. 이 기법에 대한 연구는 아직 없지

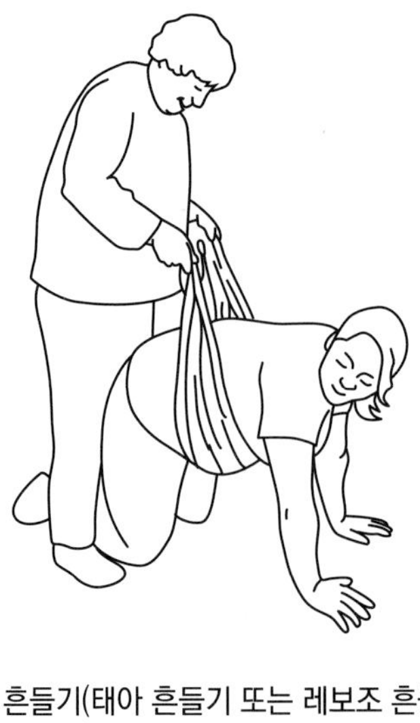

그림 10.39 **복부 흔들기(태아 흔들기 또는 레보조 흔들기로 알려져 있음)**

만 많은 산부들은 효과적이었다고 이야기하고 있고, 부작용이 없었다고 한다. 이에 추가적인 연구가 필요한 부분이다.

- **이점**: 배우자 또는 타인에게 이 기법을 바로 알려줄 수 있다. 분만 어느 시기에서도 시행 가능하다. 출산이 임박했을 때는 사용하지 않는다.

> 주의사항: 둘라 또는 배우자가 복부 흔들기를 의료진 또는 조산사의 허락이 있을 때만 진행한다. 주기적인 태아심음 검사는 태아가 이 기법을 견딜 수 있는지 알려줄 것이다. 산부가 지쳐하거나 효과적이지 않다면 다른 기법을 시도한다.

- **부작용**: 산부가 지칠 수 있고, 무릎에 부담이 갈 수 있다(무릎 보호대가 도움이 된다). 시간이 지나면 산부와 돌봄제공자 모두 지칠 수 있고, 다른 사람이 대신 해주었으면 하고 생각할 수 있다.

골반 누르기 The pelvic press

- **진행시기**: 분만 1기 혹은 분만 2기
- **방법**: 산부는 서 있고, 배우자, 둘라, 돌봄제공자 또는 이상적으로는 두 명이 산부 옆이나 뒤에 선다. 수축 동안 도우미가 산부의 장골을 양쪽으로 강하게 누른다(그림 10.40). 골반에 변화를 가져와 상부 골반이 경미하게 좁아질 수 있다. 천장관절의 장골축(ilia pivot)은 중골반(골반강)과 골반 출구를 넓혀준다. 스쿼트 자세로 골반 누르기(pelvic press)를 같이 하면 골반 내 공간 확보에 가장 큰 도움이 된다. 3~4회의 수축기간 동안 진행하면 회전 또는 하강의 증거를 볼 수 있다(그림 10.40).
- **골반 누르기의 효과**: 골반 누르기는 분만 2기에서 골반강과 좌골조면 직경을 넓혀주는 기법이다. 골반 출구에서 위치가 잘못되었거나 "딱딱한" 경우, 추가된 공간은 태아 회전 및 하강을 허용할 수 있는 공간을 제공한다.
- **골반 누르기의 적용**

• 분만 2기, 하강이 지연되는 경우 또는 산류의 형성(태아위치이상 또는 아두골반불균형이 원인)

CHAPTER 10

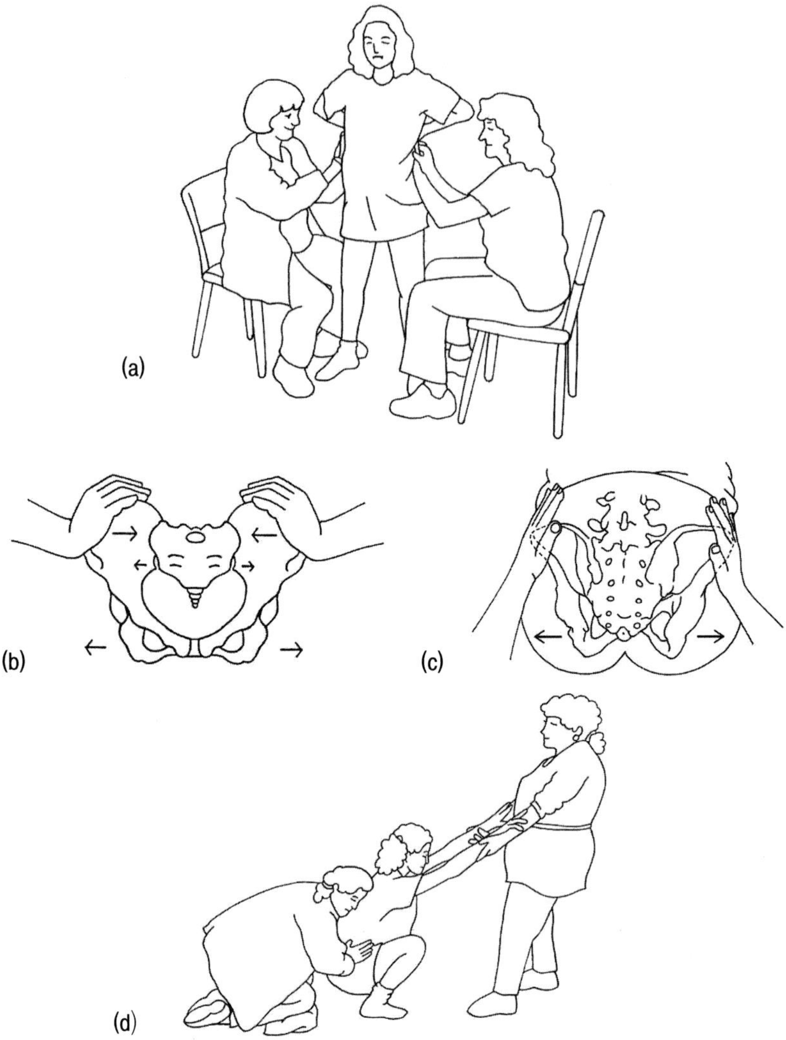

그림 10.40 (a): 골반 압박을 위한 자세, (b): 골반 압박(전면), (c): 골반 압박(후면), (d): 골반 압박, 산부 스쿼트 자세

- 분만 2기, 산부가 극심한 요통을 호소하는 경우
- 분만 2기, 산부가 스쿼트를 하지 못하는 경우

■ **골반 누르기의 금기**

- 골반 압박이 뼈나 관절의 심한 통증을 유발하는 경우, 산부가 관절염이 있거나 골반 손상 이력이 있는 경우
- 경막외마취로 감각이 없거나 관절이 손상을 입을 수 있는 경우

기타 리듬 동작 Other rhythmic movements

- **진행시기**: 분만 1기 또는 2기
- **방법**: 분만과정을 잘 견디고 있는 산부들은 자연스럽게 몸을 리듬감 있게 움직일 수 있다. 흔들의자에 앉거나(그림 10.41a), 또는 출산 공에 앉아 몸을 흔들거나(그림 10.41b), 카운트 테이블에 서서 앞으로 기대거나(그림 10.41c), 침대 위에 공을 올려 놓고 기댈 수도 있다(그림 10.41d). 또한 다른 사람이나 산부 스스로가 리드미컬하게 쓰다듬거나 흔들어줄 수도 있다. 산부의 다리 또는 머리를 쓰다듬거나 배우자의 팔이나 물건으로 쓰다듬을 수도 있다. 신음 또는 리듬에 따른 자신과의 내면적인 대화도 도움될 수 있다. 이런 행동들은 자연스러운 행동이다. 산부가 안전하다고 느낄 때, 자연스럽게 본능적으로 나온다. 지연분만 과정을 보내고 있는 산부의 경우는 위에 기술

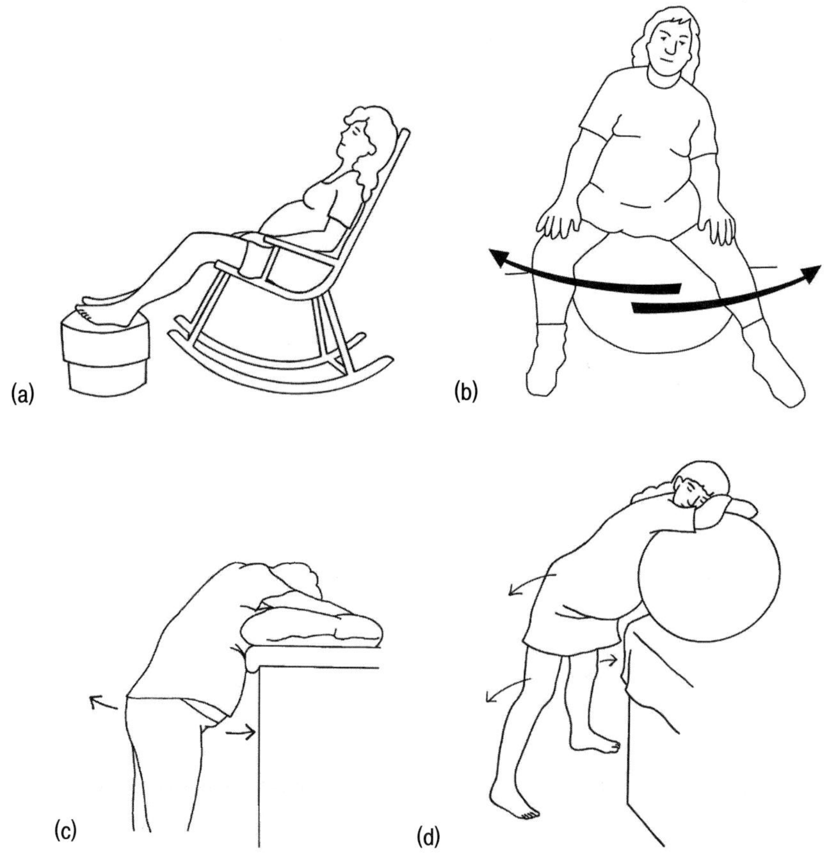

그림 10.41 (a): 흔들의자에 앉기, (b): 짐볼에 앉아 흔들기, (c): 카운터에 기대어 흔들기, (d): 서서 볼에 기대어 흔들기

된 설명들이 자연스럽게 일어나지 않는다. 돌봄제공자가 산부에게 행동을 장려해보거나 산부가 이런 행동들에 익숙해지면서 이런 기법을 스스로 진행할 수 있다.

- **리듬 동작의 효과**: 리듬 동작은 심신을 안정시켜 준다.
- 리드미컬한 움직임은 분만진행을 촉진하기 위해 태아, 골반, 중력 간의 관계를 변화시킬 수 있다.
- 자발적으로 진행된다면 몸을 흔드는 것은 산부가 잘 적응하고 있다는 증거이다.

참고문헌

1. Lawrence A, Lewis L, Hofmeyr G, Styles C. (2013) Maternal positions and mobility during first stage labour. Cochrane Database of Systematic Reviews, Issue 8, Art. No.: CD003934. doi: 10.1002/14651858.CD003934.pub3
2. Gizzo S, Di Gangi S, Noventa M, Bacile V, Zambon A, Nardelli GB. (2014) Women's choice of position during labour: Return to the past or a modern way to give birth? A cohort study in Italy. BioMed Research International, Article ID 638093, 7pp. doi: 10.1155/2014/638093
3. Simkin P, O'Hara M. (2002) Nonpharmacologic relief of pain during labor: Systematic reviews of five methods. American Journal of Obstetrics and Gynecology 186, S131–S159.
4. Hunter S, Hofmeyr G, Kulier R. (2009) Hands and knees posture in late pregnancy or labour for fetal malposition (lateral or posterior). Cochrane Database of Systematic Reviews, Issue 4, Art. No.:CD001063. doi: 10.1002/14651858.CD001063.pub3
5. Sutton J. (2001) Let Birth Be Born Again: Rediscovering and Reclaiming Our Midwifery Heritage. Bedfont, Middlesex, UK: Birth Concepts.
6. Fenwick L, Simkin P. (1987) Maternal positioning to prevent or alleviate dystocia in labor. Clinical Obstetrics and Gynecology 30(1), 83–89.
7. Stremler R, Hodnett E, Petryshen P, Stevens B, Weston J, Willan A. (2005) Randomized controlled trial of hands and knees positioning for occipitoposterior position in labor. Birth 32, 243–251.
8. Tully G, Spinning Babies Approved Trainers. (2015) How to do the side–lying release. In: Spinning Babies Quick Reference Guide: Solutions in Your Birth Bag. Bloomington, MN: Maternity House Publishing, Inc.
9. Tully G. How to do the side–lying release. Available at: http://spinningbabies.com/?s=side–lying+release (accessed August 25, 2016).
10. Gupta JK, Hofmeyr GJ, Shehmar M. (2012) Position in the second stage of labour for women without epidural anaesthesia. Cochrane Database of Systematic Reviews, Issue 5, Art. No.: CD002006. doi: 10.1002/14651858.CD002006.pub3
11. Gherman R, Tramont J, Muffley P, Goodwin T. (2000) Analysis of McRoberts' maneuver by xray pelvimetry. Obstetrics & Gynecology 95, 43–47.
12. Henderson C, MacDonald S. (2013) Mayes' Midwifery: A Textbook for Midwives, 14th edn. Baillière–Tindall.
13. Health T, Gherman R. (1999) Symphyseal separation, sacroiliac joint dislocation transient lateral femoral cutaneous neuropathy associated with McRoberts' maneuver. A case report. Journal of Reproductive Medicine 44(10), 902–903.
14. Steffes S. (2015) Personal communication with Penny Simkin.
15. King JM. (1993) Back Labor No More!!! Dallas, TX: Plenary System.
16. Tully G. Rebozo sifting. Spinning Babies. Available from: http://spinningbabies.com/learn–more/techniques/the–fantastic–four/rebozo–sifting/(accessed August 25, 2016).
17. Trueba G. (2001) Comfort Measures for Childbirth: The Rebozo Way [DVD]. Available from: Guadelupe Trueba (email: gtrueba@prodigy.net.mx).
18. Cohen S, Thomas C. (2015) Rebozo technique for fetal malposition in labor. Journal of Midwifery and Women's Health 60, 445–451.

CHAPTER 11

분만진행 도구 툴킷 파트 2: 안위를 위한 조치

The Labor Progress Toolkit Part 2: Comfort Measures

Penny Simkin, BA, PT, CCE, CD(DONA) and Ruth Ancheta, BA, MA, ICCE, CD(DONA)

서론: 진통 완화를 위한 비약물적, 보완대체요법에 대한 과학적 사실

지연분만 시 안정감 제공을 위한 일반적 가이드라인

진통 완화를 위한 비약물적 방법

비약물적 물리적 안위조치

온요법

냉요법

수치료

접촉과 마사지

– 어깨, 허리, 손, 발을 간단하고 손쉽게 마사지하는 방법

지압

침술요법

둘라, 간호사 또는 조산사의 지속적인 분만 지지

– 둘라가 산부를 도울 수 있는 방법

분만 지원자로서의 간호사와 조산사의 역할

사회심리적 안위관리

– 산부의 정서상태 사정하기

요통 완화를 위한 기술과 기구 1

역압

양쪽 엉덩이 짜기

무릎 누르기

Cook의 역압기술 No.1: 좌골결절

Cook의 역압기술 No.2: 양쪽 음순 압박

요통 완화를 위한 기술과 기구 2

냉요법과 열요법

냉요법과 롤링 냉요법

주 요 용 어

- 경막외마취 Epidural analgesia
- 경피적 전기신경자극 Transcutaneous electrical nerve stimulation, TENS
- 골반저 Pelvic floor
- 냉요법 Cold
- 안위조치 Comfort measure
- 양쪽 엉덩이 짜기 Double hip squeeze
- 역압 Counterpressure
- 열요법 Heat
- 자기 주도적 힘주기 Self-directed pushing
- 자발적 힘주기 Spontaneous bearing
- 지시적 힘주기 Directed pushing
- 지압 Acupressure
- 침술요법 Acupuncture
- 투쟁-도피 반응 Fight-or-flight response
- 호흡법 Breathing

서론: 진통 완화를 위한 비약물적, 보완대체요법에 대한 과학적 사실

INTRODUCTION: THE STATE OF THE SCIENCE REGARDING NON-PHARMACOLOGIC, COMPLEMENTARY, AND ALTERNATIVE METHODS TO RELIEVE LABOR PAIN

진통 완화를 위한 약물 및 비약물적 방법에 관한 체계적인 문헌고찰(Cochrane 15개, 비 Cochrane 3개)에서 "대부분의 비약물적 통증관리 방법은 비침습적이고 산부와 아기에게는 안전하나, 질적으로 우수하다는 증거는 제한적이어서 그 효과를 보장할 수 없다."는 결론을 내렸다. 저자들은 문헌에서 진통 관리에 대한 효과성을 "효과적", "잠재적인 효과", "판단하기에 불충분한 증거"의 세 단계로 분류하였으나, 비침습적이고 안전한 것으로 보이는 비약물적 방법 중 "효과적" 분류에 포함된 것은 하나도 발견되지 않았다. 그러나 목욕, 이완, 침술, 마사지 등의 요법은 "잠재적인 효과"가 있는 것으로 분류되어 통증 완화와 출산경험 향상에 도움이 된 것으로 보고되었다. 최면과 바이오피드백, 멸균수 주입, 아로마테라피, 경피적 전기신경자극(transcutaneous electrical nerve stimulation, TENS) 등에 관한 연구들은 계속 진행되고 있으나, 효과를 확정 짓기에는 진행된 관련 연구들이 아직은 미흡한 실정이다.

분만 진통 완화를 위한 비약물적 방법들이 널리 쓰이다보니, 효과가 미흡하다는 것에 대해 반박도 있다. 비약물적 방법은 뭐라고 꼬집어 말하기는 어려우나 통증 완화보다는 그러한 요법을 받는 대상자의 안녕감(well-being)에 기여한다고 보여진다. 연구 전체에서 중재 전 · 후의 통증에 대한 측정이 없었다. 아마도 이러한 중재는 산부의 안녕감과 역량에 영향을 주는 것으로 보인다.

- 자신이 수용할 수 있는 방식으로 무조건 받아들이는 것
- 자궁 수축에 긍정적으로 반응할 때 숙련된 느낌
- 구체적 활동에 집중하는 행위
- 전문가의 칭찬, 보살핌 및 지원
- 진통은 목적 지향적이고 뭔가가 이상 징후가 아니라는 느낌
- 자신이 팀의 소중한 구성원이라는 느낌

지연분만 시 안정감 제공을 위한 일반적 가이드라인
GENERAL GUIDELINES FOR COMFORT DURING A SLOW LABOR

진통 완화를 위한 비약물적 방법 Non-pharmacologic methods to relieve labor pain

■ **참고**: 2장과 8장에 나와 있는 분만진행을 도울 수 있는 일반적인 방법들을 참고한다. 난산의 경우, 분만진행 과정의 진전뿐만 아니라, 또 다른 중요한 목표가 있다. 그것은 여성이 자유롭게 움직일 수 있는 능력을 방해받지 않고 가능하면 감당할 수 있는 범위 내에서 진통을 유지하도록 돕는 것이다. 이 장에 소개된 비약물적 진통 관리방법들을 이용해 다음과 같이 살펴볼 수 있다.

경막외마취는 심각한 난산 시 적절한 시간에 시행하면 유익하다는 것과 진통 중재방법으로 지친 산부를 충분히 쉴 수 있게 하여, 진통 완화에 효과적인 수단임을 잘 알고 있다. 그러나 사실상 몸과 마음이 분열되어, 경우에 따라서는 마음 속 깊이 자리 잡은 두려움과 불안으로 난산의 근본적인 원인이 된다(경막외마취를 이용한 분만관리와 간호는 9장 참고).

저자들은 이 책을 통해 분만정지 상태가 되는 난산을 예방하려고 한다. 때로는 이런 결과를 얻기 위해 강력한 진통제와 강도 높은 산과적 중재가 필수적으로 시행될 수도 있다.

다음은 지연분만을 위한 일반적인 안위조치 가이드라인이다.

- 분만이 지연되는 경우 잦은 자세변경(20~30분마다)은 분만 시간을 단축하고, 산부의 통증을 상당히 완화시킬 수 있다. 특정 체위에 대해서는 10장을 참고한다. 분만진행이 적절하고, 태아가 수축을 잘 견디고 있다면, 아무 것도 변경할 필요가 없다
- 리듬감 있는 움직임은 통증과 긴장을 감소시킨다. 특정 동작과 그 근거에 대해서는 10장을 참고한다. 움직이는 산부의 태아 모니터링 감시는 2장 참고한다.
- 요통 완화를 위한 효과적인 지압법은 "요통 완화에 효과적인 기술과 기구"를 참고한다.
- 열요법과 냉요법들은 본 장의 뒷부분에 기술되어 있으며 다양한 종류의 통증 완화에 효과적이다.
- 수치료는 많은 산부들에게 근육 긴장, 통증 및 불안을 극적으로 감소시킨다. 물에 몸을 담그는 것은 산부의 신체에 부력감을 제공해 신체에 가해지는 중력의 영향을 완화시키고, 따뜻함을 통해 진통이 완화되고 분만진행이 좀 더 빠르게 진행된다. 구체적인

방법은 본 장의 뒷부분에서 논의한다.

- 이완, 리듬감 있는 호흡, 신음소리 패턴, 자연스러운 힘주기 노력 등의 기법은 산부가 진통을 스스로 관리할 수 있도록 돕고, 잠재적으로 걱정스러운 긴 진통기간 동안 견딜 수 있는 힘을 제공한다. 이런 기술의 사용방법에 대해서는 본 장의 뒷부분을 참고한다.
- 숙련된 둘라 또는 분만도우미는 산부 또는 배우자에게 지속적인 정서적 안정과 신체적 안정, 비의료적 조언과 정보를 제공한다. 둘라의 이익에 대한 과학적 증거가 확립됨으로써 북미와 세계적으로 다른 지역에서도 둘라의 활용이 늘어나고 있다. 둘라와 분만도우미들은 중재적 개입과 제왕절개 출산율이 높은 환경보다 정상상태를 유지하고 불필요한 개입을 최소화하려는 의지가 있는 환경에서 더 긍정적인 영향을 미친다. 지속적인 지원 및 둘라 관리에 대한 내용은 본 장의 뒷부분을 참고한다.

비약물적 물리적 안위조치
NON-PHARMACOLOGIC PHYSICAL COMFORT MEASURES

온요법 Heat

■ 방법

- 따뜻한 젖은 타월, 온열 패드, 따뜻한 실리카 겔 팩, 따뜻한 쌀 팩 또는 따뜻한 물통을 하복부, 서혜부, 허벅지, 허리, 어깨 또는 회음부에 올려놓는다.
- 산부의 어깨, 복부, 허리에 따뜻한 물을 뿌리거나, 따뜻한 물로 목욕할 것을 권장한다(아래 "수치료" 참고).
- 산부의 몸 전체를 따뜻한 담요로 덮는다.

■ 온요법 효과

열(그림 11.1)은 국소부위의 체온을 높이고, 순환을 촉진하며, 조직의 신진대사를 활성화시킨다. 근육의 떨림을 완화하고, 통증의 역치를 올린다. 열은 또한 "투쟁-도피" 반응을 완화한다(떨림과 "소름"으로 나타남). 국소적 온열 또는 따뜻한 담요 사용은 산부를 편안하게 해주고, 투쟁-도피 반응 때문에 피부가 민감하거나 아파서(sore) 견디기 어려울 때는 쓰다듬는 형식(stroking type)의 마사지가 수용성을 높일 수 있다.

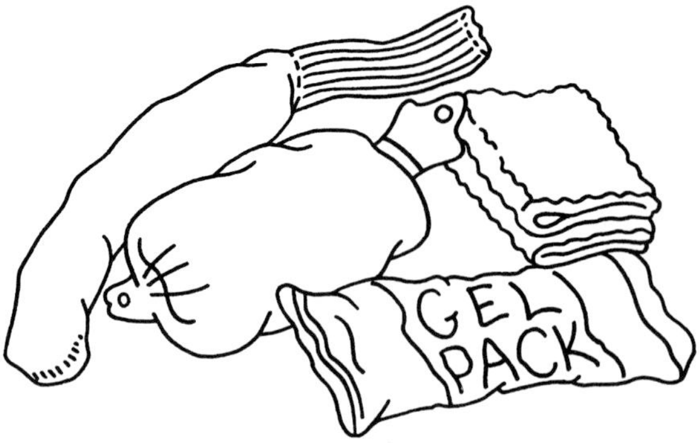

그림 11.1 열요법

- **주요 참고사항**: 전자레인지용 쌀주머니는 0.68㎏ 정도의 생쌀을 큰 양말주머니에 넣고, 윗부분을 꿰매거나 묶어 쌀주머니를 만든다. 전자레인지에 쌀 주머니를 3~5분 정도 돌리거나 덮개가 있는 도자기 그릇에 주머니를 넣고 82℃ 오븐에 10~30분 정도 돌리면 온도가 유지되는 수분감 있는 온열팩이 만들어진다. 일부 산부들은 라벤더 씨앗이나 꽃 첨가를 선호할 수도 있다. 쌀주머니를 재사용하고, 다시 열을 가해도 되지만, 다른 사람과 같이 사용하지는 않도록 한다.
- **주의사항**: 음식을 데울 때도 사용되는 전자레인지에 쌀주머니를 넣고 재가열하고 있다면 산부의 체액으로 오븐이 오염되지 않도록 주의해야 한다. 쌀주머니를 유리 또는 플라스틱 용기에 넣거나 문제가 될 경우 감염관리 부서에 문의하도록 한다. 쌀주머니는 냉찜질로 사용하기 위해 냉동시킬 수도 있다.
- **추가적인 주의사항**: 찜질은 산부에게 불편할 정도로 뜨거워서는 안 된다. 진통 중인 산부는 온도에 대한 인식이 바뀔 수도 있고 화상을 입어도 과도한 열에 반응하지 않을 수 있다. 너무 뜨겁지 않은지 확인하기 위해 필요한 경우 수건 또는 비닐로 된 1회용 침대 패드를 열원 주위에 한 겹 또는 두 겹 이상 감싸도록 한다. 돌봄제공자는 자신의 팔 안쪽에서 온도를 점검하여 견딜 수 있는지 확인해야 한다.

■ **경막외마취를 한 산부에게 열요법을 사용했을 때 주의사항**

- 체온조절의 변화는 경막외마취의 부작용이다(자궁이 수축하면서 내뿜는 신체 열 생성과 신체가 이를 조절하는 상황에서 생기는 불균형). 이 때문에 산부의 체온이 올라갈 수 있고, 태아에게 영향을 미칠 수 있다. 산부의 체온이 상승했는데, 따뜻한 타올로 산부의 몸을 감싸게 되면 온도가 더 올라갈 수 있다.

- 경막외마취를 한 산부는 감각을 잘 느끼지 못하므로 경막외마취 부위에는 절대 열요법 또는 냉온 찜질을 하지 않는다(그 부위에서 통증을 호소하더라도). 화상으로 이어질 수 있다. 경막외마취 사용 시 분만 관리에 대해서는 9장을 참고한다.

■ **열요법의 사용**

- 산부가 특정부위에 통증을 호소하거나 느낄 때
- 산부가 긴장하고 있거나, 근 긴장을 호소하거나 경험할 때
- 산부가 추워할 때
- 분만 2기, 회음부에 온찜질은 골반저 이완에 도움을 주고, 통증 완화에도 효과적이다.

■ **열요법의 금기**

- 산부가 열에 불편함을 호소하거나 열감이 있을 때
- 의료진의 판단 하에, 열요법을 시행하는 것이 산부에게 이롭지 않다고 판단될 때 산부의 감각지각이 변화된 신체부위에는 열사용을 금해야 한다.

냉요법 Cold

■ **방법**

- 허리 또는 회음부에 냉찜질 팩(cold compresses)을 올려놓거나, 얼음주머니, 얼린 젤 팩, 쌀주머니, 얼음이 담긴 라텍스 장갑, 차갑게 얼린 천, 차가운 음료수 캔, 냉동수가 담긴 플라스틱 병 또는 다른 차가운 물건을 사용할 수도 있다(그림 11.2a~c).
- 허리에 찰 수 있는 커다란 젤 팩을 제공한다(스포츠 의약품 공급업체에서 제공)(그림 11.2d). 임부는 움직이거나 걸어 다닐 수 있게 한다.
- 땀이 흐르는 얼굴, 손, 팔을 식히기 위해 차갑게 젖은 수건을 사용할 수 있다.
- 분만 2기 산부의 고통스러운 치질 완화를 위해 차가운 젤 팩 또는 얼린 물통을 항문에 올려놓을 수 있다(이 부위에 감각이 없지 않는 한).
- **주의사항**: 차가운 물건과 산부의 피부 사이에 언제나 한 두 겹의 천 또는 일회용 침대 패드를 둔다. 갑자기 차가운 물체가 피부에 닿으면 산부가 불편함을 호소할 수 있다. 이를 방지하기 위해 산부가 "시원하다"는 느낌에서 "차갑다"라는 느낌을 느낄 수 있도록 산부가 적응할 수 있는 속도로 냉요법을 진행한다.

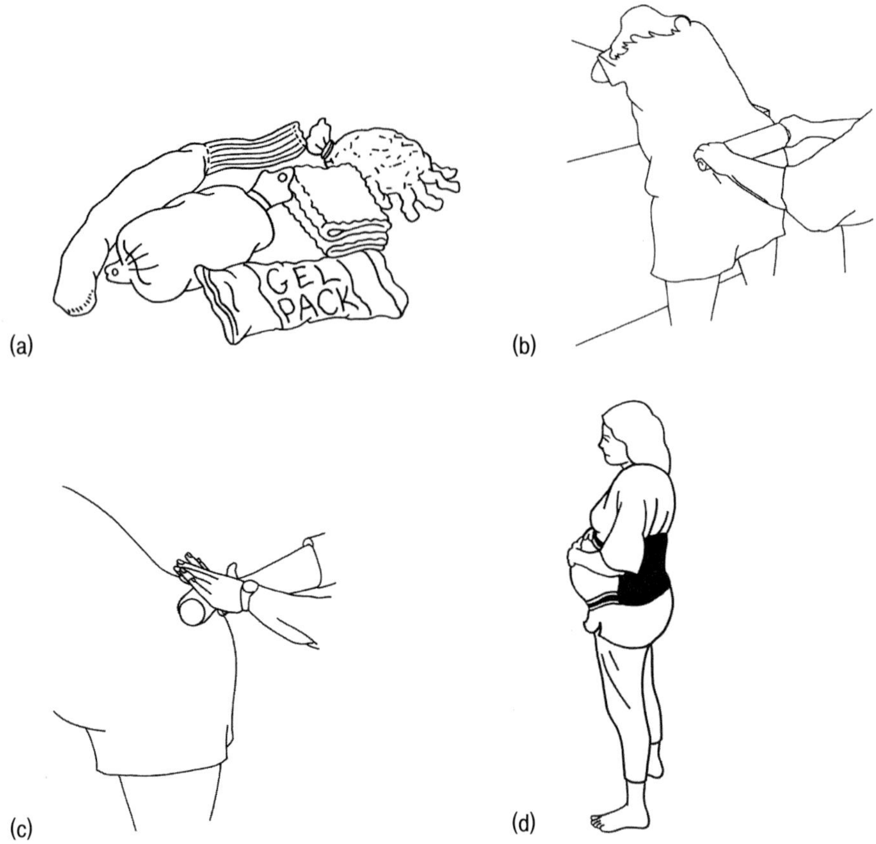

그림 11.2 (a): 냉요법, (b): 얼음을 넣은 굴리는 냉요법, (c): 차가운 음료수 캔을 이용한 굴리는 냉요법, (d): 허리에 찰 수 있는 차가운 팩을 이용한 냉요법

■ 냉요법의 효과

냉요법은 근골격계와 관절의 통증 완화에 특히 효과적이다. 냉요법은 근육경련을 낮춘다(온요법보다 효과가 오래 지속된다). 조직의 온도를 낮추어 부위의 감각을 떨어뜨리고 감각신경세포를 통한 통증 등의 충동전달을 늦춘다(냉요법에서 자주 나타나는 마비효과로 설명됨). 냉요법은 부종을 완화시키고, 피부를 시원하게 해준다.

■ 냉요법의 사용

- 산부가 요통을 호소할 때
- 분만 시 산부가 열이 심하거나, 땀을 흥건히 흘리거나, 열감이 있을 때
- 치질 때문에 산부의 통증이 극심할 때
- 출산 후, 산모의 회음부 부종이나 회음절개 부위의 통증을 완화하기 위해

■ **냉요법의 금기**

- 산부가 추위를 느낄 때, 온요법을 먼저 사용
- 임산부가 분만 중이나 산후에 냉요법 사용이 건강에 위협이 되는 문화권 출신일 때, 임산부에게 온찜질 팩을 선호하는지 냉찜질 팩을 선호하는지 아니면 둘 다 선호하지 않는지 확인
- 임산부가 냉찜질 팩 사용이 자신에게 도움이 되지 않거나 자극적이라고 말할 때
- 경막외마취 시 마취로 인해 영향을 받는 신체부위에는 냉찜질을 하지 않음. 피부가 상할 수 있음

분만 1기 동안 허리와 하복부에, 분만 2기에는 회음부에 온요법과 냉요법을 번갈아 사용하는 방법은 시각통증척도(visual analogue scale)로 사정한 결과 임부의 진통이 완화되었다는 최근 연구결과가 보고되었다.

수치료 Hydrotherapy

■ **방법**

- 샤워: 산부가 서 있거나 앉아서 쾌적한 온도로 샤워를 한다(그림 11.3). 산부가 원하는 부위에 샤워기를 가져간다(산부의 허리 쪽이나 몸통 쪽). 이동용 샤워 헤드가 고정된 샤워 헤드보다 원하는 신체 부위의 조준이 용이하다.

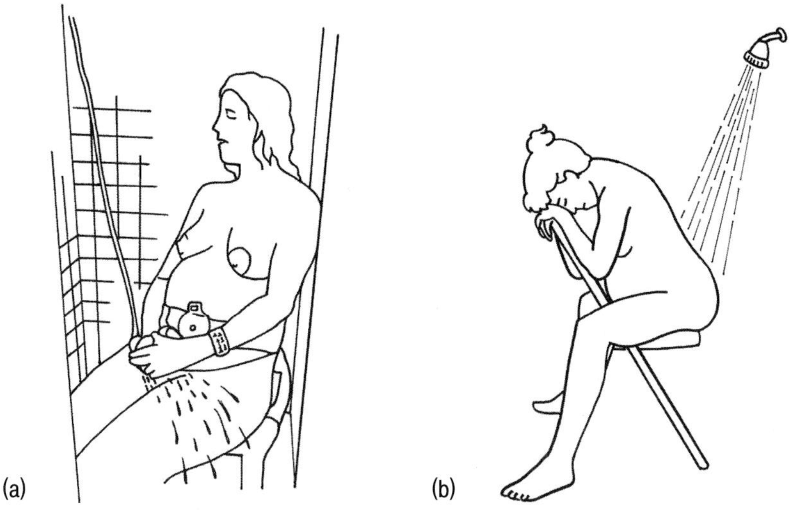

그림 11.3 **(a):** 산부의 복부 샤워(원격조정 가능), **(b):** 산부의 등 샤워

CHAPTER 11

- **수중요법(bath)**: 산부가 자세를 바꾸거나 배우자와 함께 들어갈 수 있을 정도의 충분한 공간을 가진 깊고 따뜻한 물이 담긴 통에 앉거나 무릎을 꿇거나 몸을 눕힌다(그림 11.4a~d).
- **주의사항**: 목욕물 온도가 37~37.5℃를 넘겨서는 안 된다. 온도가 높으면, 산부의 체온도 올라가며 이는 태아에게 빈맥이 오게 하는 원인이 될 수 있다. 산부는 30분 정도 목욕하고, 1시간 30분 후에는 목욕을 멈추어야 한다. 시간을 잘 지키면 목욕의 이점을 최대한 누릴 수 있다. 산부는 30분 정도 휴식을 취한 후 다시 욕조에 들어갈 수 있다.

■ 수치료 효과

수치료(샤워 또는 수중요법)는 근 긴장을 완화시키고, 통증과 불안을 극적으로 완화시키는 데 효과적이라고 알려졌다.

수중요법의 효과는 다음과 같이 요약할 수 있다. 수중요법은 부력감과 온기를 제공하며, 이는 즉각적인 통증 완화, 이완, 카테콜아민분비 감소, 옥시토신 분비 증가, 고혈압을 낮추는 효과가 있고, 분만진행이 급속하게 진행되도록 돕는다. 분만진행에 미치는 효과는 수심과 수온 등 다양한 변수에 따라 달라진다. 물이 어깨 깊이 정도거나 수온이 체온과 비슷할 때, 산통이 심할 때까지 기다렸다 물속에 들어갈 때 그리고 약 60~90분 정도 물속에 있을 때 가장 효과가 좋은 것으로 보인다.

■ 수중요법 사이에 주기적으로 휴식을 취해야 하는 이유

체액의 균형은 깊은 물에 잠김에 따라 변한다. 물에 담긴 신체부위에 가해지는 정수압(수심이 깊어질수록 증가)은 조직액을 혈관 내 공간으로 밀어 넣는다. 이것은 임산부의 혈액량을 증가시키고, 특히 가슴에서 체액조절 호르몬인 심방 나트륨이뇨호르몬(atrial natriuretic hormone, ANF)의 점진적인 방출을 유발한다. 시간이 지남에 따라 ANF는 바소프레신(또 다른 체액조절 호르몬)과 옥시토신의 생성을 포함한 뇌하수체 후엽의 기능을 억제한다. 물론 옥시토신 생산량의 감소는 진통(labor)을 둔화시킨다. 수중요법은 30분간 하도록 하며 1시간~1시간 30분 후 이러한 효과는 사라진다.

■ 욕조 안 또는 근처에서 태아감시를 진행하는 방법

손으로 잡고 하는 도플러 기기를 이용할 경우, 수중에서 사용이 가능한 모델을 이용한다. 상황이 여의치 않다면, 산부가 욕조에 있는 상황에서 복부를 들어 올려 검사를 진행하거나, 간헐적으로 검진을 위해 샤워장 밖으로 나올 수 있다(그림 11.4d). 지속적으로 산부를 감시하는 일부 병원에서는 구식의 유선 전자태아감시 자궁수축 변환기와 초음파 변환기(벨트 모니터) 및 물 밖에서 사용하는 원격 측정장치를 함께 사용한다(그림 11.4b). 이런 벨트 모니터들은 내수성이 좋고, 배터리형 원격 장치이기 때문에, 매우 낮은 전압으로 사용되고, 방수장갑 또는 긴 비닐로 센서가 감싸져 있어 산부와 태아에게 비교적 안전하다.

- **참고:** 기기 사용 전에는 병원에 있는 특정 장비가 물속에서 사용 가능한지, 추가적인 기기 손상은 없는지, 안정성 등에 관한 사항은 병원의 생체의학 또는 관련 기기부서에 문의한다.

유선 전자태아감시 자궁수축 변환기와 초음파 센서를 사용해 샤워나 욕조에서 지속적인 모니터링을 할 수 있다. 그림 11.3a와 11.4a 같이 산부의 복부에 벨트로 부착되어 있으나, 자체적으로 부착되어 있고 전선이 부착되어 있지 않다. 이것은 여성의 휴식, 목욕 또는 움직임에 대한 방해를 최소화할 수 있다.

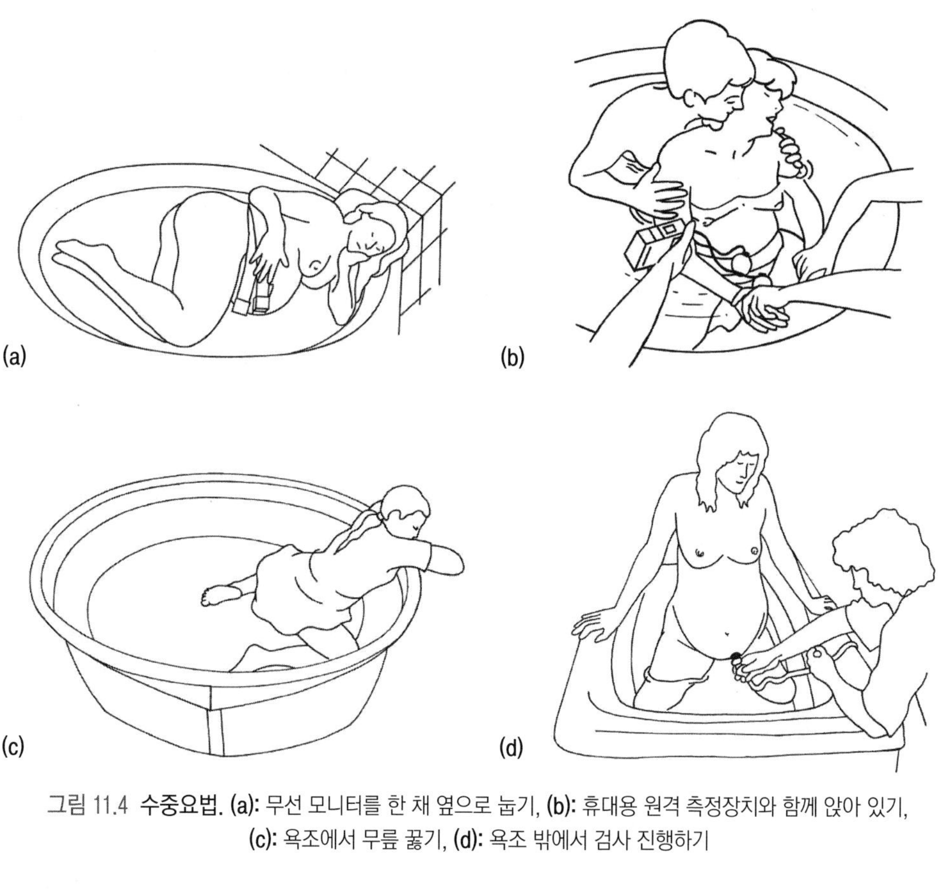

그림 11.4 **수중요법.** **(a):** 무선 모니터를 한 채 옆으로 눕기, **(b):** 휴대용 원격 측정장치와 함께 앉아 있기, **(c):** 욕조에서 무릎 꿇기, **(d):** 욕조 밖에서 검사 진행하기

■ **수치료의 사용**

- 임신성 고혈압이 있는 산부의 경우 침상휴식을 하면서 수치료를 진행한다.
  - 샤워: 분만 1기 또는 분만 2기 초기에 어느 때나 사용
  - 수중요법: 활동기 후기에 이용하는 것이 좋다(한 가지 예외, 뒷부분 참고). 활동기 전에 수중요법을 시도하면 진행이 느려지는 경우가 많기 때문이다. 수중요법은 때때로 조기수축을 멈추게 하거나 혹은 늦추게 하므로 일시적 휴식을 취하는 목적으로 추천된다. 자궁경부가 5cm 개대되기 전에 물에 들어가면, 분만시간이 길어지거나 옥시토신 투여의 필요성이 더 높아지는 것으로 알려져 있다. 미국의 수중분만 전문가인 Barbara Harper는 입욕시점에 대해 덜 엄격하다. 즉, 5cm 개대를 기다리는 것보다 결정은 산부가 하는 것이 좋다고 제안한다. 만약 물속에 있을 때 진행이 느려지면 분만진행이 확립될 때까지 밖으로 나오도록 한다. 이는 5cm 개대 전후에서 발생할 수 있다.
- 조기진통(preterm labor), 진통 전(prelabor) 또는 잠재기 때 깊은 물에 잠기는 것은 종종 앞에서 설명한 기전을 통해 수축을 일시적으로 중단시킨다. 이것은 산부가 조기진통이 있거나 지칠 정도의 긴 조기진통이 있는 경우에 적절할 수 있다. 그렇지 않으면 초기 분만진행 과정을 억제할 수 있기 때문에 바람직하지 않다. 산부가 활동기까지 기다렸다가 욕조에 들어가는 경우, 자궁경부 개대의 속도는 더욱 빨라지고 통증도 완화될 수 있다.

■ **수치료의 금기**

- 샤워
  - 임산부가 약물 또는 다른 이유로 균형을 잡지 못하거나, 제대로 서 있지 못하는 경우
  - 침상 안전을 취해야 하는 의학적 금기사항이 있을 때
- 수중요법
  - 활동기가 시작되기 전(진통의 속도를 늦추거나, 수축의 일시적 중단을 원하지 않는 한)
  - 출혈 또는 태아가사와 같은 의학적 금기사항이 있는 경우
  - 출산이 임박한 경우(수중분만을 산부와 의료인이 계획하고 있는 경우 제외)
  - 진통 완화를 위해 마취제 또는 경막외마취를 투여받은 경우

■ **활동기 시 수치료의 효과**

분만 1기에 수중요법에 따른 결과를 비교한 무작위 대조군 실험연구에 대해 최근 메타 분석을 진행했다. 분만 시 수중요법을 적용한 산부의 경우, 경막외마취 사용과 보고된 통증 사례가 상당히 적었다. 수술분만, Apgar 점수 5분 7점 이하, 신생아 중환자실 입원 또는 신생아 감염률에는 차이가 없었다. 무작위 대조군 실험연구에 따르면 난산으로 진단되었을 때, 수중요법은 인공양막파수와 옥시토신을 투여하여 진통을 촉진할 필요성이 현저히 줄어든다고 하였다. 수중에서 진통을 하는 것보다 수중분만이 더 많은 논란이 있으며, 지지자와 반대자가 확실하다. 수중분만에 대한 무작위 대조군 실험연구가 진행되고 있지만, 논쟁을 해결하기 위해서는 추가적인 과학적 평가가 필요하다.

분만 시 샤워의 효과는 체계적으로 연구된 바 없으나, 임상경험에 따르면, 많은 산부들이 근 이완과 통증 완화에 상당한 효과를 본 것으로 보고하고 있다.

접촉과 마사지 Touch and massage

■ **방법**

쓰다듬기, 산부의 어깨 또는 손 잡아주기, 볼이나 머리 어루만지기 등의 다양한 방식의 접촉은 짧은 시간 동안이어도, 산부에게 안정감을 주고, 비언어적 지지와 이해를 제공한다. 문화적 가치관의 차이로 인해, 가족, 친구 또는 같은 성별이 아닌 사람들에 의한 접촉은 산부가 거부감을 느낄 수도 있다. 산부가 이런 접촉에 느끼는 안정감도 또한 다르다. 따라서 돌봄제공자는 기술을 사용하기 전 산부의 허락을 구하고, 산부가 이런 접촉을 원하는지를 관찰해야 한다(즉, 돌봄제공자의 손을 잡으려 하거나, 임상적 처치 후 간단한 쓰다듬기에 긍정적으로 반응함). 돌봄제공자 역시 이런 접촉에 항상 익숙하지 않을 수 있고 불편하다면, 접촉을 시행하지 않는다.

분만 시 마사지는 이완과 통증 완화의 목적을 가진 접촉기술이다. 손, 발, 두피, 어깨, 허리 등 신체의 특정 부위를 마사지할 수 있다. 가볍게, 단단하게, 쓰다듬기, 주무르기 등 압력을 가해 마사지할 수 있다. 손을 사용하거나, 다양한 마사지 기구를 통해 진행 가능하며 오일, 로션 또는 파우더를 사용할 수도 있다.

본 장의 뒷부분에 "어깨, 허리, 손, 발을 위한 간단한 마사지 방법"을 참고한다.

■ **접촉이나 마사지의 적용**

- 산부가 긴장하거나, 두려움을 느끼고 불안해 할 때

- 산부가 특정 부위에 통증을 호소할 때(허리, 허벅지, 복부)
- 산부가 팔, 다리 통증을 호소하거나 지쳤을 때
- 돌봄제공자가 공감을 표하거나 산부를 안심시키고자 할 때

■ **접촉 또는 마사지의 금기**

- 돌봄제공자가 불편해하거나 마시지에 대해 숙련되지 못할 때
- 산부가 이런 기술을 선호하지 않거나, 도움이 되지 않는다고 생각할 때
- 문화적인 배경 때문에, 마사지를 받는 것을 원치 않을 때

■ **접촉과 마사지의 효과**

마사지의 효과에 대한 2개의 실험연구에서 산부의 배우자가 마사지에 대한 교육을 받아 20~30분 정도의 마사지를 분만 중 여러 번 제공한 경우, 마사지를 받은 군이 대조군보다 통증과 불안이 감소했고, 출산 경험도 더 긍정적이었다고 한다. 다른 4개의 실험연구는 분만 1기에 일반적인 간호와 더불어 마사지를 3번 제공받은 집단과 일반적인 간호만 제공받은 집단의 통증을 비교한 연구로 통증설문지를 사용하였다. 두 그룹간의 통증은 동일한 방법으로 평가되었는데 마사지를 받은 집단은 자궁경부 7cm 개대 전까지 통증을 덜 느꼈다고 하였다.

어깨, 허리, 손, 발을 간단하고 손쉽게 마사지하는 방법

How to give simple brief massages for shoulders and back, hands, and feet

산부의 어깨, 등, 손, 발등을 한두 번 짧게 (1~3분) 마사지해 주는 것을 산부가 좋아할 수 있다. 이완에 도움을 주고, 산부가 휴식을 취할 수 있게 한다.

다음의 일반적인 가이드라인을 따른다.

- 산부에게 언제나 허락을 구하고, 마사지 방식에 대해 설명한다.
- 손을 깨끗이 씻고, 따뜻하게 해 산부가 편안함을 느낄 수 있도록 한다.
- 냄새가 없는 마사지 오일 사용, 손에 조금 묻힌 후 짧은 터치로 오일을 손으로 데운다.
- 마사지를 시작한 후에는 끝날 때까지, 양손을 동시에 산부의 신체에서 떼지 않는다. 갑자기 손을 떼게 되면, 산부는 언제 다시 마사지를 시작하고, 다음 부위는 어디인지 확실하게 알지 못하기 때문에 불안을 느낀다.

■ **3개 부분의 어깨 미니 마사지**

- 적용: 산부가 긴장할 때 분만 시 어느 때나 – 자궁수축 동안 또는 자궁수축 간

- 마사지 금기: 산부가 만지기를 원하지 않거나, 마사지를 좋아하지 않는 경우
- 방법: 산부를 앉히고 앞으로 기대게 해, 팔이나 베개에 머리를 기대게 한다. 산부 뒤에 선다.
  - 파트 1: 산부의 목 근처 어깨 위에 손을 편안히 올려놓는다. 목에서 시작해 어깨 전체를 힘 있게 쓰다듬고, 다시 어깨에서 시작해 팔 위쪽까지 마사지한다. 팔 위쪽을 몇 번 주무르고(산부에게 쓰다듬기 또는 주무르기 강도에 대해 알려준다), 다시 목으로 돌아가 힘 있게 마사지한다. 이를 3~4번 반복한다.
  - 파트 2: 산부의 어깨 위에 손을 오므린 후, 어깨를 "주무르거나", 꽉 쥔 후 이완한다. 산부가 원하는 강도로 1~2분 정도 마사지를 진행한다(산부의 피드백을 받는다).
  - 파트 3: 한 손의 중지를 사용해, 어깨 위 부분에 깊은 원을 그리며 마사지한 후, 척추를 따라 작은 원을 그리며 마사지 한다. 한 부분당 15~30초로 마사지를 진행한다. 산부가 집중적으로 마사지 받고 싶은 곳을 알려줄 것이다.

■ **산부 등의 작은 부분에 "십자 마사지"**

- 적용: 자궁수축 동안 또는 자궁수축 간
- 방법(그림 11.5): 산부는 침대나 바닥에 무릎을 꿇거나, 출산용 공(birth ball)이나 다른 지지 기구의 도움을 받아 기댄다(산부가 침대에 있다면, 편안히 산부 등을 마사지할 수 있게 침대 높이를 조정할 수 있다). 산부가 무릎 통증을 호소할 수 있기 때문에,

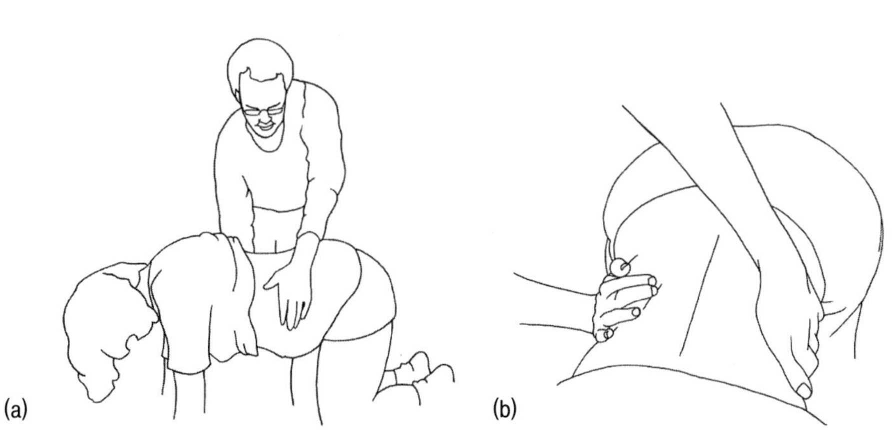

그림 11.5 **(a)**: "십자" 등 마사지, **(b)**: 자세히 본 "십자" 등 마사지

출처: Simkin P. [2008]. The Birth Partner: A Complete Guide to Childbirth for Dads, Doulas, and All Other Labor Companions, 3rd edition. Boston, MA: Harvard Common Press. Reprinted with permission.

무릎 보호대 또는 부드러운 패드 위에 무릎을 올려놓는 것도 좋은 방법이다(정원사들이 사용하는 푹신한 패드가 좋다).

산부 쪽을 바라보며 마사지를 시작한다. 산부의 허리를 관찰하여 허리가 좁아지는 구간을 찾는다. 산부의 갈비뼈 아래 허리의 가장 들어간 구간에 양손을 올려놓는다. 갈비뼈를 누르면 불편하기 때문에 누르지 않는다. 마사지 시행자의 오른손은 멀리 산부의 반대쪽 허리에 두고 손가락은 아래로 향하게 하며, 왼손은 손가락이 위로 향하게 하여 산부와 가까운 쪽에 둔다. 꽤 단단하게 허리 양쪽을 누르며 압을 가한다. 산부가 이 압력을 선호해야 한다. 그다음 분만과정 일정한 리듬으로 산부의 등을 좌우, 위아래로 단단히 쓰다듬는다. 한 손 위에 다른 손을 교차시켜 양쪽 허리의 원래 시작점으로 손을 이동시키고 같은 압력으로 허리를 누른다. 이런 십자 동작(criss-cross)을 산부가 원할 때까지 반복한다. 산부의 옆구리에 가해지는 압박은 많은 안도감을 가져다준다. 분만진통 중이나 분만진통 사이에 얼마든지 할 수 있다.

■ **손 마사지 "압박과 마찰"(그림 11.6)**

이 마사지는 산부의 팔까지 쭉 올라가면서 손을 편안하게 한다. 그리고 손바닥에 압력을 주어 통증을 완화해주는 이점도 있다.

- 적용
  - 수축 동안과 수축 사이
  - 수축 시 손을 꽉 쥐고 있거나, 침대 난간이나 침대보를 잡고 있을 때
- 방법: 산부를 바라보고, 산부보다 살짝 위쪽에 위치해 앉거나 서 있는다. 산부에게 팔에 힘을 빼라고 하고 양손으로 산부의 한 손을 잡는다. 엄지의 전체 부분이 산부의 팔목의 뒤에 나란히 위치할 수 있게 잡고, 손톱을 사용하지 말고 손가락 지면으로 산부의 손목을 주무른다.

손을 움직이지 말고, 분만과정 압박을 증가하며, 산부에게 "너무 세게" 누른다면 말해달라고 요청한다. 산부는 생각보다 센 압박을 원할 수 있다. 산부가 적당하다고 생각되는 압박의 강도를 유지하면서, 손을 분만과정 옆으로 단단하게 주무른다(엄지 끝을 포함해 엄지 아래쪽 면을 모두 포함). 산부의 손에서 떼었다 붙였다를 반복한다. 산부 손등에 마찰과 손바닥의 압력을 가하면서 마사지를 한다. 시작점에서 엄지를 번갈아 교체하고, 10번 반복한다.

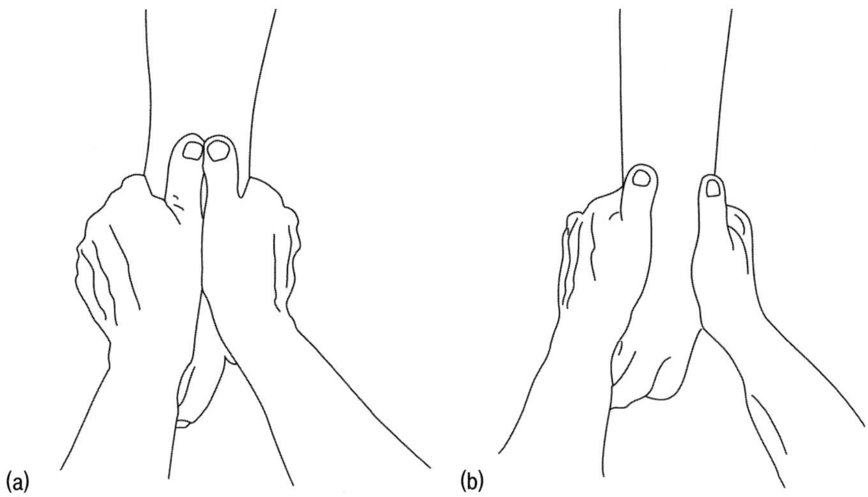

그림 11.6 **(a)**: 엄지를 붙인 상태로 진행하는 손 마사지, **(b)**: 엄지를 떨어트린 채로 진행하는 손 마사지

출처: Simkin P. [2008]. The Birth Partner: A Complete Guide to Childbirth for Dads, Doulas, and All Other Labor Companions, 3rd edition. Boston, MA: Harvard Common Press. Reprinted with permission.

- 주의사항: 산부의 손이 부었거나 손목터널증후군(압박을 가할 때, 손에 짜릿함 또는 마비 증상이 심해질 때), 최소한의 압박으로 마사지를 진행하기 원하거나, 마사지를 받고 싶어 하지 않을 수 있다.

■ **3개 부분의 발 마사지**

- 목적: 오랜 시간 서 있거나 걸은 후 나타나는 피로, 발의 통증 완화와 순환촉진을 위한 마사지
- 적용: 수축 사이 진행하거나, 발에 피로가 쌓였다고 산부가 호소할 때
- 방법
  - 파트 1: "압박과 마찰"(그림 11.7). 위에 설명한 손 마사지와 비슷하다. 산부는 다리를 신장한 채 침대에 앉는다. 의료진은 양손으로 한쪽 발을 잡는다. 엄지손가락 지면이 서로 닿을 수 있게 발을 잡는다. 손톱을 사용하지 말고 손바닥으로 발바닥을 누른다. 산부가 선호하는 압박의 세기로 발을 꽉 쥔다. 산부가 생각보다 센 압을 선호할 수 있다. 압력을 유지하고, 엄지를 좌우로 움직이고 발에서 손을 떼며 마사지한다(그림 11.7). 발바닥 압박과 산부 발등의 마찰을 함께 이용해 마사지한다. 시작점에서 엄지를 번갈아 움직이며 10번 반복한다.

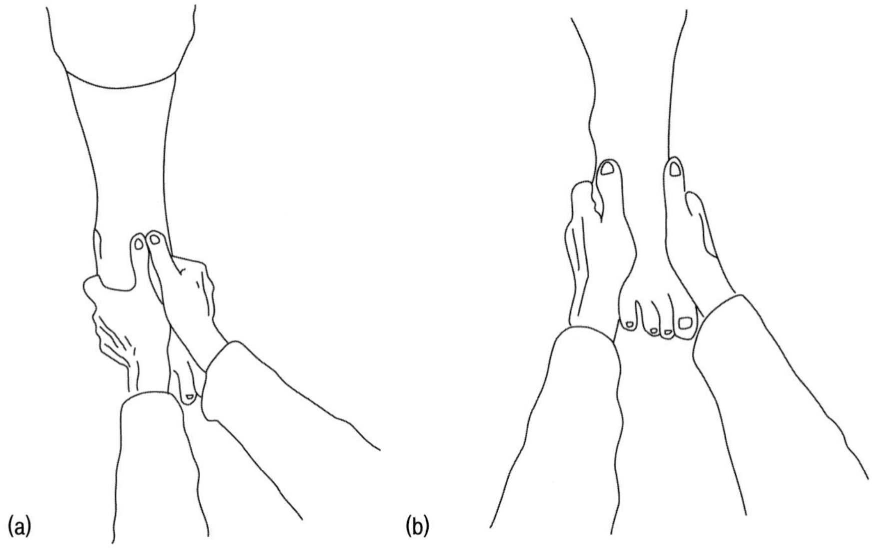

그림 11.7 **"압박과 마찰" 발 마사지**

출처: Simkin P. [2008]. The Birth Partner: A Complete Guide to Childbirth for Dads, Doulas, and All Other Labor Companions, 3rd edition. Boston, MA: Harvard Common Press. Reprinted with permission.

- 파트 2: "사과 쥐어짜기(squeezing the apple)"(그림 11.8). 오른발을 마사지한다면 오른손을 사용하고, 손 뒤꿈치를 이용해 족궁과 발꿈치 안을 누른다. 발꿈치를 손톱으로 누르지 않는다. 발을 사과 또는 테니스공을 쥔다고 생각한다. 사과 또는 테니스공을 쥐어짠다고 생각하면서 쥐어짜고 이완하기를 여러 번 반복한다.

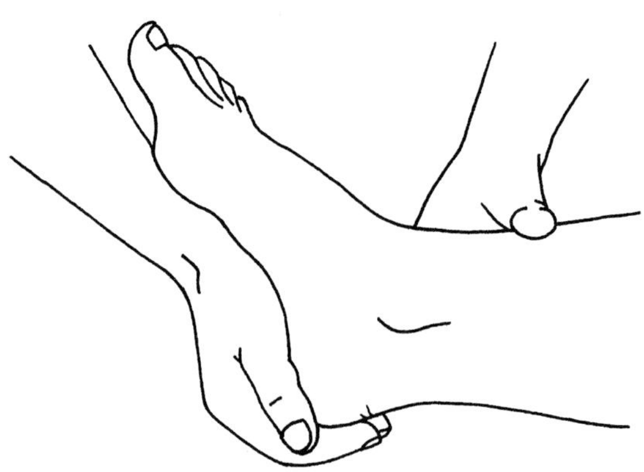

그림 11.8 **"사과 쥐어짜기" 발 마사지**

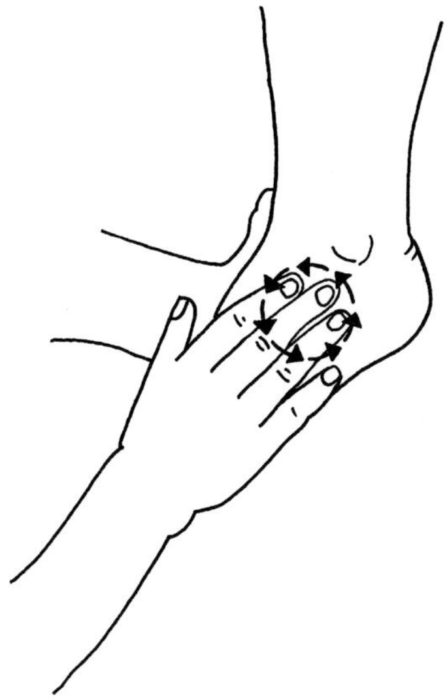

그림 11.9 **손가락 끝으로 하는 깊은 마사지**

- 파트 3: 손가락 끝으로 깊은 원 그리며 마사지하기(그림 11.9). 산부의 왼발 마사지할 때 이 설명을 참고한다. 오른발을 마사지할 때도 적용해도 무방하다. 왼손으로 산부의 왼쪽 발바닥을 잡는다. "매직 스폿(magic spot)"이라고 불리는 발목 바로 아래 발 윗부분에 오른손의 검지, 중지, 약지를 올려놓고 깊은 원을 그리며 마사지한다. 산부의 발 바깥 부분으로 중심에서 살짝 벗어난 곳을 마사지한다. 산부에게 마사지가 어떤지 묻는다. 필요하다면 발 전체 부분을 마사지한다. 산부의 피부를 마사지한다기보다는 근육과 뼈를 마사지한다. 30~60초 동안 진행한다.

  3단계 마사지를 마쳤으면 다른 쪽 발로 반복한다. 그러면 산부는 더 잘 걸을 수 있다.

  연습 후 이런 마사지를 쉽게 배울 수 있으며 짧은 시간 내에 편안함과 관심을 줄 수 있다.

지압 Acupressure

■ 방법

그림 11.10에 나온 지압 지점에 압력을 가한다. 수축을 향상시키고, 진통을 완화하는데 효과적이라고 알려져 있다.

- 10~60초 동안 손으로 지압 부분에 압력을 가해 누른다. 다음 압력을 가한 시간만큼 (10~60초)의 휴식시간을 가진다.
- 최대 6회 동안 지압을 반복한다. 이 시간 동안 수축이 촉진될 수 있다.

■ **지압의 효과**

지압은 침술 이론에 기반하고 있다. 침술 이론은 특별한 건강문제로서 분만진행이 느리거나 심한 진통 시 신체의 특정한 경혈을 따라 흐르는 기(energy flow)가 막혀 나타난다고 주장한다. 이 막힘을 뚫어, 조화를 찾고, 신체가 제 기능을 찾도록 돕는다.

■ **지압의 적용**

- 며칠 내에 유도분만을 해야 할 때 고려해 본다. 산부가 유도분만을 피하고 싶을 때 분만 시작에 대한 조치로 자가 관리를 할 수 있다. 그러나 조산사 또는 의사와 이에 대해 상의를 한 후 시행할 수 있다.
- 분만 시, 수축이 좀 더 자주 오기를 원하거나 필요할 때 시작한다.
- 심한 진통에도 불구하고 분만진행이 되지 않을 때 시작한다.

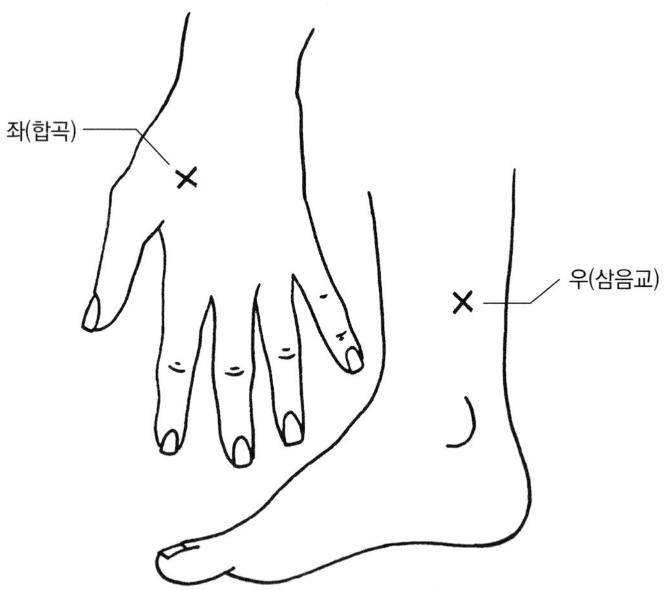

그림 11.10 **지압 부위.**
(좌) 손의 합곡 부위(ho-ku point): 손의 간(liver) 4번 위치, 손등에 엄지와 중지가 만나는 중수골(손허리뼈, metacarpal bones)가 있는 곳, **(우) 발목의 삼음교(三音交):** 발목의 비장(speen) 6번 위치(정강뼈), 안쪽발목 복숭아뼈(내측복사, medial malleolus) 위 손가락 4개 위치, 정강이에 압력을 대각선으로 가한다. 이 부위는 매우 부드러울 것이다.

■ **지압의 금기**

- 만삭 전 임신기간 동안(유도분만을 계획한 경우 제외)은 조기진통의 원인이 될 수 있다. 분만 전 산부 스스로 지압법을 시행하지 않도록 권장한다.
- 의사 또는 조산사와 상의하지 않은 경우

■ **지압의 효과**

3개의 무작위 실험연구에 따르면, 지압의 효과는 가벼운 피부 경찰법(문지르기)과 치료 없이 단지 대화만 시행한 중재를 비교하였을 때 시각적 통증척도 측정 결과, 진통완화에 효과적이었다고 한다. 3가지 실험연구 중 한 실험의 경우, 지압을 적용한 집단에 속한 36명의 산부 중 5명에게 마취제를 투여했고, 대조군에 있는 39명의 산부 중 10명에게 마취제를 투여했다. 통계적으로 유의한 연구 결과로 인정하기에는 표본 수가 적었다.

이러한 소규모 실험들은 부작용 없이 지압의 효과에 대한 가능성을 보여준다. 효과성은 아직도 의문이지만, 이런 기술은 간단하고, 앞서 설명된 방식으로 진행할 때 인체에 무해하다. 진통이 심하고 분만진행이 부적절하다면, 시도해 보는 것도 효과적이다.

침술요법 Acupuncture

고대 동양의 침술요법은 서양의 산부간호에서 제한적으로 사용되고 있다. 주로 둔위를 두정위로 돌리고, 진통을 완화하고, 분만을 유도하기 위해 사용되어 왔다. 이러한 모든 요법들은 과학적 평가를 받았다. 그러나 다른 요법들, 즉 진통촉진과 혈압조절에서의 사용은 서양의 과학적인 검증을 거의 받지 못했다. 통증 완화와 분만유도에 침술이 어떻게 효과적인지, 분만에서 침술요법에 대한 과학적 연구 결과에 대해서는 8장을 참고한다.

둘라, 간호사 또는 조산사의 지속적인 분만 지지

Continuous labor support from a doula, nurse, or midwife

20세기 후반까지, 산부의 간호를 책임지는 주된 사람들은 배우자를 포함해 간호사와 조산사로 지정되어 있었다. 의료전문가들은 다른 바쁜 업무 때문에 배우자, 간호사, 조산사에게 분만 지원을 기대하였으며, 산부간호는 지시 없이도 쉽게 행할 수 있는, 즉 전문성이 필요 없는 업무로 생각하였다. 배우자는 분만과정 동안 산부에게 침착하고 유능한 "코

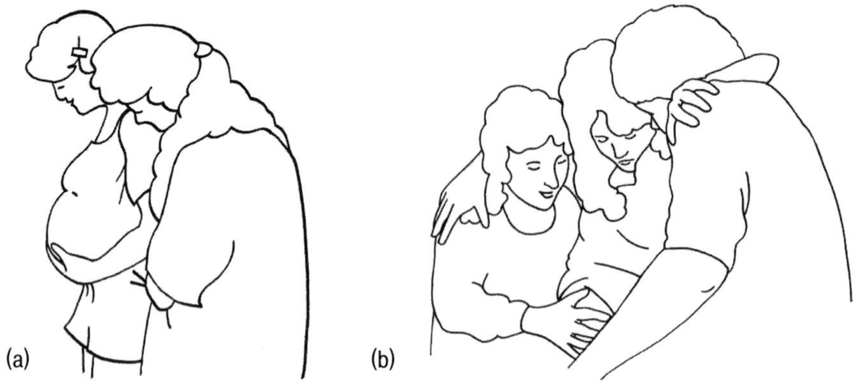

그림 11.11 (a): 산부를 돕는 둘라, (b): 산부와 배우자를 돕는 둘라

치"로서 충분하다고 생각하였다. 그러나 최근 둘라에 관한 연구에서는 둘라뿐만 아니라 배우자 등의 업무가 비임상적 분만도우미로서 효과적이지만, 산부의 모든 요구를 지원할 수 있는 직무의 하나로 "추가"할 수는 없다고 하였다. 둘라는 출산에 대해 숙련된 사람이고, 분만에서 출산기간 동안 산부와 배우자를 도와 분만과정을 진행한다(그림 11.11). 둘라는 지속적인 정서적 지지, 신체적 안정, 비의학적인 조언을 제공하며, 산부가 현명한 의사결정을 내릴 수 있도록 정확한 정보를 제공하고 있다. 간호사 또는 출산 교육자가 둘라가 되는 경우도 있지만, 대부분의 둘라는 의학적 경험이 없는 사람들이다.

둘라가 산부를 도울 수 있는 방법 How the doula helps

둘라들은 매 수축 시 산부를 도우며, 안정과 칭찬, 응원 등을 적절하게 산부에게 제공한다. 또한 산부를 지원하고, 산부를 안심시키는 조언을 제공한다. 둘라는 교대근무 없이 쉬지 않고, 출산 후까지 산부 곁에서 분만을 도우며, 의학적 처치를 하지 않는다. 둘라는 산부와 배우자의 정서적 안녕과 신체적 안정을 위해 일한다. 일부 병원이나 의료기관은 둘라를 고용해 산부를 돕게 한다. 산부들의 입원과 동시에 둘라도 일을 시작하며, 산부들과 개인적으로 만난다. 일부 둘라는 자원봉사자이다.

북미에서 둘라는 DONA 국제기관(이전 북미의 둘라), 세계출산교육협회(the International Childbirth Education Association, ICEA), 분만 · 출산 · 산후전문가협회(the Childbirth And Postpartum Professional Association, CAPPA—To Labor)에서 인증을 받는다. 둘라에 대한 역할은 유럽, 호주, 뉴질랜드, 아시아에서 점차 확대되고 있다. "영국둘라협회(Doulas UK)"는 영국 내에서 일하는 둘라를 지원하고 대표한다.

■ **둘라의 이용**

둘라는 언제든지 이용 가능하며, 산부가 둘라의 서비스를 원할 때 활용한다.

■ **둘라의 비이용**

산부가 둘라의 간호를 받고 싶지 않다면 둘라를 이용하지 않는다.

■ **둘라의 효과**

최근에 16개국에서 15,000명 이상의 산부를 대상으로 지속적인 분만 지원을 연구한 22개의 무작위 대조군 실험연구에 대한 체계적 문헌고찰을 진행했다. 연구자들은 둘라에 의해서 지속적인 분만 지원을 받은 산부들이 유익한 결과를 얻었다고 하였다. 즉, 서비스 제공자가 임상간호에 책임이 있는 의료인이거나, 산부의 지인이 아니었다. 둘라 또는 다른 비의료인에 의해 간호를 받은 경우, 제왕절개율이 28% 감소했고, 분만 촉진을 위한 합성 옥시토신의 사용이 31%나 줄었으며, 9%의 산부는 진통제를 아예 사용하지 않았으며, 부정적인 분만 결과는 34% 미만이었다. 북미를 중심으로 둘라와 간호사의 지속적인 지원에 대한 무작위 대조군 실험연구에 대한 다른 체계적 문헌 연구에서도 비슷한 결과를 보였다. 가장 많은 혜택을 받은 경우는 간호사보다는 둘라의 보살핌을 받은 여성, 분만 활동기 때보다 분만 초기에 지원을 받은 여성, 사랑하는 사람과 동행하지 않은 여성 등이었다.

분만 지원자로서의 간호사와 조산사의 역할

What about staff nurses and midwives as labor support providers?

"간호사가 산부를 위한 질 높은 분만 지원을 하기 위해서는 시간 부족과 지식 부족의 두 가지 장애를 극복해야 한다."

많은 산과 간호사와 조산사의 경우 분만 지원 역할을 즐기고, 숙련되어 있다고 하지만 대부분의 교육프로그램에서 분만 지원에 대한 술기의 우선순위가 높지 않기 때문에 이러한 기술에 대한 지식이 거의 없다. 유능하고, 사려 깊은 간호사라도 산과적 결과를 향상시킬 수 있는 지속적인 간호를 언제나 제공할 수 있는 것은 아니다. 특히 한 명 이상의 분만 산부를 책임지거나, 산부의 병실 밖에서 벌어지는 임상적이거나 "간접적인" 환자간호 업무를 동시에 맡고 있는 경우 더욱 그렇다. 미국과 캐나다의 13개 병원에서 출산한 6,915명의 여성을 대상으로, 분만 지원 제공자로서 간호사의 역할에 대한 평가를 위해 무작위 대조군 실험연구가 진행되었다. 참여한 모든 병원은 실험군에서 가장 수준 높은 의료적 중재를 시행하고 있었다. 지원받은 집단의 경우, 특별 교육을 받은 간호사들로부터 지속적인 지원을 받았고, 간호사들은 자발적으로 간호를 제공했다. 대조군은 "일상적인" 간호를 받았다. 두 집단 간의 결과가 크게 다르지는 않았지만, 실험군의 경우 출산 후 7주차에 만족도가 대조군보다 더 높았고, 지속적인 태아감시도 적게 이루어졌다. 저자들은 결과에서 큰 차이가 없는 이유가 이미 실험 상황에 참여한 산부들의 경우, 지속적인 태아감시, 경막외마취, 분만 촉진을 위한 유도 등 전문적인 관리를 시행하고 있었기 때문이라고 주장한다. 일반적으로 전문적 관리가 이루어지는데 익숙한 간호사들을 대상으로 실험을 진행했기 때문에, 두 집단 간 차이는 경미했다고 주장하였다.

조산사들의 경우 어떠할까? 산부인과 의사가 진행하는 일상적인 관리와 비교해보면, 조산사들이 출산의 사회심리적 측면에 초점을 맞추며 일대일 관리를 지속적으로 하는 경우 더욱 이상적인 결과가 나왔다. 북미에서 조산사와 둘라의 수가 증가하고 있지만, 아직까지 소수이다(1장 참고). 따라서 조산사들의 이점을 대부분의 북미 산부가 경험하지 못하고 있는 실정이다. 다른 나라의 경우, 조산사들이 산부의 일차의료인으로 역할을 수행하고 있다.

지지적 간호에 전념하고 있는 많은 간호사들은 산부 곁에 오래 머물지 못하는 데에 좌절하기도 한다. 한 명 이상의 산부를 전담하여 간호해야 하고, 업무 처리량이 너무 많기 때문에 바쁘다. 또한, 의료적 책임에 우선순위를 두어야 한다. 이런 상황 때문에, 많은 출산 산부(laboring woman)들에게 의학적 중재가 낮은 분만관리(a low-intervention birth)와 숙련된 정서적 지지 또는 가이드라인을 제공하지 못하게 된다.

이런 정서적 지지 부족이 난산을 야기하는지는 추측일 뿐이다.

사회심리적 안위관리 Psychosocial comfort measures

2장은 분만을 위한 안전한 환경의 중요성과 분만진행 과정에 영향을 미치는 외부 요소에 대해 다루고 있다. 교란, 공포, 불안 등의 분만을 저해하는 요소와 스트레스 호르몬(카테콜아민)의 과도한 분비가 어떻게 자궁과 태반 기능에 영향을 미치는지도 다룬다. 또한, 분만 환경에 적응할 수 있는 보편적이고 기본적인 가이드라인과 산부가 어떻게 분만 환경에 적응하는지 기술하고 있다.

10장과 11장 초반에서는 산부에게 편안함을 제공하고 분만진행을 향상시키기 위해 취할 수 있는 신체적 관리에 대해 다루었다. 이 장에서는 산부의 고통을 진정시키고 정서적 안정감을 높이는 구체적인 사회심리적 안위조치를 제시한다.

산부의 정서상태 사정하기 Assessing the woman's emotional state

산부의 외부적인 조건을 관찰하는 것만으로 산부의 건강을 완벽히 사정할 수는 없다. 예를 들어, 수축 시 조용하고, 침착한 산부는 편안하고, 자신감 있는 것처럼 보이지만, 실상, "마음속으로 소리를 지르거나" 또는 "간신히 참고 있는 것"일 수도 있다. 몸을 움직이거나 소리를 내면, 모든 통제력을 잃게 될 것 같아 조용히 참는 것이다. 소리를 지르고 활동적인 산부가 "고통을 멈춰주세요."라고 감정을 솔직하게 표현하고 풀어줄 수 있을 때 평온하고 안전함을 느낀다. 산부의 건강을 사정하는 가장 좋은 방법은 산부에게 질문하는 것이다.

때로는 수축 사이 산부에게 "수축 시 어떤 생각이 드세요?"라고 물어보는 것이 도움이 될 수 있다. 산부의 답변을 기반으로 정서적 요구가 어떤지 고통스러운지 분만과정을 잘 견뎌내고 있는지 알 수 있다. 이 책에 배운 내용을 기반으로 산부에게 적절한 정서적 지지를 제공할 수 있다. 유일하고 중요한 연구에서 산부가 잠재기 때 이런 질문에 잘 견뎌내고 있는 것처럼 보이지만, "수축 시 어떤 생각이 드세요?"라는 질문에 부정적으로 대답하고 괴로워 보인다면 아마도 카테콜아민이 과도하게 분비되고 있다는 것을 의미한다. 이는 분만지연, 불안정한 태아심음, 태아가사, 참을 수 없는 진통 및 고위험 중재의 가능성이 높아질 수 있다고 하였다. 활동기 또는 이행기 때는 이 내용은 해당되지 않는다. "저자들은 잠재기가 분만의 정신생물학적 측면에서 중요한 시기이며, 이 시기의 통증이나 인지적 사고는 분만 효율성과 산과적 결과에 영향을 미치는 중요한 요소라고 결론지었다." 따라서, 산부의 생각을 사정하여 스트레스 요소를 제거하고 완화하는 것은 중요한 목표이다. 분만 초기에 산부가 임상적 관리를 필요로 하지 않을 때 특히 그러하다. 다음은 산부의 정서적 건강을 증진시키고, 스트레스를 완화할 수 있는 방법들이다.

■ **안심과 위안을 주는 감각자극 제공하기**

- 산부가 좋아하는 음악 틀어 주기
- 손을 잡아주거나, 마사지 해주기, 손등 문지르기
- 산부에게 편안함을 주는 조명
- 산부가 좋아하는 주스 또는 얼린 음료수
- 기분 좋은 향이 나는 핸드크림 또는 마사지 오일
- 산부가 전자태아감시 심박동을 듣고 안심한다면 들려주고, 원하지 않으면 소리를 낮춘다.

■ 안심시키고, 칭찬해주기

- 어떤 감정을 겪고 있는지 질문하기. 이유를 듣고, 이런 감정들이 드는 것은 정상적이라고 산부 안심시키기. "몸이 제일 잘 알아요.", "어려운 일 하고 계신다는 것을 알고 있답니다. 분만진행이 원활하다는 뜻입니다."
- 산부와 배우자를 위한 안위조치 제안하기
- "잘 하고 계세요. 완벽해요. 추가적인 조치는 필요 없어요. 맞게 하고 계세요." 등의 격려하기
- 산부가 궁금해 한다면, 감시 추적 장치에 대해 설명하기. 정보공유 정도에 대해서 산부 의견 존중하기
- 다른 산부들은 힘줄 때 소리를 지르거나, 원하는 것을 소리 내어 말하는 게 도움이 되었다고 알려주기. 문화적으로 적합하다면, "어느 시점에서 당신도 효과를 보실 수 있어요."라고 말해주기
- 특히 분만 초기에 긴장을 유발하는 생각들을 하지 않도록 돕기. "당신이 느끼는 강한 수축이 자궁경부를 열리게 하고, 아기를 밖으로 내보내고 있어요. 잘 하고 계세요."

■ 두려움을 일으키는 감각을 제거하고, 행동 자제하기

- 산부 병실의 문을 닫고, 다른 산부의 목소리가 들리지 않게 조용한 환경을 만든다.
- 산부가 원하지 않는다면, 중재를 최소화하기(특히 고통스럽거나 침습적인 중재)
- 의료인들 간의 산부 상태에 대한 논의 내용을 산부가 듣지 못하게 한다. 정서적으로 중립적인 용어나 정보는 산부를 불안하게 할 수 있다.
- 산부를 긴장시키는 이가 산부 곁에 있다면, 그 사람을 밖으로 보내기를 원하는지 산부에게만 조용히 물어본다. 그 사람에게 심부름을 시키거나, 간식을 가져다 달라고 한다. 필요하다면, 그 사람에게 다른 곳에서 출산과정을 기다려 달라고 부탁한다.
- 아이들이 있다면 아이들을 돌볼 수 있는 사람과 같이 있도록 한다. 산부나 배우자가 분만에만 집중할 수 있도록 한다.
- 불필요한 의료인은 산부의 병실에 있지 않는다.
- 사생활이 보호되고 방해 없는 환경을 만든다.
  - 일부 산부들은 나체 또는 거의 옷을 입지 않은 상태를 무서워하거나 부끄러워할 수 있다. 산부의 등을 덮을 수 있는 옷이나 가운을 준비한다. 일부 여성들은 분만 시 자신이 집에서 가져온 옷을 입고 싶어 할 수도 있고, 어떤 산부는 옷을 입고 싶어

하지 않을 수 있다.
- 커튼과 문을 닫는다.
- 산부의 병실에 들어갈 때 모든 이는 노크를 한다.
- 때로 산부에게 프라이버시가 필요할 수 있다. 방해 없이 분만의 사회 · 심리적 과정을 보낼 수 있는 작고 자유로운 공간이 필요하다. 산부에게 문을 닫고 화장실에서 일정 시간을 보내라고 권장한다. 프라이버시가 보장된다면, 분만진행이 때론 원활하게 진행될 수 있다. 분만 2기에 "주저함(holding back)"을 느끼는 많은 여성들은 화장실에서 골반기저근을 이완시킬 수 있다.

- 태아가 갑자기 태어날 것을 산부가 걱정한다면, 압박이 심하게 가해질 경우, 화장실에 있는 호출버튼을 누를 것을 지도한다.
- 산부가 자연스럽게 반복적인 동작, 소리, 자세 변화 등의 대처행동을 할 수 있게 장려하고 응원한다("○○님, 편안한 자세와 소리를 찾아가고 계세요.")
- 특정한 행동이 산부에게 도움이 되는지, 아니면 단지 고통의 표시인지 확실하지 않다면 "진통하는 동안 손을 흔드는 행동이 도움이 되셨나요?"라고 비판적이지 않게 질문할 수 있다.
- 수치료의 사용을 장려한다. 많은 산부들이 샤워 또는 목욕에서 긴장을 푼다.
- 산부가 조용히 자신만의 세계에 집중한다면, 질문과 처치들로 방해하지 않도록 한다.
- 산부가 동작, 호흡, 목소리 내기 등 패턴을 잃어버린다면, 돌봄제공자는 눈을 마주치고, 편안하고 부드러운 말투로, 고개를 끄덕이고, 손을 리드미컬하게 움직이며 산부가 돌봄제공자의 리듬에 맞추어 자신의 리듬을 찾을 수 있도록 돕는다(산부가 이전에 가지고 있는 리듬과 유사하게 해야 한다).
- 분만 전기와 분만 1기 잠재기를 도울 수 있는 4가지 방법에 대해서는 "4장 집에서 분만전기와 잠재기를 보내는 산부를 위한 지지 방법"을 참고한다. 분만 1기 활동기에 나타나는 정서적 난산에 관해서는 5장의 "활동기 시 정서적 난산의 징후", 6장을 통해 정서적 난산과 분만 2기 "방해, 억제, 제지"에 대한 내용은 "분만 2기 대처의 중요성"을 참고한다.

요통 완화를 위한 기술과 기구 1
TECHNIQUES AND DEVICES TO REDUCE BACK PAIN 1

역압 Counterpressure

■ 방법

- 진통 때 산부의 배우자는 손을 펴거나 주먹을 쥐고 지속적으로 산부의 천골부위를 압박한다(그림 11.12).
- 산부는 배우자에게 어디에 압력을 가하고(통증이 가장 심한 곳) 어떻게 역압을 가할지 알려준다.
- 필요시 배우자는 산부의 고관절 앞에 역압을 주지 않는 다른 손을 두고(전 장골극의 위쪽) 산부가 균형을 잡을 수 있도록 돕는다.

■ 역압의 효과

역압이 요통이 있을 때 어떻게, 왜 효과적인지는 명확히 밝혀지지 않았다. 역압은 골반의 모양을 변화시켜 후방두정위나 부동고정위 태아의 후두부가 천골관절에 가해지는 압력으로 인한 통증을 충분히 완화할 수 있다. 산부에게 인기가 있는 것으로 판단하면 모든 돌봄제공자들은 파트너에게 역압하는 방법을 알고 가르칠 수 있어야 한다.

■ 역압기술의 적용

산부가 요통을 호소할 때

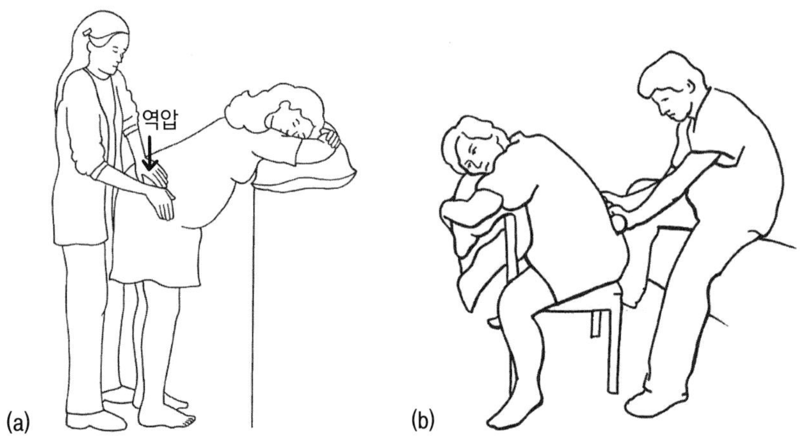

그림 11.12 (a): 역압, (b): 테니스 공으로 역압

■ **역압기술의 금기**

산부가 역압이 도움이 되지 않고, 불편하다고 호소할 때

양쪽 엉덩이 짜기 The double hip squeeze

■ **방법**

- 한 명 또는 두 명의 사람이 양쪽 엉덩이 짜기를 진행한다. 배우자가 진행한다면, 배우자는 산부의 둔근 위 고관절 바깥부분에 손을 올려놓는다(산부의 장골능 아래 엉덩이 "살집이 가장 많은" 부위). 손바닥의 전체를 이용해 골반의 중심 안쪽으로 역압을 가하며(손 뒤꿈치만을 사용하지 않는다), 수축 내내 진행한다(그림 11.13). 역압과 같이 산부가 압박의 강도를 정하고, 배우자의 손이 어디에 위치하는지 정한다. 배우자에게 이는 고된 일이다. 만약 산부가 원하는 만큼 기술을 지속할 수 없을 경우, 다른 이의 도움을 받아 두 명이 참여하여 양쪽 엉덩이 짜기(뒷부분 참고)를 진행하는 것이 좋다. 만약 다른 이가 도와줄 수 없다면, 한 손만 사용하는 양쪽 엉덩이 짜기를 몇 차례 수축기 동안 사용해 배우자가 휴식을 취하는 게 중요하다. 그 후 산부에게 더 필요한 시간

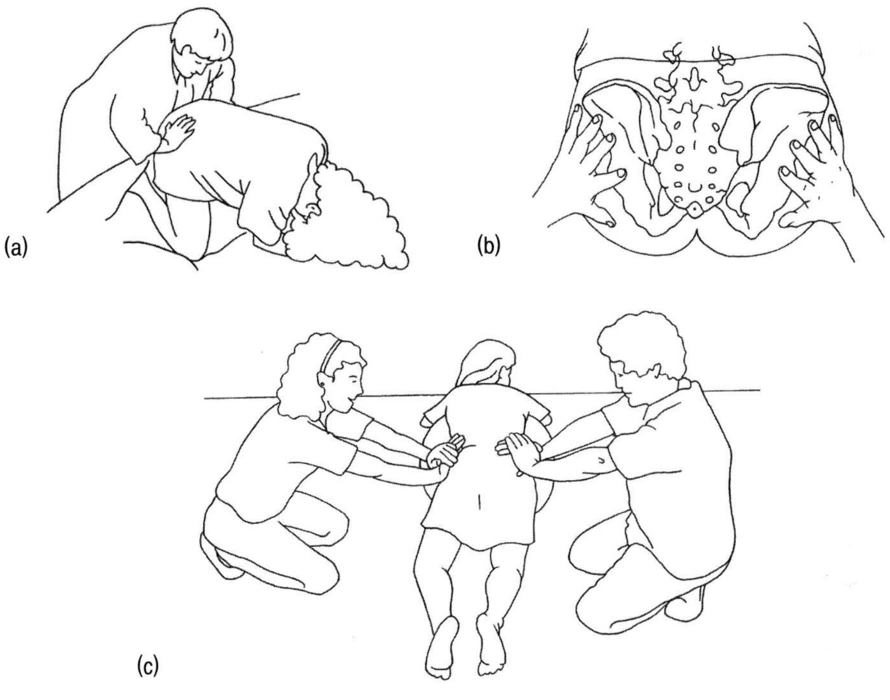

(a) (b) (c)

그림 11.13 (a): 양쪽 엉덩이 짜기, (b): 양쪽 엉덩이 짜기(자세한 설명, 뒤쪽에서 바라본 시각), (c): 두 명이 도움을 주는 양쪽 엉덩이 짜기

에 양쪽 엉덩이 짜기를 재개할 수 있다.

- 두 명이 참여하는 양쪽 엉덩이 짜기. 여성은 출산공이나 의자 또는 분만침대의 아래 부분에 무릎 꿇고 침대 중간 부분에 놓인 베개 더미 위에 앉는다. 산부의 양쪽에 한 사람씩 서 있는다. 손을 펴서 산부의 엉덩이 관절 내측과 고관절 양쪽에 올려놓는다. 다른 한 손은 그 위에 올린다. 그다음 동시에 산부의 고관절에 쌍방의 압력이 가해지도록 누른다(그림 11.13c). 수축기 동안 압력을 일정하고, 동일하게 가한다. 진통 사이, 손을 떼고 휴식을 취한다. 두 명이 참여하는 양쪽 엉덩이 짜기 동작이 훨씬 수월하다.
- 참고: 이것은 "골반 누르기"와 다른 기술이다. 골반 누르기는 골반 횡경에 깊숙이 박힌 횡경정지(deep transverse arrest), 지속성 후방두정위, 경계선에 있는 아두골반불균형의 경우에 사용된다. 10장의 "골반 누르기"에 대한 설명을 참고한다.

■ 양쪽 엉덩이 짜기의 효과

양쪽 엉덩이 짜기가 분만 시 요통 완화에 어떻게, 그리고 왜 효과적인지는 아직까지 알려진 바가 많지 않다. 양쪽 엉덩이 짜기와 마찬가지로 압박이 골반 모양을 바꾸는 듯하다(이전 부분 참고). 천장관절의 신장을 경미하게 감소시켜, 태아 변위의 내압을 야기하는 인대의 압박을 완화시킬 수 있다.

- 참고: 저자들은 요통이 진통 사이에도 현저하게 감소하지 않거나 산부의 통증 완화를 위해 최대의 압력을 요하는 양쪽 엉덩이 짜기가 필요한 경우(즉, 파트너의 모든 힘을 필요로 함), 좋지 않은 예후라고 여긴다. 이런 극단적인 압박은 태아위치이상으로 아두가 깊게 진입되었거나 목덜미의 손과 같은 복잡한 문제로 인해 합병증이 나타난 것으로 여기며, 통증 완화를 위한 중간 또는 경미한 압박보다 스스로 교정할 수 있는 가능성이 적다고 생각된다. 사실, 극심한 고관절 압박은 골반저의 공간을 감소시킬 수 있고, 태아위치이상을 스스로 교정하는 능력을 방해할 수 있다고 주장한다. 요통에 양쪽 엉덩이 짜기는 매우 효과적이기 때문에 추가적인 연구가 필요하다. 하지만, 태아회전의 방해를 감수하고 할 필요는 없다.

열린 슬흉위 체위(10장), 복부 리프팅, 무릎 누르기, 냉요법 또는 온요법 사용, 분만 2기 골반 누르기(10장) 또는 경막외마취 등 다른 관리들이 양쪽 엉덩이 짜기를 최대한의 압력으로 시행하는 것보다 좋아할 수 있다.

■ 양쪽 엉덩이 짜기의 적용

산부가 요통을 호소할 때

■ **양쪽 엉덩이 짜기의 금기**

산부가 도움이 되지 않는다고 말할 때

무릎 누르기 The knee press

■ **방법**

- 산부가 앉아 있다면 의자에 등을 대고, 바르게 앉는다. 바닥에 발을 평평하게 놓고, 무릎을 약간 벌린다(만약 산부의 발이 바닥에 닿지 않는다면, 발아래 책이나 다른 지지 도구들을 놓는다(그림 11.14).

  배우자 또는 둘라는 산부의 앞을 바라보고 무릎을 꿇고, 산부 무릎 위에 손을 오므려 올려놓는다. 팔꿈치를 체간에 가까이 놓고 고정시키고 엉덩이를 든다. 매 수축마다 산부 쪽으로 이동하여 상체 체중이 산부의 무릎에 가해질 수 있도록 한다. 산부의 엉덩이 관절 쪽으로 손을 보낸다. 산부의 허리에 이완을 돕고, 요통이 완화된다.
- 산부가 옆으로 누워 있다면 상체 무릎을 한두 개의 베개로 지지한다. 이때 두 명의 사람이 필요하다. 위 무릎에만 압력이 가해진다. 산부는 위 무릎과 고관절을 90° 각도로

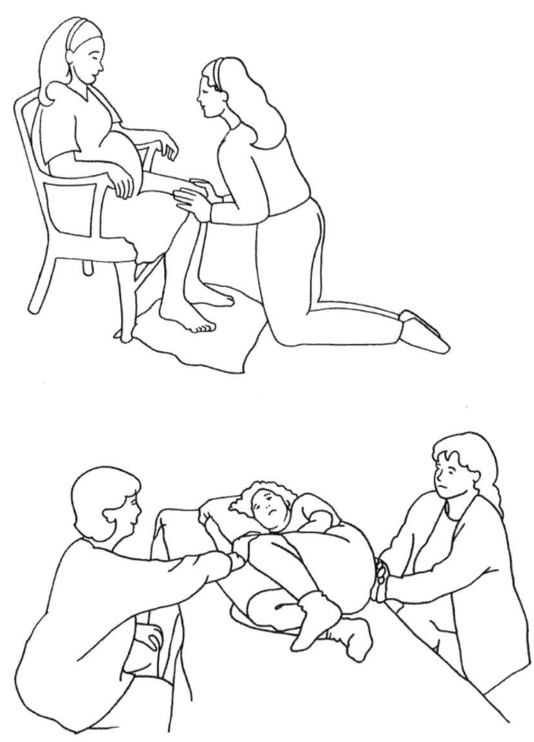

(a) (b)

그림 11.14 (a): 앉은 상태로 무릎 누르기, (b): 옆으로 누워서 무릎 누르기

굴곡시킨다. 한 명의 도우미가 수축 시 산부를 안정시키기 위해 천골에 압력을 가한다. 다른 한 명은 산부의 위 무릎을 오므린 손으로 고관절을 향해 수직으로 압력을 가한다.

■ **무릎 누르기의 효과**

대퇴골을 통해 굴곡된 고관절로 바로 가해지는 압력은 골반저의 배열을 변화시켜 천장관절을 이완시키고, 요통을 완화시켜 준다.

■ **무릎 누르기 기술의 적용**

산부가 요통을 호소할 때

■ **무릎 누르기 기술의 시행 금기**

- 산부가 통증 완화에 무릎 누르기가 효과적이지 않다고 말할 때
- 산부가 관절통증, 염증, 무릎관절 손상이 있을 때

Cook의 역압기술 No.1: 좌골결절

Cook's counterpressure technique No. 1: ischial tuberosities (IT)

■ **저자의 주요사항**: 간호사인 Lisa-Marie Sasaki Cook 덕분에 다음의 2가지 역압기술을 책에 담을 수 있었다. 다음 설명들은 Cook의 출판되지 않은 서적에서 발췌하였다.

■ **방법**

산부는 옆으로 눕거나, 고관절을 90° 굴곡시킨 채 무릎과 손을 바닥에 둔다. 배우자 또는 돌봄제공자가 산부의 좌골결절("앉는데 사용되는 뼈")을 촉진할 수 있게 하고, 엄지, 손 뒤꿈치 주먹, 테니스 공 등으로 진통 사이 또는 진통 동안 압력을 가할 수 있다. 산부는 압박의 위치나 강도에 대해 피드백을 제공하고, 무릎과 손을 바닥에 댄 체위를 취할 때 산부가 편하게 압박을 언제 받아들일 수 있는지 이야기해 줄 수 있다(그림 11.15).

■ **Cook의 좌골결절의 효과**

좌골결절은 넙다리뒤근육(hamstring muscles), 고관절 회전근, 고관절 내전근 등의 많은 근육들과 붙어 있다. 또한 골반 인대의 주요 세 부분과도 연결되어 있다. 아두가 골반으로 하강할 때, 특히 수축 시 이런 근육과 인대한테 상당히 큰 압력이 가해지고,

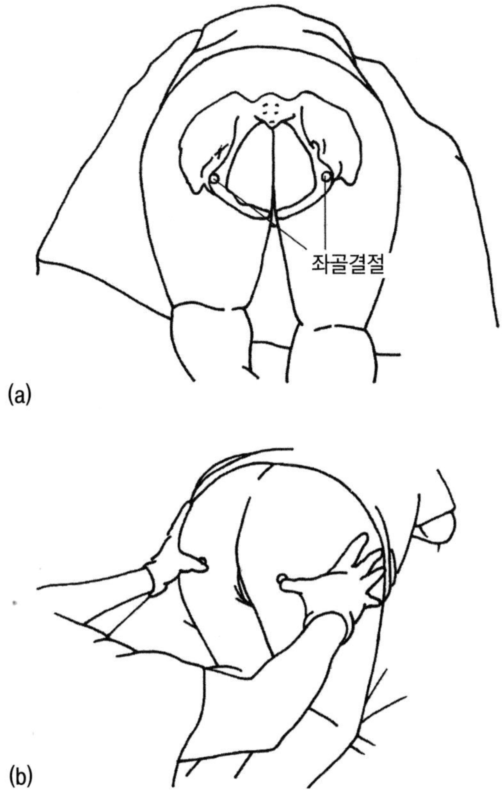

그림 11.15 **(a):** Cook의 좌골결절(IT) 역압을 하는 뼈의 위치, **(b):** Cook의 좌골결절(IT) 역압을 하는 손의 위치

골반 통증을 유발한다. 좌골결절에 직접 손으로 역압을 가할 경우 대립되는 힘에 의해 골반 통증을 완화할 수 있다.

중국의학에 따르면, 좌골결절 부위는 침술 부위 UB36(방광36)이라고 불리거나, 성부(Chengfu)라는 중국 명을 가지고 있다. 이는 영어로 "지지 받음"이라는 뜻이다. UB36은 둔부 아랫부분 주름의 중간에 위치한다. 이 부위가 활성화되면, 허리 아랫부분, 둔부, 좌골신경통 등의 통증을 완화시켜 준다고 한다.

■ **Cook의 역압기술 No.1의 적용**

- 분만 초기, 활동기, 이행기, 발로 전 분만 2기 등 어느 분만 시기라도 시행 가능하다. 특히 산부가 요통이나 골반 압박을 호소할 때 시행. 경막외마취 여부에 상관없이 기술을 진행해도 된다.
- 자궁경부가 완전 개대되기 전, 조기 힘주기로 자궁경부 립 또는 부종이 있을 때

■ **Cook의 역압기술 No.1의 시행 금기**

- 산부가 역압의 효과를 보지 못하거나, 동작에 집중을 하지 못할 때
- 산부가 불편함을 호소할 때
- 산부에게 다음의 금기사항이 있을 때
  - 기존의 치골결합 문제
  - 과거 골반 상해(사고, 폭력, 산과적 상해) 때문에 골반거들(pelvic girdle) 부위가 손상을 입을 경우

Cook의 역압기술 No.2: 양쪽 음순 압박

Cook's counterpressure technique No. 2: preilabial pressure

분만 2기 후반에 돌봄제공자는 엄지손가락이나 손가락으로 산부의 음순에 역압을 가한다. 이것은 아두가 치골하부, 치골궁, 골반근육에 미치는 힘을 막기 위해서이다.

- 참고: 산부와 돌봄제공자가 부탁하지 않는 이상, 둘라가 이 기술을 추진하지 않는다.

■ **방법**

진통 중 산부에게 무릎을 세우고 벌리거나, 옆으로 눕거나, 쪼그리고 앉는 자세를 취하게 하고, 돌봄제공자는 양손을 사용할 때 양쪽 엄지나 검지 또는 한 손을 사용 시 한 손의 엄지와 검지 또는 중지를 이용해 치골궁의 아래쪽 외부 음순에 역압을 가한다(그림 11.16). 압력을 가하는 부위는 돌출된 장수내전근(긴모음근, adductor longus tendons)을 촉진하고, 치골 아래쪽 뼈(bone inferior pubic rami)의 맞은편 후방을 누르면서 찾을 수 있다.

수축 중 또는 수축 사이에 사용되는 경우, 산부가 돌봄제공자에게 누르는 것이 얼마나 힘든지, 더 효과적인지 말하게 한다. 양손 역압기술 사용 시 시술자는 치골 아래쪽(descending rami)에 위쪽 손을 두고 회음부를 지지하면서 역압을 사용하면 통증을 완화할 수 있다.

■ **Cook의 양쪽 음순(perilabial) 역압기술 No.2의 효과**

아두가 골반 출구로 내려오면서 발로할 때, 골반기저근 부위의 회음부 근육과 인대, 질의 피부와 점막층이 늘어나 산부가 질의 작열감과 따가움을 경험한다. 치골 아래쪽의 역압은 아두가 치골궁과 연조직에 가해지는 힘을 상쇄하여 통증을 감소시킨다.

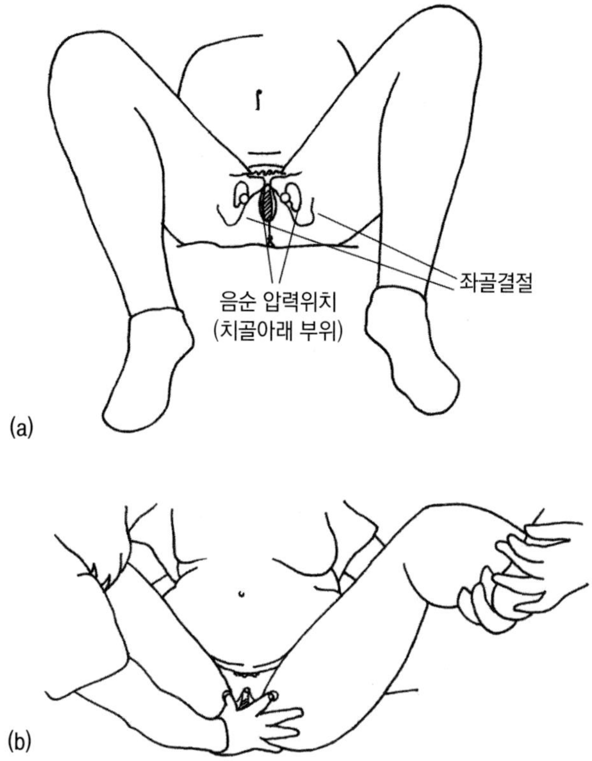

그림 11.16 (a): 치골아래 부위를 참조한 Cook의 음순 역압 위치,
(b): Cook의 음순 역압 기술 시 돌봄제공자가 한 손으로 진행하는 손가락 위치

■ Cook의 양쪽 음순 역압기술 No.2의 적용

- 수축 사이와 수축 동안 또는 계속적인 수축
- 자궁경부 립과 부종으로 자궁경부가 완전 개대되기 전에 산부가 억제할 수 없는 조기 힘주기 충동이 있을 때
- 분만 2기 후반부 때 산부가 힘을 주고, 태아가 발로하려고 할 때
- 발로 시 회음부 열상을 예방하기 위해 산부에게 힘주기를 하지 못하게 할 때

■ Cook의 역압기술 No.2 양쪽 음순 역압의 시행 금기

- 산부가 역압의 효과를 보지 못하거나, 동작에 집중을 하지 못할 때
- 산부가 불편함을 호소할 때
- 산부에게 다음의 금기사항이 있을 때
  - 기존의 치골결합 문제
  - 과거 골반 상해(사고, 폭력, 산과적 상해) 때문에 골반거들 부위가 손상을 입을 경우

요통 완화를 위한 기술과 기구 2
TECHNIQUES AND DEVICES TO REDUCE BACK PAIN 2

냉요법과 열요법 Cold and heat

요통 완화를 위해 냉요법과 열요법을 사용할 수 있다. 다음은 간단한 설명이다. 이번 장 초 "비약물적 물리적 안위조치"를 참고해 냉요법과 열요법의 근거와 설명을 확인한다. 냉요법과 열요법 찜질은 타올이나 패드로 감싼 후 산부에게 사용한다. 돌봄제공자는 온도를 확인하기 위해 자신의 팔 안쪽에 찜질의 온도를 확인한다(그림 11.17).

- 산부가 경막외마취를 한다면, 감각이 변화된 부위에 냉찜질 팩이나 온찜질 팩을 올려 놓지 않는다.

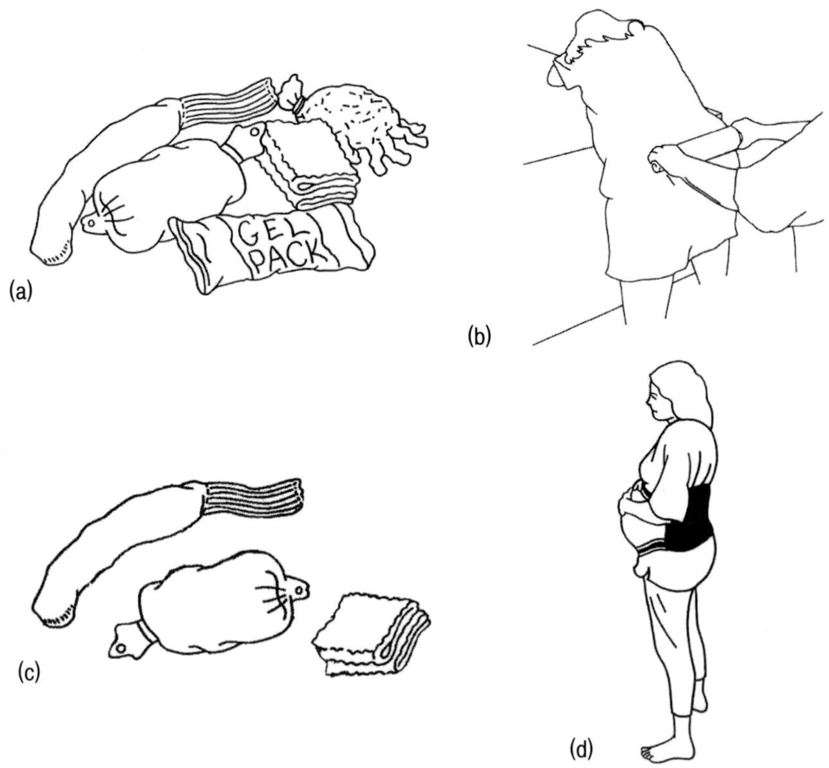

그림 11.17 **(a)**: 냉찜질 도구 – 차가운 겔 팩, 차가운 수건, 얼음이 담긴 장갑, **(b)**: 롤링 냉찜질, **(c)**: 몸에 찰 수 있는 냉찜질 팩, **(d)**: 온찜질 팩 – 쌀이 담긴 따뜻한 양말, 뜨거운 물통, 따뜻한 수건

냉요법과 롤링 냉요법 Cold and rolling cold

- 참고: 산부의 피부와 차가운 물체 사이에 천을 한 겹 또는 두 겹 놓아 피부가 손상되지 않도록 보호하고, 피부에 직접 얼어 있는 물건을 놓아 갑자기 충격을 주지 않도록 한다.

  산부의 허리 위에서 차가운 주스 캔이나 청량음료로 누르고 굴리는 것이 때로는 한 부위에서 꾸준히 압력을 제공하는 것보다 더 효과적일 수 있다.

■ 요통을 위한 냉요법의 적용

산부가 근골격계 통증을 호소할 때(요통)

■ 요통을 위한 냉요법의 금기

- 산부가 추워할 때
- 산부가 냉요법 원하지 않을 때(개인적인 이유 또는 문화적 이유)
- 온요법 선호할 때
- 경막외마취를 한 경우, 감각이 변화된 부위에 차가운 물체를 올려놓지 않는다(시원한 옷은 안전하다).

온요법 Warm compresses

추가적인 내용은 본 장 앞부분 “비약물적 물리적 안위조치”를 참고한다.

■ 온요법의 적용

산부가 요통을 호소하거나 냉찜질 팩보다 온찜질 팩을 선호할 때

■ 온요법의 금기

산부가 열이 있을 때

- 주의사항: 분만 시 산부의 체온 감각이 변화될 수 있다.

수치료 Hydrotherapy

- 참고: 수치료(그림 11.18)는 통증을 상당히 완화시켜 주고, 분만진행을 향상시킬 수 있다. 본 장의 앞부분을 참고해 수치료에 대한 추가적인 정보를 확인한다.

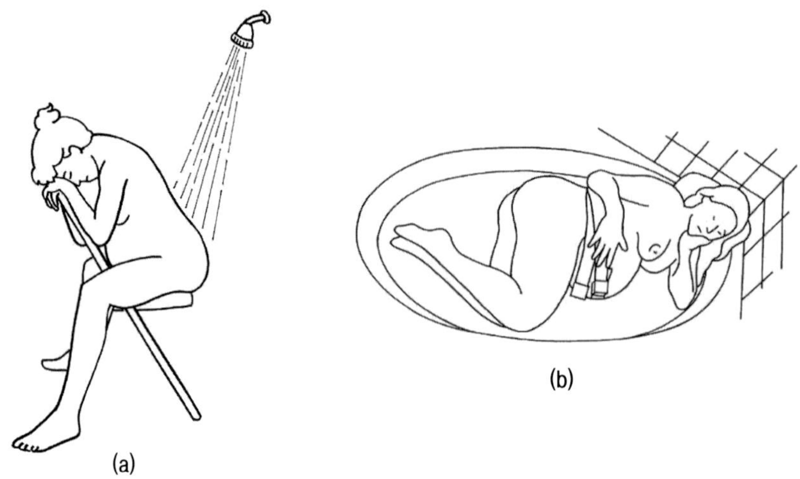

그림 11.18 (a): 산부의 등 샤워, (b): 목욕

산부운동과 체위 Maternal movement and positions

10장은 산부운동과 빈번한 체위 변경의 중요성에 대해서 다루었다. 태아 회전과 요통 완화에 효과적이다. 각 체위에 대한 내용은 10장을 참고한다(그림 11.19).

출산 공 Birth ball

출산 공(그림 11.20)은 분만 시 동작과 이완에 매우 효과적인 도구이다. 출산공은 물리치료공이다. 어린아이들을 위한 용도로 만들어진 큰 공과 다르게, 물리 치료공은 어른의 체중을 견딜 수 있도록 만들어졌다. 이런 공들은 보통 136kg 정도의 무게를 견딜 수 있다. 그러나 제조사 또는 판매사에 문의해 적정 체중에 대한 정보를 확인해야 한다. 가장 흔히 쓰이는 크기는 직경 65~75cm의 공이다. 산부의 키가 160cm 이하라면, 직경 55cm의 공이 적절하다. 산부의 키가 175cm인 경우에는 65cm의 공이 적절하고, 178cm의 경우에는 직경 75cm의 공이 적절하다.

출산공은 산부를 가장 편안한 상태로 만들기 위해 직경이나 세기를 다르게 할 수 있다(안타깝게도 제조사마다 실측 사이즈가 다르다. "65cm의 공"이 다른 제조사 공에 비해 더 작을 수 있다. 공에 바람 넣기를 통해 이런 정도의 크기 차이는 어느 정도 교정할 수 있다. 또한 시간이 지나고, 사용하면서 공이 늘어나기도 한다).

공은 동그란 모양을 취하기 때문에 별다른 노력 없이 굴릴 수 있다(공에 앉거나 기대어 있는 것도 가능하다). 무릎과 손을 바닥에 대는 자세의 대체 자세로 사용해도 된다.

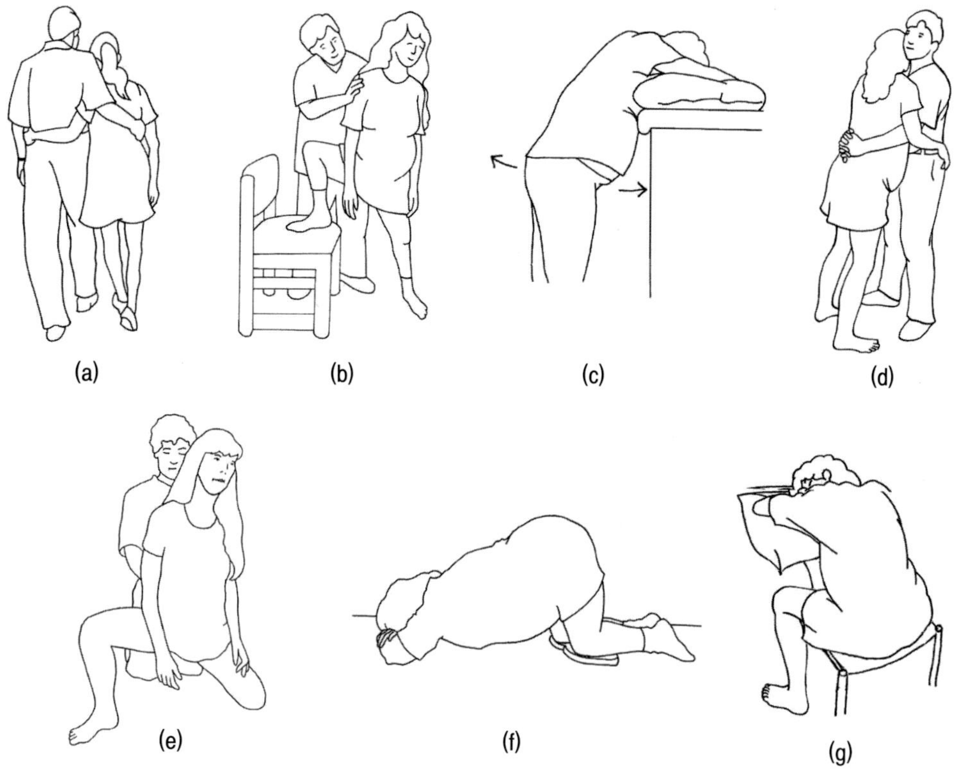

그림 11.19 (a): 걷기, (b): 스탠딩 런지, (c): 앞으로 기대어 서 있기, (d): 슬로우 댄싱, (e): 무릎 런지, (f): 열린 슬흉위 체위, (g): 의자에 다리 벌리고 앉기

공은 방수 패드, 타월, 담요로 덮는다. 공은 출산 침대 매트리스를 청소하는 세정제로 닦을 수 있다.

땅콩 모양 또는 달걀 모양의 공 역시 사용할 수 있지만, 공과 비교했을 때 용도가 제한될 수 있다. 산부가 옆으로 눕거나 반복와위 자세를 취할 때 산부의 허벅지를 지지하기에는 땅콩 모양 공이 좋다(10장 참고).

- **주의사항**: 처음 산부가 공에 앉아 있을 때, 산부는 불안정해 할 수 있다. 침대 옆을 잡거나 안정적인 자세를 취할 때까지 배우자에게 의지한다. 또한, 공이 굴러가지 않게 한 손으로 공을 잡고 있어야 한다. 산부가 자리를 잡았다면, 발은 산부 앞에 두고, 60~75cm 정도 벌린다. 공에 제대로 고정되지 않는다면, 그림 11.20b, c와 같이 무릎을 꿇거나 서 있을 수 있다. 일부 산전교실 수업에서는 분만 전 공을 제공하여 산부가 사용할 수 있게 한다. 일부 병원들은 분만 시 공을 이용하기도 한다.

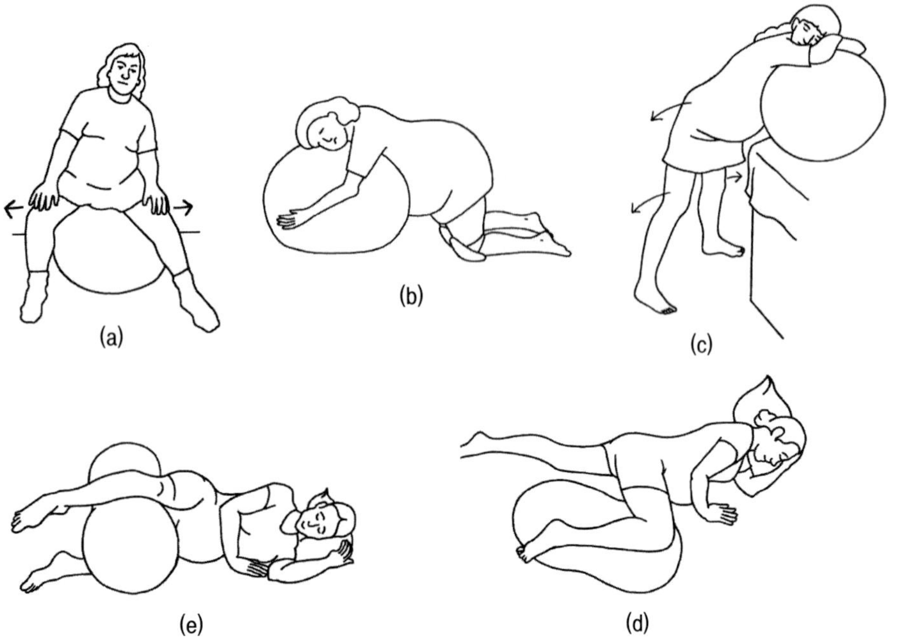

그림 11.20 (a): 분만 공 위에서 앉아서 흔들기, (b): 무릎 보호대 착용 후 분만 공을 안고 무릎 꿇기, (c): 공을 흔들면서 서 있기, (d): 땅콩 모양 공을 다리 사이에 넣고 반복와위, (e): 땅콩 모양 공을 가지고 옆으로 눕기

많은 부부들이 분만과정과 산후에 사용하기 위해 공을 구입하기도 한다. 까다로운 아기를 안정시킬 때, 산부가 공에 앉아 어깨에서 아이를 위아래로 흔들며 안정시킬 수 있다. 등에 아기를 업거나 아기와 산책을 나가는 것보다 훨씬 수월하다. 또한, 산후운동에도 효과적이다.

경피적 전기신경자극 Transcutaneous electrical nerve stimulation (TENS)

경피적 전기신경자극(transcutaneous electrical nerve stimulation, TENS)은 손에 들 수 있는 배터리형 기구이다. 경미한 전기 자극을 피부 속으로 보내 신경조직을 자극한다. 경피적 전기신경자극 제품(그림 11.21)은 물리치료 병원에서 구입하거나 대여할 수 있다. 또한 의료기 상사나 많은 나라의 경우 약국 등에서도 구입 가능하다.

■ 방법

4개의 재사용 가능한 자극 패드 또는 전극을 척추 양옆 근육에 붙인다. 가장 아래 쪽 갈비뼈 위치에 두 개의 패드 윗부분 끝이 닿게 하고, 다른 두 개의 패드는 엉덩이 움푹 들어간 부분의 바로 위에 패드의 아래쪽 끝이 닿게 한다(그림 11.21a). 접착력이 있는 패드를 신체에 부착한다.

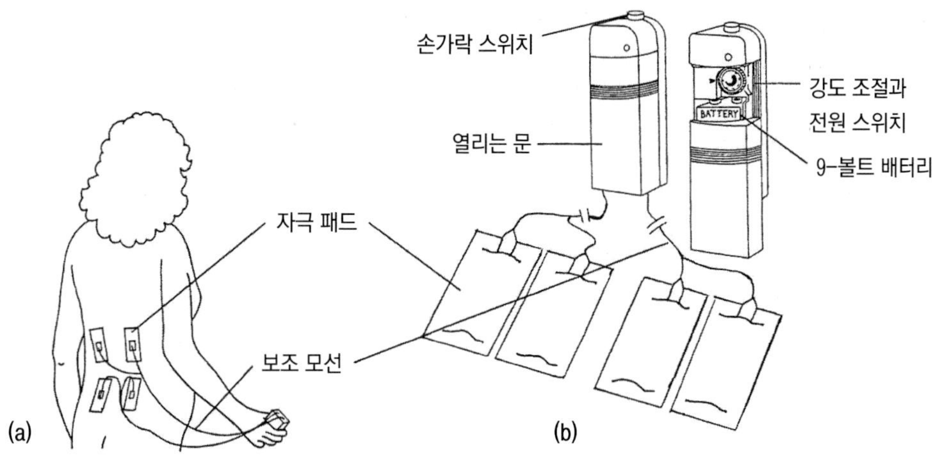

그림 11.21 (a): 경피적 전기신경자극 사용 시, (b): 출산을 위해 고안된 영국제 경피적 전기신경자극 기기

경피적 전기신경자극 제품(TENS units)은 모델에 따라 조정 가능한 한도가 다르다. 가장 흔히 사용하는 모델은 출산지원을 위한 용도로 만들어진 영국제이며, 간편하고, 다양한 모드(지속성 또는 자극강도, 전원 스위치)를 제공하며 강도조절도 가능하다. 수축 후 모드를 바꾸면 산부가 다양한 자극을 경험할 수 있다. 한 자극이 지속되면 시간이 지날수록 효과가 감소할 수 있다. 기구의 설명서를 참고한다. 조정 가능한 넓은 범위를 가진 다양하고, 복잡한 기구들을 사용해도 된다. 수축 사이 산부 또는 배우자는 수축 중 신경 자극의 강도를 높인 다음 감소시키고 수축 사이의 감각을 변화시킨다. 영국 모델은 손가락 스위치로 작동을 조절할 수 있다. 미국 모델의 경우, 손가락 스위치가 없어, 배우자가 수축 사이 또는 수축 동안에 자극에 변화를 줄 때 두 개의 다이얼을 조정한다. 산부는 "윙윙"거리는 느낌을 받을 수 있고, 짜릿하거나 따끔거리는 느낌을 경험할 수도 있다. 통증 강도 이하로 자극을 조절한다.

- 태아감시: 경피적 전기신경자극 제품은 초음파 태아감시신호의 전송을 방해하는 경우는 거의 없다. 만약 문제가 발생한다면, 자극을 일시적으로 중지하고, 초음파 신호가 잡힐 때까지 기다리거나, 지속적인 태아감시가 필요하지 않은 경우 감시를 중지할 수도 있다.

■ 경피적 전기신경자극의 방법

경피적 전기신경자극은 통증의 관문통제이론에서 설명되었듯이 촉각의 신경말단을 자극하고, 통증을 인식하지 못하게 한다. 경피적 전기신경자극은 국소 엔도르핀 분비를 증가시킬 수도 있다. 분만 초기에 사용하면 이점이 더욱 커진다. 산부가 요통이 있는 경우 특히 효과적이다.

경피적 전기신경자극은 산부의 이동에 방해를 주지 않고, 산부 또는 배우자가 기구를 조절하기 때문에 조절기를 산부나 배우자에게 제공한다.

■ 경피적 전기신경자극의 사용 적용

- 경피적 전기신경자극은 분만 초기에 더욱 효과적이다. 따라서 경피적 전기신경자극의 사용방법을 알려준 후, 진통 시작 전 사용하도록 설명한다. 병원에 입원하기 전, 분만 초기 산부가 사용할 수 있을 것이다.
- 분만과정 중에 산부가 필요하다고 생각할 때
- 요통을 호소하는 산부에게 경피적 전기신경자극은 효과적인 것으로 알려져 있다.

■ 경피적 전기신경자극의 사용 금기

- 수치료를 할 때(물속에 있을 때는 전극을 제거하고, 산부가 물 밖으로 나올 때 교체할 수 있음)
- 산부가 경피적 전기신경자극이 도움이 되지 않는다고 답했을 때(작동만 중지하고, 기기를 치우지는 않을 수 있다. 산부는 기기가 없을 때 진통이 더 고통스러웠다고 답할 수도 있음)
- 전극패드를 붙인 피부 부위가 자극을 받은 경우

■ 경피적 전기신경자극의 효과

진통 관리를 위한 경피적 전기신경자극 실험에 관한 체계적 문헌고찰(19개의 무작위 실험, 1,671명의 산부 대상) 중 15개의 실험에서 경피적 전기신경자극 기구를 허리에 부착하였고, 2개의 실험에서는 침술부위, 2개의 실험은 두개골에 부착했다. 전반적으로 경피적 전기신경자극 집단과 대조군 간 통증 강도에는 큰 차이가 없었다. 그러나 침술 부위에 부착된 경피적 전기신경자극을 한 2개 실험의 경우 심한 진통 완화효과를 보였다. 일부 연구의 경우, 대조군보다 경피적 전기신경자극 집단에서 진통제의 사용이 더 적었다고 하였다. 부작용이 보고된 바는 없다. 흔히 사용하는 경피적 전기신경자극과 통증 완화와의 관련성에 대한 객관적 연구 증거는 부족하지만, 많은 산부들이 만족하였고 추후 임신 시 지속적으로 사용할 것이라고 응답하였다. 진통보다 요통 완화에 특히 효과적이다. 그러나 이에 관해서는 관찰연구는 미비한 편이다.

진통 완화 이외에도 산부들이 경피적 전기신경자극을 선호하는 이유가 또 있다. 경피적 전기신경자극은 산부로 하여금 중재를 통제할 수 있게 하고, 보행이 가능하다. 또한 정신건강에 부작용이 없으며, 약물을 쓰고 싶지 않은 산부에게 비용적 부담이 되지 않는 기술이다. 또한 건강한 정상 산부의 경우 경피적 전기신경자극의 부작용은 알려진 바가 없다.

경피적 전기신경자극은 진통제 사용의 감소 등의 이점을 제공하고, 산부들이 기구에 대한 만족감이 높다. 분만 초기에 효과가 상승하고, 요통 완화에 대해서는 추가적인 연구가 필요하며, 적용 시 산부의 개인적인 선호도는 존중되어야 한다.

요통 완화를 위한 멸균수 주입 Sterile water injections for back pain

요통 완화를 위해 피내 또는 피하 멸균수 주입(때로는 멸균수 블록이라고 불림)은 효과적인 방법이고, 의료인이 손쉽게 시행할 수 있다. 식염수 주사는 동일한 효과를 내지 못한다. 요통 완화를 위한 멸균수 주입에 대해서는 8장 참고한다.

이완과 숙련감을 위한 호흡법
BREATHING FOR RELAXATION AND A SENSE OF MASTERY

수축기 동안은 리드미컬하게 호흡하고 때로는 신음과 함께 하는 것은 광범위한 분만 대처 의식이다. 많은 산부들은 책이나 산전교육 등을 통해 호흡법을 배운다. 돌봄제공자는 산부가 아는 내용에 대해 다시 한 번 물어보고, 익숙한 방식으로 호흡을 하도록 장려한다. 많은 산부들은 특히 활동기에 그들 자신만의 독특한 리듬으로 호흡법을 시행하며 다양한 대처방식이 있었다(5장 이완, 리듬, 의식: 분만 1기의 "대처" 본질 참고). 자신만의 방식이 있는 산부에게 지시나 교정을 할 필요는 없다. 방해하지 말고 산부들을 지지하고, 자신의 방식을 진행할 수도 있도록 재량을 준다(임상간호의 현실적인 상황 속에서). 그러나 무엇을 해야 할지 모르는 산부는 감정에 휩싸이고, 조절능력이 없으며 긴장할 수 있다. 이때, 돌봄제공자들은 진통 시 사용할 수 있는 간단하고, 효과적인 호흡법을 알려줄 수 있다.

분만 중 바로 알아챌 수 있는 간단하고 리듬감 있는 호흡법

Simple breathing rhythms to teach on the spot in labor

■ 방법

돌봄제공자는 느리고, 가볍게 호흡 하도록 산부에게 권고한다. 진통사이 빠르게 산부에게 가르쳐 줄 수 있다. 『느린 호흡법』은 산부가 수축의 정점에서 걷지도 말하기도 어려울 때 분만의 요점으로서 시작되어야 한다. 산부에게 진통하는 동안 자궁경부가 완전개대될 때까지 "숨을 내쉬라."고 알려준다. 쉽게 잘 들을 수 있는 호흡은 앓는(moaning) 소리를 동반하거나 그렇지 않을 수 있다. 호흡과 상상을 병합하는 것도 방법이다. 다음은 그 예이다.

- "매번 숨을 내쉴 때 몸을 편안하게 합니다."
- "매번의 호흡에서 숨을 들이마실 때는 긴장된 부위로 숨을 모으고, 숨을 내쉴 때는 반대로 그 긴장감을 날려 보냅니다."
- "자! 매 호흡마다 상상을 합니다. 수축이 있을 때 산을 한 단계씩 올라가는 것이라고 상상하세요. 그리고 수축이 정점일 때 이제 산을 내려간다고 상상하세요."
- "수축이 오면 숨을 하나 둘 세어 보세요(수축이 상당히 일관된 패턴을 따른다고 가정하면서). 그러면, 벌써 반쯤 왔구나 그렇게 여기게 될 거예요. 아마도 수축이 짧아지는 것 같을 거예요."

가벼운 호흡법은 활동기에 산부가 지쳐 있고, 분만과정 호흡하는 방법이 더 이상 도움이 되지 않을 때, 응원과 지지도 더 이상 효과적이지 않을 때를 대비해 유보한다. 산부에게 더욱 가볍고, 빠르게 호흡하되, 산부가 진통하는 동안 편안해할 수 있는 속도로만 호흡을 진행하라고 이야기한다. 즉, 빠르고 가볍게 숨을 들이 쉬고, 내쉬는 숨은 소리가 들리게 1~3초 정도로 크게 숨을 내쉰다. 호흡이 빨라지는 것을 방지하기 위해 매번의 숨을 내쉰 후 잠시 숨을 멈춘다. 산부가 손이나 머리로 박자를 세면서 호흡하는 것이 쉬울 수 있다. 또한 숨을 쉬면서 스스로에게 편안한 말투로 말을 하는 것도 좋은 방법이다. "좋아... 이거야... 맞아... 이거야... 맞아..."라는 소리를 내고, 앓는 소리를 하며 내쉬는 숨보다 조용히, 짧게 숨을 마시도록 하면 과다호흡이 일어나지는 않는다. 과다호흡이 발생한다면, 오므린 손, 종이 백, 수술용 마스크 안에서 어지러움, 숨을 꿀꺽 삼키기 등의 증상이 사라지기 전까지 호흡을 반복한다. 호흡이 느려질 수 있도록 돕고, 일정한 리듬으로 호흡을 많이 하지 않도록 돕는다. 산부가 상상요법을 하는 것에 반응을 한다면, 지속적으로 호흡을 이미지화시킨다. 몇 차례의 수축 동안 리듬감 있는 호흡을 진행하면 대부분의 산부에서 스스로 호흡할 수 있게 된다. 물론 산부는 이상적인 숨쉬기 패턴을 찾아야 한다.

- 참고: 산부가 도착했을 때 분만이 진전되었다면 많은 것을 가르치는 것은 불가능할 수 있다. 산부의 호흡이나 신음에 리듬이 없다면 리듬을 찾도록 도와준다. 산부가 당신의 손을 보도록 하고, 당신의 손을 위아래로 움직이면서 "같은 리듬으로" 리듬을 준다. "저의 수신호에 따라 호흡하세요. 잘했어요, 힘내세요, 좋아요."라고 말한다.

■ **호흡법의 효과**

지속적으로 리듬감 있는 호흡 패턴을 유지할 때 산부 스스로 안정을 찾을 수 있다. 긴장 완화와 산부건강에도 좋다. 이렇게 산부가 스스로 안정을 찾을 수 있도록 돕는 리듬감 있는 호흡 패턴은 대뇌 피질의 활동을 잠재우고, 산부가 더욱 본능적인 상태가 되도록 돕는다.

■ **호흡법의 적용**

- 산부가 자신의 진통 패턴에 대해 불안정해 할 때
- 진통 완화를 위한 다른 기술을 산부가 숙지하지 못했을 때

■ **호흡법의 시행 금기**

- 산부가 다른 이완 또는 호흡법을 숙지했을 때
- 산부가 기술을 거부하거나, 제대로 숙지하지 못했을 때

분만 2기 힘주기법 BEARING-DOWN TECHNIQUES FOR THE SECOND STAGE

힘주기를 시작해야 하는 시기, 자연스러운 힘주기[닫힌 성문 힘주기(valsalva maneuver)보다는]를 위한 과학적 증거에 대한 설명, 분만 2기 단계, 기본 모드, 태아 회전과 하강 촉진을 위한 모체 체위, 경막외마취를 시행했을 때 힘주기를 더욱 효과적으로 할 수 있는 방법들에 대해서는 6장을 참고한다.

분만 2기 지연 시 진행의 증진을 위한 저위험도 술기의 임상적 중재에 대한 과학적 증거들은 8장을 참고한다.

자연스러운 힘주기 Spontaneous bearing down (pushing)

자연스러운 힘주기는 분만 전에 예측하거나 연습할 수 없고, 분만 시에 가르쳐줄 수 없다. 강한 불수의적 힘주기 욕구가 생기면, 보통 강한 수축과 함께 효과적인 힘주기가 되도록 동기를 부여하게 된다.

■ 방법

진통이 시작되면, 산부는 자신에게 만족스러운 방식으로 숨을 쉬기 시작하고, 만출 욕구가 생기면 힘주기를 시작한다. 힘주기 욕구만큼 강력하게 힘주기를 진행한다. 각 힘주기는 5~7초를 넘기면 안 된다. 산부는 숨을 참거나, 신음하거나, 공기를 방출하거나 또는 수축 중에 울부짖을 수 있다. 그리고 힘을 주는 사이에 몇 초 동안 빠르고 가볍게 숨을 쉰다. 이 호흡은 적절한 태아 산소공급을 보장하는 데 도움이 된다.

• 참고: 비록 일부 전문가가 "열린 성문 힘주기(힘주기 시 숨 내쉬기)"를 지시하기도 하지만, 수축 시 특정 힘주기 기법을 권장하고 있지는 않다. 오히려, 우리는 자발적인 행동을 지지하며, 그것이 비효과적인 경우에만 나중에 설명된 시정 조치를 제안한다.

자발적인 힘주기 Self-directed pushing

때로는 두려움, 통증 또는 억제 때문에 산부의 자연스러운 힘주기 노력이 효과적이지 못할 수 있다. 이럴 때는 자발적인 힘주기가 도움이 될 수 있다.

■ 방법

자기 주도적인 힘주기는 산부가 자발적인 힘주기 충동을 느끼지만, 30분 동안 뚜렷한 진행 없이 자신의 힘주기에 집중하지 못하고, 효과적이지 못하며, "분산되어 있을 때" 사용된다. 종종 산부는 눈을 질끈 감고, 두려워하거나 골반 쪽으로 힘주기를 하지 않으려는 것으로 보인다.

우선, 돌봄제공자는 새로운 체위를 취하도록 산부를 돕는다. 중력의 도움을 받는 체위는 산부가 집중할 수 있도록 돕는다. 효과적이지 못하다면 돌봄제공자는 산부에게 눈을 뜨라고 조언하고, 질 출구 쪽으로 시선을 주고 힘을 주도록 지시한다. 추가적인 지시 없이 이런 도움만으로도 산부는 빠르게 반응을 하고, 힘주기 노력을 진행할 수 있다.

마지막으로, 돌봄제공자는 산부에게 "고통을 밀어내고 바로 뚫고 지나가세요. 그러면 다른 부분이 덜 다치게 돼요."라고 말한다.

지시적인 힘주기 Directed pushing

■ **방법**

"지시적인 힘주기"는 산부에게 언제, 어떻게, 얼마나 힘주기를 진행해야 하는지 상세히 알려주는 기술이다. 산부는 보통 숨을 참고, 10초 이상 힘을 준다. 또한 힘주기 사이 한 번의 짧은 숨을 내쉰다. 이 기술은 "보라색 힘주기"라고도 불리는데, 이런 종류의 힘주기를 몇 차례 진통 동안 거치면 산부의 혈색이 보라색으로 변하기 때문이다.

이런 힘주기는 잠재적인 부작용이 있다. 6장 "지속되는 숨참기와 힘주기의 생리학적 영향"과 8장 "분만 2기 진행이 원활하지 않을 때"를 참고해 추가적인 부작용을 숙지한다. 이런 부작용 완화를 위해, 산부는 한 번에 5~7초 이상으로 숨을 참지 않고, 힘주기 사이 여러 번의 호흡을 내쉰다. 등을 대고 눕는 체위 말고 다양한 체위를 사용한다.

■ **지시적인 힘주기의 적용**

산부가 긴장을 하거나 도움을 요청할 때 지시적인 힘주기가 시행된다("어떻게 해야 하는지 모르겠어요. 어떻게 해요?"). 경막외마취를 한 경우에도 사용하기도 한다. 그러나 아두가 질 출구에서 보이거나 힘주기 욕구가 생기기 전에는 사용하지 않는다(6장 참고). 지시적인 힘주기는 태아를 바로 만출해야 하거나, 기계적 분만을 해야 하는 경우 등 의학적 문제가 있을 때 사용된다.

결론 CONCLUSION

본 장에서 설명하는 안위조치는 진통 완화에 대한 비약물적 접근법의 예이다. 그것들은 산부의 숙련감과 참여감을 유지하면서 고통을 줄여준다. 산부가 분만진행을 유지하기 위해 다양한 체위와 동작을 할 수 있도록 돕고(10장 참고), 난산으로 인한 제왕절개분만의 가능성을 줄이기를 희망한다.

참고문헌

1. Jones L. (2012) Pain management for women in labour: an overview of systematic reviews. Journal of Evidence–Based Medicine 5(2), 101–2.
2. Hodnett ED, Gates S, Hofmeyr G, Sakala C. (2013) Continuous support for women during childbirth. Cochrane Database of Systematic Reviews, Issue 7, Art. No.: CD003766. doi: 10.1002/14651858.CD003766.pub5
3. Simkin P, Klein M. (2015) Nonpharmacological approaches to management of labor pain, parts 1 and 2. UpToDate 17(3), 1–11. Retrieved from: http://www.uptodate.com/contents/nonpharmacologic–approaches–to–management–of–labor–pain (accessed August 28, 2016).
4. Fahami F, Behmanesh F, Valiani M, et al. (2011) Effect of heat therapy on pain severity in primigravida women. Iranian Journal of Nursing and Midwifery Research 16, 113–116.
5. Lehmann JF. (1990) Therapeutic Heat and Cold, 4th edn. Baltimore: Williams & Wilkins.
6. Klein M, Lorenzo C. (2013) Superficial heat and cold. Medscape. Available at: http://emedicine.medscape.com/article/1833084 (accessed May 21, 2016).
7. Lieberman E, O'Donoghue C. (2002) Unintended effects of epidural analgesia during labor: A systematic review. American Journal of Obstetrics and Gynecology 186(5), S31–S68.
8. Osborne C, Ecker JL, Gauvreau K, et al. (2011) Maternal temperature elevation and occiput posterior position at birth among low–risk women receiving epidural analgesia. Journal of Midwifery & Women's Health 56(5), 446–451.
9. Enwemeka CS, Allen C, Avila P, et al. (2002) Soft tissue thermodynamics before, during, and after cold pack therapy. Medicine & Science in Sports & Exercise 34(1), 45–50. doi: 10.1097/00005768–200201000–00008
10. Ganji Z, Shirvane M, Rezaei–Abhari, Danesh M. (2013) The effect of intermittent local heat and cold on labor pain and child birth outcome. Iranian Journal of Nursing and Midwifery Research 18, 298–303.
11. Odent, M. (1997) Can water immersion stop labor? Journal of Nurse–Midwifery 42(5), 414–416.
12. Cluett E, Burns E. (2009) Immersion in water in labour and birth. Cochrane Database of Systematic Reviews, Issue 2, Art. No.:CD000111. doi: 10.1002/14651858.CD000111.pub3
13. Benfield RD, Hortobagyi T, Tanner CJ, et al. (2010) The effects of hydrotherapy on anxiety, pain, neuroendocrine responses, and contraction dynamics during labor. Biological Research for Nursing 12(1), 28–36. doi: 10.1177/1099800410361535
14. The Royal Australian and New Zealand College of Obstetricians and Gynaecologists. (2008) College Statement 24: Warm Water Immersion during Labour and Birth. East Melbourne: RANZCOG.
15. Katz VL, Ryder RM, Cefalo RC, Carmichael SC, Goolsby R. (1990) A comparison of bed rest and immersion for treating the edema of pregnancy. Obstetrics & Gynecology 75(2), 147–151.
16. Harper B. (2005) Gentle Birth Choices. Rochester, VT: Healing Arts Press.
17. Cluett, ER. (2004) Randomised controlled trial of labouring in water compared with standard of augmentation for management of dystocia in first stage of labour. BMJ 328(7435), 314. doi: 10.1136/bmj.37963.606412.ee
18. ACOG Committee. (2014) Committee Opinion No. 594. Obstetrics & Gynecology 123(4), 912–915.
19. American College of Nurse–Midwives. (2014) Position Statement. Hydrotherapy During Labor and Birth. Silver Spring, MD: American College of Nurse–Midwives.
20. Harding C, Munro J, Jokinen M. (2012) Evidence Based Guidelines for Midwifery–Led Care in Labour: Immersion in Water for Labour and Birth. Royal College of Midwives. Available at: https://www.rcm.org.uk/sites/default/files/Immersion%20in%20Water%20%20for%20Labour%20and%20Birth_0.pdf (accessed May 21, 2016)
21. Field T. (2010) Pregnancy and labor massage. Expert Reviews in Obstetrics and Gynecology 5, 177–181.

22. Chang MY, Chen CH, Huang K–F. (2006) A comparison of massage effects on labor pain using the McGill Pain Questionnaire. Journal of Nursing Research 14(3), 190–197.
23. Chung UL, Hung LC, Kuo SC, et al. (2003) Effects of LI4 and BL67 acupressure on labor pain and uterine contractions in the first stage of labor. Journal of Nursing Research 11(4), 251–260. doi: 10.1097/01.jnr.0000347644.35251.c1
24. Lee MK, Chang SB, Kang D–H. (2004) Effects of SP6 acupressure on labor pain and length of delivery time in women during labor. Journal of Alternative and Complementary Medicine 10(6), 959–965.
25. Hamidzadeh A, Shahpourian F, Orak RJ, Montazeri AS, Khosravi A. (2012) Effects of L14 acupressure on labor pain in the first stage of labor. Journal of Midwifery and Women's Health 57, 133–138.
26. Klaus M, Kennell J. (1997) The doula: an essential ingredient of childbirth rediscovered. Acta Paediatrica 86(10), 1034–1036. doi: 10.1111/j.1651–2227.1997.tb14800.x
27. Bertsch TD, Nagashima–Whalcn L, Dykcman S, Kennell JH, McGrath S. (1990) Labor support by first–time fathers: direct observations with a comparison to experienced doulas. Journal of Psychosomatic Obstetrics & Gynecology 11(4), 251–260.
28. Hodnett ED, Gates S, Hofmeyr GJ, Sakala C. (2013) Continuous support for women during childbirth. Cochrane Database of Systematic Reviews, Issue 7, Art. No.: CD003766. doi: 10.1002/14651858.cd003766.pub5
29. Hodnett E. (1996) Nursing support of the laboring woman. Journal of Obstetric, Gynecologic & Neonatal Nursing 25(3), 257–264.
30. Hodnett ED, Lowe N, Hannah M, et al. (2002) Effectiveness of nurses as providers of birth labor support in North American hospitals. A randomized controlled trial. JAMA 288(11), 1373. doi: 10.1001/jama.288.11.1373
31. Butler J, Abrams B, Parker J, et al. (1993) Supportive nurse–midwife care is associated with a reduced incidence of cesarean section. American Journal of Obstetrics and Gynecology 168(5), 1407–1413.
32. Simkin P. (2002) Supportive care during labor: a guide for busy nurses. Journal of Obstetrical, Gynecological, and Neonatal Nursing. 31(6), 721–732.
33. Wuitchik M. (1989) The clinical significance of pain and cognitive activity in latent labor. American Journal of Obstetrics and Gynecology 73(6), 1054.
34. Cook L. (2010) Cook's counterpressure as a comfort method in labor. Unpublished manuscript and personal communication. Birthing Basics (www.birthingbasics.net).
35. Simkin P, Whalley J, Keppler A, Durham J, Bolding A. (2016) Pregnancy, Childbirth, and the Newborn: The Complete Guide, 6th edn. Deephaven, MN: Meadowbrook.
36. Dowswell T, Bedwell C, Lavender T, et al. (2009) Transcutaneous electrical nerve stimulation (TENS) for pain management in labour. Cochrane Database of Systematic Reviews, Issue 2, Art. No.: CD007214. doi: 10.1002/14651858.cd007214.pub2
37. Derry S, Straube S, Moore R, et al. Intracutaneous or subcutaneous sterile water injection compared with blinded controls for pain management in labour. Cochrane Database of Systematic Reviews, Issue 1, Art. No.: CD009107. doi: 10.1002/14651858.CD009107.pub2
38. Hutton E, Kasperink M, Rutten M, et al. (2009) Sterile water injection for labour pain: a systematic review and meta–analysis of randomised controlled trials. BJOG 116, 1158–1166.
39. Mårtensson L, Wallin G. (2008) Sterile water injections as treatment for low–back pain during labour: A review. Australian and New Zealand Journal of Obstetrics and Gynaecology 48, 369–374.
40. Beynon C. (1957) The normal second stage of labour: A plea for reform in its conduct. Journal of Obstetrics and Gynaecology of the British Commonwealth 64(6), 815–820.
41. Roberts J, Hanson L. (2007) Best practices in second stage labor care: Maternal bearing down and positioning. Journal of Midwifery and Women's Health 52, 238–245.
42. Hanson L. (2009) Challenges in spontaneous bearing down. Journal of Perinatal and Neonatal Nursing 23, 31–39. doi: 10.1111/J.1552–6909.2007.00205.x

43. Lemos A, Amorim M, Dornelas de Andrade A, De Souza A, Cabral Filho J, Correia J. (2015) Pushing/bearing down methods for the second stage of labour. Cochrane Database of Systematic Reviews, Issue 10, Art. No.: CD009124. doi: 10.1002/14651858.CD009124.pub2
44. Osborne K, Hanson L. (2014) Labor down or bear down: A strategy to translate second–stage labor evidence to perinatal practice. Journal of Perinatal and Neonatal Nursing 28(2),117–126.

찾아보기

| ㅁ |

| ㅂ |

| ㅅ |

| ㅇ |

| ㅈ |

| ㅊ |

| B |

| C |

| D |

| E |

| F |

| G |

| H |

| I |

| K |

| Q |

| R |

| S |

| T |